Kohlhammer | *Pflege*

Wissen und Praxis

D1721281

Die Autoren:

Dr. med. habil. **Michael Reiß** ist Chefarzt der Hals-Nasen-Ohren-Klinik am Städtischen Klinikum Görlitz.

Dr. med. **Gilfe Reiß** ist Oberärztin an der Klinik für Neurochirurgie der TU Dresden.

Michael Reiß
Gilfe Reiß

Hals-Nasen-Ohren-Heilkunde

Lehrbuch für Pflegeberufe

Verlag W. Kohlhammer

1. Auflage 2003

Alle Rechte vorbehalten
© 2003 W. Kohlhammer GmbH Stuttgart
Umschlag: Gestaltungskonzept Peter Horlacher
Gesamtherstellung: W. Kohlhammer
Druckerei GmbH + Co. Stuttgart
Printed in Germany

ISBN 3-17-016578-X

Vorwort

Die Hals-Nasen-Ohren-Heilkunde (HNO-Heilkunde) beschäftigt sich mit den Erkrankungen und Therapie der Ohren, der Nase, des Rachens, des Kehlkopfes und des äußeren Halses einschließlich der allgemeinen sowie der plastischen Chirurgie in diesen Bereichen. Dieses Buch richtet sich an Auszubildende wie auch an Lehrkräfte in der Krankenpflege, soll aber auch Ärzten, die im Klinikalltag im Team mit Pflegekräften arbeiten, eine zuverlässige Informationsquelle bieten. Es soll über das Grundwissen hinaus eine Vielzahl wichtiger, praxisnaher Aspekte der Pflege in der HNO-Heilkunde vermitteln.

Eine gute Krankenpflege kann nur dann gesichert werden, wenn die jeweiligen Hintergründe der Erkrankungen, die therapeutischen und die diagnostischen Möglichkeiten sowie die anbahnenden Komplikationen bekannt und verstanden werden. Oft richten sich die Fragen nach der Art und dem „Warum?" der Untersuchungen, der Krankheitsbilder und der Therapie auf der Station. Die vernünftige Auskunft vermag dem Kranken Sorge zu nehmen und Vertrauen zu vermitteln.

Dieses Buch will versuchen, aus der Fülle des Wissensstoffes der HNO-Heilkunde die wichtigsten diagnostischen Verfahren, Krankheitsbilder und therapeutischen Verfahren in kurzer Form darzustellen. Der Verzicht auf Vollständigkeit und auf Raritäten möge den Zugang zu diesem speziellen Fachgebiet erleichtern. Die besonderen pflegerischen Aufgaben werden hervorgehoben. Es kann nur ein begrenztes Spektrum verschiedener Techniken wiedergeben, die sich aber in vielen Kliniken oder Ambulanzen bewährt haben. Das Buch soll und kann daher nicht die entsprechenden Lehrbücher der HNO-Heilkunde ersetzen, sondern zielt vor allem auf die pflegerische Anwendung und auf

praktische Gesichtspunkte der HNO-Heilkunde, d. h. es berücksichtigt die Anwendung und die Durchführung im täglichen Alltag.

Der Text ist überwiegend in Satzform und nicht in Stichpunkten abgefasst, was das Lesen erleichtern soll. Wichtige Gesichtspunkte sind am Ende jeden Kapitels noch einmal zusammengefasst.

Das Buch gliedert sich in mehrere Abschnitte. Der erste Abschnitt beschäftigt sich mit den allgemeinen Grundlagen der HNO (Überblick über das Fachgebiet, Anatomie, Physiologie), der 2. Abschnitt beinhaltet die Leitsymptome und die Untersuchungstechniken und der umfangreiche 3. Abschnitt die einzelnen Krankheitsbilder. Im 4. Abschnitt wird die konservative Therapie abgehandelt und im 5. Abschnitt werden praktische Gesichtspunkte (Umgang mit Patienten, HNO-Ambulanz, HNO-Station) besprochen. Im 6. Abschnitt werden Notfallsituationen, Abkürzungen und Fachbegriffe erläutert.

Wir möchten uns bei allen bedanken, die uns bei der Fertigstellung des Buches geholfen haben. Ganz besonders möchten wir die Mitarbeiter des Kohlhammer-Verlags nennen, die uns jederzeit unterstützend zur Seite standen. Allen Firmen oder Institutionen sind wir für die großzügige Bereitstellung der Abbildungen zu Dank verpflichtet.

Für Kritik und Vorschläge, die dem Ziel des vorliegenden Buches dienen können, werden sich die Autoren aufgeschlossen und dankbar zeigen.

Görlitz und Dresden, im Herbst 2002

Die Verfasser

Inhaltsverzeichnis

Vorwort 5

1   Überblick über das Fachgebiet..... 13

2   Anatomie des Hals-Nasen-
      Ohren-Bereichs 14
2.1   Ohr 14
2.1.1 Äußeres Ohr 14
2.1.2 Mittelohr 14
2.1.3 Ohrtrompete 15
2.1.4 Innenohr 15
2.2   Gesichtsnerv 16
2.3   Nase 16
2.4   Nasennebenhöhlen....................... 17
2.4.1 Kieferhöhle 17
2.4.2 Siebbeinzellen 18
2.4.3 Stirnhöhle 18
2.4.4 Keilbeinhöhle 18
2.5   Mundhöhle 18
2.6   Pharynx 19
2.6.1 Nasopharynx 19
2.6.2 Mesopharynx 19
2.6.3 Hypopharynx 20
2.7   Kopfspeicheldrüsen...................... 20
2.8   Larynx 21
2.9   Luftröhre und Bronchien 22
2.10   Speiseröhre................................... 23
2.11   Halsweichteile.............................. 23

3   Physiologische Grundlagen........... 24
3.1   Ohr 24
3.1.1 Äußeres Ohr 24
3.1.2 Mittelohr 24
3.1.3 Ohrtrompete 24
3.1.4 Innenohr 24
3.1.5 Gleichgewichtssinn 24
3.2   Gesichtsnerv 25
3.3   Nase 25
3.4   Nasennebenhöhlen....................... 26
3.5   Pharynx 27
3.6   Kopfspeicheldrüsen...................... 27
3.7   Larynx 28
3.8   Luftröhre und Bronchien 28
3.9   Speiseröhre................................... 28
3.10   Halsweichteile.............................. 29

4   Leitsymptome 30

5   Untersuchungstechniken und
      diagnostische Verfahren................ 33
5.1   Anamnese – Vorgeschichte............... 33
5.2   HNO-Spiegeltechnik und
      klinische Untersuchung.................... 34
5.2.1 Allgemeines................................... 34
5.2.2 Ohr 34
5.2.3 Nase 35
5.2.4 Mundhöhle und Mundrachen 35
5.2.5 Nasenrachen 35
5.2.6 Larynx 35
5.2.7 Untersuchungsmethoden am Hals..... 36
5.3   Untersuchung von Kindern 36
5.4   Tubenfunktionsprüfungen 36
5.5   Hörprüfungen 37
5.5.1 Orientierende Hörprüfungen 37
5.5.2 Stimmgabeltests 37
5.5.3 Audiometrie 38
5.6   Gleichgewichtsuntersuchungen 41
5.6.1 Spinalmotorik 41
5.6.2 Augenbewegungen 41
5.6.3 Nystagmus 41
5.7   Funktionsdiagnostik des
      Nervus facialis 43
5.8   Endoskopie 43
5.8.1 Starre Endoskopie 43
5.8.2 Flexible Endoskopie 44
5.9   Kieferhöhlenpunktion und
      -spülung 44
5.10   Prüfung der Nasenatmung 44
5.11   Riechprüfung 45
5.12   Schmeckprüfung 46
5.13   Allergiediagnostik 46
5.14   Diagnostische Methoden bei
      Stimmstörungen 47
5.15   Konventionelle Röntgendiagnostik 47
5.16   Angiografie 48
5.17   Computertomografie..................... 48
5.18   Kernspintomografie 48
5.19   Sialographie 48
5.20   Mikrobiologische Diagnostik 49
5.21   Liquordiagnostik.......................... 49
5.22   Pflegerische Mithilfe bei der
      HNO-Diagnostik........................... 49

6	Erkrankungen des Ohres	51
6.1	Erkrankungen des äußeren Ohres	51
6.1.1	Form- und Stellungsanomalien, Missbildungen	51
6.1.2	Gehörgangsexostosen	51
6.1.3	Verletzungen	52
6.1.4	Zerumen	53
6.1.5	Fremdkörper	53
6.1.6	Entzündungen	53
6.1.7	Tumoren	55
6.2	Erkrankungen des Mittelohres	56
6.2.1	Missbildungen	56
6.2.2	Traumatische Trommelfellperforation	56
6.2.3	Tubenkatarrh und Seromukotympanon (akut, chronisch)	57
6.2.4	Otitis media acuta	57
6.2.5	Grippeotitis	58
6.2.6	Otitis media chronica	58
6.2.7	Komplikationen von Ohrerkrankungen	59
6.2.8	Otosklerose	60
6.2.9	Barotrauma	61
6.2.10	Felsenbeinfrakturen	61
6.2.11	Tumoren	62
6.3	Pflegerische Gesichtspunkte bei Patienten mit Ohrerkrankungen	62
6.3.1	Allgemeine Ohrpflege	62
6.3.2	Ohrspülung	62
6.3.3	Verabreichung von Ohrentropfen	64
6.3.4	Applikation von Medikamenten durch den Arzt	64
6.3.5	Pflege bei speziellen Erkrankungen des Ohres	64
7	Neurootologische Erkrankungen	65
7.1	Hörsturz	65
7.2	Lärmschwerhörigkeit	65
7.2.1	Explosions- und Knalltrauma des Innenohres – akute Lärmschwerhörigkeit	65
7.2.2	Chronische Lärmschwerhörigkeit	65
7.3	Toxische Innenohrschädigung	66
7.4	Angeborene Innenohrschwerhörigkeit	66
7.5	Schwerhörigkeit im Alter	67
7.6	Rehabilitation von Schwerhörigen	67
7.6.1	Konventionelle Hörgeräteversorgung	68
7.6.2	Knochenleitungsgerät	68
7.6.3	Verordnung und Anpassung	68
7.6.4	Knochenverankernde Hörgeräte	68
7.6.5	Implantierbare Hörgeräte	69
7.6.6	Cochlear Implant	69
7.6.7	Pädaudiologische Rehabilitation	69
7.7	Tinnitus	69
7.8	Morbus Menière	70
7.9	Neuropathia vestibularis	71
7.10	Benigner paroxysmaler Lagerungsschwindel	71
7.11	Kleinhirnbrückenwinkeltumoren	72
7.12	Traumatische und posttraumatische Zustände – Schädeltrauma	72
7.12.1	Trauma ohne Fraktur	72
7.12.2	Trauma mit Fraktur	73
7.12.3	Perilymphfisteln	73
7.13	Fazialisparese	73
7.14	Pflegerische Gesichtspunkte bei Patienten mit neurootologischen Erkrankungen	74
7.14.1	Allgemeine Grundsätze	74
7.14.2	Hörsturz	74
7.14.3	Akuter Schwindel	74
7.14.4	Umgang mit dem Hörgerät	75
7.14.5	Fazialisparese	76
8	Erkrankungen der Nase und der Nasennebenhöhlen	77
8.1	Erkrankungen der äußeren Nase	77
8.1.1	Hautkrankheiten	77
8.1.2	Formfehler der äußeren Nase	79
8.1.3	Verletzungen – Nasengerüstfrakturen	79
8.1.4	Tumoren der äußeren Nase und des Gesichts	79
8.2	Erkrankungen der inneren Nase	81
8.2.1	Choanalatresie und sonstige Missbildungen	81
8.2.2	Nasenbluten	81
8.2.3	Fremdkörper in der Nase	82
8.2.4	Entzündungen	82
8.2.5	Septumdeviation	84
8.2.6	Septumhämatom – Septumabszess	84
8.2.7	Septumperforation (Loch in der Nasenscheidewand)	85
8.2.8	Riechstörungen	85
8.3	Erkrankungen der Nasennebenhöhlen	86
8.3.1	Entzündungen	86
8.3.2	Mukozelen – Pyozelen	88
8.3.3	Frakturen	89
8.3.4	Tumoren der Nasenhaupt- und Nebenhöhlen	91
8.4	Pflegerische Gesichtspunkte bei Patienten mit Nasen- und Nasennebenhöhlenerkrankungen	92
8.4.1	Allgemeine Nasenpflege	92
8.4.2	Verabreichung von Nasentropfen	93
8.4.3	Nasenpflege durch den Arzt	93
8.4.4	Infektionen der äußeren Nase	94
8.4.5	Traumen des Mittelgesichts und der Frontobasis	94

9   Erkrankungen des Nasenrachens . 95
9.1   Rachenmandelhyperplasie –
       Adenoide 95
9.2   Tumoren.. 95
9.2.1 Gutartige Tumoren 95
9.2.2 Bösartige Tumoren.......................... 96

10   Erkrankungen der Lippen,
       der Mundhöhle und des
       Mesopharynx 97
10.1   Erkrankungen der Lippen und
       der Mundhöhle 97
10.1.1 Lippen-Kiefer-Gaumenspalte............ 97
10.1.2 Virale Infektionen 97
10.1.3 Aphthen 99
10.1.4 Bakterielle Infektionen und
       Mykosen 99
10.1.5 Mundtrockenheit 99
10.1.6 Zungenbrennen 100
10.1.7 Schmeckstörungen 100
10.1.8 Tumoren.. 100
10.2   Erkrankungen des Mesopharynx.... 102
10.2.1 Fremdkörper 102
10.2.2 Pharyngitis.................................... 102
10.2.3 Tonsillenhyperplasie 103
10.2.4 Tonsillitis acuta............................. 103
10.2.5 Seitenstrangangina......................... 103
10.2.6 Infektiöse Mononukleose
       (Monozytenangina)...................... 104
10.2.7 Angina Plaut-Vincent..................... 104
10.2.8 Tonsillitis chronica........................ 104
10.2.9 Peritonsillarabszess 104
10.2.10 Sonstige Komplikationen
       tonsillogener Entzündungen........... 105
10.2.11 Schnarchen – Schlafapnoe.............. 105
10.2.12 Tumoren.. 106

11   Erkrankungen des
       Hypopharynx 107
11.1   Hypopharynxdivertikel................... 107
11.2   Verletzungen 107
11.3   Fremdkörper 107
11.4   Tumoren.. 108
11.4.1 Gutartige Tumoren . 108
11.4.2 Bösartige Tumoren.......................... 108

12   Pflegerische Gesichtspunkte bei
       der Betreuung von Patienten
       mit Erkrankungen des Pharynx
       und der Mundhöhle...................... 109
12.1   Mundpflege 109
12.2   Entzündliche Erkrankungen 112
12.3   Schluckstörungen........................... 113
12.4   Schlafapnoe................................... 113

13   Erkrankungen der Speichel-
       drüsen.. 114
13.1   Ranula 114
13.2   Sialadenitis 114
13.2.1 Sialadenitis der Glandula sub-
       mandibularis 114
13.2.2 Akute bakterielle Parotitis 114
13.2.3 Parotitis epidemica........................ 114
13.3   Sjögren-Syndrom 115
13.4   Sialolithiasis 115
13.5   Sialadenose.................................... 115
13.6   Tumoren.. 116
13.6.1 Gutartige Tumoren 116
13.6.2 Bösartige Tumoren.......................... 117
13.7   Pflegerische Gesichtspunkte bei
       Patienten mit Erkrankungen
       der Speicheldrüsen 117
13.7.1 Parotitisprophylaxe 117
13.7.2 Patienten mit akuter Parotitis.......... 118

14   Erkrankungen des Kehlkopfes ... 119
14.1   Kehlkopftrauma 119
14.1.1 Äußeres Kehlkopftrauma 119
14.1.2 Inneres Kehlkopftrauma 119
14.2   Larynxödem 120
14.3   Laryngitis 120
14.3.1 Akute Epiglottitis 120
14.3.2 Laryngitis acuta 121
14.3.3 Kruppsyndrome 121
14.3.4 Laryngitis chronica 122
14.3.5 Kehlkopfperichondritis 122
14.3.6 Spezifische Entzündungen 123
14.4   Stimmlippenlähmung..................... 123
14.5   Leukoplakie 125
14.6   Tumoren.. 125
14.6.1 Pseudotumoren und gutartige
       Tumoren.. 125
14.6.2 Bösartige Tumoren.......................... 125

15   Stimm- und Sprachstörungen..... 127
15.1   Normale Sprech- und Sprach-
       entwicklung 127
15.2   Stimmentwicklung 127
15.3   Verzögerte Sprech- und Sprach-
       entwicklung 127
15.4   Sprechstörungen............................ 128
15.4.1 Stammeln (Dyslalie)....................... 128
15.4.2 Näseln (Rhinophonie, Rhinolalie) .. 128
15.4.3 Dysgrammatismus 128
15.4.4 Redeflussstörungen 128
15.5   Stimmstörungen............................. 130
15.6   Stimmentwicklungsstörungen......... 130
15.7   Stimmrehabilitation nach
       Tracheotomie 131
15.8   Stimmrehabilitation nach
       totaler Laryngektomie 131

16	**Erkrankungen der Trachea und des Bronchialsystems**	**133**
16.1	Verletzungen	133
16.2	Tracheitis	133
16.3	Fremdkörper	133
16.4	Trachealstenose	134
16.5	Tracheostoma	134
16.5.1	Allgemeines	134
16.5.2	Trachealkanülen	136
16.5.3	Absaugen	137
16.5.4	Trachealkanülenwechsel	138
16.5.5	Tracheostomapflege	139
16.5.6	Tracheostomaträger zu Hause	141
16.5.7	Dekanülement und Tracheostomaverschluss	142
16.6	Pflegerische Gesichtspunkte bei Patienten mit Erkrankungen des Kehlkopfes und der Trachea	142
17	**Erkrankungen des äußeren Halses**	**144**
17.1	Entzündungen	144
17.2	Lymphknotenvergrößerungen	144
17.3	Lymphadenitis	144
17.3.1	Akute Lymphadenitis	144
17.3.2	Chronische Lymphadenitis	145
17.3.3	Spezifische Lymphknotenerkrankungen	145
17.4	Halszysten – Halsfisteln	146
17.4.1	Laterale Halsfistel bzw. -zyste	146
17.4.2	Mediane Halszyste bzw. -fistel	146
17.5	Verletzungen	147
17.6	Tumoren	147
17.6.1	Gutartige Tumoren	147
17.6.2	Bösartige Tumoren	148
17.7	Pflegerische Gesichtspunkte bei Patienten mit Halserkrankungen	150
18	**Erkrankungen des Ösophagus**	**151**
18.1	Fremdkörper	151
18.2	Verletzungen	151
18.3	Stenosen	151
18.4	Verätzungen	152
18.5	Tumoren	152
18.6	Pflegerische Gesichtspunkte bei Patienten mit Erkrankungen des Ösophagus	152
18.6.1	Transnasale Magensonde	152
18.6.2	PEG	153
18.6.3	Fremdkörper	154
18.6.4	Bougierung	154
19	**Pflegerische Gesichtspunkte bei Kindern mit HNO-Erkrankungen**	**156**
20	**Arzneimitteltherapie**	**158**
20.1	Antibiotika	158
20.2	Sonstige antiinfektiöse Therapeutika	158
20.2.1	Virostatika	158
20.2.2	Antimykotika	158
20.3	Schmerztherapie	158
20.4	Die „HNO-Apotheke"	159
20.5	Rhinologika	162
20.5.1	Externa – Nasentropfen	162
20.5.2	Systemische Therapie	165
20.6	Otologika	166
20.6.1	Externa – Lokale Otologika – Ohrentropfen	166
20.6.2	Systemisch wirksame Medikamente	168
20.7	Mund- und Rachentherapeutika	169
20.8	Laryngologika	169
21	**Physikalische Therapie**	**173**
21.1	Inhalationstherapie	173
21.1.1	Dampfinhalation	173
21.1.2	Aerosole	174
21.1.3	Praktische Aspekte für den Patienten	175
21.1.4	Aufbereitung von Inhalationsgeräten	175
21.2	Nasendusche und Nasenspülung	175
21.3	Wärme- und Kälteapplikation	176
21.4	Tubenbelüftung	177
22	**Physio- und Manualtherapie**	**178**
22.1	Schwindeltraining	178
22.2	Fazialisparese	178
22.3	Tumorpatienten	178
22.3.1	Lymphdrainage	178
22.3.2	Gymnastik nach Tumoroperationen an Kopf und Hals	178
23	**Tamponaden und Verbände in der HNO-Heilkunde**	**182**
23.1	Tamponaden	182
23.1.1	Material	182
23.1.2	Tamponadearten	183
23.1.3	Indikation	183
23.1.4	Komplikationen	185
23.2	Verbände in der HNO-Heilkunde	185
23.2.1	Wundauflagen	185
23.2.2	Fixiermittel	186
24	**Onkologie**	**188**
24.1	TNM-Klassifikation	188
24.2	Therapiemodalitäten	188
24.3	Strahlentherapie	188
24.4	Zytostatika	190
24.5	Behandlung von Begleiterscheinungen und Nebenwirkungen	190

24.5.1   Stomatitis – Mundtrockenheit......... 190
24.5.2   Schmerztherapie............................ 191
24.6   Ernährung 191

25   **Besonderheiten bei
         HNO-Patienten**........................... 193
25.1   Umgang mit dem Patienten 193
25.2   Kinder...................................... 193
25.3   Hörgeschädigte Patienten 194
25.4   Patienten mit Schwindel oder
         Tinnitus 195
25.5   Sprachbehinderte Patienten............. 195
25.6   Patienten mit Infektions-
         krankheiten................................ 196
25.7   Patienten mit kosmetischen
         Problemen 196
25.8   Tracheotomierte und laryng-
         ektomierte Patienten 197
25.9   Tumorpatienten............................. 198
25.10   Alte Patienten.............................. 198

26   **HNO-Ambulanz bzw.
         HNO-Sprechstunde**...................... 200
26.1   Verteilung der HNO-Krankheiten .. 200
26.2   Einrichtung 200
26.3   Organisation 200
26.4   Behandlungsplatz 201
26.4.1   Untersuchungseinheit...................... 201
26.4.2   Instrumente und Hilfsmittel 202
26.5   Untersuchung des Patienten 204
26.6   Notfälle in der Sprechstunde 205
26.7   Konsiliarische Untersuchungen 205
26.7.1   Besuchskoffer............................... 205
26.7.2   Untersuchungslampe 205
26.7.3   HNO-Spiegeluntersuchungs-Set..... 206

27   **HNO-Station** 207
27.1   Einrichtung 207
27.2   Organisation 207
27.3   Pflegeanamnese 208
27.4   Visite 208

28   **Operationsvorbereitung**............ 209
28.1   Allgemeine Aspekte........................ 209
28.2   Aufklärung vor der Operation........ 210
28.3   Anästhesievorbereitung 210
28.4   Patientenvorbereitung 212
28.5   Spezielle Aspekte.......................... 212
28.5.1   Ohroperationen............................. 212
28.5.2   Nasenoperationen 212
28.5.3   Pharynxoperationen........................ 213
28.5.4   Invasive Endoskopien 213

29   **Pflege und Nachsorge nach einer
         Operation im HNO-Gebiet**........ 214
29.1   Allgemeine Gesichtspunkte............. 214
29.2   Ohroperationen............................. 215
29.2.1   Ohrmuschelkorrektur 215
29.2.2   Parazentese/Paukendrainage 216
29.2.3   Operationen am Mittelohr und
         Mastoid..................................... 216
29.2.4   Stapes-Operation 217
29.3   Nasen- und Nasenneben-
         höhlenoperationen 218
29.3.1   Tamponade 218
29.3.2   Nasenmuscheloperation 218
29.3.3   Septumplastik 218
29.3.4   Septorhinoplastik 219
29.3.5   Nasennebenhöhlenoperation 219
29.4   Pharynxoperationen....................... 221
29.4.1   Adenotomie 221
29.4.2   Tonsillektomie 221
29.4.3   Maligne Tumoren der Zunge
         und des Mundbodens....................222
29.5   Speicheldrüsenoperationen 223
29.5.1   Speicheldrüsenentfernung 223
29.5.2   Patienten mit Speichelfistel 223
29.6   Kehlkopfoperationen...................... 223
29.6.1   Mikrolaryngoskopie 223
29.6.2   Larynxteilresektion....................... 223
29.6.3   Laryngektomie 224
29.7   Neck dissection............................ 224
29.8   Operationen an der Trachea........... 225
29.8.1   Tracheobronchoskopie 225
29.8.2   Tracheostoma............................... 225
29.9   Operationen an Hypopharynx
         und Ösophagus 225
29.9.1   Ösophagoskopie............................ 225
29.9.2   Hypopharynxoperationen von
         außen 225
29.10   Laserchirurgie 225
29.11   Plastische Operationen................... 226

30   **Notfallsituationen in der
         HNO-Heilkunde**......................... 227
30.1   Blutungen................................... 227
30.1.1   Pflegerische Maßnahmen bei
         Blutungen................................... 227
30.2   Entzündungen 228
30.3   Respiratorische Notfälle 229
30.3.1   Pflegerische Maßnahmen bei
         einer Atemnot 229
30.3.2   Pflegerische Maßnahmen bei Pro-
         blemen mit dem Tracheostoma 229
30.4   Fremdkörper................................ 230
30.4.1   Pflegerische Maßnahmen bei
         einer Fremdkörperaspiration........... 231
30.5   Allergischer Schock....................... 231
30.6   Traumatologische Ereignisse........... 231
30.7   Weitere Notfallsituationen.............. 231

Verzeichnis der Fachbegriffe.......................... 233
Abkürzungsverzeichnis................................. 244
Instrumententafel 246
Verzeichnis der Abbildungsquellen............... 248
Stichwortverzeichnis.................................... 249

1   Überblick über das Fachgebiet

Die Hals-Nasen-Ohren-Heilkunde beschäftigt sich mit den Erkrankungen und der Therapie der Ohren, der Nase, des Rachens, des Kehlkopfes und des äußeren Halses unter Berücksichtigung von chirurgischen und konservativen Maßnahmen. Dieses Fachgebiet beinhaltet somit nicht den ganzen topografischen Bereich des Halses: die Wirbelsäule und auch meist die Schilddrüse besitzen hinsichtlich der Diagnostik und Therapie eine untergeordnete Rolle. Obwohl z. B. die Schilddrüse als Halsorgan im Interessensgebiet des HNO-Arztes liegt, werden Schilddrüsenerkrankungen von Internisten diagnostiziert und fast ausschließlich von Chirurgen operiert.

Die HNO-Heilkunde ist zwar ein so genanntes kleines Fach, weist aber einige **Besonderheiten** auf: Es schließt insgesamt 4 von den 6 verschiedenen Sinnesorganen des Menschen ein: Hör-, Gleichgewichts-, Riech- und Schmeckorgan. Die HNO-Heilkunde beschäftigt sich auch mit der Stimme und Sprache, welche zwei wesentliche Kommunikationsmerkmale darstellen. Außerdem ist dieses Fachgebiet aufgrund seiner rasch zu Blutungen oder Schwellungen neigenden Schleimhaut ein Fachgebiet, bei welchem verschiedene, z. T. dramatische Notfallsituationen auftreten können, die ein fundiertes Fachwissen und auch besondere Erfahrungen bei der Pflege erfordern. Die HNO-Heilkunde kann als ein Fach eingeschätzt werden, welches zwischen der Chirurgie und der inneren Medizin liegt. Einerseits ist es ein chirurgisch orientiertes Fach, anderseits zählt es auch zu den konservativen Fächern. Diese beiden Grundlinien spielen auch bei den pflegerischen Aufgaben eine Rolle.

Das Fachgebiet HNO-Heilkunde ist weit umfangreicher, als im Allgemeinen angenommen wird. Es umfasst nicht nur die Prophylaxe, Diagnose, Therapie und Rehabilitation der Erkrankungen von Ohr, Nase, Nasennebenhöhlen (NNH), Mundhöhle, Pharynx, Speicheldrüsen, Kehlkopf und Hals, sondern auch die Entzündungs-, Tumor- und Unfallchirurgie. Daneben besitzen die Audiologie, die Phoniatrie, die Endoskopie von den oberen Atem- und Speisewegen, die Neurootologie, die Allergologie, die plastische Chirurgie und die Grundlagenforschung unter Einschluss von Physiologie, Neurophysiologie, Biochemie sowie Histopathologie eine wichtige Bedeutung.

Das HNO-Fachgebiet weist auch verschiedene, z. T. überlappende Berührungsbereiche zu allen angrenzenden Fachgebieten auf. Im Interesse der optimalen Betreuung der Patienten ist eine interdisziplinäre Zusammenarbeit bei einer Reihe von Erkrankungen erforderlich. Kaum ein anderes „kleines Fach" hat so viele Berührungspunkte zu den „großen Fächern" Innere Medizin, Pädiatrie, Chirurgie, Allgemeinmedizin wie die HNO-Heilkunde. Aber auch mit anderen Fachgebieten, wie Augenheilkunde, Neurochirurgie, Kiefer- und Gesichtschirurgie, Traumatologie, Orthopädie, Physiotherapie und Neurologie, ist es eng verflochten.

2   Anatomie des Hals-Nasen-Ohren-Bereichs

2.1   Ohr

Für die Verständnis der einzelnen Ohrerkrankungen ist die Kenntnis der speziellen Anatomie der einzelnen Ohrabschnitte notwendig. Zum Ohr gehören das äußere Ohr, das Mittel- und das Innenohr (☞ Abb. 1).

2.1.1   Äußeres Ohr

Die Ohrmuschel und der äußere Gehörgang bilden das äußere Ohr. Die Ohrmuschel besteht aus einem mit Haut überzogenen elastischen Knorpel, und weist eine charakteristische Reliefausbildung auf, wobei v. a. am Rand die charakteristische Doppelfalte (Helix und Anthelix) und der Tragus besonders zu erwähnen sind. Die Haut der Ohrmuschel geht in die Gehörgangshaut über.
Der äußere Gehörgang ist beim Erwachsenen etwa 25 mm lang und besteht aus einem mehr außen gelegenen knorpeligen und einem innen gelegenen knöchernen Anteil. Der knöcherne Anteil wird durch die Pars tympanica des Schläfenbeins gebildet. Der Gehörgang ist doppelt S-förmig gewunden und weist von Mensch zu Mensch eine außerordentliche Variabilität auf. Das ist bei der Otoskopie des Ohres zu beachten, bei der der bewegliche knorpelige Anteil nach hinten oben gezogen wird. Die äußere Haut der Ohrmuschel kleidet auch den Gehörgang aus und überzieht in sehr dünner Schicht die dem Gehörgang zugewandte Seite des Trommelfelles. Da die Dermis dem Periost direkt aufliegt, ist dieser Gehörgangsteil sehr schmerz- und temperaturempfindlich. Die Gehörgangshaut, die entsprechend der äußeren Haut strukturiert ist, bildet an ihrer Oberfläche eine Hornschicht, die regelmäßig abgestoßen und erneuert wird.

2.1.2   Mittelohr

Das Mittelohr ist ein System lufthaltiger Räume und liegt wie auch das Innenohr im Felsenbein. Der wichtigste Teil des Mittelohres ist die **Paukenhöhle**, die über das Trommelfell an das äußere Ohr grenzt. Das Trommelfell weist zwei Bereiche auf, einmal die Pars tensa und andererseits die Pars flaccida. Die viel größere Pars tensa ist trichterförmig zwischen dem Hammergriff und dem

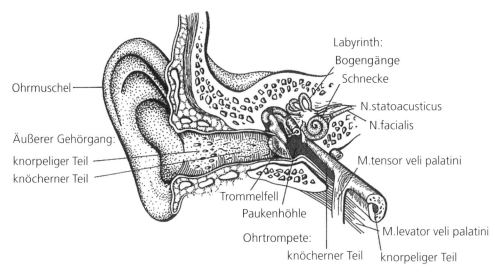

Abb. 1: Schnitt durch das Ohr des Menschen

knöchernen Gehörgang aufgespannt. Sie besteht aus drei Schichten (Stratum cutaneum, Stratum radiatum bzw. circulare und Stratum mucosum). Die Pars flaccida ist sehr klein und liegt oberhalb der Hammerfalten. Im Gegensatz zur Pars tensa fehlt die mittlere Faserschicht (Stratum radiatum bzw. circulare), daher wird dieser Bereich bei einem Unterdruck zuerst eingezogen. Daraus kann sich eine Retraktionstasche entwickeln. Die Paukenhöhle wird in drei Etagen eingeteilt, die sich am Trommelfell orientieren:

- Mesotympanon (Etage des Trommelfells),
- Epitympanon (Kuppelraum, oberhalb vom Trommelfell),
- Hypotympanon (unterhalb vom Trommelfell).

In der Paukenhöhle sind an zarten Bindegewebssträngen die Gehörknöchelchen (Ossicula auditoria) aufgehängt. Dazu gehören der **Hammer** (Malleus), der **Amboss** (Incus) und der **Steigbügel** (Stapes). Diese drei Gehörknöchelchen bilden die Gehörknöchelchenkette. Der Hammergriff ist mit dem Trommelfell fest verwachsen und man erkennt seine Konturen bei der Inspektion des Trommelfells (☞ Abb. 2). Der Hammerkopf und der Ambosskörper liegen im Epitympanon. Der Steigbügel befindet sich im so genannten ovalen Fenster (die Fußplatte des Steigbügels ist oval = ovales Fenster) und hat schwingungsfähigen Kontakt zum Innenohr. Neben dem ovalen Fenster befindet sich ein weiteres Fenster zum Innenohr: das runde Fenster. Dieses ist durch eine zarte Membran verschlossen.
Hinter dem knöchernen Teil des Gehörgangs befindet sich der **Warzenfortsatz** des Felsenbeins. Dieser Warzenfortsatz (Mastoid) kann unterschiedlich groß (pneumatisiert) sein. Die lufthaltigen Zellen stehen mit der Paukenhöhle in Verbindung und gehören daher zum Mittelohrsystem. Die Paukenhöhle steht über die Ohrtrompete (Tuba eustachii) mit dem Nasenrachenraum in Verbindung.

2.1.3 Ohrtrompete

Die Tuba auditoria (Synonym: Tuba auditiva, Tuba eustachii, Eustachische Röhre) verbindet die Paukenhöhle mit dem Schlund und kann so den Druckausgleich zwischen der Umgebung und dem Mittelohr gewährleisten. Die Ohrtrompete verläuft leicht S-förmig gekrümmt und ist etwa 4 cm lang. Sie besteht aus einem knöchernen und einem knorpeligen Teil. An der Vereinigungsstelle zwischen knöchernem und knorpeligem Teil ist

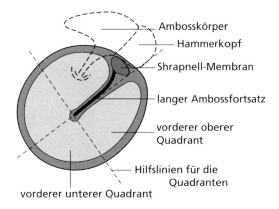

Abb. 2: Normales Trommelfell (rechtes Ohr). Der Ambosskörper und der Hammerkopf sind bei der Otoskopie nicht sichtbar

sie am engsten und an den beiden Öffnungen am weitesten. Die Tube ist mit Flimmerepithel ausgekleidet, dessen Härchen rachenwärts schlagen. Durch ein kompliziertes Zusammenspiel von drei Muskelgruppen öffnet sich die Tube beispielsweise beim Schlucken und Gähnen.

2.1.4 Innenohr

Das Innenohr wird wegen seines komplizierten Aufbaus auch **Labyrinth** genannt und liegt gegen äußere Verletzungen geschützt im härtesten Knochen des menschlichen Körpers, dem Felsenbein. Es besteht aus der **Schnecke** (Kochlea), dem so genannten **Vorhof** und den **Bogengängen**. In dem knöchernen Labyrinth befindet sich das entsprechend geformte häutige Labyrinth. Der Raum zwischen knöchernem und häutigem Labyrinth ist mit Perilymphe, das häutige Labyrinth ist mit der so genannten Endolymphe ausgefüllt. In der Schnecke befindet sich das Hörorgan (Corti-Organ) mit den Sinneszellen für das Gehör.
Im Vorhof und den Bogengängen liegt das Gleichgewichtsorgan mit seinen Sinneszellen. Durch das Felsenbein verläuft der Gesichtsnerv (N. facialis), der aufgrund seiner Länge, seines gewundenen Verlaufs und der engen Knochenhülle sehr empfindlich gegenüber Verletzungen und Entzündungen ist. Der Hörnerv und der Gesichtsnerv bündeln sich im inneren Gehörgang in der Tiefe des Felsenbeins und treten im Bereich des Kleinhirnbrückenwinkels in den Hirnstamm ein.

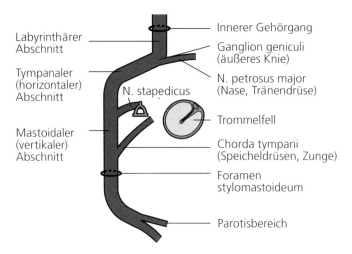

Abb. 3: Verlauf des N. facialis im Felsenbein

2.2 Gesichtsnerv

Der Gesichtsnerv (N. facialis) ist der 7. und einer der längsten der insgesamt 12 so genannten Hirnnerven. Damit weist er auch einen sehr komplizierten Verlauf auf. Die Hauptfunktion des Gesichtsnervs ist die Versorgung der **mimischen Muskulatur.**
Man kann folgende Abschnitte unterscheiden:

1. Innenohrbereich,
2. tympanaler Abschnitt,
3. mastoidaler Abschnitt und
4. Ohrspeichelabschnitt.

Von innen nach außen gesehen, zieht der Gesichtsnerv durch den inneren Gehörgang (1) und bildet am Labyrinth das Ganglion geniculi. Hier zweigt der N. petrosus major ab. Nach einem scharfen Knick (Fazialisknie) läuft der Nervus (N.) facialis durch die hintere Begrenzung der Paukenhöhle (2). Dann biegt er nach unten ab und durchzieht den Warzenfortsatz (3). Hier gibt er den N. stapedius und die Chorda tympani als Äste ab. Durch das Foramen stylomastoideum verlässt der N. facialis das Felsenbein (Fazialisstamm) und tritt in die Ohrspeicheldrüse ein (☞ Abb. 3). Er gabelt sich in der Bifurkation in zwei Hauptäste (den nach kranio-ventral ziehenden temporo-fazialen Hauptast und in den nach kaudal ziehenden zerviko-fazialen Hauptast), die über weitere Verzweigungen die mimische Gesichtsmuskulatur und die Ohrspeicheldrüse sekretorisch versorgen. Der kräftigere temporo-faziale Ast teilt sich in einen

Ramus frontalis, einen Ramus orbicularis oculi, einen Ramus levator labii, in zwei Rami zygomatici und einen Ramus buccalis. Der weniger kräftigere zerviko-faziale Ast teilt sich in ein bis zwei Rami buccales, einen Ramus marginalis mandibulae und einen Ramus colli.

2.3 Nase

Das Gerüst, welches die Form der **äußeren Nase** bildet, besteht aus einem knöchernen und einem knorpeligen Teil. Der knöcherne Teil wird von den paarigen Nasenbeinen und je einem Fortsatz der Oberkieferbeine gebildet. Das Dach wird durch die beiden Nasenbeine gebildet. Den Übergang zum Stirnbein bezeichnet man als Nasenwurzel. Seitlich der Nasenbeine schließen sich die Tränenbeine an, welche den Übergang zur inneren Augenhöhlenwand bilden. Der Oberkiefer und das Nasenbein bilden die äußere Öffnung der Nase, die auch als Apertura piriformis bezeichnet wird. An dieser Öffnung befindet sich auch der Übergang von dem knöchernen zum knorpeligen Teil der Nase. Die Dreiecksknorpel und die Flügelknorpel sind hierbei die wichtigsten Knorpel der Nase.
Unter dem **Nasenvorhof** versteht man den Raum, der sich beidseits der Nasenöffnung anschließt. In diesem Bereich geht die Haut in die Schleimhaut der Nase über.
Die **innere Nase** ist durch eine Scheidewand (Septum) in der Mittellinie in zwei normalerweise

gleich große Nasenhaupthöhlen getrennt, eine rechte und eine linke. Die Nasenscheidewand besteht ebenfalls aus einem knorpeligen und einem knöchernen Anteil, und zwar im vorderen Teil aus Knorpel und im hinteren aus Knochen. Der Boden der Nase wird ebenfalls aus Knochen gebildet, überwiegend aus dem des harten Gaumens. Zur Seite hin grenzen die Nasenhaupthöhlen an den Oberkiefer und an das Siebbein.

An dieser lateralen Nasenwand befinden sich drei untereinander angeordnete, längliche und mit Schleimhaut überzogene Knochen, die als **Muscheln** bezeichnet werden und Schwellkörper besitzen. Diese Muscheln bilden drei so genannte Nasengänge, einen unteren, einen mittleren und einen oberen, in denen sich die Öffnungen bzw. Ausführungsgänge der Nasennebenhöhlen (NNH) und die des Tränensystems münden.

Der **mittlere Nasengang** nimmt hierbei eine Schlüsselstellung ein. Hinten grenzt die Nase an den Nasenrachen. In diesem Bereich befinden sich die so genannten Choanen, zwei etwa daumennagelgroße Öffnungen, die in den Nasenrachen überleiten. Die innere Nase ist mit Schleimhaut ausgekleidet, nur am Dach und im Bereich der oberen Muschel befindet sich ein spezieller Bereich, der das Riechepithel einschließt (☞ Abb. 4).

2.4 Nasennebenhöhlen

Definition: Unter den Nasennebenhöhlen (NNH) versteht man paarig angelegte Hohlräume im Bereich des Oberkiefers, des Stirn- und des Keilbeins. Die NNH sind mit Schleimhaut ausgekleidet und mit Luft gefüllt. Die Belüftung erfolgt über die im Bereich der Nasengänge angelegten Ausführungsgänge. Man unterscheidet **vier NNH:** Die Kieferhöhle, die Siebbeinzellen, die Stirnhöhle und die Keilbeinhöhle (Abb. 5). In Bezug auf eventuelle entzündliche Komplikationen spielen die Beziehungen zur Schädelbasis und zur Augenhöhle eine besondere Rolle.

2.4.1 Kieferhöhle

Die Kieferhöhle (Sinus maxillaris) befindet sich beidseits seitlich der Nasenhaupthöhle. Sie grenzt oben an die Augenhöhle, unten an den Oberkieferzahnbereich. Die Vorderwand besteht aus dem Oberkieferknochen und hinten grenzt sie an einen Raum mit der Oberkieferschlagader (A. maxillaris, ein Ast der A. carotis externa) und Nerven. Der Ausführungsgang der Kieferhöhle mündet in den mittleren Nasengang.

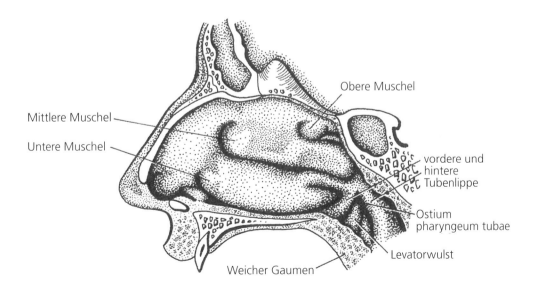

Abb. 4: Laterale Nasenwand. Nasengänge mit Mündungen der Nasennebenhöhlen in die Nasenhöhle und die Ohrtrompete

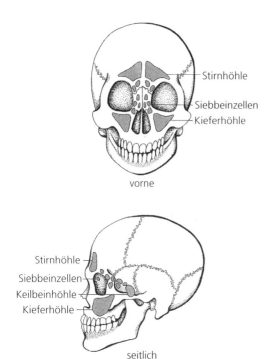

Stirnhöhle
Siebbeinzellen
Kieferhöhle

vorne

Stirnhöhle
Siebbeinzellen
Keilbeinhöhle
Kieferhöhle

seitlich

Abb. 5: Nasennebenhöhlen in seitlicher und in der Ansicht von vorn

2.4.2 Siebbeinzellen

Die Siebbeinzellen (Sinus ethmoidalis) befinden sich ebenfalls beidseits seitlich der Nase, nur eine Etage höher als die Kieferhöhle und grenzen somit nach außen an die Augenhöhle. Diese Siebbeinzellen bestehen aus zahlreichen kleinen durch Knochenbälkchen abgetrennte kleine Kämmerchen, die man daher auch als Siebbeinlabyrinth bezeichnet.

Die Öffnung zur Nase befindet sich ebenfalls im mittleren Nasengang. Die Siebbeinzellen sind von der Augenhöhle durch eine nur sehr dünne Knochenplatte getrennt, die daher auch als „papierene Wand" (Lamina papyracea) bezeichnet wird. Diese kann bei Operationen leicht verletzt werden und stellt auch bei Infektionen keine große Barriere dar. Das Dach der Siebbeinzellen grenzt, abgetrennt durch eine stärkere Knochenplatte (Teil der Schädelbasis) an die Hirnhäute bzw. das Gehirn.

2.4.3 Stirnhöhle

Die Stirnhöhle (Sinus frontalis) entwickelt sich im Gegensatz zu den beiden bisher beschriebenen NNH – die bereits bei Geburt angelegt sind – erst im Laufe der späteren Kindheit. Sie befindet sich, wie der Name schon sagt, im Bereich der Stirn über der Nasenwurzel bzw. Augenbraue und ist aber individuell sehr verschieden ausgebildet. Manchmal kann die Stirnhöhle auch ganz fehlen. Beide NNH liegen nebeneinander und sind in der Mitte durch eine knöcherne Trennwand getrennt. Im Gegensatz zur Kieferhöhle und zum Siebbeinlabyrinth, die einen engen Kontakt zur Nase aufweisen und dadurch nur Öffnungen besitzen, wird die Stirnhöhle über einen 2 cm langen Knochenkanal (Ostium) belüftet.

2.4.4 Keilbeinhöhle

Die Keilbeinhöhle (Sinus sphenoidalis) liegt in der Tiefe des Schädels am Ende der Nase oberhalb des Nasenrachendachs. Sie ist ebenfalls wie die Stirnhöhle durch eine Knochenplatte in zwei Höhlen geteilt, die eine sehr unterschiedliche Größe aufweisen können. Die Vorderwand mündet an die Nasenhaupthöhle, während die Hinterwand an die Hypophyse grenzt. An der Seitenwand verlaufen in Knochenkanälen die A. carotis interna und der Sehnerv.

2.5 Mundhöhle

Die Mundhöhle (Cavum oris) ist der Inspektion am einfachsten zugänglich. Sie wird begrenzt von Lippen, Wangen, Mundboden, Zunge und Gaumen. Die Oberlippe ist etwas länger als die Unterlippe. In der Lamina propria sind seromuköse Drüsen eingelagert, die Sekret in den Mundvorhof ausschütten. Die Lymphdrainage erfolgt über submandibuläre bzw. submentale Lymphknoten. Als Mundvorhof versteht man den Raum zwischen Lippen und äußerer Begrenzung von Ober- und Unterkiefer mit den Zahnreihen. Die Muskeln der Zunge entspringen am Unterkiefer, Zungenbein und am Griffelfortsatz (Processus styloideus).

Das **menschliche Gebiss** besteht aus verschiedenen Einzelzähnen. Man unterscheidet die Milchzähne vom bleibenden Gebiss. Der im Wachstum befindliche Mensch hat jeweils am Ober- und Unterkiefer 16 Zähne (Incisivi, Caninus, Prämolaren und Molaren). Die Alveolarfortsätze des Oberkiefers bilden hierbei den Boden der Kieferhöhle (zweiter

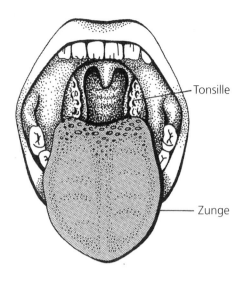

Tonsille

Zunge

Abb. 6: Mundhöhle bei herausgestreckter Zunge

2.6 Pharynx

Der Rachenraum oder Schlund (Pharynx) ist ein Schleimhaut-Muskel-Schlauch, der vor der Halswirbelsäule von der Schädelbasis bis zum Eingang der Speiseröhre reicht. Der Pharynx gliedert sich in drei Bereiche bzw. drei Etagen. Oben befindet sich der Nasenrachen, auch **Epipharynx** genannt. Darunter liegt der **Mesopharynx** (Mundrachen) und unten befindet sich der **Hypopharynx** (Kehlkopfrachen) (☞ Abb. 7 auf S. 20).

2.6.1 Nasopharynx

Der Nasenrachenraum, ein etwa kastaniengroßes Gewölbe, reicht vom Rachendach bis in die Höhe des Gaumensegels. Vorne ist er durch die Choane begrenzt und hinten durch den Bereich der Wirbelsäule. An den seitlichen Wänden befinden sich die so genannten Tubenwülste, die die Öffnungen der Ohrtrompete enthalten. Hinter den Tubenwülsten liegen die Rosenmüllerschen Gruben, die Ausgangspunkt von Karzinomen sein können. V. a. im Bereich des Nasenrachendaches befindet sich viel lymphatisches Gewebe, welches als so genannte Rachenmandel oder Adenoide (Tonsilla pharyngea) v. a. bei Kindern imponieren kann. Die Rachenmandel ist Bestandteil des Waldeyer-Rachenringes (lymphatischer Rachenring). Dazu gehören noch die Gaumenmandeln, die Seitenstränge, die Zungengrundtonsille und einzelne Lymphfollikel vorwiegend an der Rachenhinterwand. Die Schleimhaut besteht aus einem mehrreihigen Flimmerepithel.

2.6.2 Mesopharynx

Der Mundrachenraum, der mittlere Rachenbereich, reicht vom Gaumensegel bis zur Höhe der Kehldeckelspitze. Seitlich wird er durch die Gaumenmandeln und unten v. a. durch die Zungenwurzel begrenzt. Die Gaumenmandeln sind zwischen vorderen und hinteren Gaumenbögen eingebettet und weisen länglich und in der Tiefe weit verzweigte Gänge (so genannte Krypten) auf, die die Oberfläche der Mandel auf $300 cm^2$ vergrößern. Hauptsächlich besteht das Mandelgewebe aus Lymphozyten, die in ein Gewebsnetz eingelagert sind. Neben bzw. hinter den Mandeln in Richtung Rachenhinterwand befinden sich die so genannten Seitenstränge, die oftmals nach einer Mandelentfernung für immer wiederkehrende Halsschmerzen und Entzündungen verantwortlich sind. Die Schleimhautauskleidung des Mesopharynx ist ein mehrschichtiges, unverhorntes Plattenepithel.

Prämolare und erster Molare). Für die Beschreibung der einzelnen Zähne hat sich das Zahnschema der Fédération Dentaire Internationale (FDI) in Deutschland durchgesetzt. Die Zahlen sind nicht als Doppelziffer, sondern als einzelne Ziffern zu lesen (z. B. „vier acht").

Die **Zunge** und der Mundboden setzen sich aus verschiedenen Muskelsystemen zusammen, wobei die Zunge einen großen Teil der Mundhöhle einnimmt. Anatomisch unterscheidet man eine Zungenspitze (Apex linguae) von einem Zungenkörper (Corpus linguae) und einer Zungenwurzel (Radix linguae) (☞ Abb. 6). Die der Schleimhaut eingelagerten Papillen verleihen der Zunge die raue Oberfläche (Papillae fungiformes, P. filiformes, P. foliatae, P. vallatae). Die Zungengrundtonsille im Bereich der Zungenwurzel ist ein Teil des lymphoepithelialen Rachenrings. Der Lymphabfluss erfolgt ipsi- und kontralateral über die submandibulären bzw. submentalen Lymphknoten zu den kraniojugulären Halslymphknoten. Die Innervation der Zunge ist sehr komplex. Es sind daran die Hirnnerven V, VII, IX, X und XII beteiligt. Die motorische Versorgung erfolgt dabei alleinig über den N. hypoglossus.

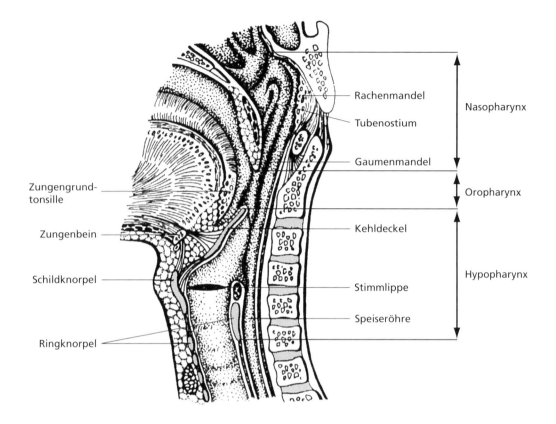

Abb. 7: Rachen von der Seite mit den drei Etagen

2.6.3 Hypopharynx

Der Kehlkopfrachenraum befindet sich zwischen der Kehldeckelspitze und dem Eingang der Speiseröhre und ist durch den Kehlkopf zu einem schmalen trichterförmigen Spalt verengt, welcher sich beim Schlucken erweitern kann. Die hintere Begrenzung wird durch den 3. bis 6. Halswirbel gebildet, die Vorderseite besteht aus der Kehlkopfrückseite. Der Kehlkopf wölbt sich von vorn in den Hypopharynx hinein, so dass sich beiderseits zwei Schleimhauttaschen (Rezessus piriformis) bilden. Diese münden erst im Bereich des Ösophagusmundes in den Hypopharynx ein. Die Schleimhaut besteht aus einem mehrschichtigen, unverhornenden Plattenepithel.

2.7 Kopfspeicheldrüsen

Man kann drei große, paarig angelegte Drüsen und mehrere hundert kleine Drüsen, die in der Mund- und Rachenschleimhaut verteilt sind, unterscheiden (Abb. 8).

Glandula parotis: Die Ohrspeicheldrüse (Glandula [Gl.] parotis, Parotis) ist die größte Kopfspeicheldrüse und sondert vorwiegend seröses Sekret ab. Die Drüse befindet sich zwischen dem aufsteigenden Unterkieferast und dem Warzenfortsatz in der Fossa retromandibularis. Im Normalfall kann man die Drüse nicht tasten. Der N. facialis trennt die Drüse in einen oberflächlichen und in einen tiefen Teil. Die Parotis ist von einer kaum dehnbaren bindegewebigen Kapsel umgeben. Daher sind Entzündungen der Drüse auch sehr schmerzhaft. Der Ausführungsgang, der in die Mundhöhle mündet, wird auch als Stenon-Gang bezeichnet. Der Lymphabfluss erfolgt über die Lymphknoten in und um die Drüse herum in die submandibulären und jugulären Lymphknoten.

Glandula submandibularis: Die Unterkieferspeicheldrüse befindet sich im Bereich des Mundbodens unterhalb des seitlichen Unterkiefers. Die Drüse sondert vorwiegend mukoseröses Sekret ab. Der Ausführungsgang (Wharton-Gang) ist etwa 5 cm lang und liegt dem Zungennerv eng an. Er mündet in den vorderen Mundhöhlenboden (Caruncula sublingualis). Der Lymphabfluss der Drüse mündet in den lateralen und dorsokaudalen Bereich der Drüse. In diesen Bereich münden auch die Lymphabflüsse des Gesichts und der Mundhöhle. Bei einer Neck dissection muss dieser Bereich daher mit berücksichtigt werden.

Glandula sublingualis: Die Unterzungenspeicheldrüse befindet sich im Bereich des vorderen Mundbodens unterhalb der Zunge. Die Drüse sondert ebenfalls vorwiegend mukoseröses Sekret ab. Die Gl. sublingualis verfügt über mehrere Ausführungsgänge. Sie münden entweder in den Gang der Gl. submandibularis oder direkt in die Schleimhaut.

Histologie: Der feingewebliche Aufbau ist bei allen Drüsen einheitlich. Die Drüsenazini sind mit einem Speichelgangssystem verbunden, wobei diese im Drüsenmesenchym eingebettet sind.

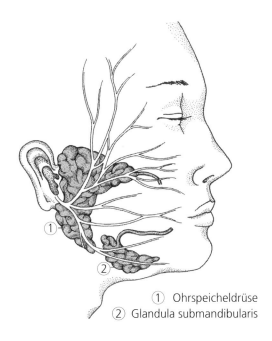

① Ohrspeicheldrüse
② Glandula submandibularis

Abb. 8: Die großen Speicheldrüsen mit Verlauf des N. facialis

2.8 Larynx

Der Kehlkopf ist der Eingang zu den tieferen Atemwegen und stellt die engste Stelle der oberen Luftwege dar. Bei Schwellungen oder Tumoren im Bereich des Kehlkopfs kommt es daher häufig zu Stridor und Atemnot. Insbesondere bei Neugeborenen und Säuglingen sind Schleimhautschwellungen im Larynx gefährlich, da eine zirkuläre Schwellung von einem Millimeter im glottischen und subglottischen Bereich das Lumen um 60 % einengen kann.

Aufbau: Der Kehlkopf ist an den äußeren Kehlkopfmuskeln und Bändern unter Einbeziehung des Zungenbeines elastisch aufgehängt. Das **Kehlkopfgerüst** besteht aus dem Schildknorpel, dem Ringknorpel und dem Stellknorpel. Der **Schildknorpel** ist der größte Knorpel des Larynx, dessen nach außen sichtbarer Vorsprung den „Adamsapfel" bildet. Die beiden **Stellknorpel** sitzen beidseitig gelenkig auf dem **Ringknorpel** (Articulatio cricoarytaenoidea) und an ihm sind die Muskeln zum Öffnen und Schließen der Stimmritze befestigt. Die Schließer überwiegen gegenüber dem einzigsten Stimmlippenöffner (M. cricoarytaenoideus posterior). Der löffelförmige **Kehlkopfdeckel** ist mit seinem unteren Stiel (Petiolous) am Innenrand des Schildknorpels durch ein Ligament befestigt.

Man kann **drei Kehlkopfetagen** unterscheiden:

- den Kehlkopfeingang (1) mit Kehlkopfdeckel (Epiglottis) und Taschenfalten,
- die Glottis (2) (Stimmlippen bis ca. 1 cm unterhalb der Stimmlippenebene) und
- den subglottischen Raum (3) unterhalb der Stimmlippen (bis Ringknorpel).

Der größte Teil des Kehlkopfinneren wird von respiratorischen Epithel ausgekleidet. V. a. an den Taschenfalten und Stimmlippen ist auch Plattenepithel nachweisbar. Lymphgefäße sind im Kehlkopfbereich gut entwickelt und sind supraglottisch zahlreicher als subglottisch. Im Bereich der Stimmlippen sind Lymphgefäße nur spärlich zu finden. Die Glottis bildet hier eine Barriere zwischen den Kehlkopfetagen, so dass ein Austausch zwischen Supraglottis und Subglottis nicht möglich ist. Während die Lymphdrainage der Glottis in den Halsbereich nur ipsilateral erfolgt, ist sie bei Supraglottis und Subglottis auch kontralateral möglich.

Innervation: Die motorische und sensible Innervation erfolgt durch den N. vagus über den N.

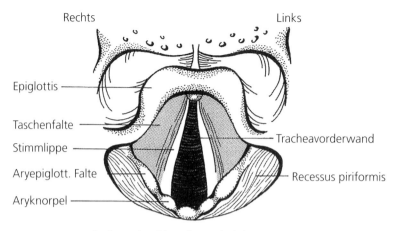

Rechts   Links

Epiglottis

Taschenfalte

Stimmlippe ——————————— Tracheavorderwand

Aryepiglott. Falte

Aryknorpel ——————————— Recessus piriformis

Stellung der Stimmlippen bei der Atmung

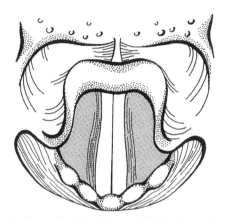

Stellung der Stimmlippen bei der Phonation

Abb. 9: Kehlkopfspiegelbefund (Stellung der Stimmlippen bei Atmung und Phonation)

laryngeus superior und N. laryngeus inferior (N. recurrens).

Der **N. laryngeus superior** versorgt

- den äußeren Kehlkopfmuskel motorisch,
- die Schleimhaut der kranialen Kehlkopfanteile sowie
- die Stimmlippen.

Der **N. laryngeus inferior** ist für

- die sensible Innervation der Schleimhaut unterhalb der Glottis und für
- die gesamte innere Kehlkopfmuskulatur verantwortlich.

Öffner und Schließer werden damit vom gleichen Nerv versorgt. Aus dem asymmetrischen und gestreckten Verlauf des N. recurrens im Bereich des oberen Thorax ergeben sich unterschiedliche Schädigungsmöglichkeiten.

2.9 Luftröhre und Bronchien

Die Luftröhre (Trachea) besteht bis zur ihrer Teilung in zwei Hauptbronchien (**Bifurkation**) aus insgesamt 12–20 hufeisenförmigen Spangen, die durch elastisches Bindegewebe verbunden sind. Die Hinterwand der Trachea ist bindegewebig und liegt auf der Speiseröhre auf. Die seitliche Luftröhre liegt im oberen Bereich der Schilddrüse an, so dass beim Schlucken sich die Schilddrüse zusammen mit Kehlkopf und Trachea hebt. Die Trachea ist am kaudalen Ende des Kehlkopfskeletts bzw. dem Ringknorpel durch das Ligamentum cricotracheale verbunden. Der rechte steiler verlaufende Hauptbronchus teilt sich in den Ober-, Mittel- und Unterlappenbronchus (insgesamt 10 Segmentbronchien), während der linke Hauptbronchus mit Ober- und Unterlappenbronchus flacher ist (insgesamt 9 Segmentbronchien). Die Kenntnis der einzelnen Abzweigungen (Ostien) ist wichtig bei der Bronchoskopie. Die Schleimhaut, die das Sekret in Richtung Kehlkopf transportiert und die Atemluft anfeuchtet bzw. -wärmt, trägt Flimmerepithel.

2.10 Speiseröhre

Die Speiseröhre stellt einen schlauchartigen Hohlkörper dar, durch den die Nahrung vom Pharynx in den Magen geleitet wird. Die Länge beträgt etwa 25 cm.

Besondere Bedeutung haben **drei physiologische Engen**. Die erste Enge, im Bereich des Ösophaguseingangs (Ösophagusmund), wird durch einen so genannten Schleuder-Muskel (Pars cricopharyngea des M. constrictor pharyngis inferior) und den Ringknorpel gebildet. Die zweite, leichtere Enge wird durch den Aortenbogen und die Aufteilung der Trachea bedingt (Aortenenge) und die dritte Enge durch die Zwerchfellenge (Kardia) verursacht.

Die Wand besteht von innen nach außen aus einer Tunica mucosa, einer Tela submucosa, einer Tunica muscularis und einer Tunica adventitia. Die Innervation erfolgt im oberen Anteil durch den N. recurrens und in den unteren Teilen durch den N. vagus selber.

2.11 Halsweichteile

Der Hals ist Träger des Kopfes, gestattet seine Bewegungen und verbindet den Kopf mit dem Rumpf. Der Hals beinhaltet die Atem- und Speisewege, den Kehlkopf, die Schilddrüse die großen Gefäßnervenstränge und das Lymphsystem des Halses. Die Halsmuskulatur bildet eine mehrschichtige, annähernd zylindrische Hülle um den Eingeweidestrang. Der äußere Hals ist in mehrere Regionen eingeteilt, wobei diese sich an verschiedenen anatomischen Strukturen orientieren. Im Bereich der Weichteile findet man sehr viele Lymphknoten, die in insgesamt 5 bzw. 6 verschiedenen Regionen lokalisiert sind und vorwiegend entlang der inneren großen Halsvene liegen.

Weitere wichtige Strukturen sind die Halsschlagader, der N. vagus, die Unterkieferspeicheldrüse, der Kopfwendemuskel (M. sternocleidomastoideus) und die äußeren Halsvenen. Die einzelnen Schichten werden durch verschiedene Bindegewebszüge (Faszien) getrennt, die die einzelnen Strukturen ummanteln und so verschiedene Zwischenräume bilden.

Zusammenfassung: Der HNO-Bereich umfasst sehr verschiedenartige anatomische Bereiche, die nicht nur hinsichtlich ihres makroskopischen Aufbaus, sondern hinsichtlich ihrer feingeweblichen Strukturen sehr komplex sind. Prinzipiell kann man den HNO-Bereich in vier Bereiche unterteilen: Sinnesorgane, Verdauungs- sowie Atmungssystem und äußerer Hals. Die Kenntnis der Anatomie ist Voraussetzung für das Verständnis der einzelnen Krankheitsbilder.

3 Physiologische Grundlagen

3.1 Ohr

3.1.1 Äußeres Ohr

Im äußeren Gehörgang findet sich bei jedem Menschen **Zerumen**. Darunter versteht man eine Mischung des Talg- und Zeruminaldrüsensekrets mit den abgestoßenen Hornschichten. Das Sekret der Zeruminaldrüsen bedingt die intensive Braunfärbung. Dem filmartigen Zerumenüberzug des äußeren Gehörgangs wird eine Schutzfunktion vor Entzündungen zugeschrieben. Es konnte eine spezifische, das Wachstum von Bakterien und Pilzen hemmende Wirkung des Zerumens festgestellt werden.

Der Abtransport der anfallenden Hautschuppen erfolgt durch eine kontinuierlich vom Trommelfellniveau in Richtung Gehörgangseingang gerichtete Wanderung der Gehörgangshaut. Da durch diese Migration auch kleinere eingedrungene Staub- und Schmutzteilchen mitentfernt werden, kann man von einem **Selbstreinigungsmechanismus** des Ohres sprechen.

3.1.2 Mittelohr

Das Trommelfell hat zwei Aufgaben. Es sammelt einerseits den Schall und schützt andererseits das runde Fenster vor direkter Schalleinwirkung (Schallschutzfunktion). Das Mittelohr ist für die Schallleitung zuständig. Die Schwingungen vom Trommelfell werden über die drei verbundenen Gehörknöchelchen zum Innenohr weitergeleitet. Für die Schallübertragung haben die gelenkigen Verbindungen und die Masse der Gehörknöchelchen eine geringe Bedeutung. Sie dienen mehr der Resonanz- sowie der Druckanpassung. Die Binnenmuskeln halten die Beweglichkeit der Gelenke aufrecht.

3.1.3 Ohrtrompete

Die Ohrtrompete hat verschiedene Funktionen:

- die Belüftung der Mittelohrräume,
- den Druckausgleich zwischen Paukenhöhle und Umgebung,
- den Schutz gegen aufsteigende Keime aus dem Nasenrachen,
- die Drainage der Mittelohrräume („Reinigung").

Die Tube ist normalerweise verschlossen, damit man den eigenen Sprachschall vom Mittelohr fernhält (Autophonie). Die Tube öffnet sich beim Schlucken, Gähnen oder Pressen.

3.1.4 Innenohr

Schallwellen werden – nach mechanischer Übertragung vom Trommelfell – über die Gehörknöchelchen des Mittelohres im Innenohr durch Haarzellen in elektrische Signale umgesetzt. Man unterscheidet hierbei die Resonanztheorie (Helmholtz) von der heute gültigen Wanderwellentheorie (Békésy). Die hohe Frequenzselektivität der Kochlea wird durch den aktiven Haarzellenmechanismus erreicht. Die „Bewegung" der Haarzellen kann mit den otoakustischen Emissionen (OAE) nachgewiesen werden. Über bipolare Zellen, deren Körper im Ganglion spirale in der Innenohrschnecke liegen, werden die elektrischen Signale zum Hirnstamm fortgeleitet und dort in der Brücke ipsilateral und kontralateral mehrfach verschaltet. Von dort gelangen sie zum Colliculis inferior und über das Corpus geniculatum mediale zum Hörkortex im oberen Temporallappen.

3.1.5 Gleichgewichtssinn

Das Gleichgewichtsorgan besteht aus fünf Sensoren, den **drei Bogengängen**, die die **Drehbeschleunigung** um drei senkrecht aufeinanderstehende Körperachsen registrieren, sowie dem **Sacculus** und dem **Utriculus**, die die **Linearbeschleunigung**, d. h. die Erdschwere bzw. die Neigung des Körpers zum Gravitationsvektor erfassen. Die Bogengänge enden jeweils mit einer Verdickung, der **Ampulle**, im Utriculus. In ihr liegt das Sinneszellsystem der einzelnen Bogengänge, welches aus der **Crista ampullaris** und der **Kupula** besteht.

Die vestibulären Bahnen verlaufen in der Pars vestibularis des N. vestibulocochlearis zu den in der Rautengrube gelegenen Vestibulariskernen. Diese erhalten nicht nur Informationen aus den ipsilateralen Vestibularorganen, sondern auch von den kontralateralen Vestibulariskernen, vom Kleinhirn und vom Rückenmark. Weitere Afferenzen bestehen zu den visuellen Kerngebieten des Mittelhirns oder Kleinhirns. Die untere Olive und das Kleinhirn stehen darüber hinaus über efferente Fasersysteme aus den Vestibulariskernen in Verbindung, wobei hier auch die Verbindung zum Cortex zu nennen ist.

Für die bewusste **Orientierung im Raum** sind die folgenden Systeme verantwortlich:

- das vestibuläre System,
- das visuelle System (vestibulookulärer Reflex),
- das propriozeptive System (vestibulospinaler Reflex).

Ist die Funktion eines dieser drei Systeme gestört, kommt es zu Störungen der Zusammenarbeit. Stimmt das zu erwartende Bild der Umwelt nicht mit dem von den Sinnesorganen gemeldeten Informationen überein, so kommt es zu einem vestibulären Schwindel.

Das Gleichgewichtsorgan leitet dem Rautenhirn wichtige Informationen zu, während über die Kleinhirnseitenstrangbahnen dem Rautenhirn Angaben über die Stellung und Situation des Bewegungsapparates zugeführt werden. Über efferente Fasern werden die Antworten auf die Motoneuronsysteme geleitet. Ähnlich wie beim Hörvorgang unterscheidet man ein peripheres vestibuläres Organ von den vestibulären Bahnen.

Das vestibuläre System ist ein komplizierter Regelmechanismus, der über einen motorischen Koordinationsapparat die Informationen verschiedener Sinnesorgane, wie Labyrinth und Auge, integriert. Damit ist das vestibuläre System für die komplizierten Tonus- und Gleichgewichtsregulationen verantwortlich, die beim Menschen die freie Bewegung im Raum ermöglichen.

3.2   Gesichtsnerv

Der Gesichtsnerv (N. facialis) hat nicht nur motorische Fasern (vorwiegend für die mimische Muskulatur), sondern er führt auch Geschmacks-

(Chorda tympani) und sekretorische Fasern (Ohrspeicheldrüse). Der N. facialis innerviert die mimische Gesichtsmuskulatur und zwar die **mediale Kerngruppe** die Muskulatur der unteren Wangenhälfte, der Unterlippe, das Platysma und den M. stylohyoideus und die **laterale Kerngruppe** die Muskulatur der Oberlippe, den M. orbicularis oculi, den M. frontalis und M. occipitalis.

Die laterale Kerngruppe, die die mimische Muskulatur der oberen Gesichtshälfte versorgt, erhält Afferenzen von beiden Hirnhälften, so dass bei einer so genannten zentralen Fazialisparese (supranukleäre Läsion) keine Lähmung der mimischen Muskulatur der oberen Gesichtshälfte resultiert, sondern nur eine Lähmung der unteren, gegenüberliegenden (kontralateralen) Gesichtshälfte.

Der Gesichtsnerv leitet auch **parasympathische Fasern** über den N. petrosus major zur Tränendrüse und zu den Schleimdrüsen der Nase. Parasympathische Fasern gelangen auch über die Chorda tympani zu den Speicheldrüsen. Sensorische Fasern von den vorderen zwei Dritteln der Zunge ziehen über den N. lingualis (Ast des N. trigeminus) und über die Chorda tympani und den zum N. facialis gehörenden N. intermedius nach zentral. Außerdem wird ein Hautbezirk der Ohrmuschel und des Gehörgangs über den N. intermedius innerviert.

3.3   Nase

Die Nase zeichnen **zwei Hauptfunktionen** aus. Einerseits gehört sie zu den Atmungsorganen und zum anderen ist sie als Sinnesorgan Sitz des Riechvermögens. Außerdem versieht die Nase wichtige Schutzfunktionen (physikalische und immunologische Aufgaben). Als Nebenfunktionen sind die Beteiligung an der Stimm- und Sprachlautbildung zu erwähnen.

Atmungsfunktion: Im Nasenlumen laufen zwei komplizierte Strömungskanäle parallel. Charakteristisch für den jeweiligen Kanal ist eine Richtungsänderung am Anfang (Vestibulum), mindestens fünf verschiedene Strömungsquerschnitte und eine unterschiedlich geformte Nasenwand. Beim Einatmen trifft die Luft zunächst von schräg unten auf den Naseneingang (laminäre Strömung). Im Bereich der Nasenklappe zwischen Naseneingang und Nasenhaupthöhle zieht die Luft durch den Bereich des kleinsten Durchmessers. Hinter der Nasenklappe wird die Nasenhaupthöhle deutlich weiter, was zu einer Umwandlung der laminären in eine turbulente Strömung führt. Das führt zu einer Verlangsamung des Luftstroms; damit ist ein intensiver Kontakt zwischen Luft und Schleimhaut möglich (Befeuchtung, Anwärmung, Reinigung, Riechen). Unter einem nasalen Zyklus versteht man ein physiologisches Phänomen, bei dem es abwechselnd zu einer Erweiterung und Verengung der Nasenhaupthöhle durch Volumenveränderung der Schwellkörper an der lateralen Nasenwand und am Septum kommt.

Atemluftklimatisierung: Durch Befeuchtung und Anwärmung wird die eingeatmete Luft für die unteren Atemwege klimatisiert. Das wird einmal durch die bereits besprochene turbulente Strömung und andererseits durch die große Schleimhautoberfläche erreicht. Die Drüsen in der Schleimhaut befeuchten die Luft und die Temperaturregelung wird durch das endonasale Blutgefäßsystem (venöse Schwellkörper) gewährleistet. Daher herrscht in der vorderen Nase eine niedrigere Temperatur als in der hinteren Nasenhälfte. Selbst bei Minustemperaturen kann so die Erwärmung der Einatmungsluft auf bis zu 25° C gewährleistet werden. Störungen können nach zu ausgedehnten operativen Resektionen der Schleimhaut oder im Alter auftreten, wo es zu einer allgemeinen Schleimhautatrophie und einer Abnahme der eingelagerten Drüsen kommt.

Abwehrfunktionen: Man unterscheidet zwei verschiedene Abwehrmechanismen, einerseits die unspezifische und anderseits die spezifische Abwehr. Die Übergänge zwischen beiden Mechanismen sind fließend. Beide Funktionen arbeiten zusammen.
Bei der **unspezifischen Abwehr** unterscheidet man eine mechanische von einer zellulären Abwehr sowie unspezifische Abwehrstoffe. Der mukoziliare Apparat ist der wichtigste Bestandteil der **mechanischen Abwehr**. Er setzt sich aus den Zilien des respiratorischen Epithels und einem zweischichtigen Schleimfilm zusammen. Durch Änderungen der Viskosität und Dicke des Schleimfilms kann es zu Störungen des Schleimtransports kommen. Aber auch die Zilienfunktion kann durch Virusinfekte, Mikroorganismen und angeborene Zustände, bei denen die Zahl und die Schlagfrequenz der Zilien gemindert ist, gestört sein. Im Nasensekret sind einige unspezifische Abwehrstoffe, wie Interferon, Lysozym oder Proteaseinhibitoren vorhanden. Auf **zellulärer Basis** ist die Schleimhaut mit Hilfe von Makrophagen, Monozyten, und neutrophilen Granulozyten in der Lage, Krankheitserreger und Fremdstoffe zu phagozytieren.
Durch die **spezifische Abwehr** in Form der Immunabwehr ist die Nasenschleimhaut in der Lage, selbstständig Fremdmaterial durch immunkom-

petente Zellen zu phagozytieren. Hierbei arbeitet das Immunabwehrsystem der Nase mit dem des Waldeyer-Rachenring eng zusammen. Daher existiert auch eine humorale Abwehr (Produktion von Immunglobulinen) und eine zelluläre Abwehr (Lymphozyten, Zellen des retikuloendothelialen Systems, Mastzellen, Makrophagen).

Riechfunktion: Das Riechepithel mit den Rezeptorzellen befindet sich im kranialen Bereich des vorderen Septums und den angrenzenden Regionen der lateralen Nasenwand, also insbesondere der Medialseite der oberen und teilweise auch der mittleren Nasenmuscheln. Funktionell ist ein Riecheindruck nur bei Einatmung möglich. Die proximalen Fortsätze der bipolaren Rezeptorzellen (Riechzellen) vereinigen sich zu den Filiae olfactoriae, die durch die Lamina cribrosa des Siebbeins zum Bulbus olfactorius ziehen. Riechstoffmoleküle werden inspirationssynchron an die Oberfläche der Schleimhaut bzw. des Rezeptororgans herantransportiert. Nach der Umschaltung auf das zweite Neuron zieht dieses über den Tractus olfactorius zu den sekundären Riechzentren. Sie sind einerseits im temporobasalen Kortex lokalisiert und für die Wahrnehmung von Gerüchen und die Assoziation zu anderen Sinneseindrücken verantwortlich. Andererseits gibt es Projektionen zum limbischen System mit Anschluss an die vegetativen Zentren in Thalamus und Hypothalamus.

Klangbildung: An der Stimm- und Sprachbildung sind verschiedene Organsysteme beteiligt. Hierbei müssen die anatomisch getrennten Systeme (Glottis, Atmung, supraglottische Räume) durch das Zentralnervensystem koordiniert werden. Die supraglottischen Räume (Rachen, Mundhöhle sowie Nasenbereich) dienen beim Sprechen der Formung der Sprachlaute und als Resonanzraum. Zu den so genannten festen supraglottischen Räumen zählen Nase, Nasennebenhöhlen sowie Nasenrachen, deren Bedeutung v. a. beim geschlossenen und offenen Näseln erkennbar ist.

3.4 Nasennebenhöhlen

Im Vergleich zur Nase spielen die Nasennebenhöhlen (NNH) keine wesentliche funktionelle Rolle. Insgesamt ist die biologische Bedeutung der Höhlenbildung unklar. Es werden verschiedene Theorien diskutiert. Möglicherweise dienen sie der Gewichtsersparnis bei gleichzeitiger Volumenausdehnung der Knochen. Außerdem werden als Funktionen in Betracht gezogen: Resonanzräume der Stimme, eine Schutzfunktion des Schädels, eine thermische Isolation des Gehirns oder die Anfeuchtung und Anwärmung der Einatmungsluft. Prinzipiell ähnelt die Physiologie der der Nasenhaupthöhle. Besondere Probleme ergeben sich aus der Existenz der Ausführungsgänge, welche sowohl für die Ventilation als auch die Drainage verantwortlich sind.

3.5   Pharynx

Schlucken und Nahrungsaufnahme: Im Rachenraum kreuzen sich die Luft- und Speisewege. Die Ein- bzw. Ausatmungsluft strömt von der Nase über den Nasenrachen und Mundrachen in den Kehlkopf und zurück. Die Nahrung wird hingegen durch das Kauen und durch die Zunge willkürlich in den Mundrachen transportiert. Der Schluckakt erfordert ein koordiniertes Zusammenspiel verschiedener anatomischer Bereiche in der Mundhöhle, im Rachen, im Kehlkopf und im Ösophagus. Man unterscheidet eine willkürliche orale von einer reflektorischen pharyngealen bzw. ösophagealen Phase.

Bei der **oralen Phase** wird die Nahrung zerkleinert und durch die Zunge in Richtung Pharynx transportiert. Berührt die Nahrung die Schleimhaut des Rachens, so werden bei der **pharyngealen Phase** unwillkürlich die Zungengrund-, die Rachenmuskulatur sowie der Kehlkopf in Form eines Reflexes aktiviert, so dass die Nahrung am Kehlkopf vorbei über den Hypopharynx in die Speiseröhre transportiert wird. Gleichzeitig wird reflektorisch der Zugang zum Nasenrachen verschlossen. Im Ösophagus (**ösophageale Phase**) wird die Nahrung durch die peristaltische Welle weitertransportiert.

Damit keine Nahrung in die Luftröhre gelangen kann, sind drei Mechanismen dafür verantwortlich:

1. der überwölbende Zungengrund,
2. der Kehlkopfdeckel und
3. der Stimmritzenschluss selber.

Bei der pharyngealen Phase des Schluckvorgangs ist der sofortige und reflektorische Verschluss der Glottis besonders wichtig. Daneben kommt es zu einem Anheben des Kehlkopfes um etwa 2–3 cm und einem Hervorwölben des Zungengrunds, so dass die Epiglottis nach unten gedrückt wird. Gelangen dennoch Nahrungsbestandteile in die Trachea, so wird mit dem Hustenreflex ein weiterer wichtiger Schutzmechanismus ausgelöst.

Wenn Nahrung in die Luftröhre und Bronchien eindringt, so bezeichnet man das als **Aspiration.**

Abwehr – Gaumenmandeln: Das Gewebe des Waldeyerschen Rachenringes ist Teil des lymphatischen Abwehrsystems des Körpers gegen Infektionen. Die Aufgabe als Immunorgan wird v. a. durch die Gaumenmandeln wahrgenommen. Man bezeichnet das lymphatische Gewebe des Waldeyer-Rachenringes entsprechend der lymphoepithelialen Verbände in Darm und Bronchien auch als **MALT** (mukosaassoziiertes lymphatisches Gewebe) des oberen Atmungstraktes. Das bedeutet, dass das Gewebe in der Lage ist, auf Antigene mit einer spezifischen Immunreaktion zu antworten. Diese Funktion ist im Kindesalter aufgrund der immunologischen Auseinandersetzung mit der Umwelt besonders ausgeprägt, was sich in einer Hyperplasie der Gaumenmandeln bei Kindern äußert. Nach dem 8.–10. Lebensjahr nimmt die Bedeutung des lymphatischen Tonsillengewebes als Immunorgan ab, es können jedoch weiterhin Immunfunktionen wahrgenommen werden.

Schmecken: In den Geschmacksknospen liegen die Geschmacksrezeptoren des Mund- und Rachenraumes, wobei jede Geschmacksknospe aus Stütz- und Sinneszellen besteht. Terminale Aufzweigungen sensorischer Nervenfasern gelangen an die Basis jeder Sinneszelle. Die **afferenten Fasern** entstammen den Hirnnerven VII (Papillae fungiformes aus den vorderen zwei Dritteln der Zunge), IX (Papillae circumvallatae und Zungengrund) und X, die in Mundhöhle, Rachen und Larynx (N. IX und X) entsprechende Repräsentationsfelder besitzen. Sie sammeln sich im Tractus solitarius und werden im Nucleus tractus solitarii auf das zweite Neuron umgeschalten. Über den Lemniscus medialis wird der ventrale Thalamus erreicht, worauf das dritte Neuron zum Gyrus postcentralis als primär gustatorische Rinde (Area 43) geschaltet wird.

3.6   Kopfspeicheldrüsen

Sekretion des Speichels: Die Kopfspeicheldrüsen produzieren kontinuierlich Speichel. Unter der **Ruhesekretion** versteht man die Speichelproduktion ohne äußere Einflüsse. Kaubewegungen, Gerüche und v. a. die Nahrungsaufnahme können die Speichelmenge deutlich steigern (Reizsekretion). Alle Kopfspeicheldrüsen produzieren etwa 500–1000 ml Speichel pro Tag. Die Speichelproduktion kann durch eine Vielzahl von Medikamenten oder Zuständen gesteigert (Hypersalivation) oder vermindert (Hyposalivation) werden.

Funktionen des Speichels: Der Speichel hat v. a. drei Aufgaben: Verdauungsfunktion/Nahrungstransport, Abwehrfunktion und Ausscheidung.
Im Rahmen seiner **Verdauungsfunktion** löst der Speichel die Nahrungsbestandteile und erhöht gleichzeitig die Gleitfähigkeit für den Schluckakt. Das wichtigste Verdauungsenzym ist die α-Amylase, die hauptsächlich von der Glandula parotis gebildet wird.
Die **Abwehrfunktion** des Speichels ist von großer Bedeutung: Die Speichelproduktion ist für eine gesunde Mundschleimhaut und Zähne wichtig. Durch den Speichel wird das mikrobiologische und anorganische Milieu konstant gehalten. Das wird durch mechanische Faktoren und Sekretion von Enzymen und Immunglobulinen gewährleistet.
Im Speichel können körpereigene und fremde Stoffe ausgeschieden werden (**Ausscheidungsfunktion**). Hier ist die Exkretion von Viren und Ionen wichtig. Die Viren können den Speichel infektiös machen (Poliomyelitis, Hepatitis B, HIV). Über den Speichel werden auch genetisch bedingte Glykoproteine abgesondert, was in der Kriminalistik von Bedeutung ist.

3.7   Larynx

Der Kehlkopf dient als Phonationsorgan, ist Teil der Atemwege und trennt bei der Nahrungsaufnahme die Speise- von den Luftwegen voneinander (und stellt somit einen Schutzmechanismus dar).

Stimmgebung: Bei der funktionellen Bedeutung des Kehlkopfes steht die Stimmgebung an erster Stelle (**Phonation**). Die Schwingungen der Stimmlippen liefern dabei den Grundton. Die Stimmlippen werden wie bei einer Polsterpfeife allein durch den Anblasedruck der Atemluft in Bewegung gesetzt (aerodynamisch-myoelastische Theorie). Bei den Schwingungen der Stimmlippen handelt es sich nicht um einfache Horizontalschwingungen, sondern um einen sehr komplizierten wellenähnlichen Bewegungsablauf.

Menschliche Sprache: Die menschliche Sprache ist eine Integrationsleistung verschiedener Organe. Die **Sprachbildung** ist keineswegs als alleinige Leistung von Kehlkopf und Ansatzrohr zu werten.
Die **Stimmlippen** sind der eigentliche Tongenerator, welcher die Energie zur Schwingungserzeugung von der Lunge zugeführt bekommt. Durch das **Ansatzrohr**, d. h. Gaumen, Zunge, Mundhöhle und Lippen, wird der entstehende Schall zum eigentlichen Sprachlaut umgeformt. Das **ZNS** steuert die **Stimmäußerung**, wobei eine akustische Kontrolle und Regelung über das Ohr die komplizierten Leistungen der menschlichen Sprache erst ermöglicht. Wer die Sprache eines Schwerhörigen oder Gehörlosen beobachtet, wird bemerken, wie wichtig bei der Ausbildung der Stimme und Sprache die Eigenkontrolle ist.

Atmungsorgan: Der Kehlkopf hat auch als Atmungsorgan eine Bedeutung. Die **Glottis** wird durch die unwillkürliche Innervation des M. cricoarytaenoideus posterior (Postikus) erweitert. Beim Einwirken von Reizstoffen oder Fremdkörpern kommt es zum reflektorischen Verschluss der Glottis (M. cricoarytaenoideus lateralis und M. arytaenoideus transversus). Der Glottisschluss ist auch für das Abhusten und die Bauchpresse von Bedeutung.

3.8   Luftröhre und Bronchien

Der Mukoziliarapparat transportiert Sekret und Schmutzpartikel in Richtung des Larynx. Die Anwärmung, Reinigung und Anfeuchtung der Atemluft, die in der Nase begonnen wird, wird in den tieferen Atemwegen vervollständigt. Normalerweise beträgt bei einer Außentemperatur von über 0° C die intratracheale Temperatur der Atemluft ca. 36° C, während bei einer Außentemperatur von minus 15° C die Temperatur noch bei ca. 27° C liegt. Allerdings sinkt dieser Temperaturwert bei der Mundatmung weiter ab.

3.9   Speiseröhre

Die Speiseröhre besitzt eine aktive und eine passive Beweglichkeit. Letztere wird durch die Atmung, die benachbarten großen Blutgefäße und das Herz hervorgerufen. Beim **Schluckvorgang** unterscheidet man die willkürlich eingeleitete **orale** von der **pharyngealen** und der **ösophagealen Schluckphase**. Der einzelne Schluckvorgang dauert ca. 8–10 Sekunden. Die peristaltische Welle im Ösophagus wird reflektorisch ausgelöst. Der Ösophaguseingang und die Kardia am Magen sind normalerweise geschlossen, wobei sich der Eingang beim Schluckakt und die Kardia bei Peristaltikwellen öffnen. Störungen der Peristaltik sind entweder durch mechanische Hindernisse oder durch Lähmungen bedingt.

3.10 Halsweichteile

Lymphknoten: Etwa ein Drittel aller Lymphknoten sind beidseits am seitlichen Hals lokalisiert, wobei Größe, Form und Zahl sehr variieren. Die wichtigsten Lymphknoten sind an der V. jugularis interna entlang angeordnet. Die meisten Kinder haben tastbare Lymphknoten, welche auch bei einer Größe von über 1 cm meist gutartig sind. Bei Erwachsenen sind tastbare Lymphknoten in 50–80 % maligne, wobei davon die meisten metastatische Lympknoten von Kopf-Hals-Tumoren sind.

Innervation: Die nervale Versorgung des Halses mit motorischen (XI, XII, Ansa cervicalis, Äste von VII und XII für den Mundboden), sensiblen (Plexus cervicalis, N. auricularis magnus, N. occipitalis, N. transversus colli, N. supraclavicularis) bzw. sensorischen und vegetativen Anteilen (X, IX, Truncus sympathicus) ist ausgesprochen komplex.

Zusammenfassung: Die Kenntnis der Physiologie ist Voraussetzung für das Verständnis der komplizierten Funktionen im HNO-Gebiet und der einzelnen Krankheitsbilder. Das HNO-Gebiet befasst sich mit den physiologischen Vorgängen von vier verschiedenen Sinnesorganen. Die Erforschung dieser Sinne – das Hören, der Gleichgewichtssinn, das Riechen und das Schmecken – befindet sich noch im Fluss. Daneben beschäftigt sich die HNO-Heilkunde v. a. mit immunologischen Vorgängen und der Strömungsphysiologie der oberen Atemwege.

4   Leitsymptome

Leitsymptome charakterisieren bestimmte Erkrankungen und sind nach ihrer Lokalisation geordnet. Bei den Leitsymptomen ist immer auch die bisherige Dauer der Symptomatik zu beachten.

Druckgefühl im Ohr: Ein Druckgefühl im Ohr kann ein- oder beidseitig, ständig oder wechselnd auftreten. Es kommt vorwiegend bei einem Zuviel an Zerumen, einem Tubenverschluss, einem Morbus Menière oder einem Glomustumor vor.

Otalgie: Unter Otalgie versteht man Schmerzen im Bereich des Ohres, während bei den **fortgeleiteten Ohrenschmerzen** der nichtotogen bedingte Schmerz im Ohr wahrgenommen wird. Ohrenschmerzen sind ein diagnostisches Problem, wenn im Ohrbereich keine pathologischen Veränderungen nachgewiesen werden können. Ohrenschmerzen können durch Entzündungen im Bereich des äußeren Gehörgangs oder des Mittelohrs und ein nichtotogen bedingter Ohrschmerz kann durch eine Neuralgie oder auch psychogen bedingt sein.

Ohrenlaufen: Das Ohrenlaufen (Otorrhö) kann auf Erkrankungen des äußeren Ohres, des Mittelohres oder auf Verletzungen der Schädelbasis zurückgeführt werden. Entzündungen sind hierbei die häufigste Ursache.

Schwerhörigkeit: Die Schwerhörigkeit wird in Schallleitungs-, Schallempfindungsschwerhörig-keit und kombinierte Schwerhörigkeit eingeteilt. Diese Formen können verschiedene Ursachen haben, die in Tab.1 zusammengefasst sind.

Ohrgeräusche: Der **Tinnitus** (Ohrgeräusch) ist eine akustische Erscheinung des Hörsystems, welche ohne äußere Einflüsse oder elektrische Reize hervorgerufen wird. Tinnitus ist ein Symptom und keine Diagnose. Oftmals sind Ohrgeräusche mit einer Innenohrschwerhörigkeit kombiniert. Man kann zwischen **objektiven** (von außen hörbare Geräusche) und **subjektiven** Ohrgeräuschen (hört nur der Patient selbst) unterscheiden (☞ S. 69 ff.).

Schwindel: Schwindel kann durch viele Erkrankungen hervorgerufen werden und ist damit ein interdisziplinäres Krankheitsbild. Der HNO-Arzt wird bei jeder Schwindelabklärung konsultiert. Hinsichtlich der Qualität unterscheidet man verschiedene Schwindelformen:

- Drehschwindel (Morbus Menière, Vestibularis-ausfall),
- Schwindel bei Lagewechsel (benigner paroxysmaler Lagerungsnystagmus-BPN),
- Schwankschwindel (intrazerebrale Blutungen, Tumoren),
- Liftgefühl (Commotio labyrinthi, Schädeltrauma),

Tab. 1: Formen der Schwerhörigkeit und ihre Ursachen

Schallleitungsschwerhörigkeit		Schallempfindungsschwerhörigkeit	
Kombinierte Schwerhörigkeit			
Äußeres Ohr	Mittelohr	Innenohr	Hörnerv, ZNS
Otitis externa Zerumen obturans Stenose Atresie Exostosen Fremdkörper	Otitis media acuta Otitis media chronica Cholesteatom Perforation des Trommelfells Otosklerose Felsenbeinfraktur Fehlbildungen Tumoren	Hörsturz Morbus Menière akutes und chronisches Lärmtrauma Felsenbeinfraktur toxisch Altersschwerhörigkeit angeboren	Akustikusneurinom Morbus Recklinghausen Enzephalitis disseminata psychogen

Tab. 2: Schmerzhafte Nasennebenhöhlenerkrankungen

Akute eitrige / chronische Entzündungen von Kieferhöhle, Siebbeinzellen, Stirnhöhle, Keilbeinhöhle, Komplikationen von NNH-Entzündungen, orbitale Komplikationen: kollaterales Ödem, Periostitis, subperiostaler Abszess, Orbitaphlegmone.
Osteomyelitis der flachen Schädelknochen, Stirnbeinosteomyelitis, Schädelbasisosteomyelitis, diffuse/umschriebene Osteomyelitis des Oberkiefers, Mukopyozelen, Oberkieferzysten.
Gutartige/bösartige **Tumoren,** E-vacuo-Kopfschmerz (Vakuumkopfschmerz), Pneumosinus dilatans (frontalis) – sehr große Stirnhöhlen.

- Stand- und Gangunsicherheit (Multiple Sklerose, psychogener Schwindel),
- Leeregefühl (Kreislaufregulationsstörung).

Die Unterscheidung von peripher- und zentralvestibulärem Schwindel kann auf der Grundlage von Anamnese, Symptome und diagnostischen Maßnahmen erfolgen.

Behinderte Nasenatmung: Man unterscheidet akute und chronische, ein- oder beidseitige Nasenatmungsbehinderung. Die chronisch behinderte Nasenatmung führt zu einer Mundatmung mit nachfolgender Austrocknung der Rachenschleimhäute, der Ausbildung von zähem Schleim und einer erhöhten Infektanfälligkeit.

Exophthalmus: Dem HNO-Arzt werden oft Patienten mit einem hervorstehenden Auge (Exophthalmus) und mit Diplopie (Doppelbilder) vorgestellt. Dieser Exophthalmus kann vorwiegend durch Entzündungen, Gefäßfisteln (arteriovenöse bzw. Carotis-Sinus-Fistel: pulsierend!), Tumoren im Bereich der Augenhöhle, der Schädelbasis und durch Mukozelen der NNH hervorgerufen werden. Hierbei muss man unterscheiden, ob es sich um einen schnell oder langsam wachsenden Prozess handelt. Die Tumoren können vom Sehnerven, vom Muskel oder von Blutgefäßen ausgehen oder es kann sich um einen Tumor handeln, der in die Augenhöhle eingebrochen ist. Auch gibt es Tochtergeschwulste anderer Tumoren in der Orbita.

Kopfschmerzen im HNO-Gebiet: Der Kopfschmerz ist ein vielgestaltiges Symptom, das eine Störung anzeigt, die somatischer oder psychischer Genese sein kann. Kopfschmerzen stellen dumpfe Missempfindungen im Bereich des Hirnschädels dar und finden sich bei zahlreichen Funktionsstörungen und Krankheiten. In der HNO-Heilkunde können viele Ursachen eine Rolle spielen. Hauptsächlich sind Erkrankungen der Nase und der NNH (☞ Tab. 2) und Ohrerkrankungen ursächlich beteiligt.

Schluckstörungen: Man unterscheidet eine **Dysphagie** (Nahrung kann nicht normal geschluckt werden, bleibt stecken, wobei keine Schmerzen bestehen) von einer **Odynophagie** (schmerzhafte Dysphagie) und einem **Globus pharyngis** (Fremdkörpergefühl/Globusgefühl im Hals ohne Nachweis von funktionellen oder organischen Ursachen) (☞ Tab. 3).

Tab. 3: Einteilung und Ursachen von Schluckstörungen

Einteilung	Ursachen
Dysphagie:	Missbildungen, Speicheldrüsenerkrankungen (trockener Mund), Hyperplasie des lymphatischen Rachenrings, Tumoren (Pharynx, Larynx, Ösophagus, äußerer Hals), Divertikel, Stenosen im Hypopharynx oder Ösophagus, motorische Funktionsstörungen, sensorische Funktionsstörungen, Hyperostosen der Wirbelsäule.
Odynophagie:	Entzündungen in Mundhöhle, Pharynx oder Ösophagus, Refluxösophagitis, Fremdkörper, Tumoren, atypische Angina pectoris.
Globusgefühl:	psychogen

Singultus (Schluckauf): Unter einem Singultus versteht man unwillkürliche, meist in unregelmäßigen Serien auftretende Kontraktionen des Zwerchfells und der Atemhilfsmuskulatur mit einem Schluss der Stimmritze. Es wird ein **physiologischer,** von einem **akuten** (Myokardinfarkt, Narkose, Magenendoskopie) oder **chronischen** Schluckauf (Ösophagitis, Malignome, Immundefizit, Infektionen, Fremdkörper) unterschieden.

Heiserkeit (Stimmstörungen, laryngeale Missempfindungen, Dysphonie, Aphonie): Die Heiserkeit oder Dysphonie kann durch verschiedene Ursachengruppen hervorgerufen werden: Entzündung bzw. Ödem, Tumor, Rekurrensparese (Störungen der Stimmlippenbeweglichkeit) und funktionelle Stimmstörungen.

Atemnot: Eine Atemnot im HNO-Gebiet ist durch Stridor (pfeifendes Atemgeräusch bei einer Einengung im Bereich der oberen Atemwege) gekenn-

zeichnet und kann durch Veränderungen im Bereich der Supraglottis/Glottis (Entzündung, Tumor, beidseitige Rekurrensparese), Subglottis (Entzündung, Fremdkörper, Tumor, Stenose) bedingt sein. Es kann auch psychogen verursacht werden.

Halsschwellung: Schwellungen am äußeren Hals können durch Entzündungen, Missbildungen, Neubildungen (gutartige Tumoren, Metastasen) und durch Schilddrüsenveränderungen (Struma) hervorgerufen werden.

Zusammenfassung: Die Diagnostik ist die Voraussetzung zur Erkennung und Therapie der Erkrankungen. Die einzelnen Krankheitsbilder unterscheiden sich durch unterschiedliche Symptome, können aber oft nach einem Haupt- oder Leitsymptom geordnet werden. In der HNO-Heilkunde haben sehr unterschiedliche Leitsymptome eine Bedeutung.

---

5 Untersuchungstechniken und diagnostische Verfahren

5.1 Anamnese – Vorgeschichte

Basisuntersuchung: Die Anamnese oder Vorgeschichte ist zur Erkennung der Krankheit, für die Behandlung und die Genesung des Patienten besonders wichtig. Die Basisuntersuchung umfasst die Erfassung der Allgemeinanamnese, der Familienanamnese und die gegenwärtige Anamnese. Krankhafte Veränderungen im HNO-Gebiet können sehr unterschiedliche Symptome aufweisen. Jedes Organsystem hat seine besonderen Symptome, nach denen gesondert gefragt werden muss. Weiterhin ist noch die Berufsanamnese und die gynäkologische Anamnese wichtig. Außerdem muss nach Allergien und Medikamentenunverträglichkeiten, nach einer Blutungsneigung und nach zerebralen Krampfleiden gefragt werden. Die klinische Untersuchung sollte zunächst den Allgemeinzustand, den Ernährungszustand und das Hautkolorit beinhalten.

Ohr: Bei den Erkrankungen des Ohres spielen folgende Symptome eine Rolle: Schmerzen, Ohrdruck, Ausfluss, Schwerhörigkeit, Schwindel, Ohrensausen, Autophonie (Widerhall der eigenen Stimme). Die einzelnen Symptome müssen dann näher erfragt werden. Beispielsweise ist es wichtig, den Ausfluss näher zu beschreiben. Hierbei unterscheidet man wässrigen, eitrigen, fadenziehenden, blutigen oder fötiden (übelriechenden) Ausfluss. Auch den Schwindel und den Tinnitus muss man sich näher beschreiben lassen. Bereits aus der Erfragung kann dann differenziert werden, um was für eine Art von Schwindel es sich handelt.
Wichtig ist die Unterscheidung beim **Schwindel**, ob es sich um einen Dreh-, Schwank-, Liftschwindel oder um ein „Schwarzwerden" vor den Augen handelt. Während der Drehschwindel mehr für eine vestibuläre Ursache des Schwindels spricht, tritt ein „Schwarzwerden" vorwiegend bei Kreislauferkrankungen auf. Viele Patienten können die Beschwerden nur nach mehrfachem Nachfragen richtig beschreiben. Wann haben die Schwindelbeschwerden begonnen? Treten sie bei bestimmten Bewegungen auf? Ist der Schwindel immer nachweisbar oder tritt er anfallsweise auf? Treten andere Begleitsymptome wie Schwerhörigkeit oder Ohrgeräusche auf?

Nase: Es muss gezielt nach einer Nasenatmungsbehinderung gefahndet werden, wobei v. a. nach der evtl. betroffenen Seite (ein- oder beidseitig) und nach einer morgendlichen Mundtrockenheit gefragt werden sollte. Weiterhin spielen Schmerzen, Sekretion, Niesreiz, Blutung, Riechstörung, Trockenheitsgefühl, Foetor (übler Geruch), Allergie, Augentränen und Schnarchen eine Rolle. Bei einer Sekretion muss wiederum danach gefragt werden, ob es sich um einen wässrigen, schleimigen, eitrigen oder übelriechenden Ausfluss handelt.

Nasennebenhöhlen: Bei Erkrankungen der NNH wird nach Schmerzen im Bereich des Gesichtes, der Stirn, der Schläfen oder im Schädelinneren gefragt. Verstärken sich die Kopfschmerzen beim Vornüberbeugen oder beim Laufen? Zeigt sich eine Rötung oder Schwellung der Augenlider oder des Oberkiefers? Besteht ein Druckgefühl hinter den Augen? Verspürt der Patient einen eitrigen Abfluss im Rachen? Außerdem ist es auch hier wichtig nach einer Sekretion aus der Nase und einer behinderten Nasenatmung zu fragen.

Nasenrachen: Bei Erkrankungen des Nasenrachens sind v. a. eine behinderte Nasenatmung und das Schnarchen bedeutungsvoll. Weiterhin spielen hier auch eine Sekretion (schleimig oder eitrig) und Blutungen eine Rolle. Außerdem muss nach einem Druckgefühl im Bereich der Ohren und einer Schwerhörigkeit gefragt werden. Hat sich die Stimme verändert (Näseln)?

Mundhöhle und Oropharynx: Die Anamnese umfasst hier die Symptome Schmerzen, Trockenheitsgefühl, Brennen im Rachen, Mundtrockenheit, Fremdkörpergefühl, Hypersalivation (übermäßiger Speichelfluss), Kieferklemme, Schmeckstörung und Zungenbrennen. Es ist wichtig zu differenzieren, ob eventuelle Schmerzen ständig nachweisbar sind, ob sie in die Ohren ausstrahlen, beim Leerschlucken oder bei der Nahrungsaufnahme auftreten. Ähnliches gilt für das Fremdkörpergefühl.

Kehlkopf und Hypopharynx: Erkrankungen dieser Region sind vorwiegend durch Heiserkeit, Atemnot, Auswurf, Fremdkörpergefühl und Schmerzen gekennzeichnet. Auch hier ist eine nähere Differenzierung nach der Zeit und der Lokalisation erforderlich. Strahlen die Schmerzen in die Ohren aus? Wie sieht der Auswurf aus (blutig, schaumig, von welcher Konsistenz)? Ist der Patient am Arbeitsplatz oder in der Freizeit Dämpfen oder anderen Noxen (schädigenden Einflüssen) ausgesetzt?

Äußerer Hals: Bei Erkrankungen des Halses sollte nach Schmerzen, Bewegungseinschränkungen, Schwellungen, Druckgefühl und Pulsieren gefragt werden.

Speicheldrüsen: Die Anamnese umfasst hier die Symptome Schwellung, Mundtrockenheit, eventuelle Rötung der Wange. Weiterhin ist es wichtig, nach Stoffwechsel- und anderen Grundkrankheiten zu fragen (Rheuma, hormonelle Störungen, Medikamente, Alkoholkonsum).

Ösophagus: Neben Schmerzen, verschluckten Fremdkörpern oder einem Fremdkörpergefühl sollte nach dem Ablauf des Schluckaktes und nach einem Wiederaufstoßen von Nahrung gefragt werden. Bei der Beschreibung der Schmerzen spielt v. a. die Lokalisation von außen und die Abhängigkeit von der Nahrungsaufnahme eine Rolle.

Trachea: Hier ist nach Atemnot, Husten, Auswurf, Schmerzen und inhalativen Noxen bzw. Dämpfen bei der Arbeit oder in der Freizeit zu fragen. Die Nikotinanamnese und eventuelle Operationen oder Unfälle spielen ebenfalls eine Rolle.

5.2 HNO-Spiegeltechnik und klinische Untersuchung

5.2.1 Allgemeines

Die Untersuchung des Patienten erfolgt in der Regel am so genannten **Behandlungsplatz** (☞ S. 201 ff.). Neben dem Behandlungsstuhl und den Untersuchungsinstrumenten hat die Beleuchtung, die mit speziellen Lampen erfolgen muss, eine große Bedeutung bei der HNO-ärztlichen Untersuchung.

Heutzutage werden zunehmend **Kaltlichtstirnlampen** eingesetzt. Diese bestehen aus einem verstellbaren Stirnreifen und der Lichtquelle. Das Kaltlicht ist dadurch charakterisiert, dass es an der Austrittsstelle keine Wärme entwickelt. Von einer starken Lichtquelle, die in einem Gehäuse oder in der Untersuchungseinheit untergebracht ist, wird das Licht über ein Glasfaserkabel zur Stirnlampe geleitet. Diese Stirnlampe wird nicht nur am Behandlungsplatz, sondern auch bei Untersuchungen am Bett oder im Operationssaal verwendet. Als Alternative werden auch Stirnlampen mit einer Glühlampe kombiniert mit einem kleinen Spiegel eingesetzt.

Der bekannte **Stirnreflektor** (Stirnspiegel, Ohrenspiegel) verliert dagegen mehr und mehr an Bedeutung, da Kaltlichtquellen ein viel stärkeres und gebündeltes Licht liefern und deren Handhabung einfacher ist. Der Stirnreflektor ist ein flach gewölbter Spiegel, der mit einem Kugelgelenk beweglich an einem über der Stirn getragenen Reifen verbunden ist und vor das Auge des Arztes geschwenkt wird. Der Spiegel sammelt das Licht einer rechts neben dem Patienten angebrachten Lampe und wirft es gebündelt auf das zu untersuchende Objekt. Durch ein Loch im Spiegel kann der Arzt entlang des reflektierten Lichtstrahls Hohlräume (Gehörgänge, Nase, Mundraum und Rachen) direkt inspizieren.

Die Untersuchung wird in der Regel im Sitzen vorgenommen. Der Patient nimmt auf dem höhenverstellbaren **Behandlungsstuhl** Platz. Dieser gibt dem Patienten durch eine Lehne und Armstützen einen festen Halt. Eine Kopfstütze wird nicht benötigt, da der Kopf frei beweglich sein soll. Der Patient sitzt gerade und der Oberkörper ist leicht nach vorne gebeugt. Der Arzt sitzt dem Patienten auf einem fahr- und höhenverstellbaren Untersuchungshocker gegenüber.

5.2.2 Ohr

Die Erkrankungen der Ohrmuschel und des äußeren Gehörgangs sind in der Regel durch einfache Betrachtung ohne Hilfsmittel zu erkennen. Zur **Beurteilung des Trommelfells** muss der Gehörgang durch einen leichten Zug an der Ohrmuschel nach hinten oben und das Einführen eines Ohrtrichters gestreckt werden (**Otoskopie**)(siehe Instrumententafel, S. 246). Außerdem muss der Kopf des Patienten etwas zur Seite geneigt werden. Dadurch wird die S-förmige Krümmung des Gehörgangs ausgeglichen. Die Farbe und die Beschaffenheit des Trommelfells, eventuelle Sekretionen oder Defekte geben Hinweise auf Mittelohrerkrankungen. Bei dem Verdacht auf pathologische Veränderungen sollte das Trommelfell immer unter einem Untersuchungsmikroskop betrachten werden. Nur so können auch diskrete Befunde genau gedeutet oder pathologische Veränderungen ausgeschlossen werden.

5.2.3 Nase

Zunächst wird vom Untersucher die äußere Nase betrachtet. Mit Hilfe eines Nasenspekulums werden die Nasenlöcher leicht aufgespreizt und die innere Nase inspiziert. Schleimhautveränderungen, die Form und Größe der Nasenmuscheln, eventuelle Verbiegungen der Nasenscheidewand, Sekret, Polypen und Blut bzw. Blutungsquellen können so erkannt werden (Rhinoscopia anterior).

5.2.4 Mundhöhle und Mundrachen

Obwohl die Mundhöhle der Untersuchung sehr einfach zugänglich ist und nur wenige Hilfsmittel erforderlich sind, werden gerade in der Mundhöhle gravierende Erkrankungen, wie beispielsweise Karzinome, manchmal recht spät erkannt. Daher ist eine sorgfältige **Untersuchungstechnik** auch hier sehr wichtig. Zur Untersuchung benötigt man Mundspatel (Mundspatel nach Brünnings, Mundspatel bzw. Tonsillenspatel nach Moritz-Schmidt, Zungenspatel), Untersuchungshandschuhe, ein Oberflächenanästhetikum, das Untersuchungsmikroskop, Optiken und Spiegel.
Der Patient sollte den Zahnersatz immer herausnehmen. Der Arzt nimmt den Spatel in die linke Hand, während die rechte Hand auf den Kopf gelegt wird, so dass der Kopf fixiert oder gedreht werden kann. In manchen Fällen muss der Kopf des Patienten zusätzlich durch eine Hilfsperson gehalten werden.
Es schließt sich eine sehr genaue Untersuchung der Mundhöhle an, wobei auch die Zungenunterseite und der Mundboden beurteilt werden. Für die Beurteilung des Mesopharynx und v. a. der Gaumenmandeln wird die Zunge nach unten gedrückt, wobei die Zunge nicht herausgestreckt wird und der Spatel im Bereich der vorderen beiden Drittel der Zunge aufgesetzt wird. Mit einem zweiten Spatel (Tonsillenspatel) können dann die Tonsillen untersucht werden. Man unterscheidet hierbei 7 Kriterien: **G**röße, **O**berfläche, **F**arbe, **L**uxierbarkeit, **E**xprimat, **K**onsistenz und Lymph**k**notenschwellungen am äußeren Hals (**GOFLEKk**).
Mit dem Mikroskop können verdächtige Schleimhautbereiche genau beurteilt werden; mit dem Spiegel oder einer Optik können nicht einsehbare Bereiche, wie z. B. der Zungengrund, inspiziert werden. Einzelne Bereiche der Mundhöhle und des Mesopharynx sind mit dem behandschuhten

Finger im Seitenvergleich auszutasten, wobei man sich v. a. auf verdächtige Bereiche beschränkt.

5.2.5 Nasenrachen

Für die Untersuchung des Nasopharynx (Postrhinoskopie, Rhinoscopia posterior) wird ein Spatel und ein kleiner abgewinkelter Spiegel oder ein Endoskop benötigt. Mit dem Mundspatel (in der linken Hand) wird die Zunge vorsichtig heruntergedrückt. Mit dem kleinen Spiegel, der entlang des rechten Mundwinkels an der Uvula (Gaumenzäpfchen) vorbeigeführt wird ohne dass der Rachen berührt wird, wird der Nasenrachen Schritt für Schritt betrachtet. Alternativ kann der Nasenrachen mit einer Winkeloptik über den Mund oder über die Nase untersucht werden. Bei dem Vorschieben des Endoskops durch die Nase darf die Schleimhaut nicht berührt werden, da sonst Schmerzen mit Abwehrreaktionen möglich sind. Ängstlichen Patienten sollte daher auch der Kopf gehalten werden. Notfalls sind die Schleimhäute zu betäuben.

5.2.6 Larynx

Die **indirekte Kehlkopfuntersuchung** (indirekt, da mit Spiegel oder Endoskop, als Laryngoskopie) ist die wichtigste Untersuchungsmethode des Larynx. Dabei wird ein angewärmter Spiegel nach dem Vorziehen der Zunge mit einer Kompresse (Zungenläppchen) über den Kehlkopfeingang gehalten. Durch die Stirnlampe oder den Stirnreflektor wird Licht in den Kehlkopf gestrahlt. Im Spiegelbild können dann Form und Funktion des Kehlkopfes und insbesondere die der Stimmlippen beurteilt werden. Dazu wird die Untersuchung in Respirationsstellung (Aufforderung an den Patienten: „Bitte tief einatmen!") und Phonationsstellung („Bitte ‚hi' sagen!") durchgeführt. Beim Einatmen öffnet sich die Glottis und beim Phonieren verschließt sie sich (☞ Abb. 9, S. 22).
Die Schwingungen der Stimmlippen sind bei normalem Licht nicht sichtbar. Jedoch kann durch die Spiegelung mit Blitzlicht und der Stimmlippenschwingung entsprechenden Blitzfolge eine scheinbare Verlangsamung bzw. ein scheinbarer Stillstand erreicht werden. Mit diesem als **Stroboskopie** bezeichneten Verfahren kann die Schwingung der Stimmlippen dargestellt werden. Der erfahrene Untersucher kann aus der stroboskopischen Untersuchung den muskulären Tonus und die organische Symmetrie der Stimmlippen abschätzen.
Die **direkte Untersuchung** des Kehlkopfes erfolgt

mit den Laryngoskoprohren und ist in der Regel nur in Intubationsnarkose (ITN) möglich.

5.2.7 Untersuchungsmethoden am Hals

Durch eine Betrachtung (Inspektion) des äußeren Halses sind Veränderungen der Haut und Schwellungen zu erkennen. Das Betasten (Palpation) der Halsweichteile dient der Suche nach vergrößerten Lymphknoten, der Beurteilung der Schilddrüse und der Beweglichkeit des Kehlkopfes. Hierbei ist ein Untersuchungsschema von submandibulär bis supraclaviculär, welches alle möglichen Lymphknotenstationen erfasst, empfehlenswert.

5.3 Untersuchung von Kindern

Bei der HNO-ärztlichen Untersuchung von Kindern sind einige Besonderheiten zu beachten, die auch bei der Pflege besonders zu berücksichtigen sind. Gerade bei den HNO-ärztlichen Untersuchungen handelt es sich um sehr unangenehme Prozeduren, die ein großes Einfühlungsvermögen erfordern (☞ S. 156 f. und 193 f.).
Es sollte beachtet werden, dass das Kind bei der Untersuchung keinen Kaugummi oder keine Bonbons im Mund hat. Die HNO-Spiegeluntersuchung beginnt zunächst mit den etwas weniger unangenehmen Untersuchungstechniken an Ohr und Nase, die Untersuchung des Rachens sollte am Ende stehen. Die das Kind beeinträchtigenden Untersuchungsgänge sollten immer am Schluss erfolgen. Hierbei ist das sehr unangenehme Austasten des Nasenrachens möglichst zu vermeiden.
Zum Abschluss kann das Kind durch einen Aufkleber oder ein Bonbon belobigt werden. Bei ängstlichen Kindern ist es manchmal nützlich, wenn zunächst die Eltern und Angehörigen „gespiegelt" werden. Die Kinder gewinnen dadurch Vertrauen und lassen sich dann selber bereitwilliger untersuchen.
Mitunter ist ein Festhalten ängstlicher oder unruhiger Kinder nicht zu umgehen, damit sie keine plötzlichen Abwehrreaktionen machen können. Das darf aber nicht mit einem gewaltsamen Festhalten verglichen werden. Die Pflegekraft setzt sich selber auf den Behandlungsstuhl und nimmt das kleine Kind auf ihren Schoß. Die Beine des Kindes werden zwischen den Beinen der Pflegekraft eingeklemmt. Mit der linken Hand fasst sie den rechten Unterarm des Kindes und fixiert den rechten Arm

des Kindes gleichzeitig mit dem linken Arm. Mit dem rechten Arm wird der Kopf des Kindes an der Schläfe oder Stirn gehalten und gegen die Brust gedrückt. So kann der Kopf in der jeweiligen Untersuchungsposition gehalten werden. Kleinkinder sind auf dem Schoß ihrer Eltern deutlich ruhiger.

5.4 Tubenfunktionsprüfungen

Im Vordergrund stehen die so genannten klinischen Tubenfunktionsprüfungen. Über eine **Druckänderung im Nasenrachen** wird die passive Durchgängigkeit der Ohrtrompete überprüft. Bei 20 % der Bevölkerung ist die Tube beim Toynbee- oder Valsalva-Versuch nicht durchgängig, obwohl sie keine Tubenbelüftungsstörung haben. Objektive Tubenfunktionsprüfungen sind die Tympanometrie und der Druckkammerversuch.

Toynbee-Versuch: Beim Toynbee-Versuch wird der Patient aufgefordert, die Nase mit Daumen und Zeigefinger zu verschließen und gleichzeitig zu schlucken. Durch den Unterdruck kommt es zu einer Einwärtsbewegung des Trommelfells, was der Arzt bei der Ohrmikroskopie erkennen kann.

Valsalva-Versuch: Beim Valsalva-Versuch verschließt der Patient ebenfalls die Nase und bläst die Wangen auf. Durch diese Exspiration wird ein Druck aufgebaut, der sich in die Tube und die Paukenhöhle fortpflanzt. Der Arzt erkennt hierbei otoskopisch eine Bewegung des Trommelfells nach außen.

Politzer-Versuch (Luftdusche): Mit dem Politzer-Ballon wird durch eine Nasenseite Luft eingeblasen und durch Verschluss der anderen Nasenseite und des weichen Gaumens ein Überdruck im Nasenrachen erzeugt. Der Patient sagt hierbei während des Lufteinblasens „Kuckuck", „Knorke" oder „Coca-Cola" (☞ auch S. 177).

Kontrolle der Tubenfunktion: Der Arzt kann die Beweglichkeit des Trommelfells bzw. die Tubenfunktion unter einem Mikroskop oder mit Hilfe eines **Abhörschlauches** (Auskultation der Tube) beurteilen. Bei dem Abhörschlauch handelt es sich um einen Gummischlauch mit zwei am Ende auswechselbaren Oliven, wobei eine in den Gehörgang des Patienten und eine in den des Arztes platziert wird, so dass Durchblasegeräusche direkt kontrolliert werden können (der Abhörschlauch ist auch zum Nachweis eines objektiven, d. h. hörbaren Ohrgeräusches erforderlich).

> **Merke:** Alle diese Tubenbelüftungsversuche sollten bei einer akuten Entzündung der Nase, des Nasenrachens oder des Mittelohrs nicht durchgeführt werden!

5.5 Hörprüfungen

5.5.1 Orientierende Hörprüfungen

Mit einer orientierenden Hörprüfung wird das Ausmaß einer Schwerhörigkeit ohne apparative Untersuchung erfasst. Hierbei wird die Hörschwelle für Flüstersprache und normale Umgangssprache rechts und links seitengetrennt und auch bei beiden Ohren gleichzeitig (binaural) geprüft.

Durch eine Hilfsperson wird eine Seite vom Mithören ausgeschlossen. Der Patient stellt sich so, dass das zu prüfende Ohr dem Untersucher zugewandt ist. Die Hilfsperson stellt sich vor den Patienten und verschließt den Gehörgang durch Druck auf den Tragus unter Zuhilfenahme einer Kompresse oder Watte. Mit schüttelnden Bewegungen wird dann ein leichtes Reibegeräusch erzeugt (**Schüttelvertäubung**). Der Untersucher flüstert dem Patienten zweistellige Zahlen in das Ohr, wobei kein Sichtkontakt bestehen darf. Es wird die größtmögliche Hörweite bestimmt.

Versteht der Patient nur die Zahlen, die ihm unmittelbar in das Ohr gesprochen werden, so bezeichnet man das als „ad concham". Für orientierende Hörprüfungen mit Umgangssprache wird ein ruhiger Raum mit einer Länge von 6 m benötigt, da Störlärm und schlechte akustische Raumeigenschaften, wie schmale und glatte Räume mit Echowirkung, die Ergebnisse verfälschen können. In Ausnahmefällen ist diese Hörprüfung auch in den Behandlungsräumen anwendbar, die allerdings meistens nicht ausreichend lang sind.

5.5.2 Stimmgabeltests

Die Stimmgabeluntersuchungen nach **Weber und Rinne** sind die heutzutage gebräuchlichsten Tests. Die Zinken einer a^1-(440 Hz) oder c^2-(512 Hz) Stimmgabel werden am Handballen oder an der Kniescheibe des Untersuchers angeschlagen. Werden die Stimmgabeln gegen sehr harte oder feste Gegenstände geschlagen, können störende Obertöne entstehen.

Weber-Test: Durch Aufsetzen der schwingenden Stimmgabel auf die Mitte des Scheitels oder der Stirn im Bereich des Knochens wird die Knochenleitung im Seitenvergleich geprüft. Bei Normalhörigkeit breitet sich der Schall über den Knochen des Schädels gleichmäßig aus und erregt die beiden Hörschnecken in gleicher Weise. Der Patient hört auf beiden Seiten den Ton in gleicher Lautstärke. Bei einseitiger Innenohrschwerhörigkeit wird der Ton zum gesunden oder besseren Ohr lateralisiert, bei einseitiger Schallleitungsschwerhörigkeit dagegen zum schlechter hörenden Ohr (☞ Tab. 4 und Abb. 10 auf S. 38).

Tab. 4: Befunde beim Weber- und Rinne-Test

Stimmgabelbefund	Erklärung	Befund
Weber:		
Ton im Kopf (Kopfmitte)	keine Lateralisierung	symmetrisch; entweder normal oder herabgesetzt
Ton im geschädigten Ohr	Lateralisierung in das kranke Ohr	einseitige Schallleitungsschwerhörigkeit
Ton im gesunden Ohr	Lateralisierung in das gesunde Ohr	einseitige Schallempfindungsschwerhörigkeit
Rinne:		
Rinne positiv	Ton über Luftleitung lauter als Knochenleitung	Schallleitungsapparat intakt oder Schallempfindungsschwerhörigkeit
Rinne negativ	Ton über Luftleitung leiser als Knochenleitung	Schallleitungsschwerhörigkeit (etwa ab 25 dB)

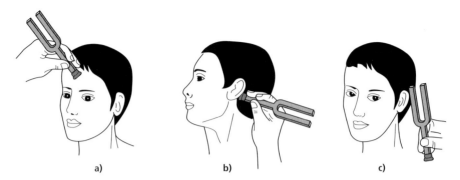

Abb. 10: Position der Stimmgabel beim Weber-Test (a) und beim Rinne-Test (b) und (c)

Rinne-Test: Die akustische Druckwelle wird über die Luftleitung besser bis zur Schnecke geleitet als die Knochenleitung. Dieses physiologische Phänomen macht sich der Rinne-Test zu Nutze. Das Ergebnis des Rinne-Tests beeinflussen entscheidend die Größe des Stimmgabelandruckes an den Knochen bei der Prüfung der Knochenleitung und die Haltung zum sowie der Abstand der Stimmgabel vom Gehörgang bei der Prüfung der Luftleitung. Prinzipiell kann man einen „positiven" von einem „negativen Rinne" unterscheiden (☞ Tab. 7 und Abb. 10b und c).

5.5.3 Audiometrie

Audiologische Untersuchungen sollen die Funktion des Gehörs überprüfen und haben folgende Aufgaben: Erfassung und Quantifizierung einer Hörstörung sowie diagnostische Zuordnung.

Grundlagen

Schall entsteht durch mechanische Schwingungen, die sich in einem Medium (Luft, Wasser, feste Körper) als Schallwellen ausbreiten. Die Schallwellen können aufgrund von Frequenz, Schalldruck und Ausbreitungsgeschwindigkeit beschrieben werden.

Frequenzspektrum: Ein reiner Ton besteht aus einer sinusförmigen Schwingung, die durch die Frequenz der Schwingung, der Amplitude und der Phase genau charakterisiert werden kann. In der Audiologie werden Töne zur Bestimmung der Tonschwelle verwendet. Geräusche sind dagegen Schallereignisse, die sich aus mehreren Frequenzen zusammensetzen, die nicht in harmonischer Beziehung zueinander stehen. Musikalische Töne sind dagegen aus einem Grundton und harmonischen Obertönen zusammengesetzt.

Schalldruck: Akustische Wellen sind kleine Schwankungen des atmosphärischen Luftdrucks, die in Pascal (Pa) gemessen werden. Der atmosphärische Luftdruck beträgt etwa 10^5 Pa, während die Schmerzgrenze bei einem Schalldruck von etwa 20 Pa erreicht wird. Der Bereich, in dem der Mensch einen akustischen Reiz ohne Schmerzempfindung wahrnimmt, wird auch als **Hörfeld** bezeichnet. Da das Gehör die einzelnen Schalldrücke nicht linear, sondern in einer logarithmischen Abstufung wahrnimmt, wird in der Audiologie eine logarithmische Skala verwendet.

Schalldruckpegel: Der Schalldruckpegel wird in der Einheit Dezibel (dB) angegeben und charakterisiert ein Schalldruckverhältnis zwischen einem Referenzwert (20µPa) und einem gemessenen Wert. Es handelt sich um eine logarithmische Skala, so dass die Zunahme bei hohen dB-Werten viel größer ist als bei kleinen. Die Empfindlichkeit des menschlichen Gehörs ist frequenzabhängig, wobei sie zwischen 1 und 4 kHz am größten ist und bei höheren und tieferen Frequenzen abnimmt. In diesen Frequenzbereichen sind höhere Schalldruckpegel erforderlich. Es resultiert also ein glockenförmiger Verlauf der Hörkurve. Da jedoch in der Audiologie weniger der physikalische Schalldruck, sondern mehr der **Vergleich zur Normalkurve** interessiert, wird der gemessene Wert korrigiert, so dass man eine relative dB-Skala erhält. Diese Kurve wird nicht als glockenförmige, sondern als horizontale Linie dargestellt.

Tonaudiogramm

Audiometer sind elektrische Tongeneratoren, die zur Bestimmung der Hörschwelle für reine bzw. obertonfreie Töne innerhalb von 125 - 8000 Hz verwendet werden. Es wird damit die Empfindlichkeit des Gehörs für reine Sinusschwingungen gemessen. Die Hörschwelle wird sowohl für die Luft- als auch für die Knochenleitung in dB-Stufen

Tab. 5: Typische Befunde bei der Tonschwellenaudiometrie

Typ der Schwerhörigkeit	Luftleitung	Knochenleitung
Schallleitungsschwerhörigkeit:	verschlechtert	normal
Innenohrschwerhörigkeit:	verschlechtert	verschlechtert
	beide Kurven decken sich (☞ Abb. 11)	
kombinierte Schwerhörigkeit:	verschlechtert	verschlechtert
	Luftleitungskurve ist noch schlechter als die Knochenleitungskurve	

bestimmt, wobei die normale Hörschwelle als gerade Nulllinie eingezeichnet wird. Der Hörverlust wird für alle gemessenen Frequenzen in ein Audiogrammformular eingetragen, welches mit einem Koordinatensystem vergleichbar ist.
Die Bestimmung der **Luftleitung** erfolgt mit Kopfhörern und die der **Knochenleitung** mit einem Vibrator. Hierbei wird der Schädelknochen in Schwingungen versetzt und der Schall wird auf das Innenohr übertragen. Die Messung wird jeweils rechts und links getrennt durchgeführt. Durch ein so genanntes Vertäuben des Gegenohres

durch Geräusche, wird ein Mithören des anderen Ohres verhindert.
Bei einer normalen Schallübertragung verlaufen beide Hörkurven für Luft- und Knochenleitung zusammen. Liegt die Luftleitungsschwelle bei einem höheren Pegel als die Knochenleitung, so resultiert eine Schallleitung. Bei einer Schallempfindungsschwerhörigkeit ist die Hörschwelle für beide Leitungsarten gleichermaßen erhöht. Bei einer kombinierten Schwerhörigkeit zeigt die Luftleitung gegenüber der Knochenleitung einen größeren Hörverlust (☞ Tab.5 und Abb. 11).

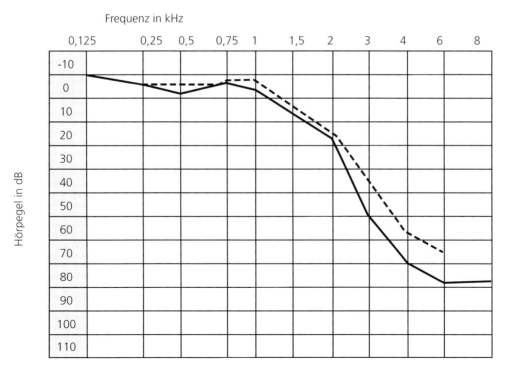

Abb. 11: Tonaudiogramm. Hochtoninnenohrschwerhörigkeit

Sprachaudiogramm

Mit einem Sprachaudiogramm wird die Wahrnehmung und das Verständnis der Sprache geprüft. Es wird hierbei das Sprachverständnis und nicht die Hörschwelle für Sprachsignale gemessen. Die Sprachaudiometrie ist wichtig für die Rehabilitation, das Anpassen von Hörgeräten und das Begutachtungswesen. Das Testmaterial (auf CD) wird mit einem Audiometer über Kopfhörer einem Ohr oder über Lautsprecher beiden Ohren gleichzeitig angeboten. Als Testmaterial werden Silben, Worte oder Sätze benutzt. Der Patient wiederholt das Verstandene bei unterschiedlichen Schallpegeln, so dass man daraus Angaben über das Sprachverständnis erhält. Das Ergebnis ist nicht nur vom Gehör, sondern auch von den zentralen kognitiven Leistungen des Sprachverstehens und dem Gedächtnis abhängig.

Überschwellige Hörprüfungen

Im Gegensatz zur Hörschwellenbestimmung für Töne werden auch Messungen im überschwelligen Bereich durchgeführt. Hierbei kann ein pathologischer Lautheitsausgleich (Recruitment) oder eine pathologische Hörermüdung festgestellt werden (SISI-Test, Test nach Fowler oder Test nach Lüscher). Viele der propagierten Tests besitzen heutzutage keine wesentliche diagnostische Bedeutung mehr, da einfachere Untersuchungsmöglichkeiten zur Verfügung stehen (Magnetresonanztomografie/MRT, OAE).

Objektive Hörprüfungen

Zur objektiven Untersuchung des Gehörs werden verschiedene Reaktionen auf akustische Reize eingesetzt.

Impedanzaudiometrie: Bei dieser Untersuchung werden mit einer Gehörgangssonde die Änderungen des akustischen Widerstandes gemessen. Mit der **Tympanometrie** wird die Beweglichkeit des Trommelfells bei einer schwachen Luftdruckänderung gemessen. Man kann dadurch feststellen, ob der Luftdruck in der Pauke dem der Umgebung entspricht (normales Tympanogramm = Peak bzw. Gipfel), ob Flüssigkeit im Mittelohr ist (Trommelfell ist kaum beweglich und es zeigt sich kein Maximum = flache Kurve) oder es herrscht ein Unterdruck (der Peak ist im negativen Bereich).
Bei der **Stapediusreflexmessung** macht man sich die reflektorische Kontraktion des M. stapedius bei Schallreizen über den akustikofazialen Reflex zum Nutzen. Wird nur ein Ohr mit Tonimpulsen unterschiedlicher Frequenz und Geräuschen mit ansteigenden Schalldruckpegeln gereizt, so kontrahieren sich die Stapediusmuskeln auf beiden Seiten. Durch die Änderung der Trommelfellimpedanz kann man die Reaktion seitengetrennt ableiten. Bei einer kontralateralen Ableitung ist somit das eine Ohr das Reizohr und das andere das Reflexohr. Die erste durch das Sondenohr registrierte Impedanzänderung entspricht der **Stapediusreflexschwelle**. In Abhängigkeit von der Reflexbahn können Aussagen über Veränderungen des Schallleitungsapparates, des Innenohres, des Hörnervs, des Hirnstamms, des N. facialis, des M. stapedius getroffen werden.

Akustisch evozierte Potenziale: Mit der Hilfe von Oberflächenelektroden und durch Mittelungsverfahren werden die durch einen Schallreiz hervorgerufenen biolelektrischen Antworten der Kochlea, des Hörnervs, der Kerngebiete und der Hirnrinde registriert. Die Eigenschaft und die Form der akustisch evozierten Potenziale hängen v. a. von der Latenzzeit ab (Zeit des Auftretens nach dem Reiz). Die Hirnstammpotenziale (BERA) sind diagnostisch am wichtigsten und werden am häufigsten abgeleitet. Sie dienen v. a. der Differenzierung zwischen einer kochleären und einer retrokochleären Schwerhörigkeit (z. B. Tumor im Kleinhirnbrückenwinkel) sowie der objektiven Hörschwellenmessung.

Otoakustische Emissionen (OAE): Im Gehörgang werden durch eine Mikrofonsonde akustische Signale gemessen, die spontan oder nach einer akustischen Reizung in der Kochlea entstehen. Man unterscheidet daher spontane OAE (SOAE; ohne akustische Reize, bei etwa 50 % der Menschen), transitorische OAE (TOAE; Klickreize) und OAE von Verzerrungs- oder Distorsionsprodukten (DPOAE; zwei Dauertöne). Die wichtigste Anwendung ist die Screeninguntersuchung der kochleären Funktion bei Neugeborenen, Säuglingen und Kleinkindern. Sie dienen auch der Objektivierung audiometrischer Befunde bei Erwachsenen.

Pflegerische Aspekte

Stimmgabeluntersuchungen und orientierende Hörprüfungen sind die einfachsten und ohne großen Aufwand durchzuführenden Untersuchungsgänge. Stimmgabeln unterschiedlicher Frequenz sind sowohl bei der Visite als auch am Untersuchungsplatz bereitzuhalten. Viele Ärzte haben eine Stimmgabel in der Kitteltasche. Bei orientierenden Hörprüfungen ist zur Vertäubung des anderen Ohres immer die Mithilfe einer qualifizierten Person erforderlich. Es ist darauf zu achten, dass in dem Raum Ruhe herrscht, Türen und Fenster geschlossen sind, kein Gespräch und keine Sauggeräusche zu hören sind. Überschwellige Untersuchungen, wie Stapediusreflexmessungen oder BERA arbeiten mit großen Schallpegeln bzw. Lautstärken. Diese können beim Patienten ein Lärmtrauma auslösen. Daher dürfen diese beiden Verfahren nicht bei Patienten mit einem akuten Hörsturz angewendet werden, da sonst das bereits geschädigte Ohr zusätzlich traumatisiert wird.

> **Merke:** Bei der audiologischen Diagnostik ist die Kenntnis bzw. die Angabe des Gehörgangs- und des Trommelfellbefundes wichtig.

5.6 Gleichgewichts-untersuchungen

Für die Diagnostik des Vestibularsystems sind zwei Reflexbögen wichtig: der vestibulookuläre und der vestibulospinale Reflex.

- **Vestibulookulärer Reflex:** Die reflektorische Beeinflussung der Augenbewegung durch das vestibuläre Organ dient der räumlichen, vestibulären Orientierung. Die Reize stammen vorwiegend aus den Bogengängen.
- **Vestibulospinaler Reflex:** Der vestibulospinale Reflex ist wichtig für die Kopfhaltung und damit auch für die optische Orientierung.

Neben der Anamnese, des Ohrbefundes und der Hirnnervenfunktion sind die Untersuchungen der Spinalmotorik bzw. Koordination, die der Augenbewegungen und die Prüfung auf Nystagmus erforderlich.

5.6.1 Spinalmotorik

Die Untersuchung der spinalen Motorik und der Koordination des Körpers kann durch verschiedene Tests erfolgen.

- **Romberg-Test:** Der Patient hat die Augen geschlossen und steht aufrecht. Ein Patient ohne Vestibularisstörung kann mindestens 30 Sekunden ohne Schwankungen stehen.
- **Unterberger-Test:** Bei geschlossenen Augen führt der Patient 50 Tritte auf der Stelle aus. Registriert wird die Drehrichtung, wobei Abweichungen bis etwa 30° noch normal sind. Eine vestibulär bedingte Tonusdifferenz ergibt eine Abweichung zur Seite des erkrankten Labyrinths. Der Unterberger-Test kann durch die Kraniokorporografie (CCG) objektiviert werden.

- **Blindgang:** Der Patient geht mit geschlossenen Augen geradeaus. Eine vestibuläre Abweichung führt zur Drift nach einer betroffenen Seite.
- **Finger-Nase-Versuch:** Bei geschlossenen Augen wird der Zeigefinger zur Nasenspitze geführt. Eine Ataxie oder ein Tremor weisen auf eine Kleinhirnschädigung hin.

5.6.2 Augenbewegungen

Störungen der Augenbewegungen müssen von einem Nystagmus abgegrenzt werden. Das kann durch die Prüfung der Augenmotilität (Patient folgt mit seinen Augen dem Zeigefinger des Untersuchers) und der langsamen Blickfolge (Ausschluss ruckartiger Bewegungen) erfasst werden.

5.6.3 Nystagmus

Unter einem Nystagmus versteht man ruckartige Augenbewegungen, wobei es sich um rhythmische, alternierende Bewegungen um eine bestimmte Achse handelt. Man unterscheidet eine schnelle und eine entgegengesetzte langsame Phase. Die Richtung des Nystagmus wird nach der schnellen Phase bezeichnet. Ein Nystagmus, der in Ruhe vorhanden ist, wird als **Spontannystagmus** bezeichnet. Er ist als pathologisch zu werten.

Die Diagnostik des Nystagmus erfolgt mit der Frenzel-Brille, oder er kann durch die Elektronystagmografie (ENG) bzw. Computernystagmografie (CNG) erfasst werden. Die Augen werden beleuchtet und die Brillengläser mit 20 Dioptrien heben die Umgebungsfixation auf. Gleichzeitig werden die Augenbewegungen durch die optische Vergrößerung für den Untersucher deutlicher.

Bei einer vestibulären Schädigung beobachtet man einen **horizontal** schlagenden Nystagmus. Es werden alle Blickrichtungen getrennt geprüft (der Patient soll nach rechts, nach links, nach oben und nach unten blicken). Das Ergebnis wird in das so genannte **Frenzelschema** eingetragen (☞ Abb. 12).

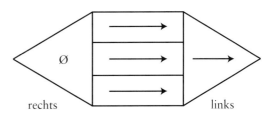

Abb. 12: Schema nach Frenzel (horizontaler Nystagmus nach links beim Blick geradeaus, nach oben bzw. unten sowie nach links – Nystagmus II°)

Man unterscheidet einen Spontannystagmus I.° (Nystagmus beim Blick in Richtung der schnellen Phase), II.° (Nystagmus auch beim Blick geradeaus) und III.° (in allen drei Blickrichtungen Nystagmus nachweisbar). Unter einem **Provokationsnystagmus** versteht man einen pathologischen Nystagmus, der durch bestimmte Manöver (Kopfschütteln, Lage und Lagerung) hervorgerufen werden kann.

Provokationsnystagmus

Kopfschütteln: Der Kopf des Patienten wird leicht hin- und herbewegt. Anschließend wird geschaut, ob ein Nystagmus aufgetreten ist.
Lageprüfung: Es handelt sich um eine statische Prüfung, d. h. es werden verschiedene Kopf- und Körperpositionen vom Patienten eingenommen (Kopf in Mittelstellung, nach rechts bzw. links gedreht, Rücken-, Seiten- und Kopfhängelage). Die Otolithen werden hierbei durch die Schwerkraft gereizt, so dass es zu einem Nystagmus kommen kann. Man unterscheidet den **richtungsbestimmten** (oft bei peripheren Schäden) vom **richtungswechselnden** Lagenystagmus (beim zentralen Schwindel).

Lagerungsprüfung: Der Patient sitzt auf einer Liege, deren Kopfteil leicht abgesenkt ist. Der Kopf wird vom Untersucher gehalten und gelenkt. Der Patient wird von der sitzenden Position schnell in die Kopfhängelage gebracht, wobei das Manöver bei verschiedenen Kopfstellungen durchgeführt wird. Dieses Manöver dient zum Nachweis eines benignen paroxysmalen Lagerungsnystagmus (BPN, Cupulolithiasis). Der Lagerungsnystagmus wird meist peripher ausgelöst und hält nur wenige Sekunden an. Neben der Cupulolithiasis ist auch eine vaskuläre oder zervikale Genese möglich.

Nystagmusinduktion

Ein Nystagmus kann durch einen thermischen Reiz und auch durch Drehbewegungen hervorgerufen werden. Durch die thermische Reizung ist eine seitengetrennte Prüfung der Gleichgewichtsorgane möglich.

Thermische Reizung: Die Gehörgänge werden 30 Sekunden mit warmem (44° C) und mit kaltem (30° C) Wasser gespült. Der Patient liegt mit einem ca. 30° angehobenen Kopf, so dass der laterale Bogengang senkrecht steht. Durch die einseitige Reizung kommt es zur Induktion eines Nystagmus. Eine Warmspülung führt zu einem Nystagmus der gleichen Seite (**heiß** – homolateral), eine **k**alte Spülung zur **k**ontralateralen. 30 Sekun-

den nach der Spülung werden die Nystagmen 30 Sekunden lang gezählt.

> **Merke:** Bei einer Trommelfellperforation ist eine Spülung mit Wasser nicht erlaubt (Infektionsgefahr). Beim Einblasen mit Luft kann nur geprüft werden, ob das Gleichgewichtsorgan reagiert. Eine Quantifizierung wie bei der Spülung ist nicht möglich.

Rotatorische Reizung (Drehstuhlprüfung): Der Drehreiz löst den vestibulookulären Reflex aus, wobei einmal nach rechts und einmal nach links gedreht wird. Es werden beide horizontalen Bogengänge gleichzeitig getestet. Mit dem Test können die Funktion des zentralen vestibulären Systems sowie die Kompensationsvorgänge beurteilt werden. Bei einer Drehung nach einer Seite wird ein Nystagmus zur gleichen Seite hervorgerufen.

Prüfung auf Fistelsymptom: Ein positives Fistelsymptom ist der wichtigste Hinweis auf eine Labyrinthfistel im Bereich der Bogengänge aufgrund einer Knochenzerstörung beim Cholesteatom. Auf den äußeren Gehörgang wird dazu ein dicht abschließender Politzer-Ballon mit Metallolive gesetzt und sehr vorsichtig der Druck erhöht. Bei einem positiven, d. h. nachweisbaren Fistelsymptom kommt es zu Schwindel und zu einem Nystagmus (bei Druck zur erkrankten, bei Aspiration zur anderen Seite). Beim Nachweis von Schwindel und Nystagmus muss die Prüfung sofort abgebrochen werden. Bei einem zu erwartenden positiven Fistelsymptom sollte man zunächst vorsichtig mit dem Finger prüfen. Abzugrenzen ist das Fistelsymptom vom Schwindel beim Absaugen von Radikalhöhlen, da hier der Bogengang freiliegen kann.

Praktische Tipps: Vor der thermischen oder Drehstuhlprüfung sollte der Patient keine Nahrung zu sich genommen haben. Es kann sonst zu stärkerer Übelkeit oder Erbrechen kommen. Medikamente, die einen zentral dämpfenden Einfluss haben (Benzodiazepine, Betablocker, Neuroleptika, Antivertiginosa), sollten vor der geplanten Untersuchung nach Möglichkeit rechtzeitig abgesetzt werden (bis 6 Tage!). Der Patient sollte in den letzten 24 Stunden keinen Alkohol getrunken haben. Eine Gleichgewichtsprüfung sollte immer **nach** einer Hörprüfung erfolgen. Einerseits ist zu Beginn der Untersuchungen die Konzentration des Patienten noch höher, andererseits können Wasserrückstände im Gehörgang die Ergebnisse der Hörprüfung verfälschen.

5.7 Funktionsdiagnostik des Nervus facialis

Die Funktion des N. facialis wird klinisch durch die willkürliche Innervation der mimischen Muskulatur geprüft (durch Stirnrunzeln, Augenschließen, Naserümpfen, Pfeifen, Lachen). Mit der Elektro- und Magnetstimulation ist eine objektive Erfassung einer Fazialisparese möglich.

Bei der **Elektromyografie** (EMG) werden die Potenziale der mimischen Muskulatur mit Elektroden gemessen. Dabei kann man eine Lähmung oder Reinnervation durch den Nachweis der spontanen und willkürlichen Muskelaktivität erfassen. Bei der **Elektroneuronografie** (ENoG) wird der Nerv am Stamm gereizt und die Muskelantwort mit Oberflächenelektroden gemessen. Im Vergleich zur gesunden Seite wird die Schädigung in Prozent errechnet. Bei der **Magnetstimulation** wird der Gesichtsnerv in seinem intrakraniellen Verlauf gereizt, so dass die Funktion genau lokalisiert geprüft werden kann. Durch die **Ableitung der Stapediusreflexe** kann ebenfalls der N. facialis zentral des M. stapedius geprüft werden.

Mit dem **Schirmer-Test** wird die Tränensekretion untersucht. Bei einer Lähmung zentral des inneren Fazialisknie ist die Tränensekretion vermindert (N. petrosus major). In den unteren Konjunktivalsack beider Augen wird ein geknickter Filterpapierstreifen eingehängt, der die Tränenflüssigkeit aufsaugt. Nach 2 Minuten wird die benetzte Strecke (mindestens 1,5 cm lang) ausgemessen. Tränen sollten vorher aus dem Auge der gelähmten Gesichtsseite entfernt werden. Ein Seitenunterschied von 30 % spricht für eine Läsion zentral des Ganglion geniculi.

5.8 Endoskopie

Die endoskopische Untersuchung kann sowohl bei diagnostischen als auch bei therapeutischen Maßnahmen eingesetzt werden. Hierbei denkt man heutzutage bei der Endoskopie an die modernen flexiblen Glasfieberendoskope. Als Endoskop werden aber noch andere Instrumente bezeichnet, die in der HNO-Heilkunde verwendet werden.

> **Definition:** Unter Endoskopie (Innenspiegelung) versteht man die Inspektion verschiedener Organsysteme vom Körperinneren her. Die hauptsächliche Nutzung des natürlichen Ein- oder Ausgangs des betreffenden Hohlraumes, die Benutzung eines zweckmäßigen Lichts und die geringe Belastung des Patienten durch im Wesentlichen intakte körperliche Integrität charakterisiert einen ärztlichen Eingriff als Endoskopie. In der HNO-Heilkunde unterscheidet man **verschiedene endoskopische Zugänge**. Der transorale und der transnasale sind die wichtigsten. Weiterhin ist die Endoskopie über den Gehörgang und in die NNH möglich. Grundsätzlich kann man starre und flexible Endoskope unterscheiden. Die Endoskope werden mit einem Lichtleitkabel verbunden, ☞ Tab. 6 auf S. 45.

5.8.1 Starre Endoskopie

Prinzipiell unterscheidet man bei den starren Endoskopen **zwei Hauptformen**: Einmal die Spatel- und Rohrendoskope (Laryngoskop, Tracheoskop, Ösophagoskop) und die starren Optikendoskope bzw. Endoskopoptiken.

Spatel- und **Rohrendoskope** sind mit einem Beleuchtungsstab oder einer Lichtquelle ausgerüstet. Damit wird das Lumen ausgeleuchtet. **Spatelendoskope** können als eine Spezialvariante der Rohrendoskope angesehen werden, da sie ihre Öffnungs- und Entfaltungsfunktion nur in einer Richtung übertragen. Beispielsweise wird mit einem selbsthaltenden Spatelendoskop im Mund-Rachen-Gebiet die Zunge nach vorne gezogen, damit eine größtmögliche Entfaltung des Rachens ermöglicht wird. Mit Rohrendoskopen gelingt es, bis zu 50 cm in die Speiseröhre vorzudringen. Durch das Rohrlumen können entsprechende Zängchen, Scheren u.ä. geführt werden, so dass Fremdkörper entfernt und verschiedene Operationen erfolgen können.

Starre Optikendoskope haben Glühfasern, die die ursprünglich eingesetzte Glühlampenbeleuchtung ersetzt haben. Da die Wärmeentwicklung innerhalb der Körperhöhlen gering ist, wird diese Beleuchtungsart auch als Kaltlichtverfahren bezeichnet. Der gesamte Rohrquerschnitt wird durch den Einbau eines optischen Linsen-Prismensystems zur Inspektion genutzt.

Während die starren Optiken zur Untersuchung der Nase, der NNH, des Gehörgangs oder des Larynx verwendet werden können, sind die rohrförmigen Instrumente für die Inspektion des Larynx, Hypopharynx, Trachea, Bronchien oder Ösophagus besonders geeignet. Beide Formen der starren Endoskopie haben heutzutage ihre uneingeschränkte Berechtigung.

Vorteile: Der wesentliche Vorteil starrer Endoskope ist, dass die Körperhöhlen entfaltet werden können und dass der Untersucher aufgrund der Untersuchungsrichtung relativ genau weiß, an welchem Punkt sich das Endoskop befindet. Selbsthaltende Spatelendoskope gestatten ein beidhändiges Manipulieren, so dass beispielsweise Greifen und Saugen gleichzeitig möglich ist.

Nachteile: Starre Rohre, v. a. im Bereich der Speise- oder Luftröhre, können nur in Ausnahmefällen in örtlicher Betäubung angewendet werden. Bei der Endoskopie der Nase und des Gehörgangs ist eine Untersuchung ohne Oberflächenanästhesie möglich.

5.8.2 Flexible Endoskopie

Es handelt sich um dünne, **flexible Schläuche** (Fiberskope), in denen das notwendige Licht und das optische Bild über sehr dünne Glasfasern (Fibern) übertragen wird. Das Bild kann dann über ein Okular direkt betrachtet oder über eine Kamera auf einen Fernsehbildschirm geleitet werden und bei Bedarf mit einem Videorecorder aufgenommen werden. Manche Endoskope verfügen auch über einen **Arbeitskanal**, durch den Instrumente an den Zielort geführt werden können. Die Instrumente sind sehr viel kleiner und feiner als bei den starren Endoskoprohren.

Vorteile: Die Untersuchung kann in örtlicher Betäubung durchgeführt werden. Mit der Hilfe des Arbeitskanals können kleine Operationen, wie z. B. Gewebsentnahmen, vorgenommen werden.

Nachteile: Bestimmte Bereiche, wie Schleimhautfalten und die Buchten des Hypoharynx, können mit der flexiblen Technik nicht eingesehen werden. Die Bildauflösung ist begrenzt und damit schlechter als bei starren Endoskopen.

5.9 Kieferhöhlenpunktion und -spülung

Die Punktion der Kieferhöhle wird zunehmend zur Diagnostik und weniger zur Therapie verwendet. V. a. durch die Entwicklung der Endoskopie ist man heute in der Lage, Medikamente in die Nase unter Sicht gezielt einzugeben und die Belüftung der Nebenhöhle zu verbessern.

Eine Kieferhöhlenpunktion kann **scharf oder stumpf** erfolgen. Der Patient sitzt im Untersuchungsstuhl. Vor dem Eingriff wird durch den Arzt die Nase abgeschwollen und der untere oder mittlere Nasengang gezielt mit einem Gazestreifen oder Wattedriller, die mit einem Oberflächenanästhetikum getränkt werden, betäubt. Nach der scharfen (unterer Nasengang) oder der stumpfen

(mittleren Nasengang) Punktion wird eine Spüleinrichtung (Spritze mit Schlauch), die mit körperwarmem sterilem Wasser gefüllt ist, an die Kanüle angesetzt. Es muss darauf geachtet werden, dass das System luftfrei ist.

Es folgt ein vorsichtiges Ausspülen der Kieferhöhle bei stark vorgeneigtem Kopf. Zusätzlich kann der Patient vorsichtig ausschnauben. Ein anschließendes Lufteinblasen ist wegen einer möglichen Lungenembolie kontraindiziert. Nach Entfernen der Kanüle wird kurz noch ein Gazestreifen in die Nase eingelegt. Die Spülflüssigkeit wird mit einer Schale aufgefangen und kann so hinsichtlich ihrer Beschaffenheit beurteilt werden (klarer Rückfluss, Schleimflocken, seröse Flüssigkeit, Eiter). Proben davon können mikrobiologisch untersucht werden.

Notwendige Instrumente und Hilfsmittel: Nasenspekulum, Spülnadel (steril), Verbindungsschlauch, Watteträger, Watte, Oberflächenbetäubungsmittel, Plastikschürze, Nierenschale, Spritze (50 ml), steriles Wasser, Untersuchungshandschuhe.

Neben der Kieferhöhlenpunktion wird auch die **Punktion der Stirnhöhle** in Form einer so genannten Beck-Bohrung angewendet. Dazu muss aber unter OP-Bedingungen ein kleiner Schnitt am medialen Augenbrauenbereich erfolgen und mit einem kleinen Bohrer ein Loch gebohrt werden. Danach wird gespült und eine spezielle Kanüle für etwa 8 Tagen eingesetzt.

5.10 Prüfung der Nasenatmung

Für die Prüfung der Luftdurchgängigkeit der Nase können orientierend einfache Messmethoden angewandt werden. Dazu zählen die **spiegelnde Metallplatte** (Ausdehnung des Beschlags als Maß für die Durchgängigkeit der Nasenhälfte) oder der **Wattebausch** (der sich bei einem Luftzug bewegt).

Die **Rhinomanometrie** ist eine objektive Messung des die Nase durchströmenden Luftvolumens pro Zeiteinheit. Hierbei wird der Atemwiderstand bei Ein- und Ausatmung gemessen. Der Differenzdruck zwischen Naseneingang und Choane sowie der Flow (Fluss) werden synchron gemessen. Es wird hierfür ein Nasenloch verschlossen, während der nasale Atemstrom der Gegenseite gemessen wird. Das Ergebnis wird in einer Kurve mit einer

Tab. 6: Untersuchungstechniken im Vergleich

Methode	Anwendung	Vorteile	Nachteile	Indikation
Spiegel-untersuchung:	Ohr Nase Nasenrachen Mundhöhle Larynx Hypopharynx-eingang	gute Übersicht, einfache Ausrüstung preiswert binokular	nicht bei jedem Patienten anwendbar (Würgereiz, behinderte Mundöffnung) keine Details sichtbar keine Mitbeobachtung möglich	Basisdiagnostik
Mikroskop:	Ohr Mundhöhle Haut bedingt bei Nase Kehlkopf	gute Detailauflösung Fotodokumentation Videoaufzeichnung	nicht transportabel etwas umständliche Handhabung (v. a. bei Kindern oder unkooperativen Patienten)	Feindiagnostik
starre Endoskopie:	Ohr Nase Nasenrachen Kehlkopf Hypopharynx-eingang	gute Detailauflösung Weitwinkel transportabel Fotodokumentation Videoaufzeichnung	relativ hohe Kosten bei Kindern nur bedingt anwendbar etwas empfindlich (vorsichtige Handhabung und Pflege)	Feindiagnostik
flexible Endoskopie:	Ohr Nase Nasenrachen Larynx Trachea Bronchialraum Ösophagus	bei behinderter Mundöffnung, Kindern und unkooperativen Patienten anwendbar transportabel Probeexzision möglich Fotodokumentation Videoaufzeichnung	hohe Kosten Auflösung etwas schlechter als beim starren Endoskop sehr empfindlich (in Handhabung und Pflege)	Feindiagnostik Funktionsdiagnostik im Bereich des Mesopharynx, Kehlkopf, Ösophagus
starre Endoskopie mit Mikroskop oder Endoskop:	Mundhöhle und Mesopharynx Larynx Trachea Bronchialraum Hypopharynx Ösophagus	sehr gute Detailauflösung, aber auch gute Übersicht bedingt transportabel unbehinderte Probeexzisionen möglich Fotodokumentation Videoaufzeichnung	nur in ITN voll einsetzbar in örtlicher Betäubung bedingt anwendbar (abhängig von Lokalisation), personal- und kostenintensiv	statische Feindiagnostik OP

x- und einer y-Achse eingetragen, welche international einheitlich ist. Je stärker die Kurve zur x-Achse geneigt ist, desto höher ist der einseitige Atemwiderstand. Im klinischen Alltag sind drei Größen von Bedeutung: Der Flow bei 150 und 300 Pascal sowie der relative Flowanstieg zwischen 150 und 300 Pascal. Die akustische Rhinomanometrie ist eine weitere Methode, die auf dem Prinzip der akustischen Reflexionstechnik beruht.

5.11 Riechprüfung

Eine **orientierende Riechprüfung** ist prinzipiell zu jeder Zeit und zu jeder Gelegenheit möglich, auch wenn keine spezielle Ausstattung zur Hand ist. Bei Hausbesuchen oder Unfällen kann durch Vorhalten riechender Substanzen oder Gegenstände (Benzin, Likör, Seife, Schokolade) das Riechvermögen geprüft und dokumentiert werden.

Die klinische Diagnostik der Riechstörungen kann entweder mit **subjektiven** oder **objektiven Testverfahren** erfolgen. In den letzten Jahren wurden standardisierte Tests zur Untersuchung von Riechstörungen entwickelt, z. B. die Riechstifte „Sniffin‘ Sticks®", der Screeningtest mit Riechdisketten, der UPSIT® (University of Pennsylvania Smell Identification Test) oder die Riechflaschentechnik. Bei den „Sniffin‘ Sticks®" werden Duftstoffe in Filzstifte gefüllt und durch Abnehmen der Stiftkappe freigesetzt. Bei dem UPSIT® werden die Duftstoffe mikroverkapselt auf Papier aufgebracht. Diese Mikrokapseln können durch Rubbeln eröffnet werden, so dass der Geruch freigesetzt wird. Bei der Riechflaschentechnik wird aus dem Gasraum der Flaschen über Schlauchzuleitungen mit entsprechenden Nasenansätzen jede Nasenseite getrennt geprüft.

Zur objektiven Testung von Riechstörungen steht die Möglichkeit der Ableitung **olfaktorisch evozierter Potenziale** (electric response olfactometry = ERO) zur Verfügung, die aufgrund des hohen apparativen Aufwands jedoch nur in wenigen Zentren durchgeführt wird. Die Ableitung olfaktorisch evozierter Potenziale ist vornehmlich bei Begutachtungen sowie für wissenschaftliche Fragestellungen hilfreich.

Riechprüfungen werden auch aus forensischen Gründen (zur rechtlichen Absicherung) bei allen NNH-OP prä- und postoperativ (etwa nach einer Woche) durchgeführt. Des weiteren sind sie auch nach Schädelbasisverletzungen indiziert.

5.12 Schmeckprüfung

Zur Prüfung des Geschmackssinns stehen Tests zur Verfügung, die das Schmeckvermögen in umschriebenen Bereichen („regional test") oder in der gesamten Mundhöhle („whole mouth test") prüfen. Die Prüfung des Geschmacksvermögens (**Gustometrie**) erfolgt mit entsprechenden Lösungen. Die Schmeckempfindung süß wird mit Glukoselösung, sauer mit Zitronensäure, salzig mit Natriumchlorid und bitter mit Chinin geprüft. Zwischen zwei Reizanwendungen erfolgen Mundspülungen mit Aqua destillata. In der Stunde vor der Geschmacksprüfung sollte nicht geraucht und nicht gegessen werden. Die Testlösung wird mit einer Pipette oder einem Stück Löschpapier abwechselnd auf die linke und auf die rechte Zungenseite appliziert. Durch die Anwendung verschiedener Konzentrationsabstufungen kann die niedrigste noch wahrgenommene Konzentration (Schwelle) festgelegt werden.

„**Whole mouth tests**" entsprechen eher den alltäglichen Verhältnissen beim Schmecken. Hierbei werden kleine Mengen (2–15 ml) der Geschmackslösung einige Sekunden im Mund behalten. Die Lösungen werden anschließend wieder ausgespuckt. Bei der **Elektrogustometrie** werden die Geschmacksrezeptoren mit elektrischem Strom statt mit Geschmacksstofflösungen gereizt. Obgleich sich mit jeder Art von Strom eine Geschmacksempfindung auslösen lässt, werden Gleichströme und hier praktisch ausschließlich die anodische Reizung bevorzugt. Der Anodenstrom ruft eine sofort einsetzende, klar anzugebende, saure oder metallische Empfindung hervor (normale Schwelle beim Erwachsenen ca. 2–7μA). Neuere Untersuchungen berichten jedoch über eine geringe Korrelation zwischen elektrisch und chemisch induzierter Geschmackswahrnehmung, was die klinische Anwendung in Frage stellt. Zur objektivierenden Untersuchung können auch gustatorisch evozierte Potenziale abgeleitet werden.

5.13 Allergiediagnostik

Erste Hinweise auf eine allergische Ursache von Beschwerden oder Krankheitsbilder geben die **Anamnese** und die **HNO-Spiegeluntersuchung** bzw. die **Nasenendoskopie**. Die Allergiediagnostik dient der weiteren Differenzierung der Erkrankungen. Es stehen verschiedene Tests zur Verfügung: Hauttests, serologische Diagnostik und intranasale Provokationstests.

Hauttests: Wird die Haut mit einer allergenhaltigen Substanz in Kontakt gebracht, so kann es bei vorausgegangener Sensibilisierung zu einer lokalen oder auch systemischen Reaktion kommen. Hauttests sollten gezielt nach der allergologischen Anamnese durchgeführt werden. Reib-, Scratch-, Prick- und Intrakutantests haben in der allergologischen Diagnostik einen festen Stellenwert. In der HNO-Heilkunde wird v. a. der **Prick-Test** verwendet. Es werden dabei standardisierte Testsubstanzen mit Allergenen oberflächlich in die Haut eingeritzt. Die lokale Reaktion wird mit den Reaktionen auf eine gleichzeitig durchgeführte Positivkontrolle (Histamin) und mit einer Negativkontrolle (Lösung ohne Allergen, Kochsalz) verglichen. Hierbei wird die Ausdehnung der Reaktion in Millimetern gemessen (Quaddel und umgebendes Erythem). Eine positive Reaktion belegt, dass der Patient gegenüber dem Allergen sensibel ist, nicht jedoch die allergische Genese z. B. einer Rhinitis.

Serologische Diagnostik: Bei den serologischen Untersuchungsverfahren unterscheidet man die Tests zur Gesamt-IgE-Bestimmung (z. B. PRIST) und verschiedene Tests zur spezifischen IgE-Bestimmung (z. B. RAST). Die Bestimmung des Gesamt-IgE hat im Vergleich zum spezifischen IgE nur einen orientierenden Charakter, da nicht immer eine Beziehung zu einem allergischen Geschehen besteht. Zur Untersuchung des spezifischen IgE sind über 500 unterschiedliche Allergene verfügbar. Gegenüber Hauttests weisen die serologischen Untersuchungen einige Vorteile auf (keine Karenzfristen notwendig, für Kinder und hochgradig sensible Patienten geeignet).

Intranasale Provokationstests: Der intranasale Provokationstest ist ein sehr spezifischer Test mit hoher diagnostischer Wertigkeit. Hierbei wird ein bestimmtes Allergen direkt mit der Nasenschleimhaut zusammengebracht und die Reaktion mit Hilfe der Rhinomanometrie erfasst. Handelt es sich um das entsprechend auslösende Allergen, zeigt sich im Vergleich zur Rhinomanometrie 20 Minuten **vor** der Allergenapplikation, bei der Rhinomanometrie 20 Minuten **nach** der Allergenapplikation eine deutliche Einschränkung der Nasenatmung. Die Testsubstanz kann gezielt auf den Kopf der unteren Muschel aufgetragen werden. Da bei dem Test das Allergen mit dem betroffenen Organ direkt in Kontakt gebracht wird, kann es zu schweren anaphylaktischen Reaktionen bis zum Schock kommen. Daher muss ein Notfallkoffer immer bereit stehen.

5.14 Diagnostische Methoden bei Stimmstörungen

Auditive Stimmbeurteilung: Die Qualität der Stimme kann nur subjektiv beurteilt werden. In der RBH-Klassifikation werden die folgenden Eigenschaften erfasst: **R**auigkeit, **B**ehauchtheit und **H**eiserkeit.
Die **Rauigkeit** (Geräuschanteile durch Unregelmäßigkeiten der Grundschwingung) wird durch Unregelmäßigkeiten bei den Stimmlippenschwingungen hervorgerufen. Zur **Behauchtheit** (Geräuschanteile durch Turbulenzen) kommt es bei einem fehlenden Stimmlippenschluss. **Heiserkeit** (Geräuschanteile im Stimmschall) entsteht bei allen Abweichungen von dem normalen Schwingungsmuster der Stimmlippen. Diese einzelnen Eigenschaften werden in einer vierstufigen Skala beurteilt. Daneben wird die mittlere Sprechstimmlage, der musikalische Stimmumfang und die Tonhaltedauer bestimmt.

Stimmfeldmessung: Unter dem Stimmfeld versteht man eine frequenzabhängige Schallpegelregistrierung. Die Messpunkte der oberen und unteren Stimmgrenze werden verbunden, so dass eine Fläche entsteht, innerhalb der eine normale Stimmgebung möglich ist. Diese Untersuchungsmethode hängt von der Musikalität und der Kooperation des Patienten ab.

Außerdem kann die **Atmungsfunktion** mit verschiedenen Untersuchungen erfasst, sowie die Laryngostroboskopie und die Elektromyografie durchgeführt werden.

5.15 Konventionelle Röntgendiagnostik

Die konventionellen radiologischen Verfahren sind in der HNO-Heilkunde nach wie vor unersetzlich. Durch die modernen Untersuchungsmöglichkeiten sind zwar viele herkömmliche Röntgenaufnahmetechniken verlassen worden, jedoch sind einige in der Routinediagnostik bzw. in der Praxis noch sehr wichtig.

Definition: Die nach dem Physiker Wilhelm Conrad Röntgen benannten elektromagnetischen Wellen können den menschlichen Organismus durchdringen, wobei die in einer Röntgenröhre erzeugten Strahlen dann auf einen lichtempfindlichen Röntgenfilm treffen. Dieser wird wie ein normaler Film belichtet. Da die Organe für Röntgenstrahlen unterschiedlich durchlässig sind, entstehen verschiedene Schwarz-Weiß-Abstufungen. Lufthaltige Bereiche, wie z. B. die NNH, lassen alle Strahlen durch, so dass der Film schwarz wird. Knochen absorbiert dagegen die Strahlen: der Film wird nicht oder kaum belichtet. Diese Verschattungen sind im Bild dann weiß.

Indikation: Diagnostik bzw. Sicherung der klinischen Diagnose sowie präoperative Diagnostik und Indikationsstellung zu operativen Eingriffen. In der HNO-Heilkunde werden einige konventionelle Röntgenaufnahmetechniken noch angewendet (NNH, Schüller, Stenvers u. a.). Durch diese Spezialaufnahmen werden die Überlagerungen durch andere Knochenstrukturen z. T. ausgeblendet. Gelegentlich sind noch Spezialaufnahmen indiziert. Durch die Computertomografie (CT) sind allerdings viele Aufnahmetechniken verlassen worden.

5.16 Angiografie

Die Angiografie dient der Darstellung der Blutgefäße im Röntgenbild durch Injektion eines wasserlöslichen, jodhaltigen Kontrastmittels. Angiografien können prinzipiell in allen Gefäßterritorien durchgeführt werden. In der HNO-Heilkunde ist die Angiografie im Hals-Bereich, NNH-System und Ohrbereich zur Beurteilung der arteriellen Versorgung von Tumoren und Blutungen indiziert. Durch die **interventionelle Radiologie** können auf diesem Wege gefäßreiche Tumoren embolisiert und blutende Gefäße (Nasenbluten, Tumorblutungen) verschlossen werden.

5.17 Computertomografie

Die CT ist ein röntgenologisches Schichtaufnahmeverfahren, bei dem zum Bildaufbau ein Computer eingesetzt wird. Hierbei wird das Strahlenschwächungsprofil der untersuchten Schicht ermittelt, die Ortverteilung der Schwächungswerte errechnet und in ein Computerbild umgesetzt. Mit Hilfe der CT ist es erstmals gelungen, den Schädelinhalt, d. h. im wesentlichen Gehirn und Schädelbasis, direkt sichtbar zu machen. Damit stellt diese Methode einen nicht mehr wegzudenkenden Markstein in der otolaryngologischen Diagnostik dar. In zunehmenden Maße wird heutzutage die so genannte Spiral-CT eingesetzt.
Die **Vorteile** der CT gegenüber der konventionellen Röntgendiagnostik sind: Keine Überlagerung durch andere Schichten, abgestufte Weichteildarstellung auch ohne Kontrastmittel, Möglichkeit der dreidimensionalen Rekonstruktion und Darstellung verschiedener Ebenen.

5.18 Kernspintomografie

Die Kernspintomografie oder MRT verwendet die Eigenschaft der Eigendrehung von Wasserstoffatomen zur Bildgebung. Unter dem Einfluss von Magnetfeldern treten Signale aus dem Körper aus, die durch einen Computer in zwei- oder dreidimensionale Bilder umgerechnet werden.
Bei der **Kontrastmittelgabe** werden so genannte paramagnetische Substanzen (meist Gadoliniumverbindungen) gegeben, so dass die Signalintensität einzelner Gewebe erhöht werden kann (Beispiel Akustikusneurinom).

Vorteile: Es besteht keine Strahlenbelastung für den Patienten, die Schnittebenen sind beliebig wählbar und Weichteilstrukturen werden gut dargestellt.

Nachteile: Im Vergleich zur CT sind die Untersuchungszeiten deutlich verlängert. Damit ist eine größere Immobilität des Patienten verbunden. Patienten mit Platzangst können nur sediert oder in Narkose untersucht werden. Außerdem ist das Verfahren vergleichsweise teuer. Cochlear Implantate (CI), Herzschrittmacher, Neurostimulatoren, relativ frische Gefäßklips (6 Monate postoperativ) stellen eine **Kontraindikation** dar. Nach Implantation von Metallteilen sollte innerhalb der nächsten 6 Monate keine MRT-Untersuchung erfolgen, da selbst fest mit dem Knochen verankerte Implantate sich aufheizen und zu Verbrennungen führen können. Mittelohrprothesen sind dagegen keine Kontraindikation.

5.19 Sialografie

Unter Sialografie versteht man eine Röntgenkontrastmitteldarstellung der **Speicheldrüsengänge**. In den Ausführungsgang der jeweils zu untersuchenden Drüse wird eine feine Kanüle bzw. ein Kunststoffröhrchen eingeführt und dann wasserlösliches Kontrastmittel injiziert. Die Röntgenaufnahme zeigt den mit Kontrastmittel gefüllten Ausführungsgang und seine Aufzweigungen (Sialogramm). Normalerweise zeigt sich ein verzweigtes Bäumchen, pathologisch ist dagegen das Ausbleiben der Füllung in bestimmten Abschnitten des Gangsystems (Steine), das Austreten von Kontrastmittel oder erweiterte Gangsysteme. Mit der CT kann man weitere Informationen erlangen. Durch die Sonografie hat die Sialografie heute an Bedeutung verloren.

5.20 Mikrobiologische Diagnostik

Mikrobiologische Untersuchungen sind eine wichtige Säule bei dem Nachweis von Erkrankungen und bei der Festlegung der Antibiotikatherapie. Entsprechende Proben können mit Abstrichen aus Spülwasser, Sputum, Liquor, Tränenflüssigkeit, Stuhl oder Inhalten von Zysten gewonnen werden. Das Material wird in Form von Nativpräparaten, gefärbten Präparaten oder Bakterienkulturen im Labor weiter verarbeitet. Beachtet werden muss die korrekte Entnahme, das richtige Transportmedium, der richtige Zeitpunkt und eine sachgemäße Zwischenlagerung.

Quantitativ im Vordergrund stehen in der HNO-Heilkunde v. a. die **Abstrichuntersuchungen** von Bakterien. Abstriche aus dem Bereich der oberen Atemwege weisen immer Mikroorganismen nach. Da viele Bakterien auch bei Gesunden nachgewiesen werden können, ist eine Abweichung von einer Normalflora nicht immer für einen Krankheitserreger beweisend. Abstriche müssen so transportiert werden, dass die eigentlichen Erreger angezüchtet werden können und es nicht zu einem Kontakt mit der Umwelt kommen kann.

Zur Entnahme von Abstrichen aus dem äußeren **Gehörgang** müssen spezielle dünne Abstrichträger verwendet werden, da die normalen für den Gehörgang zu dick sind.

Bei der Entnahme eines **Rachenabstrichs** darf kein Oberflächenanästhetikum vorher verwendet werden, da sonst das Ergebnis verfälscht werden kann. Ein Kontakt mit Speichel oder gesunder Schleimhaut ist zu vermeiden. Der Stieltupfer wird sofort in das Transportmedium eingetaucht. Falls ein unverzüglicher Transport in das Labor nicht möglich ist, muss eine Zwischenlagerung im Kühlschrank (ca. 6° C) erfolgen.

Eine Abstrichentnahme aus der **Nase** sollte möglichst lange nach einer Nasensäuberung erfolgen. Der Abstrich wird unter Drehen aus dem Vestibulum nasi entnommen. Bei dem Verdacht auf Anaerobier ist es gerade in der HNO-Heilkunde schwierig, ausreichendes Probenmaterial so zu gewinnen, dass es nicht mit der Normalflora kontaminiert ist. Das Probenmaterial sollte nach Möglichkeit mit einer Spritze gewonnen und darin auch in das Labor transportiert werden, wobei die Transportzeit nicht länger als eine Stunde betragen sollte.

Der direkte Nachweis von **Viren** ist viel schwieriger als der Bakteriennachweis. Daher wird meist ein indirekter Erregernachweis aus dem Serum oder ein virusspezifischer IgM-Nachweis angewendet.

5.21 Liquordiagnostik

In der HNO-Heilkunde hat die Liquoruntersuchung einerseits bei der Diagnostik intrakranieller Infektionen (z. B. otogene oder sinugene Meningitis, Virusenzephalitis) und andererseits beim Nachweis einer nasalen oder otogenen Liquorrhö eine besondere Bedeutung.

Die Gewinnung des Liquors sollte bei der Diagnostik **entzündlicher ZNS-Prozesse** durch eine **Lumbalpunktion** gewonnen werden. Hierbei ist auf Sterilität und auf die korrekten Transportbedingungen in das Labor zu achten. Ein entzündlicher ZNS-Prozess liegt meist ab einer Leukozytenzahl von über 30/ml vor. Bei einer bakteriellen Meningitis besteht meist eine ausgeprägte Leukozytose im Liquor (>800/ml).

Eine **nasale oder otogene Liquorrhö** kann mit verschiedenen Verfahren nachgewiesen werden. Eine Liquorrhö tritt v. a. nach einem Unfall auf, wobei eine so genannte spontane Liquorrhö ohne zunächst erkennbare Ursachen viel seltener ist. Die Unterscheidung zwischen Liquor und Nasensekret ist in der Praxis manchmal – bei Blutbeimengungen – schwierig. Im Liquor ist der Glucosegehalt deutlich höher als im Nasensekret (Liquor: >50 mg/dl; Nasensekret: <10 mg/dl), wohingegen der Eiweißgehalt im Liqour viel niedriger ist (Liquor: 40 mg/dl; Nasensekret: 300 mg/dl). β_2-Transferrin ist im Liquor nachweisbar, nicht dagegen im Nasensekret.

5.22 Pflegerische Mithilfe bei der HNO-Diagnostik

HNO-ärztliche Untersuchungstechniken stellen hohe Anforderungen an die Mitarbeit des Patienten, da diese Untersuchungen z. T. sehr unangenehm sind. Daher ist bei der HNO-Diagnostik eine allgemeine Hilfestellung erforderlich.

Von ärztlicher und pflegerischer Seite ist ein hohes Maß an Professionalität und Einfühlsamkeit bei der Untersuchung notwendig. Das gilt nicht nur für die HNO-Spiegeltechnik, sondern auch für die Funktionsprüfungen. Letztere kann der Arzt an Pflegepersonal delegieren, die diese dann selbstständig ausführen. Dazu zählen die Hördiagnostik, die Rhinomanometrie oder die Allergiediagnostik. Bei Bedarf werden dem Patienten die Untersuchungen bzw. der Ablauf erklärt. Für die fachübergreifende Diagnostik, wie CT und MRT, müssen die Patienten entsprechend vorbereitet werden.

Merke: Jeder Patient hat Angst vor einer HNO-ärztlichen Untersuchung (Spiegeluntersuchung)!

Zusammenfassung: Differenzialdiagnostisches Denken ist die geistige Haupttätigkeit des Arztes. Es umfasst die Anamneseerhebung, bestimmt die Schwerpunkte der Krankenuntersuchung, leitet die Wahl der Zusatzuntersuchungen und ist Voraussetzung für eine gezielte Therapie. Hierbei sind verschiedene apparative Voraussetzungen und eine gute Mitarbeit des Patienten notwendig. Diese kann durch pflegerische Maßnahmen wesentlich unterstützt werden.
Die Diagnostik umfasst die Anamnese, die HNO-ärztliche Spiegeltechnik, verschiedene spezielle HNO-ärztliche Untersuchungen sowie radiologische und andere spezielle Verfahren.

6 Erkrankungen des Ohres

6.1 Erkrankungen des äußeren Ohres

6.1.1 Form- und Stellungsanomalien, Missbildungen

Definition: Von der normalen Variationsbreite in Bezug auf Stellung, Größe und Form der Ohrmuschel gibt es zahlreiche Übergänge zu entstellenden Missbildungen. Die abstehenden Ohrmuscheln (Apostasis otum) sind die häufigste Fehlbildung des äußeren Ohres.

Ursachen: Die Missbildungen sind entweder angeboren oder exogen (Hypoxie, radiogen) bedingt. Angeborene Ohrfisteln entstehen in der Embryonalentwicklung durch ungenügenden Verschluss bzw. Verschmelzung von Gewebe (Kiemenbögen, Ohrmuschelhöcker).

Diagnostik: Bei der abstehenden Ohrmuschel kann entweder die Anthelix (fehlende Knorpelfalte) nicht ausgebildet sein oder das Cavum conchae (Knorpelüberschuss bzw. -wulst) ist sehr stark ausgebildet. Abstehende Ohren treten oft beidseits auf und sind als kosmetisches Problem oftmals der Grund für Hänseleien. Im Erwachsenenalter führen sie auch zu Minderwertigkeitskomplexen.
Anotie (Fehlen der Ohrmuschel) und Mikrotie (zu kleine oder stark mißgestaltete Ohrmuscheln) sind häufig auch mit einer Stenose (Einengung) oder Atresie (kompletten Verlegung) des äußeren Gehörgangs bzw. auch Fehlbildungen des Mittelohres kombiniert. Entsprechend besteht eine mittel- bis hochgradige Schallleitungsschwerhörigkeit. Angeborene Ohrfisteln liegen in der Regel vor dem Ohr (präaurikulär).

Therapie: Eine operative Korrektur (Anthelixplastik, Otoclisis) sollte vor der Einschulung des Betroffenen erfolgen. Bei einer beidseitigen Atresie sollte so früh wie möglich eine beidseitige Hörgeräteversorgung erfolgen. Später kann dann eine Ohrmuschelplastik, die Rekonstruktion des äußeren Gehörgangs und des Schallleitungsapparats ab dem 5.–6. Lebensjahr erfolgen.

6.1.2 Gehörgangsexostosen

Definition: Exostosen (auch Enostosen genannt) sind umschriebene Knochenwucherungen, die sich vorwiegend trommelfellnah entwickeln können.
Ursachen: Das Wachstum der Exostosen wird meist durch eine Reizung der Gehörgänge, wie beispielsweise durch den Kaltwasserreiz bei Schwimmern, ausgelöst.

Diagnostik: Der Gehörgang ist durch mehrere glatte Vorwölbungen im knöchernen Teil mehr oder weniger stark eingeengt (☞ Abb. 13). Es kann eine so starke Verengung vorliegen, dass das Trommelfell nicht erkennbar ist. Die Vorwölbungen sind hart. Durch die Einengung kann es immer wieder zu Entzündungen kommen. Auch ein Zurückbleiben von Wasser im Gehörgang, z. B. beim Duschen, kann den Patienten zum Arzt führen. Bei einer starken Exostosenbildung ist eine Schallleitungsschwerhörigkeit möglich. In der Röntgenaufnahme nach Schüller ist im Bereich des Gehörgangs eine Einengung erkennbar.

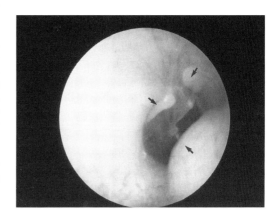

Abb. 13: Exostosen im Bereich des Gehörgangs (Pfeile)

Therapie: Bei Beschwerden oder sehr eingeengten Gehörgängen werden die Exostosen durch Bohr- oder Frästechnik operativ entfernt.

6.1.3 Verletzungen

Ursachen und Einteilung: Die exponierte Lage der Ohrmuschel führt bei Unfällen im Straßenverkehr oder am Arbeitsplatz häufig zu Verletzungen in Form von Quetschwunden, Einrissen und Abrissen. Neben direkten Verletzungen ist das Othämatom eine typische Verletzungsfolge.

Scharfe Ohrmuschelverletzung

Klinik: Die Diagnose ist einfach. Bei Abrissen sollte das Ohr in einer Kompresse oder in einer physiologischen Kochsalzlösung dem Patienten in das Krankenhaus mitgegeben werden.

Therapie: Schnitt-, Riss- und Bisswunden werden nach entsprechender Säuberung und sparsamer Begradigung der Wunde mit einer Naht versorgt, wobei entsprechend der Verletzungen schichtweise (Knorpel und dann Haut) vorgegangen wird. Selbst fast vollständig abgerissene Ohrmuscheln heilen wieder an. Bei Totalabrissen kann auch eine primäre Naht versucht werden. Besser ist jedoch die Einpflanzung des Knorpels in eine Hauttasche und die definitive Versorgung zu einem späteren Zeitpunkt. Unter gewebsschonender Wundreinigung (Antibiose, Tetanus) heilen selbst ausgedehnte Verletzungen nach Versorgung mit guten kosmetischen Ergebnissen.

Othämatom – Otserom

Ursache und Definition: Bei einem stumpfen Trauma kann es zu einer Abscherung kommen. Bleibt die Haut intakt, so kann sich zwischen der Knorpelhaut und dem Knorpel Blut und/oder Serum ansammeln.

Symptome und Befund: Der Unfall ist schmerzhaft. Beim Othämatom selber zeigt sich eine schmerzlose, pralle, aufgetriebene Ohrmuschel mit fehlenden Konturen (☞ Abb. 14).

Komplikationen: Ohne Therapie kann es zu einem bindegewebigen Umbau der Ohrmuschel mit Ausbildung eines „Ringerohres" bzw. „Blumenkohlohres" kommen. Da der Knorpel vom Perichondrium getrennt ist, wird dem Knorpel die Ernährungsgrundlage entzogen und es kann daraus eine Ohrmuschelperichondritis resultieren.

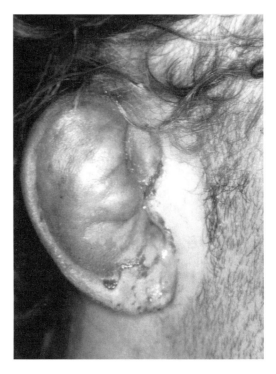

Abb. 14: Othämatom (Abbildung: HNO-Klinik, Universitätsklinikum Dresden)

Therapie: Die Punktion mit Entfernung des Seroms und ein Druckverband führt meist zum „Nachlaufen" von Seromflüssigkeit, so dass fast immer zur Drainage eine Knorpelfensterung und ein Vernähen der Schichten im Sinne von Matratzennähten notwendig ist.

Verbrennungen und Erfrierungen

Ursachen: Die Ohrmuschel ist bei Erfrierungen wegen ihrer exponierten Lage relativ oft betroffen. Isolierte Verbrennungen der Ohrmuschel sind dagegen selten. Die Gradeinteilung der thermischen Schäden gilt auch für die Ohrmuschel:

- die Schädigung ist auf die Haut beschränkt: Grad I: Rötung der Haut, Grad II: Blasenbildung der Haut,
- die Schädigung betrifft auch den Knorpel: Grad III: tiefe Gewebsnekrosen.

Diagnostik: Die Verbrennung ist aufgrund der Anamnese leicht zu erkennen. Bei einer Erfrierung kann zunächst eine weiße Hautveränderung imponieren. Der Patient bemerkt erst nach Wiedererwärmen durch das Auftreten von Schmerzen die Erfrierung.

Komplikationen: Durch Knorpelnekrosen kann es zu bleibenden Formveränderungen der Ohrmuschel kommen.

Therapie: Die Behandlung entspricht den allgemeinen Grundsätzen der Therapie von Verbrennungen und Erfrierungen. Bei Verbrennungen werden neben sofortiger Kühlung auch entzündungshemmende Maßnahmen angewendet. Erfrierungen werden vorsichtig erwärmt. Bei hochgradigen Verbrennungen oder Erfrierungen ist eine Entfernung von Nekrosen erforderlich. Durchblutungsfördernde Maßnahmen mit systemischer Gabe z. B. von Pentoxyfyllin oder Dextran können zur Anwendung kommen. Es darf durch lokale Maßnahmen kein Druck auf die verletzte Ohrmuschel ausgeübt werden, da es sonst zu einer Durchblutungsstörung kommen kann.

Gehörgangsverletzungen

Ursachen: Isolierte Verletzungen des Gehörgangs sind meist durch Fremdkörper oder unsachgemäße Manipulation – beispielsweise durch Wattestäbchen oder durch Stricknadeln – bedingt.

Diagnostik: Die Krankengeschichte weist auf die vorangegangene Verletzung hin. Es kommt zur Blutung aus dem Gehörgang und die Gehörgangshaut ist schmerzhaft. Bei der Spiegelung kann eine Blutblase, eine Gehörgangsläsion und u. U. auch eine Trommelfellverletzung nachgewiesen werden.

Therapie: Die Läsion des Gehörgangs wird mit einem Silikonstreifen geschient und der Gehörgang wird je nach Befund mit einem antibiotischen Salbenstreifen tamponiert.

6.1.4 Zerumen

Ursachen: Unter Zerumen obturans versteht man einen Ohrschmalzpropfen. Dieser entsteht in der Regel dann, wenn der Selbstreinigungsmechanismus des Gehörgangs gestört ist, was oft die Folge mechanischer Selbstreinigungsversuche des Gehörgangs ist. Wiederholte Gehörgangsreinigungen können dazu führen, dass zwar ein Teil des Zerumens entfernt, ein anderer Teil aber bis vor das Trommelfell geschoben wird und den Selbstreinigungsmechanismus des Ohres blockiert.

Diagnostik: Bei der Otoskopie solcher Gehörgänge erkennt man oftmals den Ablagerungsrand in der Tiefe des Gehörgangs. Die Folgen sind Retention,

Eintrocknen und Verhärtung der Ohrschmalzmassen sowie schließlich die Bildung eines Pfropfes. Dieser Pfropf kann lange symptomlos bleiben. Erst wenn Wasser eindringt, beispielsweise beim Duschen oder Baden, und durch das Aufquellen ein kompletter Verschluss entsteht, treten Beschwerden, wie akuter Hörverlust, Ohrenschmerzen oder Tinnitus auf.

Therapie: Die Therapie besteht in einer Entfernung des Pfropfes. Bei intaktem Trommelfell wird der Gehörgang mit einer Ohrspritze oder einem Ohrspülgerät gespült. Vorher kann der Pfropf mit entsprechenden Ohrentropfen oder H_2O_2 aufgeweicht werden. Ist das Trommelfell defekt, so muss der Ohrschmalz mit Häkchen oder Kürretten entfernt werden.

6.1.5 Fremdkörper

Ursachen: Fremdkörper beobachtet man v. a. bei Kindern, die sich beim Spielen Murmeln, Glasperlen oder Bausteine in den Gehörgang stecken. Bei Erwachsenen handelt es sich oft um Watte oder Reste von Gehörgangsschutz.

Therapie: Fremdkörper müssen durch Spülung oder unter mikroskopischer Sicht mit einem Häkchen und nicht mit einer Pinzette (Verletzungsgefahr durch weiteres Hineinschieben) entfernt werden (☞ Abb. 15 auf S. 54). Bei Kindern ist das meist nur in Narkose möglich.

6.1.6 Entzündungen

Ekzem und Dermatitis

Definition: Es handelt sich um eine auf die Haut beschränkte entzündliche Veränderung der Ohrmuschel. Die Knorpelhaut oder der Knorpel sind nicht betroffen.

Ursachen: Neben immunologisch-allergischen spielen auch toxische und physikalische Ursachen eine Rolle. V. a. Schmuckgegenstände, Kosmetika sowie Pflegemittel, Hörgeräte und Wärme- bzw. Kälteschäden sind hervorzuheben.

Symptome: Es besteht v. a. ein Juckreiz, weniger Schmerzen. Jedoch gelegentlich ein Brennen. Die Haut ist gerötet und je nach Ausprägung trocken-schuppig oder feucht-sezernierend. Die Konturen der Ohrmuschel sind erhalten.

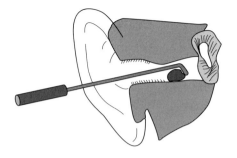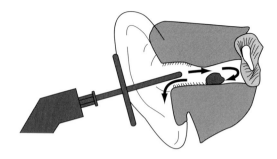

Abb. 15: Fremdkörperentfernung aus dem Gehörgang; rechts Entfernung mit Spüleinrichtung, links mit Häkchen.

Diagnostik: Bei dem Verdacht auf eine Allergie sollte eine dermatologisch-allergologische Abklärung erfolgen.

Differenzialdiagnose: Eine Pyodermie, Perichondritis oder ein Erysipel müssen abgegrenzt werden. Auch andere Dermatosen, wie beispielsweise die Psoriasis, sind auszuschließen.

Therapie: Die Therapie der Hautveränderungen richtet sich nach hautärztlichen Prinzipien. Die Ursachen der Erkrankungen müssen ausgeschaltet werden. Bei einer bakteriellen Infektion ist die lokale Applikation von Antibiotika erforderlich.

Perichondritis

Ursachen: Als Ursachen kommen am häufigsten Verletzungen und die Infektion eines Othämatoms in Frage.

Symptome: Es zeigt sich eine sehr schmerzhafte Schwellung und Rötung der Ohrmuschel, wobei das Ohrmuschelrelief nicht mehr erkennbar ist. Es kann zu einer Nekrose des Knorpels, Abstoßen von Knorpelteilen und zum Schrumpfen der Ohrmuschel kommen. Im Abstrich wird oft Pseudomonas aeruginosa nachgewiesen.

Therapie: Neben der Gabe von Antibiotika nach einer Resistenzbestimmung sind Alkohol- oder Rivanolumschläge der Ohrmuschel notwendig. Unter Umständen ist die operative Entfernung von nekrotischem Knorpel erforderlich.

Erysipel

Definition: Beim Erysipel handelt es sich um einen akuten Staphylokokkeninfekt der Subkutis im Bereich der Ohrmuschel bzw. umgebener Bereiche.

Klinik: Die gesamte Ohrmuschel einschließlich Ohrläppchen ist schmerzhaft gerötet und geschwollen.

Therapie: Eine systemische Gabe von Penicillin ist neben kühlenden Umschlägen, beispielsweise mit Rivanol erforderlich.

Zoster oticus

Definition: Der Herpes zoster oticus wird auch als Gürtelrose des Ohres bezeichnet. Durch Reaktivierung einer Windpockeninfektion wird eine Entzündung der Ganglienzellen ausgelöst. Es können der N. facialis und der N. vestibulocochlearis betroffen sein.

Symptome: Nach einem zwei Tage dauernden Vorstadium mit Krankheitsgefühl und Fieber kommt es zu heftigen neuralgiformen Schmerzen im Bereich des Gehörgangseingangs, der Ohrmuschel und in der Tiefe des Ohres. An der Ohrmuschel bilden sich die Zosterbläschen v. a. am Gehörgangseingang. Es kann zu einer Fazialislähmung, Schwindel und einer Innenohrschwerhörigkeit kommen.

Diagnostik: Neben der Inspektion, Ohrmikroskopie sind v. a. Hör- und Gleichgewichtsprüfungen erforderlich.

Therapie: Die Therapie erfolgt mit einem Virostatikum (Aciclovir®, Famciclovir®) sowohl lokal als auch systemisch. In Abhängigkeit von den Symptomen ist auch eine Gabe von Kortison, durchblutungsfördernden Medikamenten und Antivertiginosa (Medikamente zur Behandlung von Schwindel) notwendig. Bei einem Paukenerguss ist eine Paukendrainage indiziert.

Otitis externa

Einteilung: Die Entzündung des äußeren Ohres wird in die **diffuse Otitis externa** (auch Gehörgangsekzem genannt) und die **Otitis externa circumscripta** (Gehörgangsfurunkel) eingeteilt.

Ursachen: Bei der Entzündung des äußeren Gehörgangs handelt es sich meist um eine bakterielle Infektion der Gehörgangshaut. Die Entzündung wird durch äußere Faktoren wie Badewasser oder Säuberungsversuche durch Wattestäbchen hervorgerufen. Meist kommt es durch Wärme (im Sommer) oder durch Manipulation im Gehörgang zu einer Auflockerung der Gehörgangshaut, so dass beispielsweise durch unsauberes Wasser eine Infektion ermöglicht wird. Auch bei Hauterkrankungen ist eine Entzündung möglich.

Symptome: Es bestehen Schmerzen und u. U. eine Schallleitungsschwerhörigkeit durch die Verlegung des Gehörgangs. Zusätzlich kann eine fötide Sekretion bestehen (Otorrhö). Charakteristisch für eine Otitis externa ist der Tragusdruckschmerz. Hierbei werden bei Druck auf diesen Knorpel oder bei Zug an der Ohrmuschel Schmerzen ausgelöst. Die Gehörgangshaut ist geschwollen und gerötet. Die Lymphknoten hinter und unter dem Ohr können geschwollen sein, so dass die Ohrmuschel wie bei einer Mastoiditis abstehen kann (Pseudomastoiditis). Im Abstrich können Anaerobier, gramnegative Keime, Pseudomonas aeruginosa und auch Pilze nachgewiesen werden.

Sonderform: Otitis externa maligna

> **Definition:** Die maligne Otitis externa ist eine schwere, zunächst lokalisierte, durch Pseudomonas aeruginosa hervorgerufene Infektion des äußeren Gehörgangs, die sich dann auf die anliegenden Knochenpartien ausbreitet. Sie tritt v. a. bei älteren Diabetikern und immungeschwächten Patienten auf.

Symptome: Die Otitis externa maligna beginnt zunächst wie eine normale Otitis externa. Im Verlauf kommt es aber dann zu einem verstärkten fötiden und blutigen Ausfluss aus dem äußeren Gehörgang, zu Schwerhörigkeit, einer Kieferklemme, einer Parotisschwellung und Schwindel. Der Allgemeinzustand ist reduziert.

Diagnostik: Neben der Ohrmikroskopie und den Funktionsprüfungen (Hör- und Gleichgewichtsprüfung) ist ein Abstrich zum Nachweis von Pseudomonas aeruginosa und eine CT des Felsenbeins zur Beurteilung der Ausbreitung bzw. Knochenzerstörungen wichtig. Laborchemisch sollte der Blutzuckerspiegel kontrolliert werden.

Therapie: Neben der Behandlung des zugrundeliegenden Diabetes mellitus steht neben der Lokaltherapie die systemische Antibiose im Vordergrund. Die Lokalbehandlung umfasst eine tägliche Gehörgangsreinigung, antibiotikahaltige Ohrentropfen oder Salbenstreifen. Die Antibiose muss langfristig parenteral und hochdosiert durchgeführt werden (z. B. Pseudocef®). Bei einer Ausbildung von Knochenabszessen oder einer Ausbreitung der Entzündung müssen die erkrankten Knochenbereiche operativ entfernt werden.

Ohrmykose

> **Definition:** Es handelt sich um eine auf den äußeren Gehörgang begrenzte Pilzinfektion.

Symptome und Diagnostik: Im Vordergrund steht der Juckreiz, selten Schmerzen. Otoskopisch ist ein lockerer, watteähnlicher, weißgelber bis grünschwarzer abstreifbarer Belag erkennbar. Die Diagnose wird klinisch und durch Abstrich bzw. Nachweis der Pilze gestellt.

Therapie: Im Vordergrund steht die instrumentelle Reinigung, wobei die Ohren nach Möglichkeit nicht gespült werden sollen, da sich sonst eine „feuchte Kammer" bilden kann. Diese begünstigt wiederum das Pilzwachstum. Lokal werden Antimykotika appliziert, wie beispielsweise Farbstofflösungen. Nur in Ausnahmefällen müssen systemische Mykotika gegeben werden.

6.1.7 Tumoren

Gutartige Tumoren: Zu den gutartigen Tumoren gehören Hämangiome, Lymphangiome, Fibrome, Papillome, Keratome, Lipome, Naevi und Atherome. Die Therapie besteht in einer Exzision.

Bösartige Tumoren: Übergänge von Präkanzerosen (Vorstufen von Karzinomen, die aber keine Tochtergeschwulste verursachen) zu richtigen Karzinomen sind nicht selten, so dass die Präkanzerosen wie richtige bösartige Tumoren behandelt werden müssen. Zu den Tumoren zählen v. a. das Corneum cutaneum, die Lentigo maligna, der Morbus Bowen, das Basaliom, das Spinaliom und das maligne Melanom (☞ S. 80f. und Abb. 16 auf S. 56).

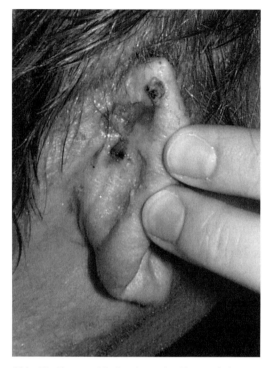

Abb. 16: Plattenepithelkarzinom der Ohrmuschel

6.2 Erkrankungen des Mittelohres

6.2.1 Missbildungen

Definition: Die Missbildungen des Mittelohres treten meist in Verbindung mit den großen Missbildungen des äußeren Ohres und des Innenohres auf. Neben Fehlbildungen oder Fehlen der Ossikel besteht oft auch eine Aplasie der Paukenhöhle. Gleichzeitige Missbildungen des Mittel- und Innenohres sind selten.

Ursachen: Verantwortlich sind oft Embryopathien (Röteln, Hypoxie, Röntgenstrahlen) und genetische Faktoren. Im Rahmen von Missbildungssyndromen können ebenfalls Ohrmissbildungen auftreten.

Diagnostik: Neben Veränderungen des äußeren Ohres (Mikrotie) kann man eine Atresie des Gehörgangs und Gesichtsdeformitäten beobachten. Außerdem besteht eine Schwerhörigkeit. Neben der Inspektion, der Audiometrie und der Vestibularisdiagnostik ist die bildgebende Diagnostik (CT) sehr wichtig.

Therapie: Die Therapie ist einerseits apparativ (Hörgerät mit Knochenhörer) und andererseits operativ. Nach dem plastischen Aufbau einer Ohrmuschel mit der Anlage des Mittelohres kann die Gehörverbesserung durch Rekonstruktion des Schallleitungsapparates (Tympanoplastik) oder eine Hörgeräteanpassung angestrebt werden.

6.2.2 Traumatische Trommelfellperforation

Ursachen: Eine Verletzung des Trommelfells kann direkt oder indirekt erfolgen. Eine direkte Perforation des Trommelfells ist beispielsweise durch Nadeln, Streichhölzer, Ohrfeigen oder Wattestäbchen möglich. Schweißperlen, d. h. glühende Perlen, die beim Schweißen wegfliegen, können das Trommelfell verletzen und im Mittelohr liegen bleiben. Eine indirekte Verletzung kann beispielsweise durch Luftdruckänderungen zustande kommen.
Bei größerer Gewalteinwirkung kann auch das Mittelohr oder Innenohr verletzt sein.

Symptome: Neben einer Schwerhörigkeit (Schallleitungsschwerhörigkeit) kann es zu einer leichten Blutung aus dem Gehörgang und zu Schmerzen kommen. Bei einer Beschädigung der Gehörknöchelchenkette wird Schwindel angegeben. Bei der Otoskopie zeigt sich eine gezackte Trommelfellperforation mit z. T. eingeschlagenen Rändern.

Komplikationen: Es kann zu einer Keimverschleppung in das Mittelohr mit einer Infektion und Ohrenlaufen kommen.

Therapie: Kleinere Perforationen werden mit einer Silikonfolie oder Zigarettenpapier geschient, bei größeren müssen zusätzlich die nach innen geschlagenen Ränder des Trommelfells ausgekrempelt werden. Eine sofortige Operation im Sinne einer Tympanoplastik ist meist nicht erforderlich. Das Ohr muss vor Wasser, Seife oder Shampoo geschützt werden.

6.2.3 Tubenkatarrh und Seromuko- tympanon (akut, chronisch)

Ein Verschluss der Tube kann akut oder chronisch, d. h. länger anhaltend sein. Der chronische Tubenkatarrh kann zu einem Paukenerguss führen.

Ursachen: Neben akuten Entzündungen der Nase und des Nasenrachens kann auch eine zu rasche Erhöhung des äußeren Druckes beispielsweise beim Flugzeugabstieg zu einem plötzlichen Verschluss des pharyngealen Tubenostiums führen (**Barotrauma**). Ein chronischer Tubenkatarrh wird dagegen im Kindesalter häufig durch eine vergrößerte Rachenmandel verursacht. Daneben spielen v. a. bei Erwachsenen chronische Nasen- und NNH-Erkrankungen, eine Gaumenspalte oder ein Tumor (gutartig oder bösartig) eine wichtige Rolle.

Symptome: Neben einem Druckgefühl, einem leichten Stechen, Dröhnen der eigenen Stimme im Ohr und Ohrenrauschen klagen die Patienten über eine mehr oder weniger ausgeprägte Hörstörung. Bei einem Erguss wird auch über „gluckernde" Geräusche berichtet.

Befund: Bei der Otoskopie ist das Trommelfell eingezogen, wobei der Hammergriff verkürzt und der kurze Hammerfortsatz stark prominent erscheint, das Trommelfell ist leicht gefäßinjiziert bzw. rosa. Bei einem Erguss sieht man entweder eine Ergusslinie oder Bläschen hinter dem Trommelfell. Bei einem chronischen Prozess ist ein gelblich durchscheinender Erguss erkennbar und das Trommelfell kann vorgewölbt sein. Das Audiogramm zeigt eine mehr oder weniger ausgeprägte Schallleitungsschwerhörigkeit und die Mittelohrdruckmessung zeigt einen Unterdruck oder es ist bei einem Erguss kein Druckaufbau möglich (flacher Kurvenverlauf).

Therapie: Ein Nasenracheninfekt wird mit abschwellenden Nasentropfen oder Luftduschen nach dem Abklingen der Infektion behandelt. Bei einer vergrößerten Rachenmandel ist die operative Sanierung des Nasenrachens erforderlich. Tritt keine Besserung ein, so besteht die Möglichkeit, durch eine Parazentese (Schnitt in das Trommelfell) den Unterdruck aufzuheben und die Ergussflüssigkeit abzusaugen. Durch Einlage eines Paukenröhrchens in das Trommelfell kann die Belüftung des Mittelohres so lange gewährleistet werden, bis sich die Schleimhautveränderungen zurückgebildet haben. In der Regel stößt sich ein Paukenröhrchen nach einem halben Jahr von alleine ab.

6.2.4 Otitis media acuta

Ätiologie: Die akute Mittelohrentzündung (Otitis media acuta) ist meist bakteriell bedingt und v. a. bei Kleinkindern ein häufiges Krankheitsbild. Die Bakterien steigen hierbei in der Regel im Rahmen eines Infektes der oberen Atemwege über die Tube in das Mittelohr auf. Die Erreger können aber auch von außen bei Trommelverletzungen in das Mittelohr eindringen. Infektionen über den Blutkreislauf sind selten. Die Otitis media ist abzugrenzen von der Myringitis, der Entzündung des Trommelfells, bei der das Mittelohr nicht betroffen und lufthaltig ist.

Symptome: Die Patienten klagen über heftige pulsierende Ohrenschmerzen und hören auf der betreffenden Seite schlechter. Sie fühlen sich krank und haben oft Fieber und Kopfschmerzen. Perforiert das Trommelfell im Laufe der Erkrankung spontan, so kommt es zum Ohrenlaufen (Otorrhö) und die Schmerzen sowie das Fieber lassen schlagartig nach.

Diagnostik: Bei der Ohrspiegelung fällt ein gerötetes und vorgewölbtes Trommelfell ohne Konturen auf. Beim Weber-Test wird der Ton im kranken Ohr gehört, wobei ein Tonaudiogramm eine Schallleitungsschwerhörigkeit zeigt. Eine Röntgenuntersuchung des Ohres ist in der Regel nicht erforderlich.

Therapie: Die Therapie basiert auf zwei Hauptsäulen. Einmal ist die Gabe von abschwellenden Nasentropfen zur Verbesserung der Belüftung der Ohrtrompete sehr wichtig, andererseits muss der bakterielle Infekt mit einem Antibiotikum bekämpft werden. Die Mehrzahl der Otitiden heilt insbesondere bei frühzeitiger Diagnosestellung unter der Behandlung mit abschwellenden Nasentropfen und Analgetika aus. Bei starken Schmerzen, bei beginnenden **Komplikationen** (Fazialislähmung, Innenohrschwerhörigkeit, beginnende Mastoiditis) muss eine Parazentese zur Entlastung des Mittelohres erfolgen. Durch diesen kleinen Trommelfellschnitt kann der Eiter abfließen und der Druck lässt nach.

6.2.5 Grippeotitis

> **Definition:** Die Grippeotitis ist gekennzeichnet durch eine hämorrhagische Entzündung.

Symptome: Neben den typischen Anzeichen einer Mittelohrentzündung, wie Schmerzen oder Schwerhörigkeit, kann es zur Blutung aus dem Ohr kommen. Das Innenohr kann mit beteiligt sein, was sich in einer Innenohrschwerhörigkeit und einem vestibulären Schwindel äußert.

Diagnostik: Diese Otitisform ist erkennbar an bläulich-roten Blutblasen auf dem Trommelfell, die auf den Gehörgang übergreifen können. Daneben sind Hörprüfungen und Vestibularisuntersuchung erforderlich.

Therapie: Bei einer Innenohrschädigung wird eine Parazentese und eine Paukendrainage notwendig, damit das toxisch wirkende Sekret aus dem Mittelohr abfließen kann. Zusätzlich sind durchblutungsfördernde Medikamente wie beim Hörsturz oder Vestibularisausfall zu verabreichen.

6.2.6 Otitis media chronica

> **Definition:** Bei der chronischen Otitis media handelt es sich um langdauernde Entzündungen des Mittelohres, die bei der chronischen Schleimhauteiterung auf die Schleimhaut beschränkt ist und bei der Knocheneiterung oder beim Cholesteatom mit einer Knochendestruktion einhergehen.

Chronische Schleimhauteiterung

> **Definition:** Die chronische Schleimhauteiterung ist gekennzeichnet durch eine zentrale Perforation im Bereich des Trommelfells.

Ursachen: Ätiologisch spielt die Tubenfunktionsstörung und die dadurch verursachten schubweise verlaufenden Otitiden eine wesentliche Rolle. Aber auch eine chronische Entzündung des Warzenfortsatzes kann eine chronische Mittelohrentzündung verursachen. Genetische oder traumatische Faktoren haben eine untergeordnete Rolle. Oftmals ist keine Ursache nachweisbar.

Klinik: Die chronische Schleimhauteiterung ist durch wiederholtes Ohrenlaufen gekennzeichnet. Daneben besteht eine Schwerhörigkeit, in der Regel treten aber keine Schmerzen auf.

Diagnostik: Mit der Ohrmikroskopie kann die zentrale Trommelfellperforation nachgewiesen werden. Bei Entzündungen ist ein fadenziehendes, in der Regel nicht fötides Sekret erkennbar. Neben den Hörprüfungen (Stimmgabelversuche, Audiogramm), die eine Schallleitungsschwerhörigkeit zeigen, ist die Röntgenaufnahme nach Schüller erforderlich.

Therapie: Ziel ist es zunächst, das Ohrenlaufen zu behandeln. Neben der Reinigung des Gehörgangs und Ohrspülungen sind Ohrentropfen nützlich, welche jedoch nur beim Ohrenlaufen gegeben werden dürfen, da es sonst zu einem Innenohrschaden kommen kann. Im Einzelfall ist auch eine systemische Antibiose notwendig. Die Trommelfellperforation heilt jedoch nicht von alleine zu, sondern muss durch die so genannte **Tympanoplastik** bzw. Myringoplastik operativ verschlossen werden. Hierbei ist die Gehörknöchelchenkette meist intakt, sollte aber intraoperativ immer überprüft werden.

Komplikationen: Obwohl die Schleimhauteiterung die ungefährlichere chronische Otitisform ist, sind auch bei ihr Komplikationen, wie der Abbau der Gehörknöchelchenkette durch die rezidivierenden Entzündungen oder ein Innenohrabfall möglich.

Cholesteatom

Ursachen: Als eine Ursache wird eine Tubenbelüftungsstörung angesehen, die v. a. zu einer umschriebenen Trommelfelleinziehung (Retraktion) führt. Durch eine vollständige Abschnürung wird das Plattenepithel in der Paukenhöhle eingeschlossen, so dass der typische Cholesteatomsack entsteht. Außerdem spielt die Begleitentzündung eine wichtige Rolle.

Klinik: Die Patienten berichten über einen übel riechenden Ausfluss aus dem betreffenden Ohr und eine Schwerhörigkeit. Druckgefühl und Schmerzen treten selten auf.

Diagnostik: In der Regel muss ein cholesteatomverdächtiges Ohr mit dem Sauger vorsichtig und gründlich unter mikroskopischer Kontrolle gesäubert werden. Bei der Ohrmikroskopie zeigt sich dann eine randständige Retraktion entweder vorne oben (Epitympanon) oder hinten oben (Pars tensa). Diese Retraktion sieht auf den ersten Blick wie eine Perforation aus und kann sich bei der Operation als ein sackartiges Gebilde erweisen, welches bis in den Warzenfortsatz reichen kann. In der Retraktion können Hornschuppen oder schmieriges Sekret nachweisbar sein. Die Hörprüfungen ergeben eine Schallleitungsschwerhörigkeit oder eine kombinierte Schwerhörigkeit. Wichtig ist hier die Vestibularisdiagnostik und v. a. das Fistelsymptom, welches bei einer Läsion des horizontalen Bogenganges nachweisbar sein kann. Die Röntgenaufnahme nach Schüller zeigt eine gehemmte Pneumatisation auf dem erkrankten Ohr.

Komplikationen: Die häufigsten Komplikationen des Cholesteatoms sind die Labyrinthfistel (Läsion vorwiegend des horizontalen Bogengangs), eine Fazialislähmung und eine Mastoiditis (Stauungsmastoiditis). Intrazerebrale Komplikationen sind dagegen selten. Die Komplikationen treten auf, wenn das Cholesteatom bzw. der Sack durch die Entzündung den Knochen zerstört und die betreffenden Gebilde erreicht hat.

Therapie: Jedes Cholesteatom sollte operativ behandelt werden. Bei Komplikationen muss sofort operiert werden. Das Ziel der OP ist die Entfernung des Cholesteatoms und der Aufbau des Trommelfells sowie der Gehörknöchelchenkette. In bestimmten Fällen muss hierbei eine so genannte Radikalhöhlen-OP erfolgen. Bei dieser Operation wird die hintere Gehörgangswand entfernt („offene" Entfernung des Cholesteatoms bzw. „offene" Technik). Allerdings kann in bestimmten Fällen die hintere Gehörgangswand erhalten werden („geschlossene" Entfernung bzw. „geschlossene" Technik), wobei das Cholesteatom zuerst im Warzenfortsatz und dann in der Paukenhöhle entfernt wird. Da bei der Cholesteatom-OP der Cholesteatomsack einreißen und sich dann im Laufe der Zeit ein erneutes Cholesteatom bilden kann, wird eine so genannte „Second-look-OP" meist nach einem Jahr durchgeführt, bei der ein mögliches Cholesteatomrezidiv frühzeitig entfernt werden kann.

Adhäsivprozess

Definition und Ursachen: Beim Adhäsivprozess (Anhaften, Verwachsung) liegt das stark ausgedünnte Trommelfell der medialen Paukenhöhle und der gesamten Gehörknöchelchenkette fest an. Die Pauke enthält praktisch keine Luft mehr, das Trommelfell ist nicht mehr schwingungsfähig. Der Adhäsivprozess entsteht als Folge eines lange bestehenden Unterdruckes im Mittelohr bei chronischer Tubenbelüftungsstörung.

Symptome und Diagnostik: Wegen der direkten Schallübertragung auf die Gehörknöchelchenkette muss die Schallleitungsschwerhörigkeit nicht unbedingt sehr ausgeprägt sein, v. a. wenn das runde Fenster noch belüftet ist. Gelegentlich

besteht eine Entzündung mit Otorrhö. In der Regel ist die Erkrankung anfangs ohne Symptome. Bei der Otoskopie kann zunächst der Eindruck einer Trommelfellperforation entstehen, da das stark ausgedünnte Trommelfell der medialen Paukenwand anliegt.

Therapie: Im Anfangsstadium kann eine Belüftung der Paukenhöhle mit einem Paukenröhrchen u. U. den Prozess aufhalten. Zusätzlich sollten die Ursachen einer Tubenbelüftungsstörung beseitigt werden (Rachenmandel). Im fortgeschrittenen Stadium muss das Trommelfell operativ stabilisiert werden. Rezidive sind häufig. Außerdem kann sich bei weiterem Fortschreiten ein Cholesteatom entwickeln.

6.2.7 Komplikationen von Ohrerkrankungen

Glücklicherweise sind Komplikationen von entzündlichen Ohrerkrankungen, wie Labyrinthitis, Meningitis oder auch Mastoiditis in der heutigen Zeit seltener geworden. Hierbei spielt nicht nur die Entwicklung der Antibiotika eine Rolle, sondern auch ein gesteigertes Gesundheitsbewusstsein und eine bessere Gesundheitsversorgung.

Otogene Komplikationen

Mastoiditis

Ursachen: Bei unzureichender Behandlung einer Mittelohrentzündung oder bei einer akuten Entzündung einer Knocheneiterung kann es zu einer Entzündung des Warzenfortsatzes (Mastoiditis) kommen.

Symptome: Neben einer Schwellung hinter dem Ohr ist das Mastoid bei Druck sehr schmerzhaft. Außerdem steht das Ohr aufgrund der Schwellung ab. Der Gehörgang kann hinten oben als Zeichen der den Knochen befallenen Entzündung eingeengt sein, das Trommelfell ist vorgewölbt.

Diagnostik: Richtungsweisend ist neben einer stark erhöhten Blutsenkungsgeschwindigkeit die Röntgenaufnahme nach Schüller, die eine Verschattung und ein Aufbrauchen der Knochenbälkchen im Warzenfortsatz zeigt. Entleert sich nach einer Parazentese Eiter, so ist die Diagnose eindeutig.

Therapie: Bei einer beginnenden Mastoiditis kann eine Antibiose mit der Gabe von abschwellenden

Nasentropfen sowie eine Parazentese in Betracht kommen. Im fortgeschrittenen Stadium muss der Warzenfortsatz ausgeräumt werden (Mastoidektomie, Antrotomie). Zusätzlich muss eine Paukendrainage erfolgen und der Nasenrachen im Sinne einer Adenotomie saniert werden. In Abhängigkeit vom Befund wird in die Mastoidhöhle retroauriculär ein Spülröhrchen eingelegt. Im Falle eines Cholesteatoms muss die Knocheneiterung entsprechend operativ behandelt werden.

Labyrinthitis

Bei einer Otitis media ist das Auftreten eines otogenen Schwindels ein Alarmzeichen, welches auf eine Labyrinthitis hinweist. Man unterscheidet eine **tympanogene** (Mittelohr bedingt), eine **meningeale** (Infektion des Labyrinths aus dem intrakraniellen Raum) und eine **hämatogen** bedingte Labyrinthitis durch Viren oder Bakterien.

Symptome und Diagnostik: Eine Labyrinthitis macht sich durch vestibuläre Symptome (Schwindel, Gleichgewichtsstörungen, Nystagmus), Innenohrschwerhörigkeit und Tinnitus bemerkbar. Zusätzlich zeigt sich im Audiogramm eine Schallleitungskomponente. Mit einer CT des Felsenbeins muss eine Labyrinthfistel ausgeschlossen werden. Eine serologische Diagnostik ist bei jeder Labyrinthitis erforderlich (Borreliose, Lues).

Therapie: Bei einer akuten Otitis media erfordert die Labyrinthitis eine umgehende Entlastung des Mittelohres durch eine Paukendrainage und evtl. eine Mastoidektomie. Eine Labyrinthfistel muss durch eine sanierende Ohr-OP versorgt werden. Daneben ist immer eine hochdosierte Antibiose notwendig.

Endokranielle Komplikationen

Otogene Meningitis

Die otogene Meningitis kann v. a. als Folge eines Cholesteatoms oder einer klinisch nicht auffälligen Otitis media entstehen. Ebenfalls kann eine otobasale Fraktur oder eine Pyramidenspitzeneiterung eine Rolle spielen. Zu einer Meningitis kann es durch Blutgefäße, über das Labyrinth sowie beim Cholesteatom durch eine fortgeleitete Entzündung kommen.

Symptomatik und Diagnostik: Innerhalb von Stunden kommt es zu starken Kopfschmerzen, Fieber, Bewusstseinstrübungen und einer Nackensteife. Die sofortige Diagnostik erfordert eine CT

des Felsenbeins und eine Lumbalpunktion (vorher Ausschluss von Hirndruckzeichen).

Therapie: Eine Behandlung mit Antibiotika muss sofort eingeleitet werden. Nach der Stabilisierung des Allgemeinzustandes muss der otogene Herd operativ durch eine Mastoidektomie bzw. Radikalhöhlen-OP saniert werden.

Endokranielle Abszesse

Otogene Abszesse können in der Regel temporal oder in der hinteren Schädelgrube als Kleinhirnabszesse auftreten. Der Überleitungsweg und die Ursachen sind dieselben wie bei der Meningitis. Man unterscheidet einen **Epiduralabszess** (zwischen Knochen und Dura), einen **Subduralabszess** (im Arachnoidalraum) und einen **intrazerebralen Abszess**. Alle Abszesse können auch zusätzlich zu einer Meningitis führen.

Symptome: Der intrazerebrale Abszess führt zu Allgemeinsymptomen, wie Kopfschmerzen, Fieber, Übelkeit und Erbrechen, die auf einen erhöhten Hirndruck zurückgeführt werden können. Zusätzlich kann es zu neurologischen Ausfällen oder Zeichen in Abhängigkeit von der Lokalisation kommen.

Therapie: Besonders subdurale und intrazerebrale Abszesse müssen gemeinsam von Otochirurgen und Neurochirurgen versorgt werden. Hierbei ist eine Sanierung des Ausgangsherdes und eine Ausräumung des Abszesses erforderlich.

Otogene Sinusthrombose

Die enzündliche Thrombosierung des Sinus sigmoideus und des Bulbus venae jugularis ist meist durch eine Mastoiditis bedingt. Wenn der Thrombus infiziert ist, kommt es durch eine Streuung zu einer otogenen Sepsis. Es kann auch zu einem Anstieg des Hirndrucks kommen, wenn der venöse Abfluss bds. behindert ist.

6.2.8 Otosklerose

Definition: Bei der Otosklerose handelt es sich um einen stadienhaft fehlgesteuerten Knochenumbau des Labyrinthknochens mit dem Abbau von mineralisierten Knochen und dem Ersatz durch zelluläre Anteile. Von klinischer Bedeutung ist der Prozess im Bereich der ovalen Nische, da es hier zu einer Fixation des Steigbügels kommt. Frauen erkranken häufiger als Männer.

Symptome: Es kommt zu einer im Laufe von Jahren zunehmenden Schwerhörigkeit beider Ohren. Oftmals berichten die Patienten auch über Ohrgeräusche.

Diagnostik: Bei unauffälligem Trommelfellbefund und Röntgenaufnahme nach Schüller zeigt sich im Tonschwellenaudiogramm eine Schallleitungsschwerhörigkeit oder kombinierte Schwerhörigkeit. Zu Beginn sind die tiefen Frequenzen befallen. Die Stapediusreflexe sind nicht nachweisbar.

Therapie: Bei einer Schallleitungsschwerhörigkeit von mehr als 15–20 dB ist die Stapesplastik zur Wiederherstellung der Schallübertragung zum Innenohr indiziert. Hierbei wird der Steigbügel einschließlich Fußplatte entfernt und eine Verbindung zum langen Ambossschenkel mit einer Prothese hergestellt. Vorübergehende Schwindelbeschwerden sind postoperativ möglich. Eine kausale Behandlung (Behandlung der Ursache) der Otosklerose gibt es dagegen nicht.

6.2.9 Barotrauma

> **Defintion:** Unter einem Barotrauma versteht man eine ein- oder beidseitige Mangelbelüftung bzw. ein Unterdruck bei einer raschen Erhöhung des Außendruckes. Das Barotrauma kann auch die NNH betreffen.

Ursache: Ein Barotrauma entsteht, wenn bei einer plötzlichen Erhöhung des Umgebungsdruckes der Druckausgleich über die Ohrtrompete nicht funktioniert. Das kann v. a. bei einer Flugzeuglandung vorkommen. Es kommt zu einem Schleimhautödem und einer Schleimhauteinblutung. Eine Trommelfellperforation oder Perilymphfistel kann v. a. beim Tauchen auftreten.

Symptome: Neben einem schmerzhaften Ohrdruck und Ohrgeräuschen kommt es v. a. zu einer Schallleitungsschwerhörigkeit. Bei dem Barotrauma der NNH stehen starke Kopfschmerzen im Vordergrund.

Therapie: Die Therapie besteht in der Wiederherstellung der Tubenfunktion. Eventuell sind bei einer Trommelfellperforation oder einer Perilymphfistel operative Maßnahmen erforderlich.

6.2.10 Felsenbeinfrakturen

> **Definition:** Es handelt sich um Brüche des Felsenbeins bei isolierten Schädelhirntraumen oder polytraumatisierten Patienten. Entsprechend des Frakturverlaufs unterscheidet man Pyramidenlängs- und -querfrakturen, die zu einer Eröffnung des Mittelohres führen können.

Ursachen: Hauptsächliche Ursachen sind ein Schädeltrauma, Schlag oder Sturz. Hierbei ist die Unterscheidung wichtig, ob die Gewalteinwirkung von der Seite (Felsenbeinlängsfraktur) oder mehr von hinten- oder vorn-seitlich kommt (Felsenbeinquerfraktur). Eine strenge Unterscheidung in Längs- oder Querfraktur gibt es nicht. Meist sind die Übergänge fließend.

Symptome und Diagnostik: Felsenbeinfrakturen können sehr unterschiedliche Symptome hervorrufen: Blutungen aus dem Ohr (Trommelfellruptur, Hämatotympanon), Schwerhörigkeit (Kettenluxation, Labyrinthschädigung), Schwindel, Liquorrhö, Lähmung des N. facialis (Früh- oder Spätparese). Bei der Otoskopie kann festgestellt werden, ob eine Gehörgangsläsion mit einer Einengung des Gehörgangs oder eine Trommelfellruptur vorliegt. Daneben kann auch vorwiegend bei einer Felsenbeinquerfraktur ein Hämatotympanon nachweisbar sein. Weiterhin sind Hör- und Gleichgewichtsprüfungen erforderlich. Wichtig ist auch, dass die Funktion des N. facialis geprüft wird, was naturgemäß bei bewusstlosen Patienten nicht möglich ist. Eine Parese, die sofort auftritt, bezeichnet man als Sofortparese, andernfalls handelt es sich um eine Spätparese. Weiterhin ist eine hochauflösende CT der Felsenbeine notwendig.

Therapie: Eine Pyramidenfraktur wird vorwiegend **konservativ** behandelt. Dies umfasst die Säuberung des Gehörgangs, eine systemische Antibiose und einen sterilen Verband (keine Tamponade wegen der Gefahr einer aufsteigenden Infektion). Bei einer Innenohrschädigung ist eine Hörsturztherapie (☞ S. 168f.) und bei einer Fazialisspätparese ist eine Therapie wie bei der idiopathischen Form angezeigt (☞ S. 74). Bei einer Liquorrhö kann unter Antibiotikaschutz zunächst abgewartet werden. Eine **operative** Therapie ist bei einer knöchernen Einengung des Gehörgangs, einer starken Blutung, einer Sofortparese des N. facialis und einer persistierenden Liquorrhö über einer Woche erforderlich. Eine Kettenluxation wird ggf. später nach einem Zeitraum von einem halben Jahr operiert.

6.2.11 Tumoren

Einteilung: Tumoren im Felsenbeinbereich sind selten. In der Reihenfolge ihrer Häufigkeit kommen Glomustumoren (gutartiger Tumor), Plattenepithelkarzinome und Metastasen (Mamma- und Prostatakarzinome) vor. Sehr selten sind Adenome, Adenokarzinome, adenoidzystische Karzinome, Rhabdomyosarkome und Plasmozytome. Diese einzelnen Tumorformen unterscheiden sich nicht nur hinsichtlich ihrer Symptome, sondern auch bezüglich ihrer Therapie.

Symptome: Glomustumoren machen sich durch ein pulsierendes Ohrgeräusch und Schwerhörigkeit bemerkbar. Bei Plattenepithelkarzinomen besteht ein schmerzloses und fötides Ohrenlaufen und später polypöses Gewebe im äußeren Gehörgang. Das adenoidzystische Karzinom verursacht frühzeitig eine Fazialisparese und Lungenmetastasen.

Diagnostik: Die Diagnose kann beim Glomustumor klinisch und durch ein MRT bzw. eine Angiografie gesichert werden, wobei sich ein rötlicher Tumor hinter dem intakten Trommelfell zeigt. Bei einem Verdacht auf einen bösartigen Tumor ist eine Biopsie nach radiologischer Diagnostik (CT, MRT) erforderlich.

Therapie: Ein eventuelles operatives Vorgehen ist von der Größe und der Art des Tumors abhängig. Bei nicht operablen Karzinomen ist eine Bestrahlung angezeigt. Diese ist auch bei Glomustumoren möglich. Kleine Tumoren können reseziert und dann bestrahlt werden.

6.3 Pflegerische Gesichtspunkte bei Patienten mit Ohrerkrankungen

Bei den pflegerischen Aufgaben müssen natürlich der Aufbau und die Funktionen des Ohres berücksichtigt werden. Hierbei stehen zwei Funktionen des Ohres im Vordergrund: das **Hören** und das **Gleichgewicht**. Auch ist der äußere Gehörgang sehr gewunden, so dass sich dort u. a. Ohrenschmalz, Sekret und Krusten ansammeln können. Das Mittelohr wird nur durch die Ohrtrompete belüftet, so dass ein Überdruck (Eiteransammlung) oder ein Unterdruck (Barotrauma) sehr schmerzhaft sein können und bei diesen Patienten die Schmerzproblematik im Vordergrund steht.

6.3.1 Allgemeine Ohrpflege

Ein wichtiger pflegerischer Gesichtspunkt stellt die Pflege des äußeren Ohres bei Patienten ohne Ohrerkrankungen dar. Im Normalfall wird die Ohrpflege in den Vorgang der Körperpflege integriert. Das Ziel der allgemeinen Ohrpflege ist eine **Reinigung der Ohrmuschel und des Gehörgangs**. Normalerweise reinigt sich der Gehörgang selbst, kann aber sowohl durch natürliche (Zerumen, Staub, Hautzellen) oder durch krankhafte Ablagerungen (Sekretion, Eiter, Blut, Hirnwasser beispielsweise nach einer Schädelverletzung) verlegt sein. Die Grundlage der Pflege besteht in einer täglichen Reinigung der Ohrmuschel mit Wasser, Seife sowie je nach Erkrankung auch mit Hautöl. Bei Zerumen obturans oder Entzündungen muss der Gehörgang entsprechend behandelt werden. Die Reinigung der Ohrmuschel und des Gehörgangseinganges kann mit Watte oder Stieltupfern bzw. so genannten Wattestäbchen erfolgen. Der Patient sollte vorher über den Zweck und die Durchführung informiert werden, v. a. auch darüber, dass bei Reinigung aufgrund des Vagusreizes ein Hustenreiz auftreten kann.
Der Kopf des Patienten wird etwas erhöht gelagert und zur Seite gedreht. Ohrschmuck sollte entfernt werden. Es folgt die Reinigung der sichtbaren Teile des äußeren Ohres mit ölgetränkten Wattestäbchen oder Tupfern. Die Wattestäbchen dürfen jedoch nicht in den Gehörgang eingeführt werden. Das Reinigungsmaterial sollte sofort entsorgt werden, wobei für jedes Ohr wegen der Infektionsübertragung frische Wattestäbchen verwendet werden müssen. Zur Vermeidung von Schmerzen oder Verletzungen sollte die Pflegekraft bei der Reinigung immer ein Finger an der Ohrmuschel abstützen. Bei Blutungen, Liquorrhö oder Eiterfluss wird das Ohr nur äußerlich trocken und steril verbunden.

> **Merke:** Der Gehörgang sollte prinzipiell nicht mit Wattestäbchen oder anderen ungeeigneten Gegenständen gereinigt werden!

6.3.2 Ohrspülung

Durch eine Spülung des äußeren Gehörgangs können Zerumen, Fremdkörper oder Sekret (chronische Otitis media) entfernt werden. Diagnostisch wird die Ohrspülung als Test des Vestibularapparates eingesetzt. Eine Ohrspülung wird entweder vom Arzt angeordnet oder von ihm selber durchgeführt. Pflegepersonal muss entsprechend unterwiesen und geschult sein. Wird mit normalem Wasser gespült (Zerumen,

Vestibularisdiagnostik), so ist die Information über den **Trommelfellbefund** wichtig. Bei einem perforierten Trommelfell sind entsprechende Spülungen kontraindiziert! Nur bei einer eitrigen chronischen Otitis media kann manchmal eine Ohrspülung unter sterilen Bedingungen z. B. mit Hydroxychinolin 0,1 %ig erforderlich sein.
Zur Ohrspülung sitzt der Patient in der Regel, die Spülung kann aber auch im Liegen erfolgen. Der Oberkörper des Patienten wird mit einer Plastikschürze oder einem Tuch geschützt. Es gibt verschiedene Möglichkeiten zur Durchführung einer Ohrspülung: mit einer Spritze (100 ml) oder mit entsprechenden **Ohrspülgeräten**. Bei letzteren kann nicht nur die Temperatur sondern auch die Menge des Wassers genau eingestellt werden. Ohrspülgeräte sind in die modernen HNO-Untersuchungseinheiten integriert. In der Regel wird körperwarme Flüssigkeit zum Spülen verwendet: entweder normales oder destilliertes Wasser oder entsprechende Lösungen (Hydroxychinolin, Kamillenlösung).
Der Kopf des Patienten wird etwas zur Seite geneigt und die Ohrmuschel wie bei der Gabe von Ohrentropfen leicht nach hinten oben gezogen. Ist der Patient orientiert und kooperativ, kann er eine Nierenschale zum Auffangen der Spülflüssigkeit selbst unter das Ohr halten. Untersuchungseinheiten verfügen über eine integrierte Auffangschale, die über einen Schlauch mit einer Pumpe bzw. einem Behälter zum Entsorgen der Flüssigkeit verbunden ist. Das Zerumen wird von einem Sieb in der Schale zurückgehalten.
Vor dem Spülen muss die Temperatur der Spülflüssigkeit geprüft werden, indem die Pflegeperson das Wasser über die Innenseite des Handgelenkes laufen lässt. Das Wasser wird dann ohne großen Druck in den Gehörgang gespült, wobei der **Spülstrahl** in Richtung hintere Gehörgangswand gerichtet wird. Die Richtung des Spülstrahls ist wichtig, damit der Strahl nicht direkt auf das Trommelfell trifft und dort eventuelle atrophische Narben platzen.
Harte **Zerumenpfropfen** können mit zerumenlösenden Ohrentropfen erweicht werden, was in Abhängigkeit vom Zerumenpfropfen ein bis zwei Stunden oder sogar Tage dauern kann. Nach durchgeführter Spülung wird das Ohr getrocknet und kann durch den Arzt unter Sicht ausgetupft oder ausgesaugt werden. Der Kopf des Patienten muss dabei ggf. von der Pflegeperson festgehalten werden. Auf alle Fälle ist darauf zu achten, dass der Patient keine unkontrollierten Kopfbewegungen macht. Daher darf auch der Spritzen- bzw. Spülkonus nur abgerundet sein. Während der Spülung muss der Patient genau beobachtet und nach seinem Befinden befragt werden.

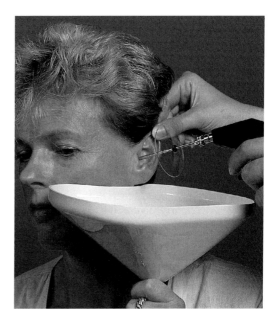

Abb. 17: Ohrspülung mit Spüleinrichtung

Eine nicht ausreichend temperierte Spülung kann Schwindel und Übelkeit hervorrufen, weil dadurch das Gleichgewichtsorgan gereizt wird (☞ Abb. 17).
Bei einer **chronischen Otitis media** hängt die Anzahl der täglichen Spülungen von der Intensität der Eiterungen ab. In diesem Fall werden v. a. Eiterverhaltungen und dadurch hervorgerufene Schwellungen des Gehörgangs verhindert.
Nach der Spülung wird das Ohr durch vorsichtiges Föhnen, Austupfen und Absaugen ausgetrocknet. Es ist auch hilfreich, wenn sich der Patient auf die Seite des gespülten Ohres legt, damit Restflüssigkeit herauslaufen kann.
Allerdings geht die Tendenz von einer Spülung solcher entzündeter Ohren weg, da dadurch zusätzlich Bakterien eingeschleppt oder verbreitet werden. Auf keinen Fall sollte der Patient mit einer chronischen Otitis media seine Ohren zu Hause alleine spülen. Durch den HNO-Arzt werden solche Ohren sehr vorsichtig mit einem feinen Sauger unter mikroskopischer Sicht abgesaugt bzw. gereinigt. Das Restsekret kann mit einem **Wattedriller** ausgetupft werden. Hierbei handelt es sich um feine mit einem Gewinde versehene Metallstäbe, auf die ein Wattebausch aufgedreht wird. Dazu wird ein kleines Stückchen Watte flach ausgebreitet und dann an der Spitze des Watteträgers zu einer kleinen festen Spindel gedreht, wobei die Watte die Spitze des Stabes um einige Millimeter überragen muss.

6.3.3 Verabreichung von Ohrentropfen

Ohrentropfen werden in den äußeren Gehörgang mittels der in der Regel der Packung beigefügten Glaspipette (oder so genannter Retro-Applikator aus weichem Kunststoff) eingeträufelt. Der Patient dreht sich hierfür auf die Seite oder hält den Kopf schräg. Durch ein Tuch wird die Kleidung des Patienten geschützt. Die Ohrmuschel wird leicht nach hinten oben gezogen. Dadurch wird die Krümmung des Gehörgangs ausgeglichen und der Gehörgang etwas „geöffnet".

Nach der Verabreichung der verordneten Tropfenzahl werden die Tropfen durch leichten Druck auf den Tragus vorsichtig in das Ohr „einmassiert" (so genannte Tragusmassage). Danach bleibt der Patient noch etwa 15 Minuten in Seitenlage. Die Tropfen sollten 3–4 mal am Tag appliziert werden.

Dem Patienten wird empfohlen, auf dem gesunden Ohr zu schlafen. Um Verschmutzungen der Ohrmuschel oder der Wäsche zu vermeiden, kann für kurze Zeit etwas Watte locker vor den Gehörgang gelegt werden, doch sollte diese keinesfalls als fester Pfropf den Gehörgang verschließen, da die dahinter sich ausbildende feuchte Kammer das Bakterienwachstum nur begünstigen würde. Da kalte Flüssigkeit im Gehörgang zu Schmerzen oder Schwindel führen können, sollten die Ohrentropfen **körperwarm** sein.

Ohrentropfen können auch mit einem Gazestreifen in den Gehörgang eingebracht werden. Dieser sollte dann durch das ein- bis zweistündliche Auftropfen der Lösung feucht gehalten werden (Dochtwirkung).

6.3.4 Applikation von Medikamenten durch den Arzt

Der HNO-Arzt kann unter Sicht Medikamente in Form von Salben, Lösungen oder Puder verabreichen. Hierbei hat sich das Einpinseln des Gehörgangs und des Trommelfells sowie die Applikation von so genannten **Salbenstreifen** bzw. **-tamponaden** bewährt. Diese Salbenstreifen können als Fertigpräparate vorliegen oder werden direkt am Arbeitsplatz hergestellt (☞ S. 201 ff.). Selten müssen in beide Gehörgänge gleichzeitig Salbenstreifen eingelegt werden. Der Patient hört dann allerdings deutlich weniger, was bei der Kommunikation berücksichtigt werden muss. Bei laufenden Ohren sollte ein Salbenstreifen wegen der Gefahr eines Rückstaus und einer dadurch verstärkten Entzündung nur wenige Stunden verbleiben. Ansonsten können die Streifen etwa

1–2 Tage belassen werden. Dem Patienten muss mitgeteilt werden, wann er die Salbenstreifen wieder entfernen soll.

6.3.5 Pflege bei speziellen Erkrankungen des Ohres

Otitis media acuta: Die regelmäßige und korrekte Gabe von Nasentropfen und die Verabreichung von Schmerzmitteln steht bei dieser Erkrankung im Vordergrund. Antibiotika können den Heilungsprozess unterstützen. Rotlicht oder andere Wärmequellen sollten erst dann angewendet werden, wenn das Sekret über eine kleine Perforation im Trommelfell ablaufen kann.

Otitis media chronica: Bei einer chronischen Otitis mit Sekretion (Ohrenlaufen), darf der Gehörgang nicht mit Watte o.ä. verschlossen werden. Es kommt sonst zu einem Sekretstau und damit zur Verstärkung der Entzündung. Der regelmäßige Verbandswechsel unter Verwendung einer Ohrenklappe kann das Sekret auffangen, so dass es nicht zum Verschmutzen von Kleidungsstücken oder von Bettwäsche kommen kann. Manchmal ist nur nachts das Tragen eines Verbands notwendig.

Otobasale Frakturen: Es ist darauf zu achten, dass die Ohren äußerlich mit einem sterilen Verband abgedeckt sind. Dieser Verband muss regelmäßig erneuert werden. Es sollte auf keinen Fall versucht werden, bei einer Liquorrhö oder einer Blutung den Gehörgang zu tamponieren, da dadurch eine aufsteigende Infektion begünstigt wird. Es empfielt sich, unter den Kopf im Bett eine schützende Unterlage zu legen. Der Patient sollte mit erhöhtem Oberkörper liegen.

Zusammenfassung: Die Erkrankungen des Ohres kann man in zwei Gruppen einteilen, die sich nach den anatomischen Regionen des Ohres orientieren. Neben den Erkrankungen des äußeren Ohres und des äußeren Gehörgangs spielen die Mittelohrerkrankungen eine besondere Rolle. Die Otitis externa, die akute und die chronische Mittelohrentzündung treten besonders häufig auf. Letztere ist v. a. durch eine Schwerhörigkeit gekennzeichnet. Die Otitis externa und die akute Mittelohrentzündung können sehr schmerzhaft sein. Dagegen sind die chronischen Entzündungen vorwiegend mit Ohrenlaufen verbunden. Eine sehr häufige nichtentzündliche Veränderung des Gehörgangs ist das Zerumen. Die Reinigung des äußeren Gehörgangs ist eine häufige HNO-ärztliche Maßnahme.

7 Neurootologische Erkrankungen

> **Definition:** Unter neurootologischen Erkrankungen werden hier die des Innenohres (Kochlea, Vestibularisorgan) sowie – da er enge Kontakte zum Innenohr aufweist – die des N. facialis verstanden.

7.1 Hörsturz

> **Definition:** Unter einem Hörsturz versteht man eine plötzlich einsetzende, in der Regel einseitige Schwerhörigkeit ohne erkennbare Ursache.

Ursachen: Es werden v. a. Durchblutungsstörungen verantwortlich gemacht, welche durch unterschiedliche Faktoren bedingt sein können: Blutdruckabfall, kardio-vaskuläre Faktoren, ungenügende Sauerstoffsättigung des Blutes, Embolie, persönliche Lebensführung, Virusinfekte oder Stoffwechselerkrankungen.

Symptome und Diagnostik: Dieser Hörstörung kann ein pelziges Gefühl um die Ohrmuschel vorausgehen. Neben der Hörstörung können ein Druckgefühl im Ohr, Ohrgeräusche, Schwindel und Diplakusis auftreten. Die Patienten geben meist ein Gefühl „wie Wasser" oder ein Druckgefühl im Ohr an. Ein Zerumenpfropf und ein Tubenkatarrh müssen ausgeschlossen werden. Neben der Otoskopie sind daher die Stimmgabel-Tests, die Tonaudiometrie und die Tympanometrie wichtig.

Therapie: Die Behandlung erfolgt in der Regel mit durchblutungsfördernden Medikamenten (☞ S. 168f.).

7.2 Lärmschwerhörigkeit

Bei der Lärmschwerhörigkeit unterscheidet man eine akute (akustisches Trauma, Knalltrauma sowie Explosionstrauma) von einer chronischen Lärmschwerhörigkeit.

7.2.1 Explosions- und Knalltrauma des Innenohres – akute Lärmschwerhörigkeit

Ein **Knall-** oder **Lärmtrauma** wird durch **akustische Energie** ausgelöst. Eine akustische Belastung des Gehörs kann zu einer mechanischen Traumatisierung der empfindlichen Innenohrstrukturen führen. Die Art und das Ausmaß der Schädigung hängt von der Dauer der Einwirkung und der akustischen Energie ab. Ein Knalltrauma ist durch ein kurzes, plötzliches und intensives Schallereignis (durch Schüsse, Airbags oder ein Feuerwerk) gekennzeichnet (Schallpegel über 150 dB und Druckspitze unter 1,5 ms Dauer). Beim Explosionstrauma kommt es infolge der Explosion zu einer Druckwelle, durch die es auch zu Trommelfell- und anderen Verletzungen kommen kann (Schallpegel über 150 dB und Druckspitze über 1,5 ms).

Akute Lärmschwerhörigkeit: Bei der akuten Lärmschwerhörigkeit sind meist Rockkonzerte oder Düsentriebwerke die auslösende Ursache. Die Patienten geben oft einen Tinnitus und eine leichte Taubheit an. Die akute Lärmschwerhörigkeit ist z.T. reversibel. Ansonsten wird sie mit durchblutungsfördernden Medikamenten therapiert.

7.2.2 Chronische Lärmschwerhörigkeit

> **Definition:** Bei der chronischen Lärmschwerhörigkeit handelt es sich um eine irreversible kochleäre Schwerhörigkeit. Ihr Auftreten hängt vom Expositionspegel (über 85 dB), von der Dauer der Einwirkung (z. B. 8 Stunden pro Arbeitstag über Jahre hinweg) und von individuellen Faktoren ab. Die chronische Lärmschwerhörigkeit wird einmal bei einer Lärmexposition am Arbeitsplatz und andererseits bei Jugendlichen durch Freizeitlärm hervorgerufen.

Symptome: Taubheitsgefühl und Tinnitus sind die typischen Symptome des lärmbedingten Innenohrschadens. Bei einer chronischen Lärmschwerhörigkeit kommt es zu einer zunehmenden Innenohrschwerhörigkeit, wobei die Verständlichkeit bei Hintergrundgeräuschen abnimmt. Tinnitus kann bleibend auftreten, Schwindel jedoch nicht.

Diagnostik: In der Tonschwellenaudiometrie zeigt sich typischerweise ein symmetrischer Hörverlust der Innenohrkurve zwischen 3 und 6 kHz. Zu Beginn kann sich eine Senkenbildung bei 4 kHz zeigen.

Therapie: Eine Therapie der chronischen Lärmschwerhörigkeit gibt es nicht. Wichtig ist die Vermeidung von weiteren Innenohrschäden durch Lärm. Die wirksamste Prophylaxe ist die Senkung des Lärmpegels. Bei der Lärmarbeit ist das konsequente Tragen von Gehörschutz (Stöpsel, Kappen, Helme) und regelmäßige Hörkontrollen erforderlich.

7.3 Toxische Innenohrschädigung

Ursachen: Eine toxische Innenohrschädigung kann durch endogene (Stoffwechselprodukte, z. B. bei Hyperlipidämie, Urämie) oder exogene Stoffe (Medikamente, Gifte: Blei, CO_2, Mangan, Nikotin, Alkohol, Aminobenzole) hervorgerufen werden. Durch die Toxine kann sowohl die kochleäre als auch die vestibuläre Funktion betroffen sein. Besonders sind Schäden durch Medikamente zu beachten. Dazu zählen ototoxische Antibiotika (Polypeptidantibiotika, Aminoglykoside), Salizylsäure, Chinin, Diuretika (Furosemid, Ethacrynsäure) oder Zytostatika (Cisplatin, Cyclophosphamid). Ein Innenohrschaden kann aber auch bei einer lang andauernden Mittelohrentzündung durch eine Toxininvasion durch die Labyrinthfenster oder bei Infektionskrankheiten (Masern, Scharlach, Diphtherie, Mumps, Typhus) vorkommen.

Symptome und Diagnostik: In der Regel treten toxische Innenohrschäden symmetrisch auf. Bei einer kochleären Störung klagen die Patienten über einen beidseitigen Tinnitus und Hörverlust. Der Tinnitus kann auch das Erstsymptom sein. An erster Stelle steht bei der Diagnostik die Anamnese, wobei gezielt nach Medikamenten, beruflichen Giften oder Infektionskrankheiten gefahndet werden muss. Bei der Otoskopie zeigen sich in der Regel keine Auffälligkeiten. Die audiologische Diagnostik und die Vestibularisuntersuchung schließen sich an.

Therapie: Die Behandlung richtet sich nach der Ursache. Ist die Innenohrschwerhörigkeit durch Medikamente bedingt, so muss das entsprechende Medikament ab- oder umgesetzt werden. Ähnliches gilt für andere exogene Stoffe. Bei einer Mittelohrentzündung ist eine Parazentese bzw. Paukendrainage indiziert. In vielen Fällen ist eine medikamentöse Innenohrtherapie u. U. mit Prednisolon nach dem Stennert-Schema sinnvoll. Eine zusätzliche Antibiose ist bei der Mittelohrentzündung indiziert.

Prophylaxe: Bei der Gabe ototoxischer Medikamente sollte im Vorfeld beachtet werden:

- Ototoxische Medikamente sollten nur dann angewendet werden, wenn sie nicht durch andere Medikamente ersetzt werden können.
- Bei einer Nierenfunktionsstörung dürfen ototoxische Medikamente generell nicht eingesetzt werden, da dann der Wirkspiegel zusätzlich erhöht ist.
- In der Schwangerschaft sind ototoxische Medikamente kontraindiziert, da das Gehör des Embryos geschädigt werden kann.
- Vor Beginn einer Therapie mit ototoxischen Medikamenten muss ein Tonaudiogramm erstellt werden, und die otoakustischen Emissionen (OAE) müssen abgeleitet werden. Im weiteren Verlauf müssen Kontrollen mindestens wöchentlich erfolgen.
- Bei Hörverschlechterung, Schwindel oder Tinnitus ist die Behandlung sofort zu beenden.

7.4 Angeborene Innenohrschwerhörigkeit

Definition: Als angeborene Innenohrschwerhörigkeit bzw. Taubheit bezeichnet man alle pränatal, perinatal und postnatal (in den ersten 6 Lebensmonaten) entstandenen Funktionsstörungen des Innenohres.

Ursachen: Die Ursachen werden in Abhängigkeit von ihrer zeitlichen Entstehung eingeteilt. Als pränatale Ursachen kommen angeborene bzw. genetisch determinierte Schwerhörigkeiten, die Rötelnembryopathie, die Lues connata, Alkoholismus der Mutter und medikamentöse Embryopathien in Frage. Eine Hypoxie, Blutgruppeninkompatibilität, Virusinfektionen und Geburtstraumata mit intrakraniellen Blutungen zählen zu den perinatalen Ursachen. Postnatal

Tab. 7: Früherkennung kindlicher Hörschäden

Hörprüfungen im 1. Lebensjahr:	OAE, reflektorische Beschallung mit Tönen, Geräuschen usw., Hinwendereaktionen, Screening-Audiometer (Wobbeltöne), Stapediusreflexe, BERA-Untersuchung
Hörprüfungen im 2.–3. Lebensjahr:	Spielaudiometrie (auf Signal hin wird eine Spielhandlung durchgeführt)
Hörprüfungen im 4. Lebensjahr:	konventionelle Audiometrie

können Virusinfektionen, wie Masern, Röteln oder Mumps, eine bakterielle Meningitis oder Medikamente eine Hörstörung verursachen.

Symptome: Das Hauptsymptom ist die ausbleibende oder verzögerte Sprachentwicklung. Außerdem führt die Schwerhörigkeit bzw. Taubheit allmählich zu einer psychischen Behinderung.

Diagnostik: Es ist eine genaue Beobachtung des Säuglings erforderlich, ob er auf akustische Reize bzw. Umwelteindrücke reagiert. In der Anamnese muss nach Hörstörungen in der Familie und Komplikationen in der Schwangerschaft gefragt werden. Durch die HNO-Spiegeluntersuchung werden andere Missbildungen ausgeschlossen. In Abhängigkeit vom Lebensalter erfolgt die audiologische Diagnostik (Spielaudiometrie, Stapediusreflexe, OAE, BERA) (☞ Tab. 7).

Therapie: Eine angeborene Innenohrschwerhörigkeit erfordert eine frühzeitige und beidseitige Hörgeräteanpassung. Bei Missbildungen oder Fehlbildungen im Gehörgangsbereich müssen entsprechende Knochenleitungshörgeräte angepasst werden. Später kann eine operative Therapie mit einer Anlage des Gehörgangs und einer Tympanoplastik erfolgen. Bei einer Resthörigkeit, die mit einem Hörgerät nicht richtig zu versorgen ist, oder bei einer Taubheit sind die Möglichkeiten einer CI-OP (Kochlea-Implantation) abzuklären.

7.5   Schwerhörigkeit im Alter

Definition: Die Altersschwerhörigkeit (Presbyakusis) ist die häufigste Form der beidseitigen Innenohrschwerhörigkeit. Sie beginnt meist zwischen dem 50. und 60. Lebensjahr und ist nicht nur eine altersnormale Erscheinung.

Ursachen: Neben einer physiologischen Degeneration, die genetisch prädisponiert sein kann, spielen exogene Ursachen, wie Umwelteinflüsse, Ernährung, Genussgifte, Lärm, internistische oder neurologische Erkrankungen eine Rolle.

Symptome: Es zeigt sich eine zunehmende Schwerhörigkeit, die vorwiegend die höheren Frequenzen betrifft. Daneben besteht ein vermindertes Wortverstehen und eine Unbehaglichkeit in geräuschvoller Umgebung.

Diagnostik: Das Audiogramm zeigt eine symmetrische Innenohrschwerhörigkeit, entweder in den höheren Frequenzen oder aber alle Frequenzbereiche betreffend. Zur differenzialdiagnostischen Abgrenzung von anderen Hörstörungen ist eine Gleichgewichtsuntersuchung, eine BERA oder ein MRT indiziert. Die Altersschwerhörigkeit ist eine Ausschlussdiagnose. Nicht jede Schwerhörigkeit im Alter ist auch eine Altersschwerhörigkeit.

Therapie: Eine spezifische Therapie gibt es nicht. Eine beidseitige Hörgeräteversorgung sollte frühzeitig erfolgen. Bei rascher Zunahme oder lästigem Tinnitus ist eine durchblutungsfördernde Therapie manchmal angezeigt.

7.6   Rehabilitation von Schwerhörigen

Man unterscheidet eine apparative von einer pädaudiologischen Rehabilitation. Zu der apparativen Versorgung gehören die konventionellen Hörgeräte und die invasiven Hörgeräte (knochenverankernde, implantierbare Hörgeräte und Kochlea-Implantation).

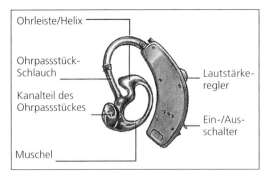

Ohrleiste/Helix

Ohrpassstück-
Schlauch

Kanalteil des
Ohrpassstückes

Muschel

Lautstärke-
regler

Ein-/Aus-
schalter

Abb. 18: HdO-Gerät mit Ohrpassstück

7.6.1 Konventionelle Hörgeräte-versorgung

Einteilung: Bei der konventionellen Hörgeräteversorgung wird hinsichtlich der Bauform v. a. das **Hinter-dem-Ohr-Gerät** (HdO) und das **Im-Ohr-Gerät** (IO) verwendet (☞ Abb. 18). Die früher verwendeten Taschengeräte werden kaum noch verordnet.

Indikation: Ein Hörgerät ist indiziert, wenn der Hörverlust bei beidohriger Schwerhörigkeit auf dem besser hörenden Ohr zwischen 0,5 und 3 kHz in mindestens einer Frequenz 30 dB beträgt. Zusätzlich sind soziale und berufsspezifische Faktoren zu berücksichtigen. Hierbei spielt unter anderem eine Rolle, ob der Patient überhaupt ein Hörgerät möchte bzw. ob er damit zurecht kommt und es bedienen kann.

Aufbau: Hörgeräte bestehen aus einem Mikrofon, einem Verstärker und einem Lautsprecher. Moderne Hörgeräte verfügen über so genannte Frequenzblenden zur Veränderung der Übertragungscharakteristik und einer automatischen Lautstärkekontrolle. Bei dem **HdO-Gerät** befinden sich Mikrofon und Lautsprecher im oberen Teil des Gerätes, so dass der Schall außerhalb der Ohrmuschel aufgenommen werden kann. Vom Lautsprecher führt ein Kunststoffschlauch zum Gehörgang, der mit einem Ohrpassstück bzw. einer Otoplastik abgedichtet ist. Dadurch wird eine Rückkopplung zwischen dem in den Gehörgang abgestrahlten Schall und dem Mikrofon vermieden. **IO-Geräte** sitzen im Cavum conchae oder nur im Gehörgang. Hierbei bleibt die Charakteristik des äußeren Ohres bei der Aufnahme des Schalls gewahrt, so dass ein Richtungshören sowie ein Verstehen von Sprache in geräuschvoller Umgebung möglich ist.

7.6.2 Knochenleitungsgerät

Ein Knochenleitungsgerät stellt eine Sonderform der Hörgeräte dar. Diese Hörgeräte sind indiziert, wenn der Gehörgang nicht angelegt ist oder wenn ein Ohrpassstück aus medizinischen Gründen nicht getragen werden kann. Es ist oft in eine so genannte Hörbrille integriert, wobei die Schallübertragung durch einen Vibrator direkt auf den Knochen erfolgt. Die Leistung dieser Knochenhörgeräte ist aufgrund der Dämpfung eingeschränkt, so dass knochenverankernde Hörgeräte eine Alternative darstellen.

7.6.3 Verordnung und Anpassung

Die Verordnung bzw. Anpassung erfolgt in der Regel durch den HNO-Arzt und den Hörgeräteakustiker. Während der HNO-Arzt die Schwerhörigkeit diagnostiziert (Audiogramm, Sprachaudiogramm) und das Hörgerät verordnet, nimmt der Hörgeräteakustiker die Anpassung vor. Es wird entsprechend der audiometrischen Daten des Patienten das Hörgerät ausgewählt und mit Hilfe der Sprachaudiometrie die Feinanpassung durchgeführt. Der HNO-Arzt überprüft abschließend die Anpassung, wobei insbesondere die Hörverbesserung des Patienten und das Verstehen von Sprache geprüft wird.

7.6.4 Knochenverankernde Hörgeräte

Knochenverankernde Hörgeräte stellen eine Alternative zum Knochenleitungshörer dar, da der Vibrator mit einer Schraube am Knochen fixiert wird.

Indikation: Sie sind bei Missbildungen mit einem Gehörgangsverschluss sowie bei therapieresistenter chronischer Otitis media oder Otitis externa indiziert, v. a. wenn das Ohrpassstück nicht vertragen wird.

Anpassung: Es wird in zwei operativen Sitzungen eine Titanschraube in den Knochen hinter dem Ohr gebohrt und später eine Schraube durch die Haut geführt. An dieser Schraube kann dann der Vibrator fixiert werden, der auch das Mikrofon und den Verstärker enthält.

7.6.5 Implantierbare Hörgeräte

Implantierbare Hörgeräte enthalten einen mechanischen Wandler, der die in das Ohr einfallenden Schallwellen verstärkt und auf die Gehörknöchelchen weiterleitet, so dass der Schall mit erhöhten Pegeln das Innenohr erreicht. Das Mikrofon und der akustische Wandler können sich entweder hinter dem Ohr in einer Kapsel befinden; bei anderen Modellen ist das Mikrofon im Gehörgang in der Nähe des Trommelfells angeordnet. Die Übertragung erfolgt entweder über die Haut oder direkt im Knochen. Indiziert sind die implantierbaren Hörgeräte bei einer mittel- bis hochgradigen Innenohrschwerhörigkeit, wobei die Mittelohrverhältnisse intakt sein müssen. Die technische Entwicklung ist noch im Fluss.

7.6.6 Cochlear Implant

Bei Taubheit durch einen vollständigen Funktionsverlust des Innenohres wird der geschädigte physiologische Wandler durch einen elektronischen Wandler ersetzt. In die Schnecke wird eine Elektrode implantiert, die von einem im Mastoid liegenden Wandler gespeist wird. Ein äußerer Teil, der am Ohr getragen wird, arbeitet ähnlich wie ein Hörgerät, wobei allerdings ein Sprachdekoder eine digitale Verarbeitung der Höreindrücke erlaubt. Voraussetzung für die erfolgreiche Implantation ist, dass die Fasern des Hörnervs intakt sind und dass keine Missbildungen vorliegen. Außerdem muss eine konventionelle Versorgung mit Hörgeräten ausgeschöpft sein. Die Anpassung des CI bzw. die postoperative Rehabilitation ist sehr aufwändig und erfordert einen langwierigen Lernprozess.

7.6.7 Pädaudiologische Rehabilitation

Schallleitungsschwerhörigkeit: Kindliche Mittelohrschwerhörigkeiten sind am häufigsten auf einen Paukenerguss zurückzuführen, der durch eine Parazentese bzw. Paukendrainage behandelt wird. Wird diese Operation rechtzeitig durchgeführt, können Störungen der Sprachentwicklung vermieden werden. Andere Ursachen einer Schallleitungsschwerhörigkeit (Kettenunterbrechung, Stapesfixation, Missbildungen) werden entweder operativ oder mit einem Hörgerät ausgeglichen. Hierbei spielt eine wichtige Rolle, ob die Schwerhörigkeit ein- oder beidseitig ist, da erstere oft erst spät erkannt werden und eine

Inaktivierung des Hörsystems der betreffenden Seite verursachen.

Innenohrschwerhörigkeit: Bei einer sensorineuralen Schwerhörigkeit muss so früh wie möglich eine beidseitige Hörgeräteversorgung erfolgen. Die Anpassung von Hörgeräten und die Betreuung von den betroffenen Kindern erfolgt durch **Pädaudiologen** in Zusammenarbeit mit pädaudiologisch erfahrenen Hörgeräteakustikern. Bei einer Gehörlosigkeit, die mitunter noch Hörreste aufweist, wird entweder eine beidseitige Hörgeräteversorgung oder ein CI durchgeführt.

Hör-Sprach-Erziehung: An die Hörgeräteverordnung muss sich eine frühkindliche Hör-Sprach-Erziehung durch **Sonderpädagogen** anschließen. Damit die Kinder – soweit es geht – eine lautsprachliche Erziehung erfahren, sollte eine Gebärdensprache mit Hilfe von Mimik und Gestik erst später einsetzen. Jedoch ist sie für die Kommunikation von Gehörlosen untereinander unbedingt notwendig.

Schulentwicklung: Die schulische Betreuung hörgeschädigter Kinder erfolgt zunächst im 4. Lebensjahr in vorschulischen Einrichtungen, die mit pädaudiologischen Zentren zusammenarbeiten. In Abhängigkeit vom Hörschaden und vom Verhalten werden die Kinder in einem Kindergarten für Hörgeschädigte bzw. einer Schwerhörigenvorschule oder in einem Normalkindergarten betreut. Angestrebt wird, auch schwerhörige Kinder an den Besuch einer Normalschule heranzuführen. Ansonsten werden die Kinder in Sonderschulen für Schwerhörige bzw. für Gehörlose eingeschult. Das Ziel ist es v. a., auch den Gehörlosen eine verständliche Lautsprache beizubringen oder das Lippenablesen zu ermöglichen. Die Kinder sind jedoch in Abhängigkeit vom Ausmaß der Hörschädigung nur begrenzt kommunikationsfähig und damit in ihren beruflichen und sozialen Entwicklungsmöglichkeiten eingeschränkt.

7.7 Tinnitus

Definition: Als Tinnitus bzw. Ohrgeräusche bezeichnet man konstante, intermittierende, anfallsweise oder zunehmend auftretende akustische Wahrnehmungen ohne äußere Schallreize. Diese Ohrgeräusche werden entweder nur vom Patienten wahrgenommen oder sind auch auskultatorisch noch nachweisbar.

Ursachen: In den meisten Fällen liegt eine Schädigung der Haarzellen unterschiedlicher Ätiologie vor. Die Ursachen entsprechen dabei denen der Innenohrschwerhörigkeit. Daneben unterscheidet man mittelohrbedingte und zentrale Ursachen.

Diagnostik: Tinnitus ist ein Symptom, welches der Patient dem Arzt berichtet. Die Hördiagnostik ermittelt zunächst den Sitz einer begleitenden Hörstörung. OAE (otoakustische Emissionen) können Schädigungen der Sinneszellen im Ohr nachweisen. Die BERA (brain stem evoked audiometry – Hirnstammaudiometrie) dient der weiteren Differenzialdiagnostik. Sie gibt richtungsweisende Hinweise, ob es sich um eine innenohrbedingte oder um eine „zentrale" Hörstörung handelt. Die Mittelohrdruckmessung kann puls- und atemsynchrone Schwankungen bei objektiven Ohrgeräuschen nachweisen. Ggf. muss eine bildgebende Diagnostik (MRT) erfolgen.

Therapie: Die Behandlung von Ohrgeräuschen sollte in Abhängigkeit von der Grundkrankheit erfolgen. Jedoch ist es selbst bei nachgewiesener Ursache unsicher, ob dem Patienten durch die entsprechende Therapie bezüglich des Tinnitus geholfen werden kann. Auch spielt es eine Rolle, wie lange der Tinnitus schon besteht.
Bei einem akuten Tinnitus ist eine durchblutungsfördernde Therapie indiziert. Der Leidensdruck beim chronischen Tinnitus kann durch eine so genannte **Retraining-Therapie** (im Sinne einer Gewöhnung des Patienten an den Tinnitus), bei der HNO-Arzt, Psychotherapeut und Hörgerätekustiker eng zusammenarbeiten müssen, günstig beeinflusst werden.

7.8 Morbus Menière

Definition und Ursachen: Der Morbus Menière ist eine Innenohrerkrankung, die wahrscheinlich durch eine Elektrolytstörung zwischen Endo- und Perilymphe („endolymphatischer Hydrops") hervorgerufen wird. Ausgelöst wird die Erkrankung durch psychische Faktoren, Stress und auch Autoimmunprozesse.

Symptome: Die Patienten leiden charakteristischerweise an drei Symptomen:

1. plötzlich, anfallsweise einsetzender Drehschwindel,
2. Schwerhörigkeit v. a. während des Anfalls,
3. Ohrgeräusche vorwiegend während des Anfalls.

Die Schwierigkeit besteht jedoch darin, dass es manchmal atypische Formen (beispielsweise ohne Hörstörungen) geben kann. Charakteristisch ist jedoch der anfallsartige Beginn, bei dem die Patienten völlig hilflos sind. Der Schwindel dauert Minuten bis Stunden (nicht Sekunden und auch nicht Tage).

Diagnostik: Die Erkrankung ist eher selten. Nur etwa 10 % der Patienten mit Drehschwindel haben einen Morbus Menière. Die Diagnostik ist eine Ausschlussdiagnostik. Es müssen zunächst alle anderen Erkrankungen, die ähnliche Beschwerden verursachen, ausgeschlossen werden: z. B. Kleinhirnbrückenwinkeltumoren oder Halswirbelsäulenerkrankungen.
Der so genannte Glyzeroltest ist richtungsweisend. Hierbei verbessert sich das Hörvermögen nach der oralen Gabe von Glycerol (1,5 g Glycerin/kg Körpergewicht). Im Anfangsstadium sind meist die tiefen Frequenzen, später auch die anderen Frequenzbereiche betroffen (pantonale Schwerhörigkeit).

Therapie: Im akuten Anfall ist neben Bettruhe, der Gabe von Antiemetika, einer Flüssigkeits- und Elektrolytzufuhr auch die Gabe von Prednisolut indiziert. Außerdem erfolgt eine durchblutungsfördernde Therapie, die das Ziel hat, die Durchblutung des Saccus endolymphaticus und die Resorption von Lymphe zu verbessern.
Eine spezifische Therapie gibt es nicht. Es kann die Gabe von antivertiginösen Antihistaminika (Betahistin) oder zentral wirksamen Calciumantagonisten (Cinnarizin) versucht werden. Im Intervall sollten begleitende Herz-Kreislauf-Erkrankungen behandelt werden. Außerdem wird eine salzarme Kost, Stressabbau, Verzicht auf Alkohol und Nikotin empfohlen. Bei schweren Fällen kann versucht werden, das Gleichgewichtsorgan mit einem lokal in das Mittelohr gegebenen ototoxischen Medikament auszuschalten. Auch wurden verschiedene operative Verfahren beschrieben. Insgesamt ist der Verlauf der Erkrankung nicht vorhersagbar. Es sind v. a. die plötzlich einsetzenden Schwindelanfälle, die dem Patienten Angst bereiten. Dadurch wird ein Leidensweg in Gang gesetzt, der die Patienten zusätzlich verunsichert. Eine begleitende psychologische bzw. psychiatrische Therapie ist daher meist ebenfalls notwendig.

7.9 Neuropathia vestibularis

Definition: Entsprechend zum Hörsturz tritt bei der Neuropathia vestibularis (akuter einseitiger Vestibularisausfall, Neuronitis vestibularis) eine plötzliche Einschränkung der peripheren vestibulären Funktion auf einer Seite auf.

Ursachen: Die Ursachen sind unbekannt. Früher nahm man häufig entzündliche Prozesse an und hat das Krankheitsbild deshalb als Neuronitis vestibularis bezeichnet. Heute wird eher eine Durchblutungsstörung angenommen. Außerdem werden virale oder stoffwechselbedingte Ursachen diskutiert.

Symptome: Es setzt ein plötzlicher Drehschwindel ohne erkennbare Ursache ein, der in der Regel mehrere Tage bestehen bleibt. Daneben verspüren die Patienten eine Übelkeit sowie Schweißausbruch und es kommt zum Erbrechen. Schwerhörigkeit, Tinnitus, Schmerzen oder Bewusstlosigkeit bestehen **nicht**.

Diagnostik: Im akuten Stadium lässt sich ein horizontaler bis rotatorischer Spontannystagmus nachweisen. Die thermische Untersuchung des Labyrinths zeigt eine Un- oder Untererregbarkeit des befallenen Labyrinths, das entgegengesetzt zur Nystagmusrichtung liegt. Im Romberg-Test besteht eine Fallneigung zur Seite der Läsion und im Unterberger-Test ein Drehen zur Läsionsseite. Selten kann die Schwindelsymptomatik auch erste Symptome einer ernsthaften neurologischen Erkrankung (Hirnstammischämie, beginnende Basilaristhrombose) sein. Differenzialdiagnostisch müssen daher v. a. zentrale Durchblutungsstörungen oder Raumforderungen ausgeschlossen werden.

Therapie: Im akuten Stadium ist Bettruhe in einem abgedunkelten Raum, Flüssigkeitszufuhr (Infusionen) und die Gabe von Antivertiginosa (in der Regel als Zäpfchen) erforderlich. Nach der akuten Phase sollte der Patient so frühzeitig wie möglich **mobilisiert** werden, da dadurch die zentrale Kompensation gefördert wird. Ein Gleichgewichtstraining unter physiotherapeutischer Anleitung ist hierbei nützlich (☞ S. 178). Jüngere Patienten erholen sich schneller als ältere von dem einseitigen Vestibularisausfall. Ältere Patienten müssen daher länger ein Schwindeltraining durchführen.

7.10 Benigner paroxysmaler Lagerungsschwindel

Häufigkeit: Der BPN (Kupulolithiasis, Positionsschwindel) ist eine der häufigen Ursachen für Schwindelanfälle. Frauen sind häufiger als Männer betroffen.

Ursachen: Es wird vermutet, dass der Schwindel durch verlagerte Partikel (Otolithen) in der Endolymphe (überwiegend im hinteren Bogengang)

Tab. 8: Differenzialdiagnose der vestibulären Störungen

	Neuropathia vestibularis	Morbus Menière	benigner paroxysmaler Lagerungsschwindel
Dauer:	Tage bis Wochen	Minuten bis Stunden	Sekunden bis Minuten
Nystagmus:	Spontannystagmus in Richtung des gesunden Ohres	ohne charakteristischen Befund	bei Lagerungsprüfung rotatorischer Nystagmus (Crescendo-Decrescendo-Charakter)
kalorischer Befund:	einseitiger Ausfall	einseitige Untererregbarkeit	unauffällig
Hörprüfung:	unauffällig	Tieftoninnenohrschwerhörigkeit	unauffällig
Ohrgeräusche:	nein	ja	nein
Anamnese:	keine Besonderheiten	rezidivierende Anfälle	evtl. Trauma

hervorgerufen wird. Typischerweise wird die Symptomatik erstmals beim Umdrehen im Bett in den frühen Morgenstunden oder beim Aufstehen bemerkt, da es meist zu Ablagerungen während des Schlafes kommt. Schädelunfälle, Schädigungen des Innenohres beispielsweise nach OP haben als auslösende Ursachen ebenfalls eine Bedeutung.

Symptome: Die Patienten klagen über rezidivierende Drehschwindelanfälle von kurzer Dauer. Diese Anfälle werden durch bestimmte Kopfbewegungen oder Haltungen hervorgerufen. Übelkeit kann vorkommen, jedoch fehlen andere Ohrsymptome. Die Beschwerden treten bevorzugt nachts auf. Die Diagnose wird mit einem Positionsversuch in Kopfhängelage nachgewiesen. Nach Einnahme der Kopfhängelage ist ein rotatorischer Nystagmus von kurzer Dauer nachweisbar. Jedoch müssen andere, v. a. zentrale Gleichgewichtsstörungen ausgeschlossen werden.

Therapie: Das Krankheitsbild ist gutartig und klingt spontan innerhalb von Wochen wieder ab. Die Behandlung besteht in einem speziellen Lagerungstraining. Es werden schnelle Kopflagerungen zur Reposition der verlagerten Partikel durchgeführt. In der Regel verschwindet der Schwindel dann wieder. Es kann jedoch nach einer gewissen Zeit zum Wiederauftreten der Beschwerden kommen.

7.11 Kleinhirnbrückenwinkeltumoren

Tumoren des inneren Gehörgangs verursachen eine Kompression des VIII. Hirnnervs und verursachen ein einseitiges, so genanntes kochleovestibuläres Syndrom mit Hörstörung und/oder Schwindel. Am häufigsten liegt ein **Akustikusneurinom** vor (80 %).
Definition: Beim Akustikusneurinom handelt es sich um einen langsam wachsenden gutartigen Tumor, der aus dem VIII. Hirnnerven hervorgeht. Man kann zwischen intrameatalen (lateral) und extrameatalen Tumoren (medial) unterscheiden.
Symptomatik: Das typische Symptom eines **Akustikusneurinoms** ist die einseitige Hörstörung, oft kombiniert mit Tinnitus oder Schwindel. Die Hörstörung kann plötzlich im Sinne eines Hörsturzes auftreten, wobei es zu einer vorübergehenden Besserung kommen kann.

Diagnostik: Neben einer Innenohrschwerhörigkeit lässt sich mit der BERA eine Verlängerung der

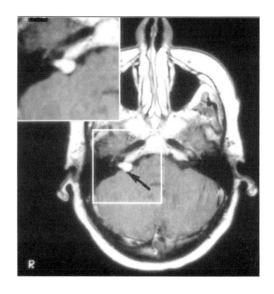

Abb. 19: MRT des Kleinhirnbrückenwinkels mit Akustikusneurinom (Pfeil)

Latenzzeit auf der betreffenden Seite nachweisen. Die Diagnose wird mit der MRT gestellt (☞ Abb. 19).

Therapie: Die Therapie richtet sich nach der Größe und der Lage des Tumors, nach der Funktion des Gehörs sowie nach dem Alter. Große Tumoren müssen operiert werden, kleine Tumoren bis zu einer Größe von 1 cm können beobachtet werden (MRT). Eine andere Therapieform ist die stereotaktische Strahlentherapie.

7.12 Traumatische und posttraumatische Zustände – Schädeltrauma

7.12.1 Trauma ohne Fraktur

Bei einem Trauma ohne Fraktur verwendet man die Begriffe Labyrinthkommotio und -kontusion, wobei es zu einem Untergang der Sinneszellen, Zerreißungen des häutigen Labyrinths, Blutungen in die Innenohrräume und zur Ausbildung perilymphatischer Fisteln kommen kann. Hierbei können sowohl das Hör- als auch das Gleichgewichtsorgan betroffen sein.

7.12.2 Trauma mit Fraktur

Eine Fraktur im Bereich der Pyramidenlängs-achse trifft im Allgemeinen nicht das Labyrinth. Beteiligungen des Innenohres sind hierbei auf ein stumpfes Labyrinthtrauma zurückzuführen. Die Felsenbeinquerfraktur verläuft dagegen senkrecht zur Pyramidenlängsachse und meistens durch das Labyrinth, so dass die Labyrinthweichteile zerrissen werden oder der N. statoakustikus verletzt werden kann. Bei den schweren Funktionsausfällen des Innenohres zeigt sich in der Regel ein unauffälliges Trommelfell. Im Vordergrund steht meist das massive Polytrauma, so dass die entsprechenden neurootologischen Symptome erst im weiteren Verlauf auffallen.

7.12.3 Perilymphfisteln

> **Definition:** Der Austritt von Perilymphe nach Eröffnung des runden oder ovalen Fensters führt zu einer Funktionsstörung des Innenohres.

Ursachen: Man unterscheidet Perilymphfisteln, die durch ein Trauma (Pyramidenfraktur, Mittelohr-OP) verursacht sind, von so genannten spontanen Fisteln. Hierbei kann eine Druckänderung im Mittelohr, eine intrakranielle Drucksteigerung durch Pressen oder Hustenanfälle für eine Perilymphfistel verantwortlich sein.

Symptome: Eine Innenohrhörminderung, Ohrgeräusche oder Schwindel können in unterschiedlichem Ausmaß plötzlich auftreten.

Diagnostik: Neben der Otoskopie und der Hördiagnostik kommt der Anamnese mit dem Bericht des Patienten über das Auftreten eines entsprechenden Ereignisses eine besondere Rolle zu. Der sichere Nachweis einer Fenstermembranruptur gelingt jedoch meist nur durch eine Tympanoskopie bzw. Tympanotomie.

Therapie: Im Rahmen der Tympanotomie wird die entsprechende Perilymphfistel abgedichtet. Unter antibiotischer Abschirmung erfolgt im weiteren Verlauf eine rheologische Innenohrtherapie.

7.13 Fazialisparese

> **Definition:** Das Bild einer akuten peripheren Fazialisparese präsentiert sich typischerweise in Form einer rasch auftretenden Lähmung sämtlicher vom N. facialis innervierten mimischen Muskeln einer Gesichtshälfte.

Ursache: Die häufigste Form der peripheren Fazialisparese ist die **idiopathische** Lähmung, die oft nach einem banalen Infekt, z. T. aber ohne vorhergehende Symptome abläuft. Pathogenetisch liegt bei der idiopathischen Fazialislähmung (Bell-Lähmung) eine Schädigung des Fazialisstamms im intratemporalen Bereich des Canalis nervi facialis vor. Durch verschiedene Noxen (viral, vasospastisch, toxisch) kommt es zu einer ödematösen Schwellung des in der perineuralen Scheide und im knöchernen Kanal verlaufenden Nervs. Bei kurzer Dauer dieses Vorganges wird die Nervenfunktion im Sinne einer Neuropraxie nur vorübergehend beeinträchtigt und kann sich schon nach wenigen Tagen bis einigen Wochen rasch erholen.

Neben der idiopathischen Parese kann man prinzipiell zwischen angeborenen, entzündlichen, neurologischen, metabolischen, toxischen, traumatischen, iatrogenen und tumorösen Ursachen unterscheiden. Eine **zentrale** Fazialisparese kann bei zerebralem Insult, Schädeltrauma, Enzephalitis, endokraniellem Tumor oder Poliomyelitis auftreten.

Symptomatik: Die periphere Fazialisparese ist gekennzeichnet durch eine etwa gleichmäßig starke Lähmung der Muskulatur einer Gesichtshälfte. Die Lähmung kann komplett oder inkomplett sein. Bei stärkerer Ausprägung geht sie mit einem inkompletten Lidschluss einher, so dass das Auge nicht mehr ausreichend von Tränenflüssigkeit benetzt wird und die Hornhaut von Austrocknung und Infektionen bedroht ist. Beim Liedschlussversuch rotieren die Augäpfel nach oben (Bellsches Phänomen).

Diagnostik: Die idiopathische Fazialisparese ist eine Ausschlussdiagnose, d. h. dass andere Ursachen, wie ein Zoster oticus, Tumoren oder ein Trauma abgegrenzt werden müssen. Die Diagnose ergibt sich aus der innerhalb von Stunden auftretenden Lähmung aller vom N. facialis innervierten mimischen Muskeln einer Gesichtshälfte. Der Parese geht manchmal ein Schmerz hinter dem Ohr voraus. In Ruhe verrät ein verzögerter Lidschlag bereits geringste Innervationsunterschiede, selbst wenn sie in der Willkürmotorik noch nicht auffallen. Willkürliche Bewegungen der Gesichtsmuskeln der betroffenen Seite sind nicht mehr möglich, die Stirnfalten sind verstrichen, das Auge kann nicht mehr geschlossen werden und der Mundwinkel hängt herab. Es entstehen Schwierigkeiten beim Sprechen und beim Trinken. Eine zentrale Fazialislähmung (supranukleäre Läsion) führt nicht zu einer Lähmung im Bereich der Stirnmuskeln.

Therapie: Die Therapie der Fazialisparese richtet sich nach der Ursache der Lähmung. Das Behandlungsprinzip bei der idiopathischen Fazialisparese besteht in antiödematösen, antiphlogistischen Maßnahmen. Nur die Kortisontherapie kann den Pathomechanismus der Lähmung direkt beeinflussen. Der Patient sollte vor dem Spiegel die mimische Muskulatur bewegen („Fratzen schneiden"). Die Bewegungen werden von der betroffenen Seite gedanklich mitvollzogen. Die operative Dekompression des Nervs im Kanal ist inzwischen weitestgehend verlassen worden. In etwa 70 % heilt die periphere Fazialisparese ohne Folgen aus. Als Folgen können Kontrakturen der Gesichtsmuskulatur (mit störender Gesichtsasymmetrie), pathologische Mitbewegungen (durch Fehleinsprossungen) oder ein Spasmus facialis (unwillkürliche Zuckungen) zurückbleiben.

7.14 Pflegerische Gesichtspunkte bei Patienten mit neurootologischen Erkrankungen

7.14.1 Allgemeine Grundsätze

Bei der Pflege von Patienten mit neurootologischen Krankheitsbildern müssen vier verschiedene Patientengruppen unterschieden werden:

1. Patienten mit Hörstörungen,
2. Patienten mit Ohrgeräuschen,
3. Patienten mit Schwindel,
4. Patienten mit einer Lähmung des Gesichtsnervs.

Bei diesen Krankheitsbildern sind auch Übergänge möglich, beispielsweise Patienten mit Schwindel und auch Schwerhörigkeit. Schmerzen bestehen in der Regel nicht. Schwindel ist oftmals mit Übelkeit und Erbrechen verbunden. Man sollte grundsätzlich beachten, dass die Patienten aller Gruppen an ernsthaften, für den Außenstehenden nicht immer nachzuvollziehenden Erkrankungen

leiden. Das erfordert gerade bei diesen Patienten besondere pflegerische Aufgaben und Sorgfalt (☞ S. 194 ff.).

7.14.2 Hörsturz

Beim Hörsturz handelt es sich um einen HNO-ärztlichen **Eilfall**. Der Patient sollte sich unverzüglich in ärztliche Behandlung begeben. Der Hörsturz kann stationär oder ambulant behandelt werden. Eine gewisse Selbsterholung der Hörfunktion ist möglich. Der Patient sollte überwiegend Bettruhe einhalten.

In der Klinik und auch nach der Entlassung sollen Stresssituationen vermieden werden. Regelmäßig ist bei der Infusion der Medikamente (☞ S. 168 f.) Puls, Blutdruck, Bewusstsein, Hautfarbe und Befinden des Patienten zu kontrollieren. Es ist genau auf die **Tropfgeschwindigkeit** der Infusion zu achten (z. B. Pentoxyphyllin 100 mg/60 min, Dextran 40 Infusion 500 ml über 8 Stunden). Bei **Komplikationen** (Herz-Kreislauf-Reaktion, Übelkeit usw.) ist die Infusion sofort zu stoppen und der Stationsarzt zu informieren.

In bestimmten Fällen ist eine hochdosierte **Prednisolontherapie** in Form des Stennert-Schemas indiziert. Als Nebenwirkungen können ein Magenulkus oder ein veränderter Blutzuckerspiegel auftreten. Daher sind die zusätzliche Gabe von H_2-Blockern und die verordneten **Blutzuckerkontrollen** besonders zu beachten. Bei Diabetikern ist zwar das Stennert-Schema bei entsprechender Indikation nicht kontraindiziert, jedoch sind die Blutzuckerkontrollen und ggf. entsprechende Insulingaben sehr wichtig.

Merke: Bei einem Hörsturz oder auch bei einem akuten Tinnitus weist das Innenohr eine gesteigerte Lärmempfindlichkeit und Vulnerabilität (Verletzbarkeit) auf. Daher sollten überschwellige Tests (Stapediusreflexmessungen, BERA) erst mit einem zeitlichen Abstand von mindestens einer Woche durchgeführt werden. Dasselbe gilt für die MRT, da hier auch erhebliche Lärmpegel auftreten. Wenn dringende medizinische Gründe eine MRT frühzeitig erfordern, sollte der Patient seine Ohren durch entsprechende **Gehörgangsstöpsel** schützen.

7.14.3 Akuter Schwindel

Patienten mit Drehschwindel oder mit einem Morbus Menière sind im Akutstadium sehr gefährdet. Daher sollten folgende Aspekte beachtet werden:

- Vitalzeichen kontrollieren,
- aufgrund der Aspirationsgefahr auf Erbrechen achten,
- die Patienten Bettruhe einhalten lassen,
- die Patienten dürfen nicht alleine aufstehen,
- Patientenruf muss in erreichbarer Nähe sein,
- Bereitstellen von Nierenschale und Zellstoff.

Die Patienten mit akutem Drehschwindel sollten keine abrupten schnellen Bewegungen durchführen, sondern sich **langsam bewegen**. Das sollte man den Patienten immer wieder einschärfen, da sonst Übelkeit, Erbrechen und Schwindel ausgelöst werden. Das Zimmer sollte etwas abgedunkelt sein und die Patienten sollten die Körperlage einnehmen, die ihnen am angenehmsten ist.

Allerdings muss so frühzeitig wie möglich eine Diagnostik erfolgen, damit ein peripherer von einem zentralen Schwindel abgegrenzt werden kann. Erst dann kann eine kausale Therapie erfolgen bzw. auf ernste Krankheitsbilder, wie z. B. eine Basilaristhrombose entsprechend reagiert werden. Zu beachten ist, dass die Diagnostik natürlich wieder Schwindel, Brechreiz oder Erbrechen provoziert.

> **Merke:** Patienten mit einem akuten Vestibularisausfall dürfen bis zur Heilung bzw. bis zur Kompensation kein Kraftfahrzeug im Straßenverkehr führen.

7.14.4 Umgang mit dem Hörgerät

> **Merke:** Eine Hörbehinderung bzw. das Tragen eines Hörgerätes sollte auf den Patientenkurven, Info-Sammlungen, Akten oder Ambulanztaschen besonders vermerkt sein.

Pflege des Hörgeräts: Hörgeräte sind sehr empfindliche technische Geräte. Daher sollten sie nicht fallen gelassen und vor Hitze, Feuchtigkeit (Duschen, Baden), Lösungsmitteln (Rasierwasser, Parfüm, Haarspray) und Röntgenstrahlen geschützt werden. Auch Schweiß kann das Gerät beschädigen, weshalb stark schwitzende Patienten ihr Hörgerät nachts in einem speziellen Trockenbehälter bzw. -beutel aufbewahren sollten.

Bei Nichtbenutzung wird das Gerät abgeschaltet und bei längerem Nichtgebrauch sollten die Batterien aus dem Gerät herausgenommen werden. Die Batterien sind regelmäßig auf Unversehrtheit zu prüfen, da auslaufende Batterien giftige Stoffe enthalten. Auf keinen Fall dürfen sie versehentlich verschluckt werden, da es sonst zu Schleimhautläsionen kommen kann. Daher dürfen Batterien nicht zusammen mit Tabletten aufbewahrt werden.

Das Ohrpassstück wird regelmäßig mit Seifenlösung oder anderen speziellen Reinigungsmitteln gesäubert und anschließend vor dem Zusammenbauen gut abgetrocknet. Alkoholhaltige Lösungsmittel zur Reinigung sind nicht geeignet.

Das Hörgerät sollte bei Nichtbenutzung in den dafür vorgesehenen Etuis aufbewahrt werden. Auf den Etuis kann vermerkt werden, ob das Hörgerät in das rechte oder in das linke Ohr gehört.

Einsetzen des Hörgeräts: Beim Einsetzen des Hörgerätes ist folgendes zu beachten: Vor dem Einsetzen ist das Hörgerät auf Verunreinigungen oder Defekte hin zu betrachten. Anschließend wird das Ohr auf Druckstellen oder Entzündungen hin untersucht. Das Ohrpassstück bzw. das Im-Ohr-Hörgerät wird korrekt und vorsichtig in den äußeren Gehörgang eingesetzt. Anschließend wird das Hörgerät hinter dem Ohr angebracht.

Bedienung: Die meisten Hörgeräte besitzen einen M-T-O-Schalter (M = Mikrofon, T = Telefon, O = aus). Das Hörgerät wird erst im Ohr für den normalen Betrieb eingeschaltet („M" = Mikrofon). Beim Telefonieren oder bei anderen Lautsprecheranlagen wird der Schalter auf „T" (Telefon) gestellt. Das Mikrofon, also der Ort der Schallaufnahme befindet sich an der Spitze der Ohrmuschel. Daher muss sich der Hörgeschädigte in seiner akustisch-räumlichen Wahrnehmung umstellen, weil er nicht mehr über die Ohrmuschel, sondern über das Mikrofon hört. Manche Hörgeräte (Im-Ohr-Geräte) haben eine kombinierte Einstellung „MT", so dass ein Umstellen entfällt.

Lautstärke: Die Lautstärke wird nach dem Einschalten ggf. nachreguliert. Sie lässt sich stufenlos mit einem Rädchen regulieren. Der Hörgeschädigte sollte diese Einstellung nach Möglichkeit selber durchführen. Ist er dazu nicht in der Lage, wird zunächst mit niedrigeren Lautstärken begonnen. Dazu muss das Pflegepersonal normal laut sprechen und das Hörgerät wird langsam lauter gestellt, bis es der Patient als angenehm empfindet.

Pfeifton: Die Ursache dieses sehr unangenehmen Tons ist eine akustische Rückkopplung, die dann auftritt, wenn die durch das Hörgerät verstärkten Schallwellen zum Mikrofon gelangen und reflektiert werden. Ursache ist meist ein nicht richtig sitzendes Ohrpassstück, ein verstopftes Ohrpassstück oder ein defekter Verbindungsschlauch.

Schmerzen: Es können beim Tragen dann Schmerzen auftreten, wenn bei zunehmender Schwerhörigkeit durch das Abdichten mit dem Ohrpassstück ein starker Druck ausgeübt werden muss. Aber auch eine falsche Handhabung oder ein enger Gehörgang können Schmerzen im Ohr verursachen. Dann muss das Ohrpassstück neu angepasst oder nachgebessert werden. Allergien treten dagegen seltener auf.

Hörgerät funktioniert nicht: Bei Nichtfunktionieren Batterien, Ohrpassstück und Schallschläuche überprüfen und eventuell einen Hörgeräteakustiker konsultieren.

7.14.5 Fazialisparese

Die Pflege der betroffenen Patienten ist hier eng verbunden mit der Ursache und der Entstehung der Schädigung. Die ärztliche Tätigkeit und die pflegerische Leistung sind eng verflochten und sind abhängig vom Ausmaß der Schädigung und der Möglichkeit der medizinischen Therapie.
Patienten mit einer Fazialisparese sollten von Beginn der Lähmung an die Gesichtsmuskulatur trainieren. Hierbei gibt es entsprechende Programme, die gemeinsam mit dem Physiotherapeuten und später auch durch den Patienten alleine absolviert werden können (☞ Tab. 21, S. 180). Bei einem fehlenden Lidschluss muss der Augapfel tagsüber durch eine Salbe und nachts durch einen Schutzverband bzw. Uhrglasverband vor Verletzung und Austrocknen geschützt werden.

Zusammenfassung: Neurootologische Krankheitsbilder sind insbesondere die Erkrankungen des Innenohres und des N. facialis. Daher unterscheidet man im Wesentlichen drei Krankheitsbilder bzw. Symptomenkomplexe: **Innenohrschwerhörigkeit, Schwindel** und **Fazialisparese.**
Es soll immer versucht werden, die Ursachen dieser neurootologischen Symptome zu klären und einer entsprechenden Behandlung (medikamentös, operativ oder apparativ) zuzuführen. Auch nach gründlicher Diagnostik ist nicht immer eine Ursache nachweisbar.

8   Erkrankungen der Nase und der Nasennebenhöhlen

8.1   Erkrankungen der äußeren Nase

8.1.1   Hautkrankheiten

Die nachfolgenden Erkrankungen kommen grundsätzlich an der gesamten Haut vor. Im Bereich der Kopfhaut und der Nase treten einige Krankheitsbilder wegen der erhöhten UV-Exposition deutlich häufiger auf. Dazu zählen die „Lichtdermatosen" und „Lichtkrebse". Bei der operativen Therapie von diesen Tumoren und insbesondere der plastischen Defektdeckung sind spezielle Probleme zu beachten.

Thermische Schäden

Die äußere Nase ist thermischen Schäden v. a. durch ihre exponierte Lage besonders ausgesetzt. Verbrennungen entstehen durch übermäßige Sonneneinstrahlung mit hohem UV-Anteil (**Lichtdermatosen**). Bei einer Überdosierung von UV-Licht kommt es zu einem Sonnenbrand (Dermatitis solaris). Dieser ist auch bei der Genese des malignen Melanoms zu beachten. Einige Dermatosen werden durch Licht provoziert oder verschlimmert (Erythema exsudativum multiforme, Lupus erythematodes, Herpes simplex). **Erfrierungen** können bei einer Außentemperatur unter 0° C durch eine Verengung der Gefäße resultieren. Die so genannten Frostbeulen (Perniones) treten dagegen bei einer Temperatur von über 0° auf und haben ihre Ursache in einer mangelhaften Anpassungsfähigkeit der Gefäße.

Nasenekzem

Ursachen: Neben so genannten endogenen Faktoren, wie Stoffwechselstörungen (Diabetes mellitus), Überempfindlichkeit der Haut und ernährungsbedingte Schäden bei Kindern spielt eine chronische Nasenabsonderung beispielsweise durch eine Sinusitis und Kontaktallergene eine Rolle.

Klinik: Das Nasenekzem findet sich häufig im Bereich des Naseneingangs und ist zu Beginn

nässend, später trocken-schuppend. Es ist immer mit Juckreiz verbunden.

Therapie: Die Ursachensuche muss der Behandlung vorausgehen. Lokal hat sich Kortikoidcreme bewährt.

Pyodermien

Einteilung: Bei den Pyodermien sind besonders das Erysipel und der Nasenfurunkel zu beachten.

Erysipel

> **Definition:** Unter einem Erysipel versteht man eine phlegmonöse Staphylokokkenerkrankung der Haut nach oft nur kleinen Verletzungen.

Klinik: Das Erysipel beginnt meist mit hohem Fieber und mit einem Spannungsgefühl der Weichteile. Später kommt es zu einer umschriebenen, schmerzhaften Rötung und Schwellung.

Therapie: Die Therapie besteht in der lokalen Behandlung mit antibiotikahaltigen Salben und Umschlägen mit Alkohol. Frühzeitig sollten auch oral Antibiotika (Penizilline) eingesetzt werden.

Nasenfurunkel

Ursachen: Bei dem Nasenfurunkel (Follikulitis, Furunkulose) handelt es sich um eine von den Haarbälgen ausgehende Staphylokokkeninfektion, die v. a. im Bereich des Naseneinganges, der Oberlippe oder auch im Nacken auftritt. Besonders abwehrgeschwächte Personen, wie z.B. Diabetiker, sind betroffen.

Klinik: Es besteht anfangs eine schmerzhafte umschriebene Schwellung und Rötung der Haut im Bereich der Nasenspitze und des Naseneinganges (Follikulitis). Die Oberlippe kann eine Begleitschwellung aufweisen. Bei einer Einschmelzung (Bildung von Eiter) kommt es zur Fluktuation (prallelastische Schwellung) und zu Fieber (☞ Abb. 20 auf S. 78).

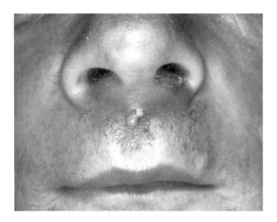

Abb. 20: Nasenfurunkel

Komplikationen: Durch eine aufsteigende Infektion über die V. angularis (Lidwinkelvene) und die V. ophthalmica (Augenvene) kann es zu endokraniellen Komplikationen, wie der Thrombose des Sinus cavernosus, kommen.

Therapie: Bei einer Follikulitis ist zunächst eine antibiotische Salbenbehandlung erforderlich. Bei einem Furunkel ist eine systemische Antibiose

(Oxacillin, Breitspektrumantibiotikum), Ruhigstellung des Entzündungsgebietes (Sprechverbot, flüssige Kost, keine Manipulation) indiziert. Man sollte auf keinen Fall am Nasenfurunkel „herumdrücken", da sonst die Erreger über die Blutbahn verbreitet werden können.

Rosacea und Rhinophym

> **Definition:** Die Rosacea ist eine entzündliche Hauterkrankung unklarer Genese v. a. bei älteren Menschen mit so genanntem seborrhoischen Hauttyp. Durch die Verdickung der Haut mit einer Hyperplasie der Talgdrüsen entsteht in etwa 10 % der Fälle ein Rhinophym. Diese Knollennase kann groteske Ausmaße annehmen. Die Erkrankung betrifft vorwiegend Männer und Alkoholiker. Daher wird die Knollennase auch als „Säufernase" bezeichnet. Sonnenlicht fördert die Ausbildung einer Knollennase.

Therapie: Die Rosacea wird durch lokale und systemische Antibiotika behandelt. Das Rhinophym wird operativ abgeschält, die Defekte mit Hauttransplantaten abgedeckt und mit antibiotischer Salbe nachbehandelt (☞ Abb. 21f).

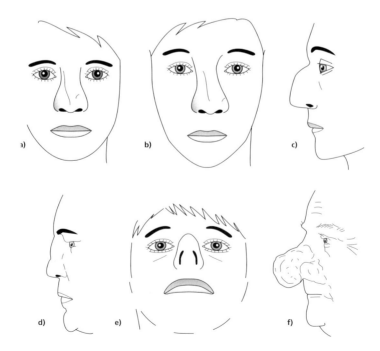

Abb. 21: verschiedene Formfehler der äußeren Nase. a) Breitnase, b) Schiefnase, c) Höckernase, d) Sattelnase, e) Spannungsnase, f) Rhinophym

8.1.2 Formfehler der äußeren Nase

Definition: Die Formfehler der äußeren Nase betreffen entweder den knöchernen oder den knorpligen Teil der Nase, oder beide kombiniert. Unterschieden werden Schief-, Höcker-, Sattel-, Breit- und Großnasen. Kombinationen sind möglich (z. B. Höcker-Schiefnase) (☞ Abb. 21a–e).

Ursachen: Die äußere Nasenform kann durch genetische Faktoren, Unfälle (z. B. Nasengerüstfrakturen oder Septumfrakturen), Operationen (Nasenscheidewand-OP) und systemische Erkrankungen (Morbus Wegener, Lues) bedingt sein.

Diagnostik: Neben der Inspektion und Palpation der Nase ist eine Spiegelung des Naseninneren zur Beurteilung funktioneller Gesichtspunkte wichtig. Die Beurteilung der äußeren Nasenform ist nicht nur von anatomisch-ästhetischen Normvorstellungen, sondern auch von geografischen bzw. ethnischen Faktoren und von der subjektiven Bewertung des Patienten abhängig. Eine große Rolle spielt der harmonische Gesamteindruck des Gesichts, insbesondere die Symmetrie und Größenverhältnisse.

Therapie: Vor einer Rhino- oder Septorhinoplastik ist ein ausführliches Gespräch mit dem Patienten über seine Vorstellungen von großer Wichtigkeit. Die Korrektur der äußeren Nase kann mit der Korrektur der inneren Nase (Scheidewand, vergrößerte Muscheln) kombiniert über einen endonasalen oder einen externen Zugang erfolgen. Ein besonders schwieriges operativ-plastisches Problem ist die Korrektur der knorpeligen Nasenspitze. Zweiteingriffe sind hierbei oft erforderlich.

8.1.3 Verletzungen – Nasengerüstfrakturen

Definition: Die Nasenpyramide ist aufgrund ihrer exponierten Lage bei Unfällen für Frakturen anfällig. In Abhängigkeit der begleitenden Weichteilverletzungen kann man Nasengerüstfrakturen (Nasenpyramidenfrakturen, Nasenbeinfrakturen) in geschlossene und offene Verletzungen einteilen. Da der knöcherne Teil der Nase sich nicht nur aus dem Nasenbein zusammensetzt, ist der Begriff „Nasenbeinfraktur" nicht korrekt. Daher sollte die Bezeichnung **Nasengerüstfraktur** verwendet werden. Nasengerüstfrakturen kommen isoliert oder im Rahmen von Mittelgesichts- oder Frontobasisfrakturen vor.

Ursachen: Neben Frakturen durch direkte Gewalteinwirkungen auf die Nase können Nasengerüstfrakturen auch im Rahmen von Mittelgesichtsfrakturen oder Rhinobasisfrakturen auftreten (☞ S. 89).

Symptome: Die äußere Nase ist durch den Bluterguss geschwollen und weist eine Formveränderung auf. Hierbei kann die äußere Nase schief sein oder kann am seitlichen Abhang eine Delle aufweisen. Durch die Verletzung der Schleimhäute kann es auch zu einer Blutung kommen.

Diagnostik: Neben der Prüfung auf Frakturzeichen und der Rhinoskopie ist die Röntgenuntersuchung v. a. bei einem Verdacht auf Mittelgesichts- oder Rhinobasisfrakturen erforderlich. Bei jeder Nasengerüstfraktur muss ein Septumhämatom (☞ S. 84 f.) ausgeschlossen werden; sonst droht eine Entzündung und Abszedierung der Scheidewand mit der späteren Ausbildung einer Sattelnase. Ein negativer Röntgenbefund schließt eine Nasengerüstfraktur nicht aus.

Therapie: Die Indikation zur operativen Revision wird wegen der möglichen Folgeerscheinungen, wie Schief- oder Sattelnase großzügig gestellt. Innerhalb von einer Woche sollte die äußere Nase reponiert werden. Eine offene Fraktur erfordert eine chirurgische Soforttherapie bei gleichzeitiger Tetanusauffrischung.
Die Knochenfragmente werden mit den Händen oder mit Hilfe von Instrumenten (Elevatorien) gerichtet. Eine Verletzung im Naseninneren muss in der gleichen Sitzung entsprechend versorgt werden. Die Nasenhaupthöhlen werden anschließend tamponiert; außen wird ein Gips oder eine Schiene angelegt.

8.1.4 Tumoren der äußeren Nase und des Gesichts

Gutartige Tumoren
Seborrhoische Alterswarzen
Dieser Tumor (Verruca seborrhoica senilis) tritt v. a. bei älteren Menschen auf. Die Ursache des

Tumors ist unbekannt. Wichtig ist die Abgrenzung zum malignen Melanom.

Klinik: Es handelt sich um eine erhabene Hautveränderung mit stumpfer Oberfläche, die hautfarben oder pigmentiert sein kann.

Therapie: Die Entfernung der Hautveränderung erfolgt chirurgisch; bei unklarem klinischen Bild mit Sicherheitsabstand zum gesunden Gewebe.

Präkanzerosen

Neben der aktinischen Keratose und dem Morbus Bowen (chronisch entzündliche Hautveränderung durch ein sog. Carcinoma in situ) zählen das Corneum cutaneum und die Lentigo maligna zu den Vorstufen bösartiger Tumoren. Die Präkanzerosen der Nase und des Gesichts müssen in Hinblick auf eine bösartige Entartung beobachtet bzw. abgeklärt werden. Das Keratoakanthom gehört zu den so genannten **Pseudokanzerosen**, welche klinisch und histologisch schwer von echten Karzinomen zu unterscheiden sind.

Keratoakanthom

Definition: Es handelt sich um einen epidermalen Tumor mit raschem Wachstum, der spontan rückbildungsfähig ist. Dieser Tumor tritt vorwiegend bei älteren Männern auf. Ein Zusammenhang mit chronischer UV-Strahlung ist anzunehmen. Mikroskopisch ähnelt das Keratoakanthom dem Plattenepithelkarzinom.

Klinik: Innerhalb von einigen Wochen bildet sich ein harter Knoten mit zentraler Verhornung. Später kommt es zum Einsinken des Zentrums.

Therapie: Die operative Resektion mit entsprechendem Sicherheitsabstand im Gewebe und die plastische Defektdeckung erfolgt wie beim Basaliom.

Bösartige Tumoren

Am häufigsten sind Malignome, die vom Epithel ausgehen, wie das Basaliom und das Spinaliom. Demgegenüber sind Melanome, Sarkome oder Lymphome an der Nase bzw. im Gesicht vergleichsweise selten.

Basaliom

Es handelt sich hierbei um einen so genannten „semimalignen" Tumor, der zerstörerisch wächst, aber nicht metastasiert. Betroffen sind v. a. ältere Menschen (zwischen 60. und 70. Lebensjahr) nach langjähriger UV-Bestrahlung der Haut. Weiterhin spielt auch eine genetische Komponente bei der Entstehung eine Rolle. Das Basaliom ist der häufigste maligne Tumor der Haut.

Klinik: Klinisch imponiert das Basaliom als hartes, langsam über Jahre wachsendes Knötchen mit perlschnurartigem Randwall und zentralem Ulcus mit pigmentierten, zystischen und schuppenartigen Varianten. Ein Wachsen unter der Haut ist möglich. Ein lange bestehendes Basaliom kann große Zerstörungen in vertikaler (Ulcus terebrans) oder in horizontaler Richtung (Ulcus rodens) hervorrufen.

Therapie: Im Gesicht erfolgt die Resektion mit ausreichendem Sicherheitsabstand im Gewebe und einer anschließenden plastischen Defektdeckung. Das kann entweder in einer operativen Sitzung ggf. mit Schnellschnitt oder in zwei Sitzungen erfolgen: d. h. erst die Entfernung des Tumors und nach einer histologischen Beurteilung der Resektionsränder nach ein paar Tagen dann die endgültige Versorgung.

Plattenepithelkarzinom

Plattenepithelkarzinome (spinozelluläres Karzinom, Spinaliom) können verhornend oder nicht verhornend sein. Ursächlich ist auch hier die chronische Sonnenexposition verantwortlich, wobei Menschen mit hellem Teint bevorzugt erkranken.

Klinik: Anfänglich zeigt sich ein kleiner derber Knoten unterschiedlicher Farbe mit oberflächlicher Verhornung. Später kann der Knoten ulzerieren. Es kann zu einer Metastasierung über die Lymphwege und später zu einer generalisierten Metastasierung kommen. Diagnostisch ist neben einer – v. a. bei ausgedehnten Tumoren – histologischen Sicherung durch eine Probeexzision die Suche nach Lymphknotenschwellungen und ggf. eine bildgebende Diagnostik notwendig.

Therapie: Die Therapie besteht in einer operativen Sanierung, wobei der Tumor mit einem entsprechenden Sicherheitsabstand im Gewebe reseziert wird und der Defekt dann plastisch gedeckt werden muss. In Abhängigkeit vom Lymphknotenbefall und dem Tumorstadium erfolgt eine Neck dissection und eine Nachbestrahlung.

Malignes Melanom

Man unterscheidet verschiedene Formen. Das **Lentigo-maligna-Melanom** und das **superfiziell spreitende** (zunächst sich oberflächlich ausbreitend) haben eine bessere Prognose als das **noduläre Melanom**, welches sich durch ein frühzeitiges Wachstum in die Tiefe auszeichnet.

> **Definition:** Das maligne Melanom ist ein bösartiger Tumor, der von den Melanozyten ausgeht. Ein Zehntel der malignen Melanome entwickeln sich am Kopf. Die Häufigkeit nimmt in den letzten Jahren zu.

Risikofaktoren: Als Risikofaktoren gelten eine chronische UV-Exposition und mehrere schwere Sonnenbrände im Laufe des Lebens.

Therapie: Bei Verdacht auf ein malignes Melanom dürfen **keine** Gewebsproben entnommen werden. Die Therapie des Melanoms besteht in einer vollständigen Entfernung mit ausreichendem Sicherheitsabstand im Gewebe. Für die Prognose entscheidend ist die Eindringtiefe.

8.2 Erkrankungen der inneren Nase

8.2.1 Choanalatresie und sonstige Missbildungen

Choanalatresie

> **Definition:** Eine Chaonalatresie ist ein Verschluss der Verbindung zwischen der hinteren Nase und dem Nasenrachen (Choane), welcher knöchern oder bindegewebig, ein- oder beidseitig sein kann.

Ursache: Durch eine Fehlentwicklung während der Embryonalperiode kommt es nicht zur Eröffnung einer Gewebsplatte (Membrana oronasalis), so dass der Verschluss der Choane daraus resultieren kann.

Symptome und Diagnostik: Insbesondere die beidseitige Choanalatresie ist ein für das Neugeborene akut lebensbedrohlicher Zustand. V. a. in den Schlafphasen, wenn das Kind den Mund schließt, und auch bei der Nahrungsaufnahme kommt es zu Erstickungsanfällen. Eine einseitige Atresie kann sich durch einen einseitigen Schnupfen zeigen. Mit einem weichen Absaugkatheter können die Nasenhaupthöhlen sondiert werden, um eine Choanalatresie auszuschließen. Bei Verdacht kann die Nase dann endoskopiert werden.

Therapie: Eine beidseitige Choanalatresie sollte so früh wie möglich durch die Perforation der Atresieplatte und die Einlage eines Platzhalters (wegen der Gefahr der Restenosierung) behandelt werden. Bei einem einseitigen Verschluss kann die Atresie auch erst im Schulalter versorgt werden.

Weitere Missbildungen

Dazu zählen das **Nasendermoid** und die **Nasenrückenfisteln**. Es handelt sich um angeborene Verschlussstörungen im Bereich der vorderen Schädelbasis. Besteht eine offene Verbindung zum Schädelinneren, so kann es immer wieder zu Entzündungen in Form einer Meningitis oder eines Hirnabszesses kommen. Die Therapie besteht in einer Operation, wobei die offene Verbindung verschlossen werden muss.

8.2.2 Nasenbluten

Ursachen: Das Nasenbluten (Epistaxis) kann folgende Ursachen haben:

- Bluthochdruck,
- Arteriosklerose,
- Frakturen des knöchernen und knorpeligen Nasengerüstes, der NNH und der vorderen Schädelbasis,
- Infektionskrankheiten,
- krankheits- oder medikamentenbedingte Gerinnungsstörungen,
- Morbus Rendu-Osler,
- Geschwülste der Nasenhaupt-, der NNH und des Nasenrachenraumes.

Symptome: Vom Nasenbluten werden bevorzugt Kinder und alte Menschen überrascht. Die Blutung kann spontan nach wenigen Minuten aufhören, kann aber auch stundenlang fortdauern und damit gefährlich werden.
Die Blutungsquelle findet man zu 80 % im vorderen Nasenabschnitt, und zwar am **Locus Kiesselbachii**, einem arteriellen Gefäßgeflecht im Nasenscheidewandbereich infolge Verletzungen durch den bohrenden Finger oder Infektionskrankheiten. Bei Arteriosklerose, Hypertonie, Frakturen und Geschwülsten ist die Blutungsquelle im mittleren und hinteren Nasenabschnitt zu suchen.

Diagnostik: Nasenbluten ist in den meisten Fällen durch die bloße Inspektion erkennbar. Endoskope erlauben, der Blutungsquelle am nächsten zu kommen. Wichtig für die Untersuchung sind auch kräftige Sauger mit auswechselbaren Metallansätzen, um den Blutaustritt zu orten.

Therapie: Bei einem Nasenbluten muss die Nase entweder beidseits fest tamponiert werden, um einen Gegendruck aufzubauen oder es muss die Blutung durch eine Elektrokoagulation verschorft werden. Kleinere Blutungen in zugänglichen Bereichen können mit 10 %iger Silbernitratlösung oder Trichloressigsäure betupft werden oder es werden Tupfer mit Adrenalinderivaten in die Nasenhöhlen eingelegt.
Als Notfallmaßnahme kommt aber meist erst die Tamponade mit Gelatineschwämmchen oder mit einem aufblasbaren Tubus in Betracht. Hierbei handelt es sich um eine um einen Nasentubus herumliegende, aufblasbare Manschette. Sie ist so geformt, dass sie sich der Schleimhaut fest anlegt. Es muss dabei beachtet werden, dass die aufblasbaren Tuben aufgrund ihrer Schleimhautschädigung nur kurzzeitig angewendet werden dürfen (☞ S. 227 ff.).

8.2.3 Fremdkörper in der Nase

Zumeist Kinder stecken sich beim Spielen oftmals unbemerkt alle möglichen Fremdkörper in die Nase. Diese Kugeln, Münzen, Erbsen oder Bausteine können oft sehr lange in der Nase liegen, bevor sie sich durch Beschwerden äußern.

Symptome: Neben einer einseitigen Behinderung der Nasenatmung zeigen sich zunehmende Symptome einer chronisch-eitrigen Rhinitis bzw. Sinusitis mit v. a. fötiden (übelriechendem) Nasenlaufen.

Diagnostik: Die Diagnose wird durch die Naseninspektion gesichert, ggf. nach Abschwellen auch mit einem Nasenendoskop. Bei Kindern kann diese Diagnostik mitunter sehr schwierig sein.

Therapie: In einer kurzen Narkose werden die Fremdkörper instrumentell mit einem Häkchen entfernt. Die Narkose ist erforderlich, da die Kinder oftmals nicht still halten und da die länger liegenden Fremdkörper sehr fest sitzen und beim Entfernen eine Blutung hervorrufen können.

8.2.4 Entzündungen

Akute Rhinitis – Schnupfen

Definition: Der Schnupfen bzw. die akute Rhinitis ist die häufigste Infektionskrankheit und fast ausschließlich virusbedingt. Rhino- und Koronaviren sind die häufigsten Erreger. Die Übertragung erfolgt durch Tröpfcheninfektion. Durch eine lokale Unterkühlung (Erkältung) wird die Infektionsanfälligkeit erhöht.

Symptome: Man unterscheidet zwei Stadien. Im **Vorstadium** ist das Allgemeinbefinden gestört. Der Patient ist abgeschlagen, hat Kopfschmerzen und Fieber. Außerdem verspürt der Patient ein Brennen im Bereich der Nase und v. a. im Rachen. Dann folgt das **katarrhalische Stadium** mit wässriger Sekretion und verstopfter Nase. Bei einer bakteriellen Besiedlung kommt es zu einem schleimig-eitrigen Nasenlaufen. Die Dauer beträgt insgesamt eine Woche.

Therapie: Die Therapie ist symptomatisch und besteht in der Erleichterung der Nasenatmung durch abschwellende Nasentropfen. Auch wird dadurch Folgeerkrankungen, wie z. B. einer NNH-Entzündung, vorgebeugt. Daneben sind Kamilledampfinhalationen und Rotlicht möglich. Bei einer Beteiligung der NNH ist zusätzlich eine Antibiose erforderlich.

Chronische unspezifische Rhinitis

Die chronische Rhinitis ist ein Sammelbegriff für chronische Entzündungszustände der Nasenschleimhaut, die sich meist in einer Volumenzunahme der Schleimhaut insbesondere im Bereich der Nasenmuscheln äußert (so genannte Nasenmuschelhyperplasie). Die Einteilung in verschiedene Formen ist schwierig und z. T. willkürlich. Aus klinischen Gesichtspunkten unterscheidet man die atrophe, allergische Rhinitis, die Rhinitis sicca anterior, die Polyposis nasi und als Sonderform die heterogene Gruppe der nasalen Hyperreaktivität. Das Hauptsymptom ist die behinderte Nasenatmung.

Atrophe Rhinitis

Definition: Die atrophe bzw. atrophische Rhinitis (**Ozäna**, Stinknase) ist gekennzeichnet durch eine zunehmende Ausdünnung (Atrophie) der Nasenschleimhaut und der Nasenmuscheln. Sie soll häufiger bei Frauen vorkommen.

Ursachen: Man unterscheidet eine **primäre Ozäna**, die durch eine erbliche Veranlagung in bestimmten Ländern häufiger vorkommt (Indien, Osteuropa). Daneben gibt es eine **sekundäre Ozäna**, die durch eine zu große Nasenhaupthöhle verursacht wird. Hierbei können beruflich bedingte Reizungen, chronische Entzündungen, Nasentraumen, Nasen-OP, große Septumperforationen, Nasentropfenmissbrauch, wiederholte NNH-OP und Bestrahlungen eine Rolle spielen.

Symptome: Der Patient klagt neben einer ausgetrockneten Nase über Krustenbildung, zähen Schleim im Nasenrachen, Riech- und Schmeckstörungen sowie über eine Pharyngitis und eine Laryngitis.

Allergische Rhinitis („Heuschnupfen")

Symptome: Die allergische Rhinopathie („Heuschnupfen") äußert sich v. a. durch Kitzeln und Jucken in der Nase. Die Nasenatmung ist verlegt. Ein ständiger Niesreiz bzw. Niesattacken sind für den Patienten sehr beeinträchtigend. Die Nase läuft (wässriger, klarer Schnupfen). Zusätzlich kann eine Konjunktivitis bestehen. Auch kann es zu einer bakteriellen Superinfektion kommen. Durch die verschwollene Nase besteht zeitweise eine Hyp- oder Anosmie.

Diagnostik: Die Diagnostik beinhaltet zunächst eine genaue **Allergieanamnese**. Bei der Untersuchung der Nase zeigt sich eine bläulich livide z. T. ödematöse oder hochrot, entzündlich veränderte Schleimhaut. Eine sorgfältige Allergiediagnostik schließt sich an.

Komplikationen: Neben der bereits erwähnten Superinfektion ist eine allergische Beteiligung der NNH und der tiefen Luftwege möglich. Daneben kann die Ausbildung einer Polyposis nasi gefördert werden.

Therapie: Man unterscheidet einmal eine kausale und eine symptomatische Therapie. An erster Stelle steht die Vermeidung aller allergenen Reizfaktoren. Diese **Allergenkarenz** ist die wirksamste Therapie (z. B. Schlafzimmersanierung bei Hausstauballergie, Meiden von Tierkontakten). Die **Hyposensibilisierung** ist eine weitere kausale Therapieform, wenn eine Allergenkarenz nicht möglich ist. Durch die subkutane oder orale Gabe kleiner Allergenmengen produziert der Körper „blockierende" Antikörper. Die symptomatische Therapie umfasst abschwellende Nasentropfen, Antihistaminika, Kortikosteroide oder Cromoglicinsäure.

Rhinitis sicca anterior

Symptome: Es besteht ein Trockenheitsgefühl, Juckreiz und Krustenbildung in der Nase. Gelegentlich kommt es auch zu einem Nasenbluten.

Diagnostik: Bei der Naseninspektion zeigt sich im vordersten Nasenbereich eine sehr trockene, raue, vergröberte Schleimhaut mit Borken. Im fortgeschrittenen Erkrankungsstadium kommt es zu Ulzerationen und einer Septumperforation.

Therapie: Im Vordergrund steht die Schleimhautpflege mit ölhaltigen Nasensalben, wie z. B. Bepanthensalbe® oder Salizylsäurevaseline. Bei einer Septumperforation kann ein operativer Verschluss erwogen werden.

Polyposis nasi

Nasenpolypen sind ödematöse, polypöse Schleimhautverdickungen der NNH (☞ S. 87). Von der Schleimhaut der Nasenhaupthöhle isoliert ausgehende Nasenpolypen sind selten. Jedoch findet man häufiger polypös veränderte Nasenmuscheln (☞ Abb. 22).

Nasale Hyperreaktivität

Darunter versteht man eine das Normalmaß übersteigende Reizbeantwortung der Nase mit verschiedenen ursächlichen Mechanismen und sehr unterschiedlichen Beschwerden. Früher bezeichnete man dieses sehr uneinheitliche Krankheitsbild als vasomotorische Rhinitis, nicht allergische Rhinitis, Reflexrhinitis oder nicht infektiöse Rhinitis.

Ursachen: Die Ursachen sind sehr vielfältig. Dazu zählen allergische Ursachen (saisonal/ganzjährig, beruflich), Arzneimittelnebenwirkungen (ACE-

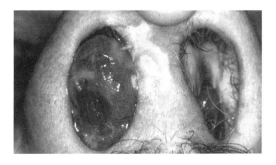

Abb. 22: Polypen im Bereich des Naseneingangs

Hemmer, trizyklische Antidepressiva, ASS), nerval-reflektorische Ursachen (Skifahrernase, Athletennase), toxische Ursachen (Privinismus = übermäßiger Gebrauch von Nasentropfen) oder postinfektiöse Ursachen.

Symptome: Die Symptome Obstruktion, Sekretion und Niesreiz sind die Leitsymptome der nasalen Hyperreaktivität. Manche Patienten beschreiben typische Auslöser (Temperaturwechsel, Lageänderung, Tabakrauch, Alkohol u. a.) für ihre Beschwerden. Ein anderer Teil der Patienten kann solche Auslöser nicht angeben und leidet rezidivierend oder kontinuierlich an Nasenbeschwerden. Hierbei klagen die Patienten über rezidivierende, wässrige Rhinorrhö, Niesanfälle oder eine behinderte Nasenatmung.

Diagnostik: Neben der Anamnese ist v. a. die Spiegeluntersuchung und die Endoskopie der Nase hervorzuheben. Daneben sind eine Rhinomanometrie, Allergietests und spezifische Provokationstests durchzuführen.

Therapie: Neben der konservativen Therapie ist eine operative Behandlung möglich. Die konservative Therapie richtet sich nach den Beschwerden. Eine Operation (Muschelreduktion, Septumplastik, Infundibulotomie) ist erst nach einer medikamentösen Behandlung indiziert.

Spezifische Entzündungen

Spezifische Entzündungen der Nase, wie beispielsweise bei der Syphilis oder der Tuberkulose sind heutzutage selten. Bei diesen Krankheitsbildern ist die Zusammenarbeit mit dem Dermatologen und dem Internisten unerlässlich.

Nasensyphilis

Die Nasensyphilis kommt heutzutage kaum noch vor. Im Rahmen der Lues connata kann sie als spezifischer Schnupfen (Coryza syphilitica) des Säuglings imponieren. Im Stadium III sind Gummen mit Verwachsungen oder Defektbildungen möglich. Die Diagnose wird histologisch und serologisch gestellt.

Nasentuberkulose

Die Nasentuberkulose kann als Lupus (Knötchenbildung) oder als ulzerierende Form auftreten und zu einem Substanzdefekt und narbigen Verziehungen führen. Die Tuberkulose der Nase sieht im Anfangsstadium der Rhinitis sicca anterior täuschend ähnlich. Daher sollte bei einem hartnäckig

ulzerierenden Septumdefekt eine Gewebeprobe entnommen werden.

8.2.5 Septumdeviation

> **Definition:** Die Nasenscheidewand steht bei den wenigsten Menschen völlig gerade. Unter einer Septumdeviation versteht man jede von der Mittellinie abweichende Formveränderung der Nasenscheidewand (Leisten, Sporne, Luxation der Septumvorderkante).

Ursachen: Oft berichten die Patienten über ein Nasentrauma in der Anamnese. Auch Stauchungen während einer erschwerten Geburt können zur Verlagerung des Septums führen.
Symptome: Im Vordergrund steht die chronisch behinderte Nasenatmung, die vom Patienten nicht immer bemerkt wird. Sie kann sich beispielsweise in einer ständigen Mundatmung äußern. Unter Umständen kann es zu wiederholten NNH-Entzündungen, Kopfschmerzen und an spitzen Leisten oder Kanten auch zu Nasenbluten kommen.

Diagnostik: Neben der Anamnese und der Rhinoskopie ist die Rhinomanometrie und die Röntgendiagnostik zum Ausschluss einer Sinusitis erforderlich.

Therapie: Bei Neugeborenen kann die Septumverlagerung unblutig korrigiert werden. Allerdings muss diese Reposition frühzeitig erfolgen. Beim Erwachsen kann die Verbiegung der Nasenscheidewand nur operativ durch eine Septumplastik vorgenommen werden.

8.2.6 Septumhämatom – Septumabszess

> **Definition:** Unter einem Septumhämatom bzw. -abszess versteht man eine Ansammlung von Blut bzw. Eiter zwischen den beiden Schleimhautblättern der Nasenscheidewand. Hierbei lösen sich die Blätter, so dass der Knorpel isoliert in der Mitte steht.

Ursachen: Ein Septumhämatom entwickelt sich nach einem stumpfen Nasentrauma überwiegend im Kindesalter. Eine Fraktur ist bei Kindern in der Regel nicht nachweisbar, da die knöcherne Nasenpyramide durch die medial davon liegende Knorpelhülle geschützt ist und somit nur eine klinisch unscheinbare Grünholzfraktur aufweist.

Fortgeleitete Entzündungen aus der Umgebung der Nase, wie Zahnwurzelentzündungen, ein Erysipel oder Furunkel, können ebenfalls eine Rolle spielen.

Komplikationen: Nach der Zerstörung des Knorpels kann sich innerhalb von Monaten eine Sattelnase entwickeln. Die daraus resultierenden Schrumpfungen des Weichteilmantels führen zu einer Deformierung des Naseneinganges. Bei Kindern kann es zu Fehlentwicklungen im Gesichtsbereich kommen.

Diagnostik: Ein Septumhämatom behindert ein- oder beidseitig die Nasenatmung. Bei einer Abszessbildung können zusätzlich noch Schmerzen und Fieber bzw. eine Schwellung im Bereich des Nasenrückens und der Gesichtsweichteile auftreten. Die Diagnose lässt sich durch Inspektion der Nasenhaupthöhle, Palpation mit einem Wattedriller bzw. Punktion sichern.

Therapie: Ein Septumabszess erfordert eine frühzeitige operative Revision. Eine alleinige Inzision oder Punktion und anschließende Tamponade ist nicht nur schmerzhaft, sondern aus therapeutischer Sicht nicht ausreichend, denn der eingeschmolzene Knorpel muss entfernt werden.

8.2.7 Septumperforation (Loch in der Nasenscheidewand)

Definition: Spontan oder infolge einer Erkrankung oder OP aufgetretener Defekt bzw. Loch in der Scheidewand.

Ursachen: Die Septumperforation kann nach einer Septum-OP, nach wiederholtem Ätzen der Nasenschleimhäute bei Nasenbluten, nach einem Nasentrauma, bei Drogenmissbrauch („Schnupfen") und selten durch einen Morbus Wegener oder Lues hervorgerufen werden.

Symptome: Der Patient klagt über eine trockene Nase und wiederholtes Nasenbluten. Bei kleinen Perforationen kann es zu einem Pfeifgeräusch kommen. Außerdem ist die Nasenatmung aufgrund einer Schwellung der Muscheln behindert (☞ Abb. 23).

Therapie: Als konservative Maßnahme kann eine Nasenpflege mit Salzwasser und das Einbringen von Salbe in die Nase zur Linderung der Beschwerden beitragen. Operativ kann das Loch durch einen so genannten Schleimhautschwenklappen

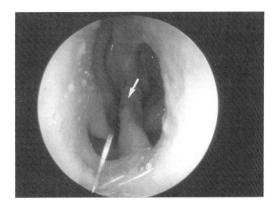

Abb. 23: Septumperforation. Pfeil: Septum. Seitlich sind die Nasenmuscheln erkennbar.

verschlossen werden, wobei die Erfolgsrate von der Größe des Loches abhängt.

8.2.8 Riechstörungen

Riech- und Schmeckstörungen werden international einheitlich definiert (☞ Tab. 9). Störungen (Vorsilbe: Dys-) des Riech- oder Schmecksinnes werden in solche quantitativer (Vorsilbe: A-/An-, Hypo-, Hyper-) oder qualitativer Art (Vorsilbe: Par-) unterteilt. Unangenehme Falschwahrnehmungen (Vorsilbe: Kako-) werden von fälschlichen Empfindungen ohne konkretes chemosensorisches Reizangebot (Vorsilbe: Phanto-) unterschieden.

Ursachen: Verengungen (Obstruktionen) kommen v. a. im Bereich der Nase vor. **Funktionsstörungen** treten im Bereich der Riechschleimhaut und der sensorischen Rezeptoren auf. **Störungen in der Übertragung** zum Bulbus olfactorius und andere zentral gelegene Läsionen kommen als weitere Ursachen in Frage. Die drei hauptsächlichen Ursachen von Riechstörungen sind daher

1. Trauma,
2. virale Infekte und
3. nasale Ursachen.

Diese drei Hauptgruppen machen etwa 60 % der Riechstörungen insgesamt aus.

Diagnostik: Neben der Anamnese und der HNO-Spiegeluntersuchung sind die Nasenendoskopie sowie die Riech- und Schmeckprüfung notwendig.

Therapie: Eine erfolgversprechende Behandlungsmöglichkeit gibt es nur für nasale Erkrankungen als Ursache der Riechstörung. Sowohl lokale oder systemische Applikation von Kortikosteroiden als

Tab. 9: Einteilung der klinischen Riech- und Schmeckstörungen

	Geruch	Geschmack
Normal:	Normosmie	Normogeusie
Störung:	Dysosmie	Dysgeusie
Quantität:	Hyposmie, Anosmie, Hyperosmie	Hypogeusie, Ageusie, Hypergeusie

auch die chirurgische Therapie im Sinne einer Polypektomie oder endonasalen Pansinus-OP können
nützlich sein. Als weitere Behandlungsmöglichkeit
kommt das Ab- oder Umsetzen von Medikamenten,
die mit Riechstörungen in Zusammenhang gebracht
werden, in Betracht. Der therapeutische Effekt von
Zink wird kontrovers diskutiert.

8.3 Erkrankungen der Nasen-nebenhöhlen

8.3.1 Entzündungen

Sinusitis acuta

> **Definition:** Bei der Sinusitis acuta handelt es
> sich um eine Entzündung der NNH-Schleim-
> haut. Oft kommt es bei einer akuten Rhinitis
> durch die Schleimhautschwellung zu einer
> Verlegung der NNH-Öffnungen. Eine Sinusitis
> kann eine einzige Nebenhöhle befallen (Sinusi-
> tis maxillaris, Sinusitis frontalis usw.) oder alle
> (Pansinusitis). Folgende Erreger können nachge-
> wiesen werden: Pneumokokken, Haemophilus
> influenzae, Anaerobier.

Ursachen: Bei Kindern wird eine akute Sinusitis
durch eine vergrößerte Rachenmandel begünstigt,
während beim Erwachsenen eine Septumdeviation, Nasenpolypen, Muschelhyperplasien, eine
Allergie, von den Zähnen ausgehende Infektionen
oder Tauchen eine Rolle spielen.

Symptome: Typisch ist ein dumpfer Schmerz im
Bereich der betreffenden Nebenhöhle (v. a. Stirn-
oder Oberkieferschmerz), der sich beim schnellen Vorbeugen oder Laufen verstärkt. Weiterhin
bestehen Fieber, Kopfschmerzen, reduziertes
Allgemeinbefinden, behinderte Nasenatmung
und Nasensekretion.

Diagnostik: Neben der Palpation und dem HNO-
Spiegelbefund ist die Endoskopie der Nase wichtig.
Hier ist oft neben geschwollenen Muscheln auch
eine Eiterstraße erkennbar. Im Röntgenbild der
NNH zeigt sich eine Verschattung einer oder mehrerer NNH. Eine isolierte Sinusitis ethmoidalis
kann mit der konventionellen NNH-Aufnahme
nicht nachgewiesen werden. Unter Umständen
ist eine CT der NNH erforderlich. Alternativ
zur Röntgenuntersuchung kann eine Ultraschalluntersuchung durchgeführt werden, die v. a. zur
Verlaufskontrolle und bei Schwangeren indiziert
ist. Mit einem Abstrich kann das Erregerspektrum
bestimmt werden.

Therapie: Im Vordergrund steht die konservative
Therapie. Neben abschwellenden Maßnahmen
mit Nasentropfen, Spray oder hohen Einlagen
(Einbringen von Streifen, Watte oder Spitztupfern, die mit schleimhautabschwellenden Medikamenten getränkt werden) sind schleimlösende
Medikamente (Mukolytica) und Antiphlogistika
erforderlich. In Abhängigkeit vom Befund erfolgt
eine Antibiose. Rotlicht und Inhalationen mit
Kamillendampf können die Behandlung unterstützen. Allerdings müssen vorher die NNH-Os-
tien abgeschwollen werden und es darf zu keiner
Schmerzverstärkung kommen.
Bei der Kieferhöhlenentzündung kann eine Kieferhöhlenpunktion erforderlich sein, die in der
Regel als so genannte „scharfe Spülung" über
den unteren Nasengang durchgeführt wird. Auch
beim Empyem der Stirnhöhle kann eine operative
Entlastung in Form der Beck-Bohrung erfolgen.
Hierbei wird in die Stirnhöhlenvorderwand ein
kleines Loch gebohrt, so dass der Eiter aus der
Höhle abgesaugt und über ein Röhrchen gespült
werden kann.

Sinusitis chronica

Eine chronische Sinusitis betrifft v. a. die Kieferhöhle und die Siebbeinzellen, während die anderen
NNH seltener befallen sind. Man unterscheidet
verschiedene Formen:
Nach pathologisch-anatomischen Gesichtspunkten und auch klinisch grenzt man eine **schleimig-
eitrige** von einer **polypösen** Sinusitis ab.
Ursachen: Folgende Ursachen können bei der
Entstehung der chronischen Sinusitis eine Rolle
spielen:

- unterbliebene oder inadäquate Behandlung
  einer akuten Sinusitis,
- anatomische Engstellen mit einer Sekretab-
  flussbehinderung (Septumdeviation, Nasen-
  muschelhyperplasien, Narben, vergrößerte
  Rachenmandel),
- allergische oder Intoleranzreaktionen,
- Infektionsabwehrschwäche,
- Beteiligung besonderer Keime (Pseudomonas
  aeruginosa).

Komplikationen: Die Entzündung kann sich in die
umgebenden Organsysteme ausbreiten, so dass es
zu orbitalen Komplikationen, zur Meningitis oder
Sepsis kommen kann.

Eitrige chronische Sinusitis

Symptome: Im Vordergrund steht ein Druckgefühl, es können aber auch rezidivierende oder
persistierende Schmerzen bestehen. Neuralgien
können ebenfalls auftreten. Die Patienten haben
eine behinderte Nasenatmung und eine schleimige
oder eitrige Nasensekretion. Typisch ist auch das
Schleimgefühl im Rachen.

Diagnostik: Die Inspektion der Nasenhaupthöhle
mit dem Endoskop steht im Vordergrund. Hierbei
ist auf Schleimhautveränderungen, Nasenscheidewanddeviationen, Sekret und Polypen zu achten.
Mit der CT der NNH können die pathologischen
Veränderungen für jede Nebenhöhle dargestellt
und somit die Ausdehnung der chronischen Entzündung erfasst werden. Außerdem ist die CT für
die OP-Planung wichtig.

Therapie: Die konservative Therapie besteht in
einer konsequenten Nasenpflege mit Spülungen,
Inhalationen, Nasentropfen und der Gabe von
Sekretolytika. Akute Schübe müssen zusätzlich
mit einem Antibiotikum behandelt werden. Bei
einer allergischen Genese ist eine entsprechende
antiallergische Therapie notwendig. Bei der operativen Therapie steht die endonasale NNH-OP mit
einer Erweiterung der Ostien und der Sanierung

der krankhaft veränderten Nebenhöhle mit der
Verbesserung der Nasen- und NNH-Ventilation
im Vordergrund.

Polyposis

> **Definition:** Polypen stellen im eigentlichen
> Sinne kein Krankheitsbild dar, sondern einen
> Symptomenkomplex. Der Begriff Polyposis nasi
> ist eigentlich nicht ganz korrekt, hat sich aber
> im Schrifttum eingebürgert. Besser wäre es, von
> einer **Polyposis ethmoidales** oder **sinuum** zu
> sprechen. Nasenpolypen können am häufigsten
> von der Siebbeinschleimhaut ausgehen, gefolgt
> von der Schleimhaut der Kiefer-, der Stirn- und
> der Keilbeinhöhlen.

Ursachen: Polypen werden auf unterschiedliche
pathogenetische Mechanismen zurückgeführt.
Neben immunologischen Mechanismen spielt
Acetylsalicylsäure-Unverträglichkeit oder eine
genetische Veranlagung eine Rolle. Daneben
haben anatomische Engstellen in der Nase und
allergische Faktoren eine Bedeutung.

Symptome: Neben einer Nasenatmungsbehinderung berichten die Patienten über ein Nasenlaufen,
einen Riechverlust oder Kopfschmerzen. Außerdem schnarchen die Patienten oft und können
aufgrund der verschlossenen Nase näseln. Neben
einer Nasenendoskopie, mit der auch kleine Polypen nachgewiesen werden können, kann die CT
der NNH Aussagen über die Ausdehnung der
Polypen treffen.

Therapie: Die konservative Therapie zielt auf das
Ausschalten von Allergenen durch eine Allergenkarenz oder die Verbesserung der Nasenatmung
mit topischen Kortikosteroiden sowie systemischen
und lokalen Antiallergika. Beim Fehlschlagen der
konservativen Therapie oder bei ausgeprägter Polyposis ist die operative Therapie erforderlich. Das
Ziel der OP ist auch hier eine Verbesserung der
Nasen- und NNH-Ventilation. Im Rahmen der
endonasal durchgeführten NNH-Sanierung wird
gleichzeitig – wenn erforderlich – eine Septumplastik oder eine Adenotomie durchgeführt.

Komplikationen von Nasennebenhöhlen-
entzündungen

Orbitale Komplikationen: Diese Form der entzündlichen NNH-Komplikation kommt recht
häufig vor und stellt eine ernste Erkrankung des
Augeninneren dar. Orbitale Komplikationen gehen
meist von den Siebbeinzellen und der Stirnhöhle

aus. Je nach dem Grad der Veränderung unterscheidet man vier verschiedene Stufen:

1. das Orbitaödem,
2. die orbitale Periostitis,
3. der subperiostale Abszess und
4. die Orbitalphlegmone.

Orbitaödem: Das Orbitaödem ist das Vorstadium der destruktiven Stufen und äußert sich als Begleitschwellung oder als entzündliches Ödem. Es kommt häufiger beim Kind als beim Erwachsenen vor. Die Lider sind mehr oder weniger teigig und glasig geschwollen.
Unter einer konservativen Therapie mit abschwellenden Maßnahmen und einer Antibiose ist der Befund v. a. beim Kind noch vollständig rückbildungsfähig.

Orbitale Periostitis: Bei diesem Stadium kommt es zu einem Eiterdurchbruch durch die knöcherne Orbitawand, so dass diese destruktive Komplikation auch als **periorbitales Empyem** bezeichnet wird. Neben der Lidschwellung besteht eine umschriebene Druckschmerzhaftigkeit des Knochens im Bereich der Durchbruchstelle am medialen Augenwinkel. Die Therapie besteht in einer operativen Sanierung der Ausgangsnebenhöhle, da sich sonst ein subperiostaler Abszess ausbilden kann. Hierbei kommt in den letzten Jahren zunehmend die endonasale OP zur Anwendung.

Subperiostaler Abszess: Dieses Stadium ist durch eine Verdrängung des Bulbus gekennzeichnet. Durch die Eiteransammlung wird der Augapfel nach lateral und unten verdrängt. Selten besteht eine Protrusio. Daneben sind die Lider geschwollen und es bestehen Schmerzen. Die Ausgangsnebenhöhle muss operativ saniert und der subperiostale Abszess entlastet werden.

Orbitalphlegmone: Dieses Stadium ist selten, stellt aber eine unmittelbare Gefahr für das Auge dar. Zusätzlich besteht die Gefahr einer endokraniellen Komplikation. Es besteht eine starke Protrusio, die Lider sind geschwollen und verfärbt. Das Sehvermögen verschlechtert sich. Es bestehen starke Schmerzen und die Beweglichkeit des Augapfels ist eingeschränkt. Die Therapie besteht in einer sofortigen und breiten Entlastung der Ausgangs-NNH von außen.

Endokranielle Komplikationen: Diese Komplikation der NNH-Entzündung ist heute selten. Die Überleitung der Krankheitserreger ist auf verschiedenen Wegen möglich. An erster Stelle steht die direkte Fortleitung. Eine Fortleitung über die Knochenvenen, eine Osteomyelitis und über den großen Blutkreislauf ist ebenfalls möglich. Man unterscheidet epidurale Abszesse, die Sinus-cavernosus-Thrombose und eine Meningitis.
Die **Symptome** von endokraniellen Komplikationen sind nicht einheitlich bzw. z. T. sehr verschieden. Neben Allgemeinsymptomen, wie Fieber, Kopfschmerzen, Klopfempfindlichkeit, Lichtscheu und Bewusstseinstrübung können auch neurologische Symptome, wie Nackensteifigkeit oder Herdsymptome auftreten. In der Anamnese wird eine Sinusitis angegeben. Neben der neurologischen ist v. a. die radiologische Diagnostik hervorzuheben.
Die **Behandlung** richtet sich nach der Art der endokraniellen Komplikation und dem Stadium. Im Vordergrund steht neben einer Breitbandantibiose die Sanierung der Ursprungsnebenhöhle (in der Regel die Stirnhöhle) und beim Vorliegen eines Hirnabszesses eine gleichzeitige neurochirurgische Revision.

Osteomyelitis der Schädelknochen: Es handelt sich um einen z. T. rasch fortschreitenden Prozess. Die Erkrankung kann durch eine Sinusitis und auch hämatogen-metastatisch entstehen. Eine zusätzliche endokranielle Komplikation ist möglich. Es bestehen hohes Fieber, ein schlechter Allgemeinzustand, starke Kopfschmerzen, Druck- und Klopfempfindlichkeit sowie eine teigige Schwellung.
In der CT zeigt sich eine Verschattung der betreffenden NNH und es besteht eine Aufhellung der Schädelknochen. Die Blutsenkung ist deutlich erhöht und im Blutbild zeigt sich eine Linksverschiebung.
Es ist neben einer Breitbandantibiose die sofortige Sanierung der NNH erforderlich, wobei der Schädelknochen breit freigelegt und der entzündlich veränderte Knochenbereich abgetragen werden muss.

8.3.2 Mukozelen – Pyozelen

Ursachen: Unter einer Mukozele bzw. Pyozele versteht man eine schleim- bzw. eitergefüllte NNH, die keine Verbindung mehr zur Nase aufweist (fehlende Belüftung). Am häufigsten kommen Mukozelen im Bereich der Stirnhöhle vor. Neben posttraumatischen oder postoperativen Verlegungen der NNH-Ausführungsgänge spielen postentzündliche Verwachsungen und Tumoren eine bedeutende Rolle. Durch Verlegen des Ausführungsgangs kann die Nebenhöhle nicht mehr belüftet werden, so dass eine zunehmende Schleimproduktion einsetzt. Diese schleimgefüllten Höhlen (Mukozelen) können sich einmal ausbreiten und den Knochen verdrängen und sich andererseits eitrig entzünden (Pyozelen).

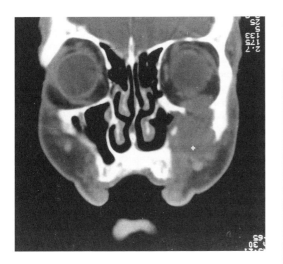

Abb. 24: Mukozele (Stern) der linken Kieferhöhle (koronares CT)

8.3.3 Frakturen

Frontobasisfrakturen

> **Definition:** Frontobasisfrakturen (Rhinobasisfrakturen) sind knöcherne Verletzungen der vorderen Schädelbasis und der benachbarten NNH (Stirnhöhle, Siebbeinzellen, Keilbeinhöhle). Der dünne Knochen neigt zur Zersplitterung, was Duraverletzungen und damit die Gefahr der endokraniellen Infektionen von den keimbesiedelten NNH her bedeutet. Gleichzeitige Verletzungen des Mittelgesichts oder der Otobasis sind möglich. Es handelt sich um polytraumatisierte Patienten, die durch mehrere Fachgebiete interdisziplinär versorgt werden müssen. Frontobasale Frakturen werden nach Escher (☞ Abb. 25) oder Unterberger klassifiziert. Frontobasisfrakturen kommen am häufigsten bei Verkehrsunfällen vor und zwar v. a. bei Zweiradfahrern.

Diagnostik: Eine Schwellung und Rötung im Bereich des Stirnhöhlenbodens oder des medialen Augenwinkels spricht für eine Zele der Stirnhöhle oder des Siebbeins. Eine Schwellung im Bereich der Wange kann auf eine Zele der Kieferhöhle zurückzuführen sein.
Charakteristisch ist neben dem Druckschmerz auch die Fluktuation (Flüssigkeitsbewegung). Die Diagnose wird durch die CT gesichert, die neben der Verschattung der Nebenhöhle eine Erweiterung der Höhle mit einer Ausdünnung des Knochens zeigt (Abb. 24).

Therapie: Jede Muko- bzw. Pyozele sollte operativ saniert werden, zumal sich auch ein Tumor dahinter verbergen kann. Es kann dabei von außen oder endonasal vorgegangen werden. Nach Eröffnung des Sackes wird ein möglichst breiter Zugang zur Nase geschaffen. Dazu wird meist ein Platzhalter eingelegt (Silikonfolie oder -röhrchen).

Symptome: Man unterscheidet unsichere und sichere Frakturzeichen. Brillen- bzw. Monokelhämatome, Blutung aus Nase oder Rachen und Hirnnervenlähmungen (der Hirnnerven I–IV) sind **unsichere** Frakturzeichen. Eine Liquorrhö, Austritt von Hirnsubstanz und ein Pneumenzephalon (Luftansammlung intrakraniell im Röntgenbild erkennbar) sind **sichere** Zeichen für eine Frontobasisfraktur (☞ Abb. 27 auf S. 90).

Diagnostik: Die Untersuchung von polytraumatisierten Patienten ist aufgrund von Blutungen aus Mund und Nase sowie Gesichtsschwellungen oft nur schwer durchführbar. Neben dem Inspektions- und dem HNO-Spiegelbefund sind v. a. die Röntgenuntersuchungen von Bedeutung. Hierbei hat die CT die konventionelle Röntgentechnik weitestgehend verdrängt, auch wenn letztere bereits eine grobe Orientierung gestattet (☞ Abb. 26 auf S. 90). Eine Liquorrhö aus der Nase kann mit

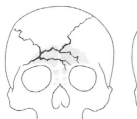 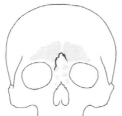 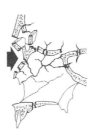 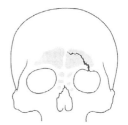

Abb. 25: Einteilung der frontobasalen Frakturen (Quelle: Schwab, W.: Atlas der Kopf-Hals-Chirurgie, S. 59)

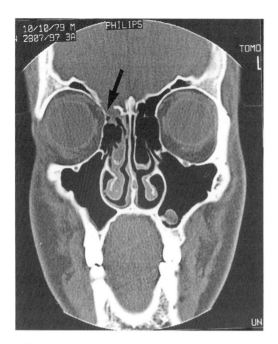

Abb. 26: Frontobasisfraktur. Defekt im Bereich des rechten Siebbeindachs

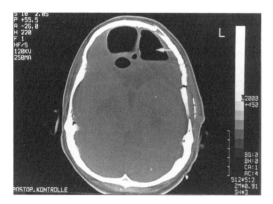

Abb. 27: ausgedehnter Pneumenzephalon (Pfeil) nach Frontobasisfraktur (axiale CT)

verschiedenen Hilfsmitteln nachgewiesen werden (Tupferprobe, Glukoseteststreifen, Präalbuminbestimmung, β_2-Transferrin-Bestimmung.

Therapie: An erster Stelle steht die Sicherung der Vitalfunktionen sowie die Blutstillung durch Tamponaden. Eine Antibiose, besonders bei Duraverletzungen, ist erforderlich. Bei Mehrfachverletzten erfolgt die Versorgung nach der Dringlichkeit der einzelnen Verletzungen. Jede nachgewiesene

Fraktur bzw. Liquorfistel muss operativ versorgt werden, da von den NNH die Gefahr der endokraniellen bakteriellen Infektion ausgeht. Hierbei sind sowohl Zugangswege von außen als auch zunehmend von endonasal möglich.

Frakturen des lateralen Mittelgesichts

Definition: Frakturen des lateralen Mittelgesichts sind knöcherne Verletzungen der Kieferhöhle, des Jochbeins, des Jochbogens und der Orbita. Es handelt sich wie bei den rhinobasalen Frakturen oft um polytraumatisierte Patienten, die durch mehrere Fachgebiete versorgt werden müssen. Die Mittelgesichtsfrakturen werden nach Le Fort unterteilt (☞ Abb. 28). Eine zusätzliche Rhinobasisfraktur ist möglich. Diese Frakturen entstehen meist durch eine stumpfe Gewalteinwirkung auf das seitliche Gesicht durch einen Verkehrsunfall, Sturz oder Faustschlag.

Symptome: Typische Symptome einer lateralen Mittelgesichtsfraktur sind eine Abflachung sowie Stufenbildung des Knochens, eine Asymmetrie des Mittelgesichts sowie eine Gefühlsstörung der Wange (N. infraorbitalis). Außerdem sind eine Kieferklemme (Behinderung der Mundöffnung durch eine Hämatom, eine Anschwellung der Kaumuskulatur oder einen dislozierten Knochen) oder seltener eine Kiefersperre (Kieferschluss nicht möglich, da der Unterkiefermuskelfortsatz durch den eingedrückten Knochen blockiert wird). Bei Beteiligung des Alveolarfortsatzes ist der reguläre Biss gestört.

Diagnostik: Die Diagnostik umfasst die Palpation zum Nachweis von Stufenbildungen und einer pathologischen Verschieblichkeit des Oberkiefers. Weiterhin ist eine komplette Spiegeluntersuchung erforderlich. Hierbei sollte eine otobasale Fraktur ausgeschlossen werden. Bereits die konventionelle Röntgentechnik (NNH, Henkeltopfaufnahme, Schädel a. p. und seitlich) gibt wichtige Anhaltspunkte, aber auch hier hat sich die CT wegen der besseren Detailtreue durchgesetzt.

Therapie: Die Behandlung erfolgt oft in Kooperation mit einem Kieferchirurgen. Jede dislozierte Fraktur muss innerhalb einer Woche operativ versorgt werden. Es gibt verschiedene operative Zugangswege, die in kosmetisch günstigen Bereichen liegen (Mundvorhof, transkonjunktivaler Zugang). Hierbei ist eine Fixation mit Drähten oder eine Osteosynthese meist erforderlich. Manchmal genügt aber auch ein Hakenzug (Jochbogenfraktur).

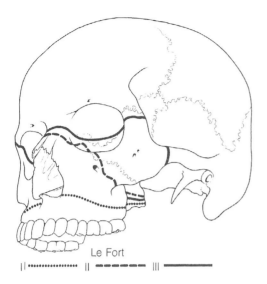

Le Fort

|| •••••••••••••••••••• || ▬ ▬ ▬ ▬ ▬ ||| ▬▬▬▬▬

Abb. 28: Einteilung der Mittelgesichtsfrakturen

Sonderform: Blow-out-Fraktur

Definition und Ursachen: Unter einer Blow-out-Fraktur versteht man eine isolierte Fraktur des Orbitabodens in die Kieferhöhle oder eine Fraktur der Lamina papyracea. Die Fraktur kann auch mit einer Jochbeinfraktur kombiniert sein. Aufgrund der Verletzung mit der Frakturierung des Orbitabodens kommt es zu einem Absinken des Augapfels mit einer Einklemmung von Orbitafett und Augenmuskeln und der Verletzung des N. infraorbitalis. Die isolierte Blow-out-Fraktur entsteht durch eine umschriebene Gewalteinwirkung auf den Orbitainhalt oder den Orbitarand (Faustschlag, Tennisball).

Symptome und Diagnostik: Klinisch können die Patienten ein Monokelhämatom, eine Augenlidschwellung, einen Enophthalmus, Doppelbilder und eine Gefühlsstörung im Wangenbereich aufweisen. Die Diagnose wird durch die Erhebung der Anamnese, eine klinische Untersuchung und die Röntgendiagnostik gestellt. Eine konventionelle Röntgenaufnahme der NNH zeigt eine Stufe oder einen „hängenden Tropfen" im Bereich des Kieferhöhlendaches. Die Schädel-CT gehört auch hier zum Standard.

Therapie: Eine operative Therapie ist bei einem Fett- oder Muskelprolaps sowie einem Enophthalmus indiziert. Hierbei kann über verschiedene Zugänge der Orbitaboden dargestellt und geschient

werden (mit Folie oder beim Zugang über die Kieferhöhle mit einem Ballon).

8.3.4 Tumoren der Nasenhaupt- und Nebenhöhlen

Gutartige Tumoren der Nasenhaupt- und -NNH kommen vergleichsweise selten vor. Dagegen treten Malignome bevorzugt im höheren Alter auf.

Gutartige Tumoren

Im Bereich des NNH-Systems können vorwiegend die folgenden Tumoren auftreten: Nasengliome, Osteome und Papillome. **Nasengliome** sind sehr selten, wobei es sich mehr um eine Missbildung entsprechend einer Meningoenzephalozele handelt. Man unterscheidet äußere (Auftreibung der äußeren Nasenwurzel) und innere Gliome (Nasenhaupthöhle). **Osteome** sind gutartige Knochentumoren, die als isolierte Raumforderungen v. a. in der Stirnhöhle und den Siebbeinzellen auftreten. Das **Papillom** wird als semimaligner Tumor eingestuft, da es örtlich zerstörend wachsen und in ein Plattenepithelkarzinom übergehen kann.

Symptome: Osteome werden meist als Zufallsbefund im Röntgenbild diagnostiziert. Bei Belüftungsproblemen der NNH treten gelegentlich Sinusitiden auf. Papillome äußern sich durch eine Nasenatmungsbehinderung und Kopfschmerzen. Manchmal kommt es auch zu einem Nasenbluten.

Diagnostik: Neben der Nasenendoskopie ist die CT der NNH wichtig. Beim Osteom zeigt sich meist ein unauffälliger endoskopischer Befund. Das Papillom erscheint dagegen wie ein Polyp. Auch Nasengliome können leicht mit einem isolierten Polypen verwechselt werden. Die Diagnose wird oftmals erst feingeweblich gestellt.

Therapie: Bei klinischen Beschwerden (Kopfschmerzen, Entzündungen) sollte das Osteom abgetragen werden. Das Papillom muss vollständig bzw. radikal entfernt werden, so dass meist ein operativer Zugang von außen gewählt wird. Die operative Behandlung von Nasengliomen erfordert die Zusammenarbeit mit dem Neurochirurgen.

Maligne Tumoren

Bösartige Tumoren von Nase und NNH sind relativ selten. Am häufigsten ist die Kieferhöhle betroffen, gefolgt von Siebbeinzellen, Stirnhöhle, Keilbeinhöhle und Nasenhaupthöhle. Männer sind doppelt so häufig wie Frauen betroffen. Es erkranken v. a. ältere Patienten über 50 Jahre. Feingeweblich handelt es überwiegend um Plattenepithelkarzinome. Es folgen Adenokarzinome, maligne Lymphome, das maligne Melanom und das adenoidzystische Karzinom.

Symptome: Da die Symptome anfangs sehr uncharakteristisch sind, werden die Tumoren oft erst in fortgeschrittenem Stadium erkannt. Die folgenden Beschwerden treten in abnehmender Häufigkeit auf: einseitige Nasenverstopfung, Trigeminusschmerzen, Nasenbluten, einseitige Naseneiterung, Zahnschmerzen, Augensymptome, äußere Schwellung, sichtbare Geschwürbildung und Lymphknotenschwellung am Hals.

Diagnostik: Bei der Rhinoskopie kann der eigentliche Tumor hinter einer entzündlichen Polyposis versteckt sein oder als Polyposis erscheinen. Bei leicht blutenden Granulationen besteht dringender Tumorverdacht. Die Röntgendiagnostik mit der CT dokumentiert die Ausdehnung des Tumors. Ggf. ist eine MRT notwendig. Erst mit einer endonasalen Probeexzision kann die eigentliche Diagnose gestellt werden.

Therapie: Die operative Therapie steht bei der Behandlung an erster Stelle. Da die Patienten oft erst im fortgeschrittenen Stadium zur Behandlung kommen, sind meist ausgedehnte OP (Oberkieferteilresektion, Exenteratio orbitae) in Abhängigkeit von der Ausdehnung mit Nachbestrahlung notwendig. Eine Bestrahlung und Chemotherapie ist bei inoperablen Befunden notwendig. Die Prognose ist dann zweifelhaft bis schlecht. Die Tumoren der unteren Etage (Alveolarbereich) haben noch die beste Prognose.

8.4 Pflegerische Gesichtspunkte bei Patienten mit Nasen- und Nasennebenhöhlenerkrankungen

Erkrankungen der Nase bzw. NNH sind durch die folgenden Symptome gekennzeichnet:

1. Nasenatmungsbehinderung (Polypen, Septumdeviation) bzw. vollständiger Verlust der Nasenatmung (Tamponaden),
2. Entzündungen bzw. Schwellungen (äußere und innere Nase),

3. Schmerzen (Nase, NNH-Bereich, Kopfschmerzen),
4. Nasenbluten,
5. Nasenlaufen (Rhinorrhö, Liquorrhö).

Diese Symptome müssen bei der Pflege in Abhängigkeit vom Krankheitsbild und Zustand des Patienten (prä- und postoperativ) besonders berücksichtigt werden. Weiterhin muss beachtet werden, dass die Nase durch ihre „prominente" Position besonders äußeren Einwirkungen ausgesetzt ist. Durch Stürze oder stumpfe Einwirkungen von außen kommt es zu Verletzungen oder Frakturen im Bereich des Nasengerüsts. Die Nase befindet sich dazu im „Mittelpunkt" des Gesichts, so dass Erkrankungen oder Verletzungen besonders unangenehm sind.

8.4.1 Allgemeine Nasenpflege

Die allgemeine Nasenpflege hat das Ziel, die Nasenatmung und das Wohlbefinden des Patienten zu verbessern, die Nasenschleimhäute zu regenerieren, die Hygiene aufrechtzuerhalten und bei Infektionen, liegenden Tuben oder Sonden die Nase vor Zweitentzündungen oder Druckstellen zu schützen.

Die Reinigung bzw. Pflege der Nase erfolgt mit Tupfern, Wattestäbchen, Reinigungsbenzin, Hautöl und pflegender Hautsalbe. Die Nasenpflege beinhaltet eine vorsichtige Reinigung der Nasenhöhle mit angefeuchteten Wattestäbchen und dem Auftragen einer pflegenden Nasensalbe. Reinigt man die äußere Nase mit Benzin, so sind die Augen vor Spritzern und Dämpfen zu schützen. Bei vermehrter Sekretion oder Wunden sollten zur Infektionsprophylaxe Handschuhe getragen werden.

Bei der Sondenpflege wird zunächst das Pflaster mit Benzin entfernt und die Sonde etwa 5 cm herausgezogen. Ein eventueller Beatmungstubus darf nicht verschoben werden. Dann folgt die Reinigung der Nase und auch der Sonde mit Tupfern, Stiltupfern und Reinigungslösung. Krusten können mit einer Wasserstoffperoxidlösung (3 %) aufgeweicht werden. Pflasterrückstände auf der äußeren Nase werden entfernt. Die Nasensonde sollte nach dem Wiedereinführen an einer anderen Stelle mit Pflaster fixiert werden (Dekubitusgefahr).

Bei Verletzungen oder Infektionen im Bereich der Nase oder des Gesichtes ist besonders sorgfältig und entsprechend der ärztlichen Vorschriften vorzugehen. Ein Verrutschen der Sonde oder des Tubus ist zu vermeiden.

8.4.2 Verabreichung von Nasentropfen

Obwohl die Applikation von Nasentropfen einfach erscheint, treten sowohl bei Patienten als auch Pflegepersonal immer wieder Fragen hinsichtlich der Verabreichung auf. Grundsätzlich kann man **Tropfen** und **Spray** unterscheiden. Gerade bei der Gabe von Tropfen können leicht Fehler gemacht werden. Hier einige Grundsätze:

- Vor der Gabe sollte sich der Patient die Nase putzen bzw. „ausschnauben".
- Der Kopf sollte rekliniert werden, wobei der Patient am besten liegt. Entsprechend der Indikation (banaler Schnupfen, Sinusitis, Tubenkatarrh) muss dann der Kopf in die entsprechende Richtung gedreht bzw. gelagert werden.
- Bei der Verabreichung von Spray ist eine Reklination nicht erforderlich und die Verteilung des Medikaments ist etwas gleichmäßiger.
- Die Pipette sollte etwa einen halben Zentimeter in die Nase eingeführt werden, so dass dann die entsprechende Tropfenzahl gegeben werden kann. Durch Anheben der Nasenspitze mit der freien Hand erweitern sich die Naseneingänge etwas.
- Die Nasentropfen sollten vorzugsweise in Richtung Nasendach appliziert werden, denn wenn die Pipette in Richtung Nasenboden gehalten wird, gelangen die Tropfen v. a. zur Tuba Eustachii.
- Bei einer Sinusitis sollten die Nasentropfen vorwiegend so gegeben werden, dass sie die seitliche Nasenwand erreichen.
- Wichtig ist, dass die Pipette nicht die Schleimhäute berührt (Kontaminationsgefahr der Flasche z. B. beim Zurückstecken der Pipette).
- Weiterhin ist es wichtig, dass die Pipette vollständig entleert in die Flasche zurückgesteckt wird.
- Wenn die Nasentropfen in den Naso- bzw. Mesopharynx gelangt sind, sollte der Patient die Überreste ausspucken.
- Nach der Applikation sollte der Patient noch etwas ausharren, so dass die Nasentropfen einwirken können.
- Der Patient sollte nach der Gabe für 5–10 Minuten nicht die Nase putzen.
- Erst wenn nach einigen Minuten ein Abschwelleffekt eingetreten ist, kann der Patient beispielsweise mit Kamillendampf inhalieren.
- Der Patient sollte die Nasentropfen regelmäßig am Tag in den entsprechend vorgegebenen Zeitintervallen nehmen, im Falle einer Sinusitis oder eines Tubenkatarrhs auch dann, wenn er gut Luft durch die Nase bekommt.

- Es versteht sich von selbst, dass eine Anwendung über Wochen zu einem Privinismus mit einer Schädigung der Nasenschleimhaut führen kann, was klinisch als hyperplastische oder atrophische Rhinitis imponieren kann.

> **Merke:** An einem akuten Schnupfen erkranktes Personal muss mit Mundschutz arbeiten, um die Patienten und Kollegen vor einer Tröpfcheninfektion zu schützen.

8.4.3 Nasenpflege durch den Arzt

Diese Nasenpflege betrifft Patienten nach Nasen- oder NNH-OP sowie Entzündungen des Naseninneren oder Nasenbluten. Die Nase wird z. B. mechanisch durch Spülung, Saugung oder mit Hilfe eines Instruments gereinigt, dabei können Medikamente appliziert werden. Dies kann in Form von medikamentengetränkten Streifen bzw. Tamponaden (☞ S. 184 f.) oder Spitztupfern sowie Sprays erfolgen. Tamponadenstreifen sollten in der Regel eine halbe oder eine ganze Stunde in der Nase verbleiben. Werden sie für längere Zeit eingelegt, müssen sie außen gesichert bzw. fixiert werden.

Das Einlegen von medikamentengetränkten Streifen ist sehr unangenehm und z. T. schmerzhaft, daher muss in diesen Fällen der Kopf des Patienten von der Pflegeperson gehalten werden. Da es sich meist um längere Streifen handelt, müssen diese durch die Pflegeperson mit einer Pinzette „geführt" werden (☞ Abb. 29). Die wichtigen therapeutischen Verfahren Nasenspülung und Inhalation werden im Abschnitt „Physikalische Therapie" besprochen (☞ S. 173 ff.).

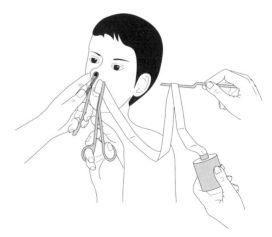

Abb. 29: Hilfestellung beim Einlegen eines Nasentamponadestreifens (nach Reydelet, 2001)

8.4.4 Infektionen der äußeren Nase

Beim **Nasenfurunkel** muss der Patient bestimmte **Verhaltensregeln** beachten. Oberstes Gebot ist die Ruhigstellung: Sprechverbot, flüssige Ernährung mit Trinkröhrchen, Vermeiden jeglicher Manipulation am Furunkel. Wichtig ist auch die regelmäßige Gabe des angesetzten Antibiotikums. Besonders bei ausgedehnten Furunkeln mit stärkeren Schwellungen ist eine stationäre Behandlung indiziert. Eine unterstützende lokale Kältebehandlung in der Regel mit feuchten Kompressen dient auch der Schmerzbekämpfung. Entsprechend müssen die Lösungen (gekühltes Rivanol oder Aqua) regelmäßig erneuert werden.
Beim **Ekzem des Naseneingangs** ist die regelmäßige Applikation der verordneten Salbe (Bepanthen, ggf. kortikoidhaltige Salben) zu beachten.

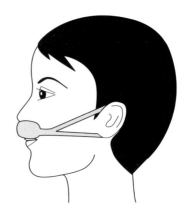

Abb. 30: Angelegte Nasenschleuder

8.4.5 Traumen des Mittelgesichts und der Frontobasis

Unmittelbar nach dem Trauma steht die Kontrolle der **Vitalzeichen** (Blutdruck, Puls, Atmung, Pupillendifferenz, aber auch Sehvermögen oder Doppelbilder) im Vordergrund. Nach einem stumpfen Trauma des Gesichts besteht in der Regel eine mehr oder weniger ausgeprägte Schwellung bzw. Hämatome der Gesichtsregion (Augen, äußere Nase).
Die Nase kann tamponiert sein, es können aber auch so Sekretabsonderungen auftreten. Das verordnete Antibiotikum ist regelmäßig zu verabreichen. Die Patienten sollten, wenn möglich, mit erhöhtem Oberkörper gelagert werden, zusätzlich muss die Gesichtsschwellung gekühlt werden. Unterstützend können hier antientzündliche Medikamente gegeben werden (Serrapeptase – Aniflazym®). Auch können Schmerzen, entweder beim Kauen oder durch die liegende Tamponade bestehen.
Beim Vorliegen einer Rhino- oder Otoliquorrhö sollte die Absonderung von Liquor nicht noch zusätzlich provoziert werden. Bei einer Sekretion aus Nase (Blut, Sekret, Liquor) ist eine „Nasenschleuder" erforderlich, die nach Bedarf gewechselt wird (☞ Abb. 30). Zusätzlich können Zellstoff oder Vorlagen die Kleidung oder die Bettwäsche vor Verunreinigungen schützen. Da bei frisch Verletzten oft Blut oder ähnliches an den Haaren klebt, sollte unter den Kopf ein Flies gelegt werden.
Je nach Zustand und weiterer Therapie wird der Ernährungsplan erstellt. Bei Frakturen des Alveolarkammes oder des Unterkiefers ist die Kaufunktion eingeschränkt, so dass flüssige bzw. breiige Kost erforderlich ist. Bei anstehender OP ist eine entsprechende Vorbereitung des Patienten notwendig, der zunächst parenteral ernährt werden muss.

Zusammenfassung: Im Bereich der äußeren Nase kommt ein Hauptteil der bekannten Hauterkrankungen vor, wobei die Nase aufgrund ihrer exponierten Position v. a. bei Wärme und Kälte besonders anfällig ist.
Die Entzündung der Nasenhauptöhle beschränkt sich auf eine Entzündung der Nasenschleimhaut (Rhinitis). Sie kann sehr unterschiedliche Ursachen haben. Der Übergang zur begleitenden Entzündung der NNH (Sinusitis) ist fließend. Diese Entzündungen werden in akute und chronische Formen unterteilt.
Man kann Formfehler der äußeren und der inneren Nase unterscheiden.
Das Nasenbluten ist ein häufiges, in den meisten Fällen harmloses Symptom und kann Ausdruck verschiedener Krankheitsbilder sein.
Knöcherne Verletzungen der Nase oder der NNH kommen bei Sport- und Verkehrsunfällen häufig vor, wobei es sich um gedeckte Frakturen handelt.
Bei Tumoren im Gesichtsbereich handelt es sich meist um Malignome. Gutartige Tumoren sind in der Nasenhauptöhle und NNH selten, während bösartige Tumoren v. a. im höheren Lebensalter auftreten.

9 Erkrankungen des Nasenrachens

9.1 Rachenmandelhyper-plasie – Adenoide

> **Definition:** Unter Adenoide (bzw. adenoide Vegetation) versteht man eine im Volksmund auch als „Polypen" bezeichnete Vergrößerung der Rachenmandel infolge chronischer Entzündungen. Die „Adenoide" kommt vorwiegend bei Kindern vor.

Symptome: Die vergrößerte Rachenmandel weist eine Reihe von Symptomen auf:

* behinderte Nasenatmung (Mundatmer),
* Schnarchen,
* Dauerschnupfen,
* rezidivierende Infekte,
* Schwerhörigkeit (Schallleitungsschwerhörigkeit durch Tubenbelüftungsstörung),
* Fehlbildung des Oberkiefers (Spitzgaumen),
* Zahnstellungsanomalien,
* Appetitlosigkeit,
* geschlossenes Näseln,
* vergrößerte Lymphknoten am Hals (Kieferwinkellymphknoten) und
* Heiserkeit.

Die längerfristige Schallleitungsschwerhörigkeit führt insbesondere in den ersten 3–4 Lebensjahren zu Sprachentwicklungsverzögerungen.

Diagnostik: Neben der Inspektion des Gesichts („Facies adenoidea", Naseneingangsekzem), der HNO-Spiegeluntersuchung sowie der Palpation des weichen Gaumens zum Ausschluss einer Gaumenspalte ist v. a. eine Postrhinoskopie und ggf. eine Endoskopie notwendig. Hierbei zeigt sich eine längsgefurchte, rötlich vergrößerte Rachenmandel. Beachtet werden muss auch die Größe der Gaumenmandel, die gelegentlich so groß sein kann, dass eine Nasatmungsbehinderung hervorgerufen wird („Kissing Tonsils"). Eine weitere diagnostische Maßnahme ist die Überprüfung des Hörvermögens.

Therapie: Die Therapie der Wahl ist die Adenotomie, die in ITN unter Sicht durchgeführt

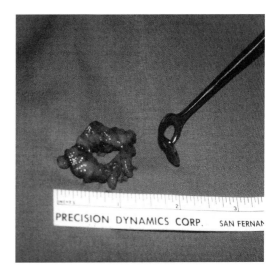

Abb. 31: Entfernte Rachenmandel (OP-Präparat) und Ringmesser nach Beckmann

wird. In der gleichen operativen Sitzung kann eine Ohrmikroskopie, eine Parazentese und bei sehr zähem Sekret in der Paukenhöhle auch eine Paukendrainage erfolgen (☞ Abb. 31).

9.2 Tumoren

9.2.1 Gutartige Tumoren

Zysten im Nasenrachen sind relativ häufig. Gutartige Tumoren des Nasenrachens sind selten. Am häufigsten ist das juvenile Nasenrachenfibrom.

Juveniles Nasenrachenfibrom

> **Definition und Epidemiologie:** Das Nasenrachenfibrom (juveniles Angiofibrom) ist zwar ein gutartiger Tumor, wächst jedoch örtlich zerstörend. Es kann in die Flügelgaumengrube oder in das NNH-System einwachsen, kommt

ausschließlich beim **männlichen** Geschlecht vor und wird v. a. zwischen dem 10. und dem 18. Lebensalter beobachtet. Eine örtliche Rückbildung des Tumors im Erwachsenenalter ist selten.

Symptome: Die behinderte Nasenatmung, rezidivierendes Nasenbluten, Kopfschmerzen und Tubenbelüftungsstörungen sind typische Symptome.

Diagnostik: Bei der Endoskopie des Nasenrachens zeigt sich eine glatt begrenzte und gut durchblutete Raumforderung. Zur genauen Tumorausdehnung in die Umgebungsstrukturen ist eine CT oder eine MRT erforderlich. Mit der Angiografie können die tumorversorgenden Gefäße nachgewiesen werden. Eine Probeexzision sollte wegen der Blutungsgefahr nicht durchgeführt werden.

Therapie: Die Behandlung besteht in einer operativen Entfernung des Tumors. Präoperativ sollten die zuführenden Blutgefäße bei einer Angiografie embolisiert werden. Schwierigkeiten bestehen bei einer großen Ausdehnung, so dass kleine Tumorausläufer zurückgelassen werden müssen.

9.2.2 Bösartige Tumoren

Im Nasenrachen kommen vorwiegend Plattenepithelkarzinome und lymphoepitheliale Karzinome vor. Maligne Lymphome, Plasmozytome, Adenokarzinome, adenoid-zystische Karzinome und Sarkome kommen sehr viel seltener vor. Das Epstein-Barr-Virus (EBV) spielt v. a. beim undifferenzierten lymphoepithelialen Karzinom eine wichtige Rolle.

Symptome: Die einseitige Schallleitungsschwerhörigkeit mit Paukenerguss ist ein wichtiges Frühsymptom. Daher muss bei jedem Erwachsenen mit einem persistierenden Paukenerguss durch Endoskopie und ggf. Probenentnahme ein Nasenrachentumor ausgeschlossen werden. Im Anfangsstadium ist oft auch eine Lymphknotenmetastase am Hals nachweisbar. Nasenatmungsbehinderung, Nasenbluten, Kopfschmerzen und Hirnnervenlähmungen sind dagegen Spätsymptome.

Diagnostik: Die transnasale Endoskopie des Nasenrachens steht neben dem HNO-Spiegelbefund an erster Stelle. Hierbei kann sich entweder eine unregelmäßige oder eine glatte Oberfläche darstellen. Bei der Ohrmikroskopie kann sich ein meist einseitiger Paukenerguss zeigen. CT und MRT dienen der Feststellung der Tumorausdehnung. Außerdem sollte der EBV(Epstein-Barr-Virus)-Titer bestimmt werden.

Therapie: Die primäre Bestrahlung ist bei den meisten Nasenrachenmalignomen die Therapie der Wahl, da aufgrund der Ausdehnung eine sanierende OP nicht möglich ist. Außerdem sind die Tumoren sehr strahlenempfindlich.

Zusammenfassung: Erkrankungen des Nasenrachens können in Abhängigkeit vom Lebensalter sehr unterschiedliche Ursachen haben. Bei Kindern ist die Rachenmandel sehr häufig, während bei Erwachsenen überwiegend Geschwülste auftreten können. Die bösartigen Tumoren werden aufgrund ihrer versteckten Lage und ihrer relativ unspezifischen Symptomatik oft erst spät entdeckt. V. a. die Endoskopie und die modernen bildgebenden Verfahren haben die Früherkennung deutlich verbessert.

10 Erkrankungen der Lippen, der Mundhöhle und des Mesopharynx

10.1 Erkrankungen der Lippen und der Mundhöhle

10.1.1 Lippen-Kiefer-Gaumenspalte

Mit einer Häufigkeit von etwa 1 : 500 gehören die Lippen-Kiefer-Gaumenspalten (LKG) zu den häufigsten angeborenen Missbildungen. Sie können in unterschiedlichsten Kombinationsformen vorliegen (☞ Abb. 32).

Einteilung: Es werden die folgenden Hauptgruppen unterschieden:

- Lippen- und Kieferspalten,
- isolierte Gaumenspalten (Minimalvariante: Uvula bifida = geteiltes doppeltes Gaumenzäpfchen),
- Lippen-Kiefer-Gaumen-Spalten.

Symptome: Die einzelnen Spaltformen verursachen aus HNO-ärztlicher Sicht unterschiedliche Beschwerden: rezidivierende Mittelohrergüsse mit Schwerhörigkeit, offenes Näseln (Rhinophonia aperta), Nasenscheidewanddeviationen mit behinderter Nasenatmung, Formfehler der äußeren Nase.

Diagnostik: Bei der Diagnostik ist v. a. der Nachweis so genannter submuköser Spaltbildungen im Bereich des harten Gaumens durch eine Palpation wichtig.

Therapie: Die Behandlung erfordert eine enge interdisziplinäre Zusammenarbeit zwischen Kinderarzt, HNO-Arzt, Kieferchirurgen, Kieferorthopäden und Phoniater.

10.1.2 Virale Infektionen

Herpes simplex

Ursachen: Herpes-simplex-virus-Infektionen werden durch Kontakt- oder Tröpfcheninfektion übertragen.

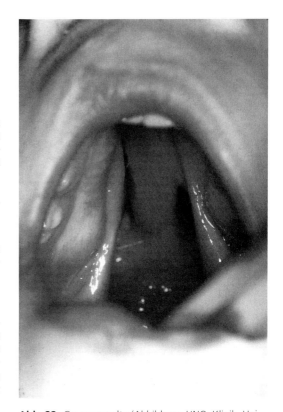

Abb. 32: Gaumenspalte (Abbildung: HNO-Klinik, Universitätsklinikum Dresden)

Symptome: Im Kindesalter kommt es zunächst zur Primärinfektion, die sich an der Mundschleimhaut als Stomatitis aphthosa äußert. Neben den Bläschen besteht Fieber und Abgeschlagenheit. Kommt es später zu einer Reaktivierung durch Sonneneinwirkung, Stress oder körperliche Anstrengung, so äußert sich die Infektion als Herpes simplex labialis. Die Erkrankung manifestiert sich an den Lippen, aber auch am Naseneingang, Wangen oder Ohrläppchen.

Diagnostik: Zur Sicherung der Diagnose reichen die Anamnese und die Inspektion (typische Bläschenbildung) aus (☞ auch Tab. 10 auf S. 98).

Tab. 10: Veränderungen der Mundschleimhaut und ihre Symptome

Erkrankung	Befund	Symptome
Stomatitis (Entzündung der Mundschleimhaut):	gerötete und geschwollene Mundschleimhaut	brennende Schmerzen, Schmerzen beim Kauen und Schlucken, Mundtrockenheit, Mundgeruch
Aphthen:	rundliche flache Erosionen an Wangen- und Gaumenschleimhaut sowie Zahnfleisch	Schmerzen in Ruhe und beim Schlucken
Rhagaden:	Einrisse am Mundwinkel	Schmerzen
Soor:	grau-weiße festsitzende Beläge, lassen sich streifenförmig abziehen mit Läsionen der Schleimhaut	Schmerzen, Mundgeruch
Zungenbelag:	grau-borkige Beläge, festsitzend oder abziehbar	Mundgeruch
Parotitis (Speicheldrüsenentzündung):	Schwellung vor und hinter dem Ohr, abstehende Ohrmuschel, Eiterabsonderung aus dem Ausführungsgang	Druckempfindlichkeit, Spannungsschmerz, ggf. Kieferklemme
Herpes labialis:	anfangs kleine Erhebungen an Schleimhaut und Lippen, dann Bläschen, die aufplatzen, dann Borkenbildung	zunächst Schmerzen, dann auch Jucken und Brennen

Therapie: Im Vordergrund stehen lokal desinfizierende Mittel. Hierbei soll v. a. eine Superinfektion verhindert werden, die oft nur mit einer Narbenbildung abheilt. Bei schweren Verläufen kann Aciclovir als Salbe aufgetragen werden.

Varizella-Zoster-Virus-Infektionen

Definition und Einteilung: Windpocken treten v. a. im Kindesalter auf und sind als Primärinfektion mit dem Varizella-Zoster-Virus aufzufassen. Nach der Ausheilung verbleiben Viren in den Ganglienzellen sensibler Nerven. Der Zoster ist eine Folge der Virusreaktivierung, die durch verschiedene Mechanismen ausgelöst werden kann: Infektionslage, UV-Strahlen, Veränderung der Immunitätslage.

Symptome: Windpocken weisen neben dem Exanthem am Körper auch eine aphthenähnliche Bläschenbildung im Bereich der Mundschleimhaut auf. Beim Zoster treten die Haut- und Schleimhautveränderungen im Abschnitt eines sensiblen Nervensegments auf, die von z. T. starken neuralgiformen Schmerzen im Ausbreitungsgebiet

des Nervens begleitet werden. Daneben bestehen Abgeschlagenheit und Müdigkeit. Im Bereich der Schleimhaut zeigen sich Aphthen.

Therapie: Die Behandlung besteht in der Gabe eines Virostatikums (Aciclovir) sowie von Analgetika und Antiphlogistika. Bei einer Superinfektion wird ein Antibiotikum verabreicht. Neben dem Betupfen der Aphthen mit Antiseptika sind Mundspülungen mit Kamille als lokale Therapie möglich.

Herpangina

Definition: Die Herpangina wird auch als ulzerative Pharyngitis bezeichnet. Sie wird durch das Coxsackie-Virus, sowie Retro- und Echoviren hervorgerufen. Die Erkrankung heilt in der Regel nach 14 Tagen ab.

Symptome: Im Bereich der Mundschleimhaut zeigen sich insbesondere an den vorderen Gaumenbögen, der Uvula und den Tonsillen bläschenförmige Effloreszenzen, die von einem roten Hof umgeben sind. Aus diesen Bläschen bilden sich im weiteren Verlauf flache Ulzerationen. Außerdem bestehen

Allgemeinsymptome, wie erhöhte Temperatur, Abgeschlagenheit sowie Kopfschmerzen.

Therapie: Eine kausale Behandlung gibt es nicht. Daher ist nur die Gabe von Antiphlogistika und eine vorsichtige Mundpflege möglich.

10.1.3 Aphthen

Definition: Unter habituellen Aphthen versteht man entzündliche, flach-ulzeröse Schleimhautveränderungen mit leicht erhabenem Umgebungserythem. Sie sind die häufigsten entzündlichen Veränderungen der Mundschleimhaut, die besonders nach dem 2.–3. Lebensjahrzehnt auftreten. Unter einem **Morbus Behçet** versteht man eine Vaskulitis der Pharynxschleimhaut mit oralen und genitalen aphtösen Ulcera mit Uveitis oder Iritis.

Ursachen: Unter anderem wird eine virale Entstehung angenommen. Als auslösende Faktoren kommen Begleiterkrankungen im Magen-Darm-Trakt, hormonelle Faktoren und Stress in Betracht.

Symptome: Im Bereich der Mundschleimhaut finden sich die typischen Schleimhautveränderungen, die entsprechend ihrer Größe unterschiedliche Beschwerden, wie Schmerzen oder Allgemeinsymptome hervorrufen. Die verschiedenen Viruserkrankungen müssen von den habituellen Aphthen abgegrenzt werden (Herpes simplex, Herpangina).

Therapie: Die Behandlung ist symptomatisch. Im Vordergrund stehen Mundspülungen und Betupfen mit Antiseptika oder Adstringenzien sowie Mittel zur örtlichen Betäubung.

10.1.4 Bakterielle Infektionen und Mykosen

Mundbodenabszess und -phlegmone

Definition: Der Mundbodenabszess (Angina Ludovici) ist eine u. U. lebensgefährliche Erkrankung, die durch Zahnvereiterungen oder Schleimhautverletzungen ausgelöst werden kann.

Symptome: Die Patienten haben Beschwerden beim Schlucken und eine „kloßige Sprache". Es besteht hohes Fieber. Senkt sich die Infektion in Richtung Kehlkopf ab, kann es zu einer Atemnot kommen. Der Abszess kann sich weiter in Richtung Mediastinum ausdehnen und eine Mediastinitis auslösen.

Diagnostik: Es zeigt sich ein geschwollener, sehr derber und geröteter Hals, v. a. im submentalen und submandibulären Bereich, der bei Berührung schmerzhaft ist. Die Mundschleimhaut ist ödematös geschwollen und es kann eine Kieferklemme bestehen. Durch die bildgebende Diagnostik in Form von Ultraschall und CT kann die Ausdehnung bestimmt werden.

Therapie: Die Behandlung besteht in einer Abszesseröffnung und Drainage von außen und im Bereich des Mundes. Zusätzlich ist eine hochdosierte Breitbandantibiose erforderlich.

Soor

Definition: Die Pilzerkrankung der Mundschleimhaut tritt v. a. bei abwehrgeschwächten Patienten (bei Bestrahlung, Chemotherapie, Diabetes mellitus, längerer Antibiotikaeinnahme, Leukose) auf.

Symptome: Es zeigen sich fest haftende weißliche Beläge, die beim Entfernen bluten. Die Mundschleimhaut ist gerötet. Die fleckigen, z. T. ineinanderfließenden Bezirke können bis in den Ösophagus reichen. Mit einem Abstrich werden die Pilze nachgewiesen.

Therapie: Die Behandlung besteht v. a. in einer lokalen antimykotischen Behandlung. Mit der entsprechenden Suspension (Amphotericin B) wird der Mund gespült und anschließend die Suspension geschluckt. In schweren Fällen ist eine parenterale Antimykose notwendig. Zusätzlich ist eine konsequente Mundpflege notwendig.

10.1.5 Mundtrockenheit

Definition: Die Mundtrockenheit (Xerostomie) ist ein Symptom, welches durch verschiedene Faktoren hervorgerufen werden kann: behinderte Nasenatmung, hormonelle Ursachen, Strahlentherapie eines Pharynxtumors, Soor, ein Sjögren-Syndrom, Sarkoidose, Diabetes mellitus, Medikamente (Antihypertensiva, Neuroleptika). Oft ist die Ursache jedoch unklar.

Symptome: Die Patienten klagen über eine Trockenheit der Lippen-, Mund- und Rachenschleimhäute mit einem Globusgefühl. Gelegentlich besteht auch ein trockenes Auge.

Diagnostik: Nach der Anamnese steht die Inspektion und Palpation der Mundhöhle und der Speicheldrüsen an erster Stelle. Zusätzlich sind Laboruntersuchungen (Blutbild, Blutsenkung, Immunglobuline, Rheumafaktoren) und bildgebende Verfahren (Sonografie, MRT) erforderlich. Eine interdisziplinäre Diagnostik (Innere Medizin, Augenheilkunde) schließt sich an.

Therapie: Falls möglich, sollte die Ursache beseitigt werden. Symptomatisch kann die Speichelsekretion durch Speichellocker (Zitrone, Kaugummi) angeregt werden. Neben einer häufigen Mundspülung ist die Verabreichung von synthetischem Speichel (Glandosane®) möglich. Jedoch ist nur gelegentlich Beschwerdefreiheit zu erzielen.

10.1.6 Zungenbrennen

> **Definition:** Unter Zungenbrennen (Burning-Mouth-Syndrom) versteht man den als extrem unangenehm empfundenen Symptomkomplex mit Brennen, Schmerzen, Stechen, Kribbeln, Gefühl des Wundseins und anderen Missempfindungen der Zunge sowie der gesamten Mundschleimhaut einschließlich der Lippen.

Ursachen: Ein Zungenbrennen kann durch lokale Faktoren (Entzündungen, Pilzerkrankungen, Zahnprothesenunverträglichkeit), Allgemeinkrankheiten (Eisenmangel, Vitaminmangel, Arzneimittelnebenwirkungen), neurologische Erkrankungen (Neuralgien) und psychische Faktoren bedingt sein.

Symptome und Diagnostik: Das Zungenbrennen ist kein einheitliches Krankheitsbild, sondern ein Symptom. Am häufigsten sind die seitlichen Zungenränder und die Zungenspitze Sitz der Beschwerden, es folgen Zungengrund, Gaumen-, Wangen- und Lippenschleimhaut. Meist sind die Symptome beidseitig. Die Diagnostik umfasst neben der HNO-Untersuchung einschließlich der Schmeckprüfung auch die Vorstellung beim Internisten oder Neurologen in Abhängigkeit von der Verdachtsdiagnose.

Therapie: Liegen pathologische Veränderungen vor, d. h. Erkrankungen der Mundschleimhaut oder Allgemeinkrankheiten, so sollten diese auf jeden Fall behandelt werden. Eine unkritische Therapie mit Vitaminen oder Hormonen bei nicht bewiesenen Mangelzuständen sollte vermieden werden.

10.1.7 Schmeckstörungen

> **Definition:** Unter dem „Geschmack" eines Stoffes versteht man einen Komplex von Empfindungen aus verschiedenen Sinnen, wobei aber der Geruchssinn eine wichtige Rolle spielt. Schmeckstörungen sind selten. Nur 5 % aller Patienten, die sich mit Riech- und Schmeckstörungen an den Arzt wenden, leiden tatsächlich unter Schmeckstörungen, die überwiegende Mehrheit leidet unter **Riechstörungen.**

Einteilung: Nach der jeweiligen Art der Störung werden unterschieden: **Ageusie, Hypogeusie** oder **Hypergeusie.** Die am häufigsten beklagte Schmeckstörung ist die **Dysgeusie.** Hierbei werden Schmeckreize anders als gewöhnlich wahrgenommen, oft als metallisch oder bitter (☞ Tab. 9, S.86).

Ursachen: Man unterscheidet hormonelle, medikamentös bedingte, nervale und erbliche Ursachen. Außerdem können Schmeckstörungen durch Alkohol- und Nikotingenuss, Strahlentherapie und Erkrankungen der Mundhöhle hervorgerufen werden.

Diagnostik: Bei der Untersuchung von Patienten mit Geschmacksstörungen sollte ein besonderes Augenmerk auf die Untersuchung der Mundhöhle und des Ohres (Chorda tympani) gelegt werden. Zur Prüfung des Geschmackssinns stehen verschiedene Tests zur Verfügung (☞ S. 46).

Therapie: Die therapeutischen Möglichkeiten bei Störungen des Geschmacks sind gering. Die Beseitigung entsprechender Ursachen und das Abwarten einer Spontanerholung sind bislang hilfreicher als Medikamente.

10.1.8 Tumoren

Gutartige Tumoren

Die gutartigen Tumoren der Lippe und der Mundhöhle sind relativ selten. Neben Papillomen, Fibromen, Myomen können auch Hämangiome, Lymphangiome und pleomorphe Adenome auftreten.

Symptome: Oft werden diese Neubildungen zufällig diagnostiziert. Die Beschwerden hängen von der Größe ab. V. a. bei Lymph- und Hämangi-

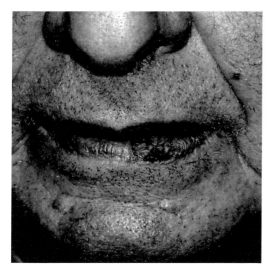

Abb. 33: Plattenepithelkarzinom der Unterlippe

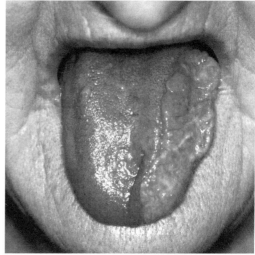

Abb. 34: Karzinom der linken Zungenhälfte

omen können eine Dysphagie und eine Dyspnoe auftreten.

Therapie: Die Behandlung erfolgt chirurgisch. Besondere Probleme ergeben sich bei Hämangiomen und Lymphangiomen aufgrund ihrer Größe bzw. Ausbreitung.

Präkanzerosen

Leukoplakien sind die häufigsten Präkanzerosen von Lippen und Mundhöhle. Meistens werden sie durch Prothesendruck oder Alkohol- sowie Nikotinmissbrauch verursacht.

Symptome und Diagnostik: Es handelt sich oft um Zufallsbefunde, die keine Beschwerden bereiten. Die Diagnose wird durch eine Gewebeprobenentnahme gestellt.

Therapie: Da sich aus Leukoplakien bösartige Tumoren entwickeln können, sollten sie komplett chirurgisch entfernt werden.

Bösartige Tumoren

Es handelt sich vorwiegend um Plattenepithelkarzinome, die v. a. die Unterlippe, die Mundschleimhaut und die Zunge befallen.

Symptome und Diagnostik: Lippentumoren erscheinen oft als therapieresistente Ulzerationen, können aber auch exophytisch (nach außen herauswachsend) sein (☞ Abb. 33). Bei Mundhöhlen-

karzinomen richten sich die Beschwerden nach der Lokalisation und der Größe. Oft bestehen Schmerzen beim Schlucken, blutig tingierter Speichel und Mundgeruch (Foetor ex ore) (☞ Abb. 34 und Abb. 35). Neben dem Spiegelbefund ist die Palpation mit beiden Händen sehr wichtig. Durch eine Biopsie erfolgt die feingewebliche Sicherung der

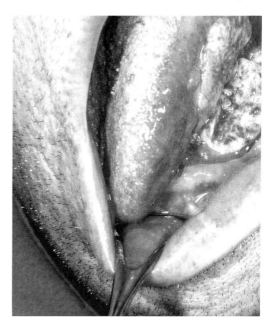

Abb. 35: Karzinom im Bereich des Mundbodens (Abbildung: HNO-Klinik, Universitätsklinikum Dresden)

Verdachtsdiagnose. Bildgebende Verfahren (Sonografie, CT, MRT) sind erst bei größeren Tumoren in der Mundhöhle sinnvoll.

Therapie: Die Behandlung besteht in der chirurgischen Entfernung des Primärtumors, wobei der entstandene Defekt primär, mit gestielten oder mit mikrovaskulär anastomisierten Lappen (Radialislappen) verschlossen wird. Eine OP bzw. Sanierung der zugehörigen Lymphbahnen am Hals (Neck dissection) wird je nach Lokalisation und Größe des Primärtumors durchgeführt. Oft muss postoperativ auch eine Nachbestrahlung des Tumorgebietes und der Halsweichteile erfolgen. Neben der chirurgischen Therapie ist auch eine alleinige Strahlentherapie oder eine Radiochemotherapie möglich. Die Überlebensrate hängt vom Stadium und von der Lokalisation ab (5-Jahresüberlebensrate von 10–80 %).

10.2 Erkrankungen des Mesopharynx

10.2.1 Fremdkörper

Es handelt sich häufig um Fischgräten und kleine Knochensplitter. Oft sind bereits die Angaben zur Anamnese (Verzehr von Fisch, knochenhaltigem Fleisch etc.) wegweisend. Die Patienten klagen über Schmerzen beim Schlucken und Dysphagie. Mit Hilfe der Spiegeluntersuchung lässt sich der Fremdkörper nachweisen. Allerdings kann beispielsweise eine Fischgräte aufgrund ihrer Farbe und ihrer Form leicht übersehen werden. Die Behandlung besteht in einer Entfernung des Fremdkörpers mit einer Fasszange.

10.2.2 Pharyngitis

Akute Pharyngitis

Ursachen: Die akute Pharyngitis kommt meist bei Infektionen der oberen Atemwege vor und kann durch Bakterien (Streptokokken, Haemophilus influenzae) oder Viren (Parainfluenzaviren) bedingt sein.

Symptome: Neben Schluckbeschwerden, Trockenheitsgefühl, Kratzen und Brennen verspüren die Patienten einen Räusperzwang und Hustenreiz. Außerdem besteht ein Hitzegefühl und Wundsein im Rachen.

Diagnostik: Es zeigt sich eine gerötete und verdickte Schleimhaut, wobei die Rachenschleimhaut einschließlich Gaumen trocken erscheint. Meist treten hochrote Solitärfollikel hervor, die als granulierende Schleimhaut imponiert. V. a. bei Kindern sind die Halslymphknoten geschwollen.

Therapie: Die Therapie erfolgt symptomatisch, d. h. mit Halswickeln, Rachenspülungen, Inhalationen mit Salbeitee und anästhesierenden Lutschtabletten. Antibiotika sollten nicht lokal gegeben werden, nur systemisch bei schweren bakteriellen Infekten.

Chronische Pharyngitis

Definition: Unter der chronischen Pharyngitis werden verschiedene chronische Reizzustände oder Entzündungen der Rachenschleimhaut zusammengefasst. Man unterscheidet verschiedene Verlaufsformen, die sich in ihrem klinischen Bild unterscheiden.

Pharyngitis chronica simplex

Symptome: Es bestehen: Räusperzwang, Hustenreiz, Trockenheits- oder Verschleimungsgefühl im Rachen, Globusgefühl sowie Hals- und Schluckbeschwerden wechselnder Stärke. Es treten jedoch kein Fieber und kein allgemeines Krankheitsgefühl auf.

Pharyngitis chronica hyperplastica

Diagnostik: Bei dieser Pharyngitisform ist die Schleimhaut der Rachenhinterwand verdickt, granulierend und weist eine blass-graue Farbe auf. Es zeigen sich sehr prominente Solitärfollikel.

Symptome: Die Patienten klagen über ein sehr störendes Fremdkörpergefühl im Rachen mit Räusper- und Schluckzwang, manchmal sogar über einen Würgereiz.

Pharyngitis chronica sicca

Diagnostik: Die Rachenhinterwand ist trocken, glänzend, erscheint ausgedünnt und ist oft mit trockenen, zähen Sekretborken belegt. Die Schleimhaut ist zart, blass-rosa, kann aber auch gerötet und verdickt sein. Oft ist diese Pharyngitisform mit einer Rhinitis atrophicans oder Laryngitis sicca kombiniert. Ältere Menschen sind häufiger betroffen.

Symptome: Die Patienten sind ständig bemüht, das zähe Sekret zu lösen und auszuspucken. Außerdem berichten sie über nächtliche Erstickungsanfälle und Schlafstörungen.

10.2.3 Tonsillenhyperplasie

Die Vergrößerung (Hyperplasie) der Tonsillen tritt meist bei Kindern auf und ist oft mit einer chronischen Tonsillitis verbunden. Sie tritt häufig mit einer Hyperplasie der Rachenmandel auf.

Symptome und Diagnostik: Es bestehen Schluckbeschwerden und eine Atembehinderung, v. a. bei einem akuten Infekt. Es zeigen sich bei der Inspektion sehr große Tonsillen, die sich in der Mittellinie berühren können (Kissing tonsils). Außerdem bestehen geschwollene Kieferwinkellymphknoten. Beim Erwachsenen ist eine Asymmetrie der Tonsillen stets tumorverdächtig (☞ Abb. 36).

Therapie: In Abhängigkeit von den Beschwerden und der Krankengeschichte ist meist eine Tonsillektomie indiziert, die oft gemeinsam mit einer Adenotomie als Adenotonsillektomie in einer operativen Sitzung erfolgt.

10.2.4 Tonsillitis acuta

Definition: Die Tonsillitis wird auch aufgrund des subjektiven Engegefühls als „Angina" bezeichnet. Oft handelt es sich um eine akute Entzündung im gesamten Bereich des lymphoepithelialen Rachenringes (Tonsillopharyngitis). Die Infektion der Gaumenmandel ist meist zunächst viral bedingt (Angina katarrhalis), später kommt es zu einer bakteriellen Superinfektion durch Streptokokken, seltener Pneumokokken, Staphylokokken oder Hämophilus. Kinder sind häufiger als Erwachsene betroffen.

Symptome: Die Angina beginnt akut mit starken, oft in die Ohren ausstrahlenden Schluckschmerzen, gefolgt von Fieber, kloßiger Sprache und vermehrtem Speichelfluss.

Diagnose: Bei der Angina katarrhalis zeigt sich eine Rötung und Schwellung der Mandeln, was eher auf eine virale Genese hinweist. Bei einem bakteriellen Geschehen treten gelbliche Stippchen (Angina follicularis) oder konfluierende Beläge (Angina lacunaris) auf. Selten überschreiten die Beläge die Tonsille (Pneumokokkenangina). Breitet sich die Entzündung in das Gewebe um die Mandel aus, kommt es zu einer Peritonsillitis.

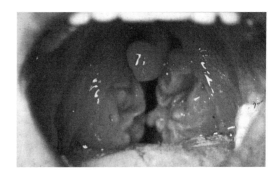

Abb. 36: Tonsillenhyperplasie

Therapie: Im Vordergrund stehen Bettruhe, Analgetika, weiche oder flüssige Kost sowie eine antibiotische Therapie mit Penicillin oder Erythromycin. Es sollten keine Antibiotika lokal gegeben werden (keine antibiotikahaltigen Lutschtabletten). Zu Beginn sind feuchte Halswickel bzw. Schwitzpackungen indiziert.

Verlauf: Nach einer Woche ist in der Regel die Angina abgeklungen. Allerdings können Begleit- bzw. Nacherkrankungen auftreten: Larynxödem, Otitis media, Sinusitis acuta, Peritonsillarabszess oder Sepsis.

10.2.5 Seitenstrangangina

Definition: Unter einer Seitenstrangina versteht man eine Entzündung der Seitenstränge (Plica tubopharyngicae), die v. a. bei tonsillektomierten Patienten auftritt; möglicherweise ist es eine Art Ersatzentzündung.

Symptome und Diagnostik: Wie bei einer Angina klagen die Patienten über Schluckbeschwerden und Schmerzen. Im Bereich der Seitenstränge zeigt sich eine geschwollene und gerötete Schleimhaut mit gelben Stippchen. Auch die Rachenhinterwand kann eine starke Follikelzeichnung aufweisen.

Therapie: Die Behandlung entspricht der der akuten Tonsillitis mit Antibiose, Mundpflege und flüssiger oder breiiger Kost. Der geschwollene Bereich kann zusätzlich mit 2- bis 5 %iger Silbernitratlösung durch den Arzt betupft (touchiert) werden.

10.2.6 Infektiöse Mononukleose (Monozytenangina)

> **Definition:** Diese auch als Pfeiffersches Drüsenfieber bezeichnete Erkrankung ist ein durch das Epstein-Barr-Virus hervorgerufener hochfieberhafter Infekt mit ausgeprägtem Krankheitsgefühl und ausgeprägten regionären oder auch allgemeinen Lymphknotenvergrößerungen. Gelegentlich kommt es zur Leber- oder Milzvergrößerung.

Symptome und Diagnostik: Die stark vergrößerten Gaumenmandeln zeigen Fibrinbeläge oder auch Nekrosen sowie Ulzerationen. Typisch ist, dass eine Antibiotikatherapie nicht anschlägt. Im Blutbild sieht man bis 90 % mononukleäre Zellen und atypische Lymphozyten. Die Seroreaktion (Paul-Bunnel-Test) ist erst ab der zweiten Woche positiv. Durch die Bestimmung der Leberwerte muss eine Beteiligung der Leber ausgeschlossen werden.

Therapie: Die Behandlung ist symptomatisch (Antiphlogistika, Analgetika, Mundpflege, breiigflüssige Kost). Antibiotika sind nicht indiziert. Bei der Gabe von Ampizillin kann es außerdem noch zu einem immunologisch gesteuerten Exanthem kommen. Bei starken Atembeschwerden ist eine Tonsillektomie indiziert.

10.2.7 Angina Plaut-Vincent

Symptome und Diagnostik: Als typische Symptome dieser durch fusiforme Stäbchen und Spirochäten verursachten Angina bestehen leichte, einseitige Schluckbeschwerden bei insgesamt nur gering gestörtem Allgemeinbefinden. Im Spiegelbefund zeigt sich im Bereich der Tonsille ein einseitiges, nekrotisierendes, fibrinbelegtes Ulkus. Auffällig ist der Widerspruch zwischen ausgeprägtem Lokalbefund und relativ gutem Allgemeinbefinden, der die Diagnose erhärtet. Die Erreger lassen sich im Gram-Präparat nachweisen. Differenzialdiagnostisch muss ein Malignom ausgeschlossen werden.

Therapie: Therapeutisch sind lokale Maßnahmen meist ausreichend: Ätzen mit 10 %igem Silbernitrat oder 5 %iger Chromsäure.

10.2.8   Tonsillitis chronica

Ursachen: Rezidivierende Entzündungen der Tonsillen und Infektionen, die sich nur in den Tonsil-lenkrypten abspielen, können zu einem narbigen Umbau der Tonsillen mit dem Verlust der immunologischen Funktion führen. In diesem Stadium kann die chronische Tonsillitis (Tonsillitis chronica) einen „Herd" darstellen und verschiedene Erkrankungen im Körper unterhalten (Rheuma, Glomerulonephritis, Psoriasis).

Klinik: Die chronische Tonsillitis kann sich durch rezidivierende Anginen äußern oder auch durch Abgeschlagenheit, Appetitlosigkeit und Mundgeruch. Die Tonsillen sind schlecht luxierbar, derb, vernarbt und es sind kraniojugulär Lymphknotenvergrößerungen nachweisbar („Kieferwinkellymphknoten"). Die vorderen Tonsillenbögen sind gerötet; auf Druck mit dem Spatel entleert sich flüssig-eitriges Exprimat.

Therapie: Die Tonsillektomie wird in der Regel in ITN ausgeführt. Eine konservative Therapie der chronischen Tonsillitis mit dem Absaugen des Exprimates aus den Krypten oder häufigeres Gurgeln lindert meist nur vorübergehend die Beschwerden.

10.2.9   Peritonsillarabszess

> **Definition:** Unter einem Peri- oder Paratonsillarabszess versteht man eine einseitige, eitrige Einschmelzung des phlegmonös entzündeten Gewebes. Hierbei kann ursächlich eine Fortleitung der Entzündung durch die bindegewebige, retrotonsilläre Mandelkapsel, eine rezidivierende Tonsillitis oder eine akute Exazerbation einer chronischen Tonsillitis mit narbenbedingter Abflussbehinderung des Eiters eine Rolle spielen. Der Paratonsillarabszess kommt vorwiegend im Erwachsenenalter, weniger dagegen bei Kindern vor. Die häufigsten Erreger sind β-hämolysierende Streptokokken und eine aerob-anaerobe Mischflora.

Symptome: Die Patienten klagen z. B. im Rahmen einer Angina über zunehmende einseitige Schluckschmerzen mit einem Ausstrahlen in das Ohr, einer Kieferklemme und Schonhaltung

Diagnostik: Es zeigt sich bei der Inspektion eine entzündlich gerötete Vorwölbung der Tonsillenregion. Zusätzlich besteht eine Kieferklemme und ein Uvulaödem. Die diagnostische Entscheidung wird durch die Palpation und die Punktion erleichtert. Bei der Palpation zeigt sich eine schmerzhafte Tonsillenregion – während bei einem primären Halsabszess die u. U. vorgewölbte Tonsillenregion palpatorisch nicht auffällig ist. Der Peritonsillarabszess muss vom Retrotonsillarabszess abgegrenzt werden.

Therapie: In manchen Fällen kann durch die frühzeitige Gabe von Antibiotika die peritonsilläre Entzündung zur Rückbildung gebracht werden. Die Entlastung des Eiterherdes ist entweder durch eine Inzision oder eine Abszesstonsillektomie unerlässlich. Ob eine Tonsillektomie in jedem Fall, also auch bei einer bisher unauffälligen Anamnese erforderlich ist, um eine erneute Abszessbildungen zu vermeiden, ist umstritten.

Notwendige Instrumente und Hilfsmittel zur Inzision eines PTA:

- Oberflächenanästhetikum,
- Punktionsnadel und Spritze,
- Zungenspatel,
- Skalpell zur Abszessinzision,
- Kornzange,
- Nierenschale,
- Zellstoff,
- Trinkbecher (Mundspülung).

10.2.10 Sonstige Komplikationen tonsillogener Entzündungen

Tonsillogene Sepsis

Die tonsillogene Sepsis ist im Zeitalter der Antibiotika selten geworden. Es handelt sich in der Regel um Patienten mit geschwächter Abwehrlage. Der Bakterienübertritt erfolgt entweder hämatogen oder lymphogen in die Blutbahn.

Retro- und Parapharyngealabszess

Es kommt zur Ausbildung von Abszessen zwischen Wirbelsäule und Rachenhinterwand durch kleinere Verletzungen (Fremdkörper) oder im Rahmen von Entzündungen des oberen Respirationstraktes.
Symptome und Diagnostik: Es bestehen starke Schmerzen beim Schlucken und eine zunehmende Dyspnoe. Außerdem kann sich eine Kieferklemme entwickeln. Bei der Spiegeluntersuchung zeigt sich eine ausgeprägte Schwellung im Bereich des Oro- und Hypopharynx. Diese Schwellung kann auch auf den Larynx übergreifen. Mit einer bildgebenden Diagnostik (MRT oder CT) kann die genaue Ausdehnung bestimmt werden.

Therapie: Es steht die operative Abszesseröffnung unter antibiotischer Abschirmung im Vorder-grund. Diese kann von innen, mitunter auch von außen erfolgen. Bei einer ausgeprägten Dyspnoe kann eine über mehrere Tage notwendige Intubation notwendig sein.

10.2.11 Schnarchen – Schlafapnoe

Das obstruktive Schlafapnoesyndrom zählt neben dem Schnarchen zu den häufigsten schlafbezogenen Atemstörungen und kann verschiedene gesundheitliche und soziale Konsequenzen nach sich ziehen. Man unterscheidet grundsätzlich das gewöhnliche (ungefährliche) von einem obstruktivem (gefährlichen – wegen der Folgeerkrankungen) Schnarchen.

Ursachen: Eine Kollapsneigung im Bereich des weichen Gaumens und/oder des Hypopharynx während des Schlafens kann die Einatmung beeinträchtigen, so dass es zu Atemaussetzern von bis zu 2 Minuten Dauer kommen kann. Neben einer erniedrigten Sauerstoffsättigung resultiert dadurch auch eine Schädigung des kardiopulmonalen Systems (☞ Tab. 11 auf S. 106).

Symptome und Diagnostik: Morgendliche Abgeschlagenheit, Tagesmüdigkeit und Einschlafneigung sind typische Symptome. Es wird auch über ein unregelmäßiges Schnarchen mit Atemaussetzern berichtet. Die Uvula kann verlängert sein. Der Abschnitt zwischen Gaumenbögen und Zunge kann verkleinert und der weiche Gaumen verdickt sein. Auch kann eine Septumdeviation, vergrößerte Nasenmuscheln oder eine Adenoide bestehen.
Ein Kollapsneigung des weichen Gaumens kann endoskopisch durch das so genannte Müller-Manöver nachgewiesen werden. Zur Objektivierung können in einem Schlaflabor mit der Polysomnografie während des Schlafes die Sauerstoffsättigung, die Atemgeräusche und die Herzfrequenz registriert werden. Gleichzeitig werden die Atembewegungen des Brustkorbes und des Bauches erfasst und das EEG abgeleitet.

Therapie: Neben allgemeinen Empfehlungen (Alkohol- und Nikotinkarenz, Gewichtsnormalisierung, abends keine reichhaltigen Mahlzeiten) sind auch operative Behandlungsmaßnahmen möglich. Mit einer speziellen Zahnschiene (Esmarch-Schiene) kann der Unterkiefer vorverlagert werden, so dass der für den Luftweg notwendige Oropharynxbereich erweitert werden kann. Das bekannteste operative Verfahren ist die Uvulapalatopharyngoplastik (UVPP) mit einer Tonsillektomie, bei der die überschüssige Schleim-

Tab. 11: Folgen der obstruktiven Schlafapnoe

Mechanismus	Folge
Verlust des Tiefschlafens, kein Durchschlafen	Tagesmüdigkeit, intellektuelle Beeinträchtigung
pulmonale Vasokonstriktion	pulmonale Hypertonie
Bradyarrhythmie	plötzlicher Herztod
systemische Vasokonstriktion	systemische arterielle Hypertonie

hautanteile entfernt werden, so dass sich durch die Vernarbung die Gaumenbögen straffen. Die Indikationsstellung zur OP muss sehr sorgfältig gestellt werden.

10.2.12 Tumoren

Gutartige Tumoren – Valleculazysten

Definition: Valleculazysten sind Retentionszysten, die sich im Raum zwischen Epiglottis und Zungengrund ausbilden können und von einem dickflüssigen Sekret ausgefüllt sind.

Symptome: Klinisch führen die Zysten zu dysphagischen Beschwerden, bei ausgedehnten Befunden klagen die Patienten auch über Dyspnoe, v. a. im Liegen. Die **Therapie** der Wahl ist die Exstirpation der Zyste.

Bösartige Tumoren

Maligne Tumoren des Oropharynx sind überwiegend Plattenepithelkarzinome, die sich aus Leukoplakien entwickeln können. Anamnestisch besteht fast immer ein langjähriger Nikotin- und Alkoholabusus.

Symptome und Diagnostik: Die Beschwerden sind anfangs uncharakteristisch, im fortgeschrittenen Stadium kommt es zu Schmerzen beim Schlucken, blutig tingiertem Speichel und starkem Mundgeruch. Die Spiegeluntersuchung zeigt den Tumor. Eine bimanuelle Palpation ist erforderlich, da die Tumoren oft erheblich größer sind als sie bei der Inspektion erscheinen. Bei jedem Tumorverdacht muss eine Probeexzision zur Histologiesicherung

erfolgen. Eine bildgebende Untersuchung (CT, MRT) ist notwendig, um die Tumorausdehnung besser einschätzen zu können. Außerdem muss palpatorisch und über bildgebende Verfahren (Ultraschall, CT, MRT) der regionäre Lymphknotenstatus erhoben werden, um Metastasen auszuschließen.

Therapie: Als Therapie steht die chirurgische Entfernung des Primärtumors unter Schnellschnittkontrolle der Tumorränder im Vordergrund. Der entstehende Defekt kann je nach Größe primär oder durch unterschiedliche Lappenplastiken verschlossen werden. Eine begleitende OP der regionären Lymphabflussgebiete (Neck dissection) ist je nach Lokalisation des Primärtumors ein- oder beidseitig notwendig. Postoperativ ist in den meisten Fällen eine Strahlentherapie des Primärtumor- und Lymphabflussgebietes notwendig. Bei sehr ausgedehnten Tumoren (Stadium T3 und T4) bzw. bei reduziertem Allgemeinzustand des Patienten kann auch eine primäre Strahlentherapie oder simultane Radiochemotherapie durchgeführt werden.

Zusammenfassung: Entzündliche Erkrankungen der Lippen und der Mundhöhle können sehr unterschiedliche Ursachen haben. Gutartige Tumoren sind selten, während Präkanzerosen und Malignome neben den bösartigen Tumoren des Larynx und des Pharynx zu den häufigsten im HNO-Gebiet zählen. Die meisten Erkrankungen des Oropharynx sind entzündlicher Natur. Tumoren sind dagegen viel seltener, müssen aber v. a. bei entsprechenden Risikofaktoren (Alkohol, Nikotin) erwogen werden. Veränderungen im Bereich des Oropharynx können auch bei schlafbezogenen Atemstörungen eine Bedeutung haben.

11 Erkrankungen des Hypopharynx

11.1 Hypopharynxdivertikel

Einteilung: Bei den Divertikeln bzw. Aussackungen unterscheidet man Divertikel, die durch einen erhöhten Druck im Innern der Speiseröhre entstehen (Pulsionsdivertikel), und solche, die durch einen Narbenzug von außen durch Lymphknotenentzündungen entstehen (Traktionsdivertikel). Den HNO-Arzt interessiert v. a. das Pulsionsdivertikel (**Zenkersches Divertikel**), welches am Eingang der Speiseröhre liegt. Das Zenker'sche Divertikel wird meist fälschlich als Ösophagusdivertikel bezeichnet.

Ursache: Die Ausstülpung der Ösophaguswand bildet sich im Bereich der „Schwachstelle" der hinteren, unteren Hypopharynxwand aus. Bei vielen Patienten besteht seit Jahren eine Refluxösophagitis.

Symptome: Die klassischen Symptome sind Schluckbeschwerden und Wiederhochwürgen von unverdauten Speisen (Reflux) v. a. morgens und beim Liegen. Außerdem kann ein erheblicher Mundgeruch bestehen. Betroffen sind v. a. Patienten mittleren und höheren Lebensalters. Das Geschlechtsverhältnis beträgt männlich zu weiblich 3 : 1.

Diagnostik: Zunächst erfolgt eine Palpation, bei der es durch Druck auf die paralaryngealen Weichteile bei geöffnetem Mund zum geräuschvollen Entweichen von Luft kommen kann. Bei der Spiegeluntersuchung kann man gelegentlich einen Speichelsee im Sinus piriformis nachweisen. Jedoch lässt sich erst in der Röntgenkontrastmitteluntersuchung das Divertikel darstellen.

Therapie: Das Mittel der Wahl ist die Operation. Zum Beginn der OP muss immer eine Ösophagoskopie zum Ausschluss eines Karzinoms als Ursache des Divertikels durchgeführt werden. Man unterscheidet einen endoskopischen Zugang von einem Zugang von außen. Bei den endoskopischen Techniken wird die so genannte Schwelle durchtrennt, so dass der Sack wieder in das Gebiet der Speiseröhre einbezogen wird. Die endoskopische OP ist für den Patienten schonender und kürzer als der Zugang von außen. Mögliche Nebenwirkungen und Komplikationen in Form von Infektionen, Hämatomen, einer Rekurrensparese, Narben und einer Nahtinsuffizienz werden dadurch vermindert. Bei der OP von außen wird der Divertikelsack abgetragen und der Schließer der Speiseröhre (Killianscher Schleudermuskel) durchtrennt.

11.2 Verletzungen

Zu den Verletzungen gehören v. a. Verbrühungen und Verätzungen, die in erster Linie bei Kindern auftreten (S. 151 ff). Penetrierende Weichteilverletzungen durch Schuss-, Stich- und Verkehrsunfälle müssen entsprechend operativ versorgt werden. Iatrogen kommt es v. a. im Rahmen von flexiblen Ösophagoskopien beim (blinden) Einführen des Endoskops zur Verletzung der Hypopharynxwand.

11.3 Fremdkörper

Art der Fremdkörper: Fremdkörper sind im Hypopharynx seltener als im Ösophagus. Meist handelt es sich um größere Knochen, Gräten oder Prothesenteile, die nicht in den Ösophagus gelangen können.

Symptome und Diagnostik: V. a. beim Schlucken bestehen geringe bis hochgradige Schmerzen, die den Schluckakt ganz verhindern können. Neben der Anamnese kann ein Fremdkörper im Hypopharynx bereits bei der Spiegeluntersuchung bzw. indirekten Laryngoskopie erkennbar sein. Röntgenkontrolle und Kontrastmittelröntgen mit wasserlöslichem Kontrastmittel können erforderlich sein (☞ Abb. 37 auf S. 108).

Therapie: Kleinere hochsitzende und glatte Fremdkörper können bereits ohne Narkose mit einer Fasszange entfernt werden. Größere Gegen-

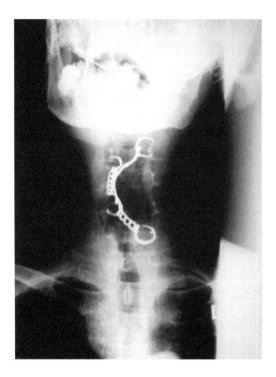

Abb. 37: Zahnprothese im Hypopharynx

stände müssen durch eine starre Endoskopie in ITN möglichst rasch entfernt werden, da sonst Drucknekrosen entstehen können.

11.4 Tumoren

11.4.1 Gutartige Tumoren

Es können **epitheliale** (Papillome, Adenome) und **mesenchymale** (Hämangiome, Lipome, Fibrome, Neurinome) gutartige Tumoren auftreten.

Symptome: Die Beschwerden äußern sich in einem Globusgefühl, Schluckstörungen und auch Stridor. Im Spiegelbefund zeigen sich meist gut abgrenzbare Neoplasien. Je nach Verdachtsdiagnose ist eine weitere bildgebende Diagnostik notwendig (Sonografie, MRT). Bei Hämangiomen ist eine angiografische Darstellung erforderlich, um die Gefäßversorgung einschätzen zu können.

Therapie: Die Behandlung ist die chirurgische Entfernung und dient meist auch der histologischen Sicherung. Bei Hämangiomen kann der Tumor in Abhängigkeit von der Gefäßversorgung embolisiert oder chirurgisch, ggf. laserchirurgisch abgetragen werden.

11.4.2 Bösartige Tumoren

Das Plattenepithelkarzinom ist der häufigste bösartige Tumor im Bereich des Hypopharynx. Es tritt fast immer im Zusammenhang mit Alkohol- und Nikotinabusus auf. Das Hypopharynxkarzinom wird häufig wegen seiner spät auftretenden Symptomatik erst im fortgeschrittenen Stadium erkannt
Symptomatik: Die Beschwerden umfassen Dysphagie, Sialorrhö (übermäßigen Speichelfluss) und Foetor ex ore (starken Mundgeruch), häufig sind auch eine regionale Halslymphknotenmetastase und ins Ohr ausstrahlende Schmerzen Erstsymptome. Ist der Larynx mitbetroffen klagen die Patienten auch über Heiserkeit und Dyspnoe.

Diagnostik: Neben der Inspektion und Palpation (z. B. Halslymphknotenmetastasen) gehört die indirekte Laryngoskopie zur Routineuntersuchung. Bei dem Verdacht auf ein Malignom muss eine endoskopische Untersuchung mit Biopsie zur Diagnosesicherung in ITN (Stützlaryngoskopie) erfolgen, da der Hypopharynx bei der Spiegeluntersuchung häufig nicht ausreichend beurteilt werden kann. Zudem lässt sich die Tumorausdehnung bei der endoskopischen Untersuchung besser bestimmen. CT bzw. MRT können ebenfalls für die Einschätzung der Befundausdehnung sinnvoll sein.

Therapie: Die Behandlung des Hypopharynxkarzinoms richtet sich nach der Tumorgröße, besteht aber in der Regel in der chirurgischen Entfernung mit gleichzeitiger Ausräumung der Halslymphknoten (Neck dissection). Bei fortgeschrittenen Hypopharynxmalignomen ist der Kehlkopf meist mitbefallen und muss deshalb in gleicher Sitzung ebenfalls entfernt werden (Pharyngolaryngektomie). Die primäre Strahlentherapie oder die simultane Radiochemotherapie sind therapeutische Alternativen bei fortgeschrittenen Hypopharynxkarzinomen.

Zusammenfassung: Neben den Fremdkörpern und dem Hypopharynxdivertikel haben im Hypopharynx v. a. maligne Tumoren eine Bedeutung. Sie verursachen erst im fortgeschrittenen Stadium Symptome, so dass ein Arztbesuch oft erst spät erfolgt.

12 Pflegerische Gesichtspunkte bei der Betreuung von Patienten mit Erkrankungen des Pharynx und der Mundhöhle

Bei der Pflege von Patienten mit Erkrankungen des Pharynx müssen v. a. die Symptome **Schluckbeschwerden** und **Schmerzen** beachtet werden. Da der Pharynx aber auch eine wichtige Aufgabe bei der Atmung hat, muss beachtet werden, dass Schwellungen der Schleimhäute zu **Atemstörungen** oder **Fehlschlucken** bzw. zur **Aspiration** führen können.

12.1 Mundpflege

Die Mundpflege dient nicht nur dem Wohlbefinden und der Hygiene, sondern auch der Prophylaxe und Therapie von Erkrankungen im Bereich der Mundhöhle und der Lippen (z. B. Soor, Parotitis). Sie ist v. a. wichtig bei Patienten mit reduziertem Allgemein- und Ernährungszustand, mit Magensonde, Bewusstseinsstörungen, Mundatmung (beispielsweise nach Nasen-OP), Immunschwäche und bei Patienten unter Bestrahlung oder Chemotherapie. Insbesondere bedürfen Patienten, die bereits an einer Parotitis oder an Soor erkrankt sind, einer adäquaten Mundpflege.

Häufigkeit: Eine Mundpflege sollte mindestens dreimal täglich und nach der Nahrungsaufnahme oder der Sondenkostgabe erfolgen. Bei Patienten mit einer gestörten Immunabwehr muss der Mund alle 2 Stunden gepflegt werden.

Material: Zur Reinigung werden benötigt:

- Untersuchungshandschuhe,
- Taschenlampe,
- Mundschutz,
- Klemmen mit Tupfern,
- Kompressen,
- Spatel,
- Reinigungslösungen (Wasser, Chlorhexidin, Kamillen- oder Salbeitee, Temperatur nach Wunsch des Patienten),
- Einmalwatteträger bzw. Lemon-Glycerin-Stäbchen,
- eine große Plastikspritze,
- Absaugmöglichkeit.

Durchführung: Der Patient wird entweder auf die Seite oder halb sitzend gelagert. Unter das Kinn wird ein Handtuch gelegt. Zunächst wird die Mundhöhle mit einer Taschenlampe und einem Spatel gründlich inspiziert.

Zu Beginn der Mundpflege sollten die Zähne mit einer Zahnbürste geputzt werden. Die Mundhöhle kann nun mit einem Watteträger oder mit einem an der Klemme angebrachten und mit der entsprechenden Lösung getränkten Tupfer sorgfältig ausgewischt werden. Dabei wird nach jedem Wischvorgang der Watteträger bzw. der Tupfer erneuert. Das Metall der Klemme darf die Schleimhaut nicht berühren, um Verletzungen zu vermeiden. Da Watteträger sehr elastisch sind, besteht bei ihnen nur geringe Verletzungsgefahr. Mit einem behandschuhten Finger, der mit einer feuchten Kompresse umwickelt ist, kann ebenfalls die Mundhöhle ausgewischt werden. Besonders sorgfältig sollte man im Bereich der Wangentaschen, unter der Zunge und im Bereich des harten Gaumens vorgehen. Bei Patienten mit Verletzungen im Bereich der Mundhöhle muss sehr vorsichtig vorgegangen werden.

Am Ende der Mundpflege wird der Mund ausgespült. Ggf. müssen auf Anordnung speichelanregende Mittel verabreicht werden.

Die **Pflege der Zahnprothese** ist ebenfalls sehr wichtig. Das Entfernen und Einsetzen der Prothese ist vielen Menschen peinlich. Wenn möglich, sollte der Patient seine Prothese selber entfernen. Die Pflegekraft entfernt zuerst die untere und dann die obere Prothese. Beide Prothesen werden dann in einer Schale mit Wasser abgelegt. Der Patient spült seinen Mund, anschließend werden die festsitzenden Zähne und das Zahnfleisch geputzt. Die Zahnprothese wird unter fließendem lauwarmen Wasser gründlich abgebürstet und abgespült. Die noch feuchte Prothese wird dann wieder eingesetzt (erst die obere und dann die untere).

> **Merke:** Nach der Säuberung der Mund- und Rachenhöhle, sollte überflüssiges Sekret immer – wenn erforderlich – abgesaugt werden. Anschließend werden die Lippen mit Salbe eingecremt (z. B. Panthenol).

Tab. 12: Pflegemittel und Medikamente für die Mundhöhle (☞ auch Tabelle 19, S. 170 ff.)

Substanz bzw. Medikament	Indikation	Anwendungsart	Besonderheiten
Lemon-Sticks (Zitronenstäbchen):	Förderung der Speichelsekretion	Lutschen, Auftragen	erfrischend
Kamillentee:	Hemmung der Entzündung, Mundpflege	Mundspülung bzw. Gurgeln	
Salbeitee:	Hemmung der Entzündung, Mundpflege	Mundspülung bzw. Gurgeln	Eiweißfällung und Schrumpfung der Schleimhautoberfläche
Zitrone:	Förderung der Speichelsekretion, Reinigung	Mundspülung bzw. Gurgeln (verdünnt)	
Butter (Zimmertemperatur):	Aufweichen von Borken	Bestreichen der Zunge	dünn auftragen, bei Bewusstlosen wegen Aspirations- und Pneumoniegefahr
Rosenhonig:	Desinfektion, Förderung der Speichelsekretion	Aphthen und wunde Stellen betupfen	guter Geschmack
synthetischer Speichel:	Mundtrockenheit	Besprühen	
Bepanthen® (Lösung und Lutschtabletten):	Schleimhautentzündungen	Einpinseln und Spülen (unverdünnt), Lutschen	
Hexetidin® (Lösung):	Schleimhautentzündungen, Angina, Mundhygiene	unverdünnt mit 1 Esslöffel Gurgeln	Brennen der Mundschleimhaut
Myrrhentinktur:	Schleimhautentzündungen, Aphthen	Auftragen bzw. Betupfen (unverdünnt)	bitterer Geschmack
Pyoktanin® (Lösung):	Schleimhautentzündungen, Aphthen	Auftragen bzw. Betupfen (unverdünnt)	Farblösung, nach Anordnung durch den Arzt
Parodontal® (Salbe):	Aphthen, Prothesendruck, Schleimhautentzündungen	Auftragen	anästhesierend
Dynexan® (Salbe):	Schleimhautentzündungen	Auftragen	anästhesierend
Moronal® (Lösung):	Pilzinfektion	Auftragen bzw. Betupfen (unverdünnt)	nach Anordnung durch den Arzt
Nystatin® (Lösung):	Pilzinfektion	Auftragen bzw. Betupfen (unverdünnt)	nach Anordnung durch den Arzt
Zovirax® (Salbe):	Herpes-Infektion	Auftragen auf Lippen	nach Anordnung durch den Arzt

Für die Mundpflege sind je nach klinischer Situation entsprechende **Mundpflegeprogramme** entwickelt worden. Zu beachten ist auch der in der jeweiligen Klinik gültige Mundpflegestandard.

Mundpflegeprogramm, wenn bisher keine Komplikationen aufgetreten sind:

- Weiche Zahnbürste wird in alkoholischer Chlorhexidinlösung aufbewahrt. Vor dem Benutzen wird sie mit Wasser ausgespült. Die Zähne werden 4 x täglich (nach den Mahlzeiten und vor dem Schlafengehen) geputzt.
- Die Mundspülung erfolgt 4 x täglich mit Dexpanthenol-Lösung 5 % oder mit Kamillosan-Lösung®.
- Die Lippen werden regelmäßig mit Panthenol-Salbe eingecremt.
- Bei **Zahnprothesen**: Gebiss mit Zahnpasta putzen, mit Wasser abspülen, danach mit Chlorhexidingluconat-Lösung 0,5 % benetzen. Prothese wird außerhalb des Mundes in Chlorhexidin-Lösung aufbewahrt.

Behandlung der trockenen Schleimhaut:

- Mundspülung mit physiologischer Kochsalzlösung (Schlagfrequenz der Flimmerepithelien wird beeinflusst, was zu einer besseren Benetzung der Schleimhaut führt).
- Sucralfat (Sucrabest®, Ulcogant®) bewirkt besseren Schleimschutzfilm.
- Künstlicher Speichel (Glandosane®).
- Befeuchtete sterile Wattetupfer mit Zitrone (Lemon-Sticks®) regen den Speichelfluss an.

Prophylaxe und Therapie der Strahlenstomatitis bzw. Mukositis:

- Prophylaxe mit Kristerlösung, Kamillentee, Dexpanthenol-Lösung 5 % jeweils 3 x täglich im Mund bewegen, zusätzlich Vitamin-A-Tropfen (Vitadral®) geben.
- Bei eingetretener Mukositis zusätzlich möglich: Dinoproston (Miniprostin®-Gel) 4 - 6 x täglich auf die Mundschleimhaut verteilen (0,025 mg Prostaglandin E2). Danach sollte über eine Stunde nichts gegessen oder getrunken werden. Gelreste soll der Patient schlucken.
- Bei Pilzbefall siehe Schema unten

Prophylaxe der Mundschleimhautulzeration bei Chemotherapie:

- Sucralfatprophylaxe: 4 x täglich z. B. Ulcogant®-Suspension 1–3 Minuten im Mund bewegen.

- Örtliche Kryotherapie: Eiswürfel lutschen.
- Dinoproston (Miniprostin®-Gel) 4–6 x tgl. auf die Mundschleimhaut verteilen (0,025 mg Prostaglandin E2). Danach sollte über eine Stunde nichts gegessen oder getrunken werden. Gelreste soll der Patient schlucken.

Mundpflegeprogramm bei bakteriellen Infektionen:

- Weiche Zahnbürste wird in alkoholischer Chlorhexidinlösung aufbewahrt. Vor dem Benutzen wird sie mit Wasser ausgespült. Die Zähne werden 4 x täglich (nach den Mahlzeiten und vor dem Schlafengehen) geputzt.
- 5 x tgl. mit physiologischer Kochsalzlösung oder Salbeiaufguss spülen.
- Nystatin-Suspension im Mund verteilen und 1 Minute einwirken lassen, dann soll der Patient die Lösung schlucken.
- Lippen regelmäßig mit Panthenol-Salbe eincremen.
- Bei **Zahnprothesen**: Gebiss mit Zahnpasta putzen, mit Wasser abspülen, danach mit Chlorhexidingluconat-Lösung 0,5 % benetzen. Prothese wird außerhalb des Mundes in Chlorhexidin-Lösung aufbewahrt.
- 5–10 Minuten vor jeder Mahlzeit Lidocain-Gel (DynexanA®-Gel) in der Mundhöhle verteilen.

Mundpflegeprogramm bei Pilzinfektionen:

- Weiche Zahnbürste wird in alkoholischer Chlorhexidinlösung aufbewahrt. Vor dem Benutzen wird sie mit Wasser ausgespült. Die Zähne werden 4 x täglich (nach Mahlzeiten und vor dem Schlafengehen) geputzt.
- 5 x täglich mit Chlorhexidin-Lösung (0,5 %) oder Wasserstoffperoxid-Lösung (3 %) (1 Esslöffel/1 Glas Wasser) gurgeln.
- 4 x täglich Nystatin-Suspension im Mund verteilen, 1 Minute einwirken lassen und dann schlucken.
- Lippen regelmäßig mit Panthenol-Salbe eincremen.
- Bei **Zahnprothesen**: Gebiss mit Zahnpasta putzen, mit Wasser abspülen, danach mit Chlorhexidingluconat-Lösung 0,5 % benetzen. Prothese wird außerhalb des Mundes in Chlorhexidin-Lösung aufbewahrt.
- 5–10 Minuten vor jeder Mahlzeit Lidocain-Gel (DynexanA®-Gel) in der Mundhöhle verteilen.

12.2 Entzündliche Erkrankungen

Im Vordergrund steht die Mundpflege, wobei sich das Vorgehen nach dem Befund und den Beschwerden richtet. Der Patient sollte keinen Alkohol oder scharf gewürzte Speisen zu sich nehmen und viel Tee trinken. Da oft auch die Nase mitbeteiligt ist, müssen regelmäßig Nasentropfen appliziert werden.

Angina tonsillaris: Neben der symptomatischen Therapie (Schmerzmittel, Halswickel, weiche Kost) ist eine **Antibiotikagabe** indiziert. Wegen der Gefahr von Streptokokken-Zweiterkrankungen muss der Patient darauf hingewiesen werden, dass die Antibiotika über den gesamten vom Arzt verordneten Zeitraum eingenommen werden müssen und nicht nach Beschwerdebesserung eigenmächtig abgesetzt werden.
Im Anfangsstadium bewähren sich **Schwitzpackungen**. Bettruhe ist einzuhalten, bis das Fieber abgeklungen ist. Der Patient sollte nicht mit frischoperierten Patienten in ein gemeinsames Zimmer gelegt werden.
Bei stärkeren Schluckschmerzen müssen öfters Analgetika gegeben werden. Eine weiche Kost ist auf alle Fälle angezeigt. Es ist unbedingt darauf zu achten, dass bei hochfieberhaften Zuständen dem Patienten reichlich Flüssigkeit zugeführt wird. Die Mundpflege ist v. a. bei kariösen Zähnen oder zusätzlichen Schleimhautentzündungen konsequent durchzuführen. Die Reinigung und Spülung verschafft dem Patienten eine spürbare Erleichterung. Antibiotikahaltige Lutschtabletten sollten aufgrund der Resistenzsteigerung nicht verabreicht werden.

Pharyngitis: Die Behandlung der akuten nichteitrigen Pharyngitis erfordert im Wesentlichen nur symptomatische Maßnahmen. Durch eine ein- bis zweitägige Bettruhe kann der akute Infekt überwunden werden. Bettruhe sollte aber solange eingehalten werden, wie die Temperatur erhöht ist.
Das Rauchverbot ist selbstverständlich. Das Gurgeln von Kamillentee oder ähnlichem beeinflusst zwar nicht den Krankheitsverlauf, wird aber vom Kranken als angenehm empfunden. Die akute Form erfordert kein Antibiotikum, sondern das Bepinseln der erkrankten Schleimhaut. Das ist zwar sehr unangenehm, hat aber einen guten Effekt, da der adstringierende Wirkstoff direkt auf die Rachenschleimhaut aufgetragen wird. Bei der Verwendung einer Jodlösung muss vorher eine Jodallergie ausgeschlossen worden sein.
Es muss bei der Vorbereitung des gebogenen Watteträgers darauf geachtet werden, dass der Wattebausch nicht zu dick oder zu dünn ist, dass die Drahtspitze mit ausreichend Watte gepolstert wird und dass der Wattebausch ausreichend fest ist. Der gebogene Watteträger wird hierbei ähnlich wie der Wattedriller für die Ohrreinigung vorbereitet (Ohrspülung, ☞ S. 63). Das Medikament wird in ein Schälchen gefüllt, wobei sich der Patient zum Schutz der Kleidung etwas Zellstoff unter den Mund hält. Der Arzt zieht die Zunge mit einem Zungenläppchen etwas heraus und bepinselt die gesamte Rachenhinterwand.
Als Alternative kann sich der Patient selber ähnliche Medikamente mit einer Pipette in die Nase geben, die dann den Rachen hinunterrinnen und so direkt die Schleimhaut dort erreichen (z. B. Silber-Eiweiß-Nasentropfen). Eine gleichzeitig bestehende Rhinitis muss entsprechend mit abschwellenden Nasentropfen behandelt werden.

Akute Entzündung der Rachenmandel: Bei Erwachsenen und auch Kindern entspricht die Behandlung der entzündeten Rachenmandel der des akuten Schnupfens. Die Behinderung der Nasenatmung ist im Kleinkindesalter besonders schwerwiegend. Durch Absaugen der Nase und abschwellende Nasentropfen kann die Nasenatmung wieder hergestellt werden. Nützlich sind auch Silber-Eiweiß-Nasentropfen, die durch die Nase in den Nasenrachenraum appliziert werden können. Meist besteht bei Kindern ein fieberhafter Infekt, der besondere pflegerische Sorgfalt benötigt. Reichliche Flüssigkeitszufuhr und zweckmäßige Ernährung sind zu beachten.

Infektiöse Mononukleose: Da eine spezifische Therapie nicht bekannt ist, stehen die symptomatischen und pflegerischen Aspekte im Vordergrund. Der Patient sollte v. a. Bettruhe einhalten. Während des Fieberstadiums sollte beachtet werden, dass der Patient **isoliert** wird, da die Gefahr der Kontakt- bzw. Tröpfcheninfektion besteht.
Die Mundpflege, beispielsweise mit Kamillenlösung, wird als angenehm empfunden. Ampicillin oder Amoxicillin dürfen zur Verhütung bakterieller Superinfektionen nicht gegeben werden, da es zu pseudoallergischen Reaktionen kommen kann. Zwar ist eine „heiße" Tonsillektomie nur in seltenen Fällen wegen einer Dyspnoe notwendig, trotzdem sollte den Patienten bei Schmerzen **keine acetylsäurehaltigen Medikamente** gegeben werden, da es bei einer Tonsillektomie zu einer Nachblutung kommen kann.
Bei gleichzeitig bestehender Rhinopharyngitis ist die Anwendung von abschwellenden und adstringierenden Nasentropfen notwendig. Nach Abklingen des akuten Krankheitsstadiums müssen

sich die Patienten körperlich schonen und darauf achten, dass sie sich vor stumpfen Traumen in der Milzregion schützen, da die Gefahr der Milzruptur deutlich erhöht ist.

12.3 Schluckstörungen

Schluckstörungen können verschiedenste Ursachen haben. V. a. bei neurogen bedingter Dysphagie ist auf eine gute Mund- und Nasenpflege zu achten. Man unterscheidet: Mundschlussstörungen (Fazialisparese), Bewegungsstörungen der Zunge, Gaumensegellähmungen oder Koordinationsstörungen.

Mundschlussstörungen: Im Vordergrund steht der ungenügende Lippenschluss und der Speichelfluss. Die Luft kann beim Aufblasen der Wangen nicht gehalten werden. Neben der Übungsbehandlung bei einer Fazialisparese bestehen folgende Trainingsmöglichkeiten: den Patienten die Wangenregion ausstreichen und beklopfen, Lippen streichen und lecken, Mund spitzen und saugen lassen.

Motilitätsstörungen der Zunge: Bei Bewegungsstörungen der Zunge kann die Nahrung nicht oder nur noch sehr schlecht in den Pharynx transportiert werden, da die Zunge nicht nach oben, unten, zur Seite oder nach hinten gedrückt werden kann. Dadurch bleiben Nahrungsreste in der Wangentasche oder auf der Zunge liegen. Die Zungenbewegung kann durch Kältereiz, Saugen oder durch kleine Gegenständen unter Spiegelkontrolle stimuliert werden.

Gaumensegellähmung: Bei der Nahrungsaufnahme kann Flüssigkeit oder Brei aus der Nase austreten; die Patienten weisen einen verminderten Würgereiz auf. In Abhängigkeit vom Ausmaß der Lähmung kann die Gaumensegelfunktion durch Eisstäbchenstimulation, Backenaufblasen, Zungezurückrollen oder durch eine eisgekühlte Zahnbürste stimuliert werden. Das Schlucktraining sollte wegen der erhöhten Aspirationsgefahr nicht mit Flüssigkeit begonnen werden.

Koordinationsstörungen: Neben der Dysphagie tritt auch ein Fehlschlucken (Aspiration) auf. Ursächlich kommen Nervenschädigungen nach einer OP im Bereich des Kehlkopfes aber auch Nervenlähmungen in Frage. Zwar ist der Hustenreflex vorhanden, der Schluckreflex ist jedoch deutlich verzögert. V. a. beim Trinken von Flüssigkeit und der Aufnahme von dünnbreiiger Nahrung kommt

es zu einem Hustenreiz und somit zu erhöhter Aspirationsgefahr.

Merke: Es muss sichergestellt sein, dass das Pflegepersonal auf eine Aspiration unverzüglich reagieren kann. Durch kräftiges Ausatmen kann die Nahrung wieder nach oben transportiert werden. Das kann durch gleichzeitiges Zusammendrücken der Flanken unterstützt werden. Eventuell wird auch der Oberkörper weit nach vorne und unten gebeugt; ggf. muss abgesaugt werden.

Die Patienten müssen andererseits angeleitet werden, das Schlucken zu trainieren. Dünnflüssige Nahrungsmittel, wie Tee, Wasser oder ähnliche Flüssigkeiten sollten gemieden werden. Dagegen sind mehr dickflüssige Getränke bzw. Suppen oder dünnes Püree zu bevorzugen.

Durch so genannte **kompensatorische Maßnahmen** unter Ausnutzung der Schwerkraft und Haltungsänderungen kann die Nahrung auf einen neuen Weg in die Speiseröhre gelangen. Durch zusätzliches Neigen des Kopfes in verschiedene Richtungen beim Trinken kann u. U. ein Verschlucken vermieden werden. Das erfordert viel Geduld und ein Training unter Anleitung von Logopäden oder Krankengymnastik.

12.4 Schlafapnoe

Patienten mit einem obstruktiven Schlafapnoesyndrom sind postoperativ v. a. nach Nasen- und NNH-OP, aber auch nach einer sonstigen Vollnarkose gefährdet. Grundsätzlich kann durch eine Nasentamponade ein obstruktives Schlafapnoesyndrom induziert oder ein vorbestehendes verschlechtert werden. V. a. bei Patienten mit kardialen und pulmonalen Grundkrankheiten ist das Risiko erhöht. Da die Nase austamponiert ist, kann die Atmung über den Mund oftmals nicht ausreichen. Es kann unmittelbar postoperativ und in den darauf folgenden Tagen zu einem ausgeprägten Abfall der Sauerstoffsättigung kommen. Dies kann zu kardialen Arrhythmien, Rechts- oder Linksherzbelastungen führen. Daher ist auch nach einer Nasen- oder NNH-OP eine entsprechende Überwachung mit Monitoring (Pulsoximetrie) bei diesen Patienten notwendig. Auch sollten die Tamponaden nur so lange wie unbedingt nötig belassen werden.

13 Erkrankungen der Speicheldrüsen

13.1 Ranula

> **Definition:** Die Ranula ist eine Zyste, die von der Glandula sublingualis ausgeht und paramedian unter der Mundbodenschleimhaut liegt. Die Ursache ist ein entzündlicher oder traumatischer Verschluss des Ausführungsgangs.

Symptome: Klinisch kommt es bei einer Größenzunahme zu Schluckproblemen, ggf. auch zu Beschwerden beim Sprechen. Die Zungenbeweglichkeit kann eingeschränkt sein.

Diagnostik: Die Diagnose ergibt sich aus dem typischen klinischen Bild einer glatt begrenzten, glasig-zystischen Raumforderung im Bereich des vorderen Mundbodens. Unterstützend kann eine Ultraschalluntersuchung durchgeführt werden.

Therapie: Die Behandlung der Wahl ist die operative Entfernung (Ausschälung) unter gleichzeitiger Exstirpation der Glandula sublingualis vom Mund aus.

13.2 Sialadenitis

Entzündungen der Speicheldrüse entstehen oft sekundär im Zusammenhang mit Allgemeinerkrankungen. Es spielen Änderungen der allgemeinen Resistenzlage, Störungen der Speichelsekretion, Infektionen des Drüsengewebes und Anomalien des Gangsystems eine Rolle. Man unterscheidet die akute von einer chronisch rezidivierenden Form.

13.2.1 Sialadenitis der Glandula submandibularis

Eine Entzündung der Unterkieferspeicheldrüse tritt meist in Verbindung mit Speichelsekretionsstörungen und Speichelsteinen auf.

13.2.2 Akute bakterielle Parotitis

Ursachen: Da die normale Speichelsekretion einen guten antiinfektiösen Schutz bietet, spielt eine Störung der Drüsenfunktion bei der Entstehung einer bakteriellen Parotitis eine wesentliche Rolle. Daher tritt eine eitrige Parotitis fast immer als Folge von konsumierenden Erkrankungen, Störungen des Wasserhaushaltes oder nach Operationen (v. a. Bauch-OP) auf.

Symptome: Die Rötung und Schwellung im Bereich der Parotis ist unverkennbar. Zusätzlich bestehen Schmerzen, die sich bei Druck oder Berührung verstärken. Bei der Inspektion zeigt sich in der Mundhöhle eine Schwellung und Rötung der Papille des Stenonschen Ganges. Aus dem Gang kann sich Eiter entleeren. Die Mundschleimhaut ist trocken und es besteht eine allgemeine Exsikkose (stehende Hautfalten).

Therapie: Die Therapie erfolgt zunächst konservativ mit einer Antibiose, der Anregung der Speichelsekretion (Kaugummi, Lutschen von Zitronenscheiben), leichter manueller Drüsenmassage, Mundspülungen sowie -pflege und lokaler Kälte (Eisakku). Es muss eine ausreichende Flüssigkeitszufuhr entweder oral oder parenteral erfolgen. Wenn sich die Schwellung verstärkt oder eine Einschmelzung nachweisbar ist, muss eine Abszessspaltung mit Drainierung erfolgen.

13.2.3 Parotitis epidemica

Ursache: Mumps bzw. Ziegenpeter gehört zu den häufigsten Infektionskrankheiten im Kindesalter. Die Viruserkrankung bevorzugt das sechste und siebte Lebensjahr und tritt meist an der Ohrspeicheldrüse auf. Die Inkubationszeit beträgt 21 Tage. Komplikationen in Form einer Meningitis oder Meningoenzephalitis mit toxischer Schädigung des Hör- und Gleichgewichtsnervens oder einer Orchitis (Hodenentzündung) sind selten.

Diagnostik: Die Diagnose ergibt sich aus der beidseitigen Schwellung der Glandula parotis, wobei auch die Glandula submandibularis geschwollen sein kann. Oft besteht erhöhte Temperatur.

Therapie: Unter Bettruhe und symptomatischer Therapie klingt die Erkrankung in 1–2 Wochen ab.

13.3 Sjögren-Syndrom

Definition: Bei dem Sjögren-Syndrom (myo-epitheliale Sialadenitis, Sicca-Syndrom) handelt es sich um eine chronisch-entzündliche Systemerkrankung (wahrscheinlich Autoimmunerkrankung), die mit einer beidseitigen Parotisschwellung, einer Mundtrockenheit, einer Keratokonjunktivitis einhergeht. Sie tritt häufiger bei Frauen mittleren und höheren Alters auf.

Symptome: Es besteht eine schmerzlose Schwellung der Ohrspeicheldrüsen wechselnder Größe. Die Patienten klagen über einen trockenen Mund und trockene Schleimhäute des oberen Respirationstraktes. Weiterhin besteht eine Keratokonjunktivitis und auch rheumatische Beschwerden.

Diagnostik: Neben der Anamnese (trockener Mund?, Rheuma?) und dem HNO-Spiegelbefund mit der Palpation der Speicheldrüsen sind Laborparameter (Entzündungsparameter, Rheumafaktoren, Antikörper), die Sonografie und die Sialografie (Bild des „entlaubten Baumes" im Spätstadium) indiziert. Außerdem ist eine Probeentnahme aus der Ohrspeicheldrüse oder der Unterlippenschleimhaut erforderlich.

Therapie: Die Behandlung ist vorwiegend symptomatisch. Der Patient sollte viel trinken, zuckerfreien Kaugummi kauen und bei Tränenmangel Augensalbe oder -tropfen (Polyvinilalkohol-Liquifilm®) verordnet bekommen. Eine sorgfältige Mundpflege und zahnärztliche Kontrollen (Kariesgefahr aufgrund der Mundtrockenheit) sind erforderlich. In schweren Fällen mit Allgemeinsymptomen ist eine Mitbehandlung durch den Internisten mit Immunsuppresiva und Steroiden notwendig.

Prognose: Die Prognose ist insgesamt ungünstig, da es sich um einen langwierigen Verlauf handelt, der nur symptomatisch behandelt werden kann. Die Patienten müssen lebenslang kontrolliert werden (Lymphomgefahr).

13.4 Sialolithiasis

Definition: Es handelt sich um eine Speicheldrüsenfunktionsstörung infolge einer pathologischen Veränderung des Speichels (Sekretionsstörung von Speichelelektrolyten) und der Ausbildung von Speichelsteinen. Fast 80 % der Speichelsteine treten in der Glandula submandibularis auf.
Speichelsteine führen zu rezidivierenden, essenabhängigen Schmerzen und Schwellungen der betroffenen Speicheldrüse als Ausdruck einer zunächst immer wiederkehrenden akuten, später chronischen Sialadenitis mit einer Vergrößerung der Drüse.

Symptome: Eine schmerzhafte Anschwellung der erkrankten Drüse beim Essen, bei einer zusätzlichen Infektion eine phlegmenöse oder abszedierende Entzündung kennzeichnen das Krankheitsbild. Die Steine können nur getastet werden, wenn sie im Ausführungsgang der Drüse liegen. Andererseits können sie nur durch die Sonografie, eine Röntgenleeraufnahme oder eine Sialografie nachgewiesen werden.

Therapie: Das Ziel der konservativen Therapie besteht in der Anregung der Speichelsekretion (Zitrone, Kaugummi). Im akuten Entzündungsstadium erfolgt zusätzlich eine Breitbandantibiotikabehandlung. Im entzündungsfreien Zustand kann versucht werden, nach Dilatieren oder Schlitzung des Ausführungsganges den Speichelstein auszumassieren. Weiterhin kann eine Steinzertrümmerung (Lithotripsie) erfolgen. Bei länger bestehender Entzündung mit chronischen Veränderungen und Steinen in der Drüse ist meist die Entfernung der Drüse erforderlich (Gl. submandibularis und Gl. parotis).

13.5 Sialadenose

Definition und Einteilung: Sialadenosen sind nicht entzündliche Speicheldrüsenerkrankungen, die auf Stoffwechsel- und Sekretionsstörungen des Drüsenparenchyms zurückgeführt werden. An erster Stelle stehen die **endokrinen** Sialadenosen, die v. a. beim Diabetes mellitus auftreten können. Weiterhin gibt es so genannte **dystrophe** bzw. **metabolische** Sialadenosen, die auf Mangelernährung und Vitaminmangel zurückgeführt werden können.

Sie treten auch bei Fettstoffwechsel, Alkoholismus oder Schwangerschaft auf. Die **neurogenen** Sialadenosen sind auf Störungen des vegetativen Nervensystems oder auf psychische Alterationen zurückzuführen.

Symptome: Sialadenosen sind durch rezidivierende, schmerzlose doppelseitige Schwellungen der Speicheldrüsen gekennzeichnet.

Diagnostik: Entscheidend für die Diagnose ist der klinische Verlauf und der Nachweis eines pathologisch veränderten endokrinologischen bzw. metabolischen Befundes. Die Speicheldrüsen sind palpatorisch teigig weich.

Therapie: Bei den metabolischen Sialadenosen kann durch eine Substitutionstherapie mit Protein- und Vitaminzufuhr meist eine Besserung erzielt werden. Endokrine oder neurogene Sialadenosen können dagegen kaum therapiert werden.

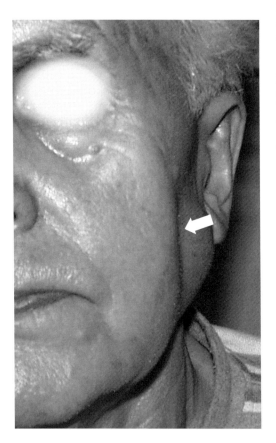

Abb. 38: Parotistumor (pleomorphes Adenom)

13.6 Tumoren

13.6.1 Gutartige Tumoren

Pleomorphes Adenom

Der häufigste gutartige Speicheldrüsentumor ist das pleomorphe Adenom (Mischtumor) und tritt bevorzugt in der Gl. parotis auf. Der Tumor besteht histologisch aus einem epithelialen und einem myxoiden sowie chondroiden Anteil (daher „pleomorph"). In seltenen Fällen kommt es zur malignen Entartung. Der Außenlappen der Ohrspeicheldrüse ist am häufigsten befallen. Daneben gibt es Innenlappen- und „Eisbergtumoren". Unter einem Eisbergtumor versteht man ein pleomorphes Adenom, welches nach medial gewachsen ist und die seitliche Pharynxwand vorwölbt.

Symptome: Die Geschwulst wächst sehr langsam. Klinisch tritt das pleomorphe Adenom als derbe Raumforderung im Kieferwinkel auf, die langsam und fast ausschließlich einseitig wächst. Die Funktion des N. facialis ist nicht eingeschränkt. Das Geschlechtsverhältnis männlich : weiblich beträgt etwa 1 : 2 bis 1 : 3 (☞ Abb. 38).

Diagnostik: Neben Inspektion und Palpation sollte eine bildgebende Untersuchung erfolgen, um die Tiefenausdehnung des Tumors besser einschätzen zu können. In aller Regel reicht hier der Ultraschall aus, bei dem sich das pleomorphe Adenom als echoarme Raumforderung mit glatter Begrenzung darstellt. Ausgedehnte Adenome, die in Richtung Parapharyngealraum vorwachsen (Eisbergtumor), sollten mittels MRT untersucht werden.

Therapie: Die Operation ist die Therapie der Wahl, nur auf diese Weise lässt sich die Histologie sichern und ein, wenn auch seltenes, malignes Wachstum ausschließen. Diese erfolgt nach Aufsuchen des Fazialisstamm durch die so genannte laterale Parotidektomie.

Weitere Tumoren

Neben dem pleomorphen Adenom können monomorphe Tumoren, Häm- und Lymphangiome auftreten, die aber viel seltener sind. **Monomorphe Adenome** haben einen einheitlichen histologischen Aufbau, wobei es sich überwiegend um **Zystadenolymphome** (Warthintumor) handelt. Dieser Tumor hat zahlreiche zystische Räume, die mit brauner Flüssigkeit gefüllt sind. Das Zystadenolymphom kann beidseits auftreten, wobei Männer insgesamt häufiger als Frauen betroffen sind. Die operative Behandlung erfolgt durch eine laterale Parotidektomie. Häm- und Lymphangiome treten vorwiegend bei Kindern auf. Bei Hämangiomen wird eine abwartende Haltung empfohlen, da sich die Tumoren mit zunehmendem Alter verkleinern können. Ansonsten werden neben einer OP verschiedene Therapieformen empfohlen. Ein neueres Verfahren ist die Behandlung mit dem Neodym-YAG-Laser.

13.6.2 Bösartige Tumoren

Einteilung: Ungefähr 30 % der Speicheldrüsentumoren sind Malignome. Als Faustregel kann gelten: je kleiner die Speicheldrüse, desto wahrscheinlicher handelt es sich um ein Malignom. Mit Ausnahme des adenoidzystischen Karzinoms wachsen die bösartigen Tumoren der Speicheldrüsen in der Regel sehr schnell. Neben primären Malignomen der Speicheldrüsen kommen auch Metastasen anderer Primärtumoren, wie Hautkarzinome oder Melanome, Hypernephrome, Prostata- und Mammakarzinome, in den Speicheldrüsen vor.

Symptome: Klinisch imponieren bösartige Tumoren der Speicheldrüsen v. a. dadurch, dass sie schlecht gegenüber ihrer Umgebung abgrenzbar sind. Außerdem ist die Verschieblichkeit in der Regel eingeschränkt oder ganz aufgehoben. Die Fazialisparese gilt als sicheres Symptom beim Parotismalignom, ist aber nicht immer vorhanden. Auch Lymphknotenmetastasen am Hals stellen ein Malignitätszeichen dar.

Diagnostik: Neben der klinischen Untersuchung sollte ein bildgebendes Verfahren durchgeführt werden (MRT), um die Ausdehnung der Raumforderung und die Beziehung zu den umgebenden Strukturen besser beurteilen zu können.

Therapie: Die OP besteht in der Regel in der totalen Entfernung des Tumors einschließlich der Speicheldrüse (totale Parotidektomie) mit Neck dissection. Bei der Gl. parotis wird in vielen Fällen gleichzeitig der N. facialis reseziert und durch eine Zwischenschaltung eines Nerventransplantates (z. B. N. suralis) rekonstruiert. Postoperativ wird eine Bestrahlung durchgeführt.

13.7 Pflegerische Gesichtspunkte bei Patienten mit Erkrankungen der Speicheldrüsen

13.7.1 Parotitisprophylaxe

Frischoperierte, alte, schwerkranke und bewusstlose Patienten sowie Patienten mit parenteraler oder Sondenernährung sind besonders gefährdet, an einer Parotitis zu erkranken. Daher sind vorbeugende Maßnahmen sehr wichtig. An Materialien zur Parotitisprophylaxe benötigt man:

- eine Nierenschale,
- Zellstoff,
- ein Handtuch,
- Holzspatel,
- eine Taschenlampe,
- Becher oder Schnabeltasse mit Lösung (z. B. Kamillosan),
- einen Abwurfbeutel,
- eine Kornzange,
- Lemon-Sticks,
- Salbe für die Lippenpflege (z. B. Bepanthen),
- Glycerin,
- Einmalhandschuhe.

Die prophylaktischen Maßnahmen umfassen die Anregung der Kautätigkeit und der Speichelproduktion, das Feuchthalten sowie die Reinigung und Sauberhaltung der Mundhöhle. Die Kautätigkeit wird angeregt, indem man den Patienten anhält, Kaugummi, Dörrfrüchte oder trockene Brotrinde zu kauen. Die Speichelproduktion wird durch Zitronenscheiben oder Bonbonlutschen stimuliert.
Die Mundhöhle muss häufig mit Lemon-Sticks oder Glycerin ausgewischt werden, dies regt ebenfalls die Speichelproduktion an. Nach der Nahrungsaufnahme, nach Erbrechen und bei Belägen auf der Zunge oder der Wangenschleimhaut wird durch die Spülung des Mundes die Mundhöhle gereinigt und saubergehalten. Durch diese Maßnahmen wird nicht nur die Kautätigkeit aufrechterhalten, es werden auch intakte Schleimhäute, eine feuchte, belagfreie Zunge sowie geschmeidige Lippen gewährleistet. Weiterhin wird durch diese Maßnahmen die Mundflora erhalten und eine beschwerdefreie Nahrungsaufnahme gesichert.

13.7.2 Patienten mit akuter Parotitis

Ist es trotz der vorbeugenden Maßnahmen zu einer Parotitis gekommen, so ist die Mundpflege und das Anfeuchten der Schleimhäute besonders konsequent durchzuführen. Auf eine ausreichende Flüssigkeitszufuhr ist zu achten (Einfuhrkontrolle).

Entleert sich aus dem Ausführungsgang der Speicheldrüse Eiter oder Sekret, kann der Speichelfluss durch Kauen und speichelanregende Mittel gefördert werden.

> **Merke:** Besteht eine Gangverengung oder -verlegung durch einen Stein, so können solche Maßnahmen u. U. zur Befundverschlechterung führen.

Die entsprechenden Arzneimittel werden laut ärztlicher Anordnung gegeben. Sind die Patienten beispielsweise auf einer Intensivstation naso- oder orotracheal intubiert, so ist neben der Mundpflege v. a. auch ein regelmäßiges Absaugen des Mundrachens notwendig. Der Eisakku zum Kühlen der Ohrspeichelregion muss regelmäßig erneuert werden.

> **Zusammenfassung:** Erkrankungen der Speicheldrüsen äußern sich oft in einer ein- oder beidseitigen, z. T. schmerzhaften Schwellung im Bereich der betreffenden Drüse. Hierbei kann es sich um entzündliche bzw. nichtentzündliche Schwellungen (Sialadenosen) oder um Tumoren handeln.

14 Erkrankungen des Kehlkopfes

14.1 Kehlkopftrauma

14.1.1 Äußeres Kehlkopftrauma

Ursachen: Äußere Kehlkopftraumen können durch stumpfe oder scharfe Verletzungen entstehen.

Symptome: Klinisch zeigt sich häufig schon gleich nach dem Traumaereignis eine Dyspnoe, die aber auch erst zeitversetzt durch eine Hämatom-, Ödem- oder Emphysembildung auftreten kann. Meist besteht eine Heiserkeit oder gar Stimmlosigkeit.

Diagnostik: Beim äußeren Kehlkopftrauma sollte der Laryngoskopie eine Inspektion (auf Schwellungen, Strangulationszeichen, Prellmarken) bzw. eine Palpation des Kehlkopfgerüstes (auf Frakturen) und des gesamten Halses (Hautemphysem als Hinweis auf perforierende Verletzung) vorausgehen. Bei der indirekten Laryngoskopie sieht man z. T. Schleimhautverletzungen, Hämatome sowie eventuell frakturierte, frei ins Kehlkopflumen hereinragende Knorpelteile. Bildgebende Verfahren (Röntgen der Halsweichteile oder CT) können zusätzliche Hinweise über die Ausdehnung der Verletzung geben (☞ Abb. 39).

Therapie: Neben der konservativen Behandlung

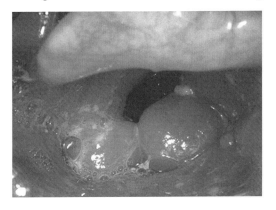

Abb. 39: Beidseitiges Aryödem und Einblutungen bei Larynxfraktur (Abbildung: Fa. Karl Storz, Tuttlingen)

(mit Kortison und Antibiotika) bei geringer Atemnot und nicht sehr ausgeprägter endolaryngealer Schwellung ist bei einer schwereren Dyspnoe die Intubation unter endoskopischer Sicht oder sogar die Tracheotomie erforderlich. Eine Langzeitintubation sollte wegen der Gefahr einer Perichondritis vermieden werden. Bei stärkeren Dislokationen des Kehlkopfgerüstes mit einer Verlegung des Larynxlumens ist eine operative Reposition mit einer Verplattung und ggf. einer inneren Kehlkopfschienung notwendig; hier muss auf alle Fälle vorübergehend ein Tracheostoma angelegt werden.

14.1.2 Inneres Kehlkopftrauma

Der Kehlkopf und seine Funktionen können nicht nur durch Traumen von außen, sondern auch von innen durch Fremdkörper, Intubationsschäden oder chemische Stoffe beeinträchtigt werden.

Fremdkörper

Häufigkeit: Larynxfremdkörper sind seltener als Tracheal- bzw. Bronchialfremdkörper. V. a. große, scharfkantige oder spießförmige Fremdkörper können im Bereich des Kehlkopfes hängen bleiben.

Symptome: Im Zusammenhang mit der Nahrungsaufnahme stehen Hustenanfälle, Schmerzen und Dyspnoe im Vordergrund. Bei großen Fremdkörpern kann es zum Ersticken kommen.

Diagnostik und Therapie: Zunächst sollte eine indirekte Laryngoskopie erfolgen. Durch eine sofortige Laryngotracheoskopie wird der Fremdkörper entfernt. Allerdings können Schwellungen einen Fremdkörper überlagern. Unter Umständen ist eine Tracheotomie vor der Entfernung des Fremdkörpers notwendig.

Intubationstrauma

Ursache: Ein Intubationstrauma kann nach mehrfachem Intubieren, einer Überdruckbeatmung, durch einen vorstehenden Führungsstab, eine unzureichende Relaxation oder einen ungeeigneten

Tubus vorkommen.

Symptome: Nach der Entfernung des Tubus kommt es zu Dyspnoe, Hustenreiz mit Blutbeimengungen und Schmerzen. Die Beschwerden können aber auch erst nach einem Intervall von 2–8 Wochen auftreten (chronisches Intubationstrauma).

Diagnostik: Bei der indirekten Laryngoskopie zeigen sich im akuten Stadium Hämatome, Schleimhautverletzungen, Aryknorpelluxationen oder sogar Stimmlippenverletzungen. Im chronischen Stadium sind v. a. Intubationsgranulome beidseits am Processus vocalis nachweisbar.

Therapie: Hämatome heilen in der Regel ohne Maßnahmen unter regelmäßiger Beobachtung ab. Stimmlippenverletzungen oder eine Aryknorpelluxation müssen operativ über eine Mikrolaryngoskopie (MLS) versorgt werden. Granulome werden ebenfalls endolaryngeal mikrochirurgisch abgetragen.

Inhalationstrauma

Ursachen: Ausströmende Gase oder Dämpfe sowie die Raucheinwirkung bei Bränden können ein Inhalationstrauma verursachen. Das Rauchen von Tabak ist dagegen die häufigste chronische Noxe.

Symptome: Akut kommt es zu einem Hustenreiz, Erstickungsgefühl sowie Tränenträufeln. Ein chronisches Trauma ist durch Heiserkeit, Trockenheitsgefühl und Räusperzwang gekennzeichnet.

Diagnostik: Bei der indirekten Laryngoskopie erkennt man eine gerötete und aufgelockerte Schleimhaut und u. U. ein Ödem. Außerdem muss ggf. durch eine Bronchoskopie ein inhalatives Trauma im Bereich der Trachea oder des Bronchialbaums ausgeschlossen werden.

Therapie: Stimmschonung, Inhalationen nach ärztlicher Anordnung und ein absolutes Rauchverbot stehen in Abhängigkeit der Ursachen im Vordergrund. Bei einem Ödem ist die Gabe von Prednisolon indiziert.

14.2 Larynxödem

Definition: Bei dem Larynxödem oder genauer dem **Larynxeingangsödem** handelt es sich um eine ödematöse Schwellung der Epiglottis und der aryepiglottischen Falte unterschiedlichster Ursachen. Es besteht die Gefahr einer Atemwegsverlegung.

Ursachen: Man kann verschiedene Ursachengruppen unterscheiden. Allergische, entzündliche, toxische und strahlenbedingte Faktoren sind besonders hervorzuheben.

Symptome: Durch die rasch zunehmende (z. B. allergisch oder durch Insektenstich) oder länger bestehende ödematöse Schwellung des Kehlkopfeinganges kommt es zu einer Einengung des Atemwegs mit Dyspnoe und inspiratorischem Stridor. Begleitsymptome in Form von Zungen- oder Rachenschwellungen bei einem angioneurotischen Ödem weisen auf die Ursache hin.

Diagnostik: Bei der Laryngoskopie zeigt sich eine blass-glasige Schwellung der Epiglottis und auch der aryepiglottischen Falte bzw. der Aryhöcker.

Therapie: Die Behandlung richtet sich nach der auslösenden Ursache. Im Vordergrund steht die hochdosierte Gabe von Kortikosteroiden. Bei einer Begleitentzündung ist die Gabe eines Antibiotikums indiziert. Kaltvernebler, kühlende Halsumschläge und die Instillation abschwellender, lokal wirksamer Medikamente können die Therapie unterstützen.

Achtung: Es handelt sich beim Larynxödem um ein akut lebensbedrohliches Krankheitsbild!

14.3 Laryngitis

14.3.1 Akute Epiglottitis

Definition: Die akute Epiglottitis wird überwiegend bakteriell verursacht (Hämophilus influenzae, Streptococcus pneumoniae) und kommt v. a. bei Kindern vor. In der Vorgeschichte finden sich häufig Infekte im Nasen- und Rachenraum. Hauptsächlich bei Kindern handelt es sich um ein sehr gefährliches, lebensbedrohliches Krankheitsbild. Der **Epiglottisabszess** ist eine hoch-akut verlaufende, phlegmonöse Entzündung, die überwiegend bakteriell verursacht wird und sich aus einer Epiglottitis entwickeln kann.

Symptome: Typische Symptome sind Hals- und Schluckschmerzen, kloßige Sprache und zunehmender inspiratorischer Stridor mit Atemnot. Außerdem kommt es zu einem starken Temperaturanstieg mit einem ausgeprägtem allgemeinen Krankheitsgefühl.

Diagnostik: Die Spiegeluntersuchung bzw. Laryngoskopie zeigt eine stark geschwollene, gerötete Epiglottis, die bei einem Abszess zusätzlich z. T. schmierig, weißlich belegt sein kann. Bei Kindern ist der Kehldeckel oft bereits nach dem Herunterdrücken der Zunge sichtbar, da bei Kindern der Kehlkopf normalerweise höher steht.

Therapie: Patienten mit Epiglottitis müssen stationär behandelt werden, v. a. bei Kindern ist häufig eine Intensivüberwachung erforderlich. Bei mehr als der Hälfte der kindlichen Patienten mit einer Epiglottitis ist eine Intubation zur Sicherung der Luftpassage notwendig. Die medikamentöse Behandlung besteht in der Verabreichung von Kortison und breit wirksamer Antibiotika (gramnegative Keime und Staphylokokken eingeschlossen). Die Patienten müssen sorgfältig und in Intubations- und Tracheotomiebereitschaft überwacht werden, da sich sehr schnell eine Ateminsuffizienz entwickeln kann. Die Ernährung erfolgt ggf. parenteral mit reichlich Flüssigkeitszufuhr. Bei einem Epiglottisabszess wird eine Abszessspaltung in ITN über ein Stützlaryngoskop durchgeführt. Eine Tracheotomie ist heute in der Regel nicht mehr erforderlich.

Achtung: Verschließt die Epiglottis den Kehlkopfeingang, so kommt es zum plötzlichen Erstickungstod!

14.3.2 Laryngitis acuta

Ursachen: Die akute Laryngitis tritt oft als Teilsymptom eines banalen Infektes auf. Die Ursache einer akuten Laryngitis sind meist Viren, die vorwiegend aus den Entzündungsherden der Nase bzw. NNH oder des Bronchialsystems stammen. Daneben spielen aber auch Bakterien, Giftstoffe, wie Alkohol oder Tabak, sowie eine Überlastung der Stimme eine Rolle.

Symptome: Die Stimme ist rau, belegt und in der Stimmlage tiefer. Daneben treten ein Hustenreiz, Fremdkörper- und Trockenheitsgefühl auf. Im Verlauf der Erkrankung wird die Stimme heiser bis aphon (nur noch Flüstern ist möglich).

Diagnostik: Die indirekte Laryngoskopie zeigt eine Rötung und Schwellung der Kehlkopfschleimhaut. Die Schleimhautoberfläche ist durch die Austrocknung nicht mehr glänzend. Die sonst weißlichen Stimmlippen können ebenfalls geschwollen und gerötet sein und Beläge aufweisen.

Therapie: Neben der Stimmruhe, dem Ausschalten eventueller Noxen, wie Alkohol und Rauchen, sind frische Luft, Halswickel, Gurgellösungen, Hustenstiller und Dampfinhalationen unterstützende Maßnahmen. Nur in Ausnahmefällen ist die Antibiotikagabe bei einer bakteriellen Besiedlung oder Kortison zum Abschwellen der Schleimhäute indiziert.

14.3.3 Kruppsyndrome

Einteilung: Zu den Kruppsyndromen zählen der **Pseudokrupp** bzw. die **subglottische Laryngitis**, die **Larynxdiphtherie** (**echter Croup**) und die **Laryngotracheobronchitis fibrinosa**. Der echte Croup, die mit Belägen einhergehende Stenosierung der Atemwege, ist heute sehr selten. Diese Kehlkopfentzündung mit grauweißen Belägen kommt häufig kombiniert mit einem gleichartigen Befund im Mesopharynx vor. Unter dem Begriff Pseudokrupp versteht man eine laryngotracheale Entzündung vorwiegend im Kindesalter.

Pseudokrupp bzw. subglottische Laryngitis

Bei Kindern führen selbst banale Laryngotracheitiden zu Schwellungen unterhalb der Stimmlippenebene, die sich schnell zu einem Atemhindernis entwickeln können. Virusinfekte, v. a. Masernerkrankungen, prädisponieren zu diesem auch als Pseudocroup bezeichneten Krankheitsbild.

Symptome: Eine heisere Stimme und ein bellender, trockener Husten kombiniert mit anfallsweiser Atemnot kennzeichnen den Beginn der Erkrankung. Im weiteren Verlauf häufen sich die Anfälle und es kommt zum Stridor.

Therapie: Die Behandlung erfolgt mit Kortikosteroiden ("intravenöse Tracheotomie"), Antibiotika, feuchten Umschlägen, Inhalationen und Sauerstoffgabe. Nur selten ist ein Luftröhrenschnitt erforderlich.

14.3.4 Laryngitis chronica

Ursachen: Eine chronische Laryngitis kann sich unter bestimmten Bedingungen aus akuten Entzündungen im Kehlkopfbereich entwickeln. Außerdem können folgende Ursachen eine Rolle spielen:

- chronische Entzündungen oberhalb des Kehlkopfes (Rhinitis, Sinusitis, Tonsillitis),
- Umwelt- und Berufsnoxen (Hitze, Staub, Rauchen, Chemikalien),
- spezielle klimatische Faktoren,
- Über- und Fehlbeanspruchung der Stimme bei Sprechberufen sowie
- konstitutionelle Faktoren (Veranlagung).

Laryngitis chronica sicca: Die Laryngitis chronica sicca tritt bei besonders veranlagten Personen auf und verschlechtert sich z. B. bei Arbeiten in der Metall- und Glasproduktion oder bei hohen Umgebungstemperaturen.

Laryngitis chronica hyperplastica: Diese Form der chronischen Laryngitis entwickelt sich vorwiegend bei starken Rauchern. Ein typisches Krankheitsbild ist das Reinke-Ödem und der Stimmlippenpolyp (☞ Abb. 40). Wichtig sind die Entzündungsformen, bei denen sich auf der Kehlkopfschleimhaut ein verdicktes verhornendes Epithel bilden kann (Hyperkeratose, Pachydermie), da sich daraus Krebs entwickeln kann.

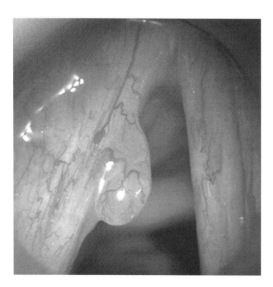

Abb. 40: Stimmlippenpolyp (Abbildung: Fa. Karl Storz, Tuttlingen)

Symptome: Das Hauptsymptom ist die anhaltende Heiserkeit. Außerdem kommen Druckgefühl, Trockenheit, Brennen und Schmerzen in der Kehlkopfgegend dazu.

Diagnostik: Die Diagnostik umfasst neben der indirekten Spiegeluntersuchung und der Stroboskopie die MLS mit Biopsie. Ein Karzinom und eine Tuberkulose müssen ausgeschlossen werden (☞ Tab. 14, S. 125).

> **Merke:** Bei einer länger als zwei Wochen bestehenden Heiserkeit muss ein Karzinom ausgeschlossen werden.

Therapie: Neben der Ausschaltung entzündlicher und exogener Reize kommt die örtliche Gabe bzw. Inhalation von ätherischen Ölen, Salzlösungen, Klima- und Solekuren in Frage. Bei einem Reinke-Ödem oder einem Polyp sind endoskopische Abtragungen in ITN notwendig (MLS). Antibiotika sind nur bei einer akuten Entzündung kurzfristig sinnvoll. Stimmschonung bzw. logopädische Behandlung ist bei stimmlichen Fehlbelastungen indiziert.

14.3.5 Kehlkopfperichondritis

Definition: Man versteht darunter eine Entzündung der Knorpelhaut mit anschließender Nekrose und Sequestrierung des Kehlkopfknorpels. Die Entzündung beginnt meist am Ringknorpel, seltener im Arybereich und am Schildknorpel.
Ursachen: Ursächlich führt eine Zerstörung des Perichondriums zu Infektionen des Knorpels. Karzinome, zu hoch angelegte Tracheotomien (Schädigung des Ringknorpels durch Druck und Entzündung) und Operationen mit Knorpelinzisionen sind die häufigsten Ursachen.
Symptome: Es besteht eine schmerzhafte Schwellung des äußeren Kehlkopfgerüstes. Bei einem Durchbruch in das Kehlkopflumen kommt es zu Heiserkeit, zunehmender Dyspnoe mit Stridor oder sogar zu Schluckbeschwerden. Manchmal erkennt man eine Fistelöffnung nach außen. Allgemeinsymptome mit Fieber sind selten.

Diagnostik: Die Anamnese ist bereits richtungsweisend. Man tastet von außen die Vorwölbung des Kehlkopfknorpels, während sich laryngoskopisch eine anfangs glasige, ödematöse und später eine entzündliche Vorwölbung in das Kehlkopfinnere zeigt. Im Spätstadium erkennt man abgestoßenen Knorpel und auch eine Einschränkung der Stimmlippenbeweglichkeit. Man sollte immer an ein verstecktes Kehlkopfkarzinom oder an eine Tuberkulose denken.

Therapie: Eine Antibiose ist nur im Frühstadium Erfolg versprechend. Nekrotischer Knorpel muss operativ entfernt werden. Bei einer Luftnot ist eine Tracheotomie und in seltenen Fällen ist bei Nichtbeherrschen der Luftnot eine Laryngektomie erforderlich.

14.3.6 Spezifische Entzündungen

> **Definition:** Es handelt sich um Sonderformen der Kehlkopfentzündung, die histologisch durch den spezifischen Befund erkennbar sind. Sie verlaufen meist auffallend schleichend und über viele Jahre.

Kehlkopftuberkulose

Ursache: Die Kehlkopftuberkulose entsteht meist durch eine aktive Lungentuberkulose, über die Trachea fortgeleitet. Ein Primärherd ist ebenfalls möglich.

Symptome: Die Erkrankung ist durch einen schleichenden, uncharakteristischen Beginn mit geringer Heiserkeit und Räusperzwang gekennzeichnet. Im fortgeschrittenen Stadium können sich stärkste Schluckschmerzen bis zur völligen Schluckunfähigkeit entwickeln.

Diagnostik: Bei der Spiegeluntersuchung zeigt sich eine einseitige Rötung (Monochorditis) oder eine hahnenkammartige Faltenbildung durch die Schleimhautschwellung an der Kehlkopfhinterwand zwischen den Aryhöckern. Verdächtig ist der deutliche Kontrast zwischen entzündlichen Veränderungen und daneben liegender, völlig unauffälliger Schleimhaut. Die Röntgenuntersuchung der Lunge deckt die ursächliche Lungentuberkulose auf.

Therapie: Unter entsprechender Chemotherapie heilt die Tuberkulose am Kehlkopf meist rasch aus. Inhalationen lindern die Beschwerden.

Kehlkopfsarkoidose (Morbus Boeck)

Die Sarkoidose der oberen Atemwege kann in seltenen Fällen auch im Kehlkopf in Form von multiplen knötchenförmigen Verdickungen der Schleimhaut auftreten. Die Infiltration vergrößert sich selten so sehr, dass es zu einer atemrelevanten Einengung kommt. Die Diagnose erfolgt durch eine Probeentnahme. Die Therapie erfolgt mit Kortikosteroiden, wobei es sich zwar um einen langwierigen, aber gutartigen Verlauf handelt.

14.4 Stimmlippenlähmung

> **Definition:** Unter einer Stimmlippenlähmung (Stimmlippenparese) versteht man eine ein- oder beidseitige Beweglichkeitseinschränkung und Fehlstellung der Stimmlippen. Hervorgerufen wird sie durch eine Nervenlähmung oder eine isolierte Schädigung der Kehlkopfmuskulatur. Verschiedenste pathologische Prozesse können die Beweglichkeit der Stimmlippen vermindern oder ganz aufheben (☞ Tab. 13).

Einteilung: Die Stimmlippen können in unterschiedlichen Stellungen stehen. Die funktionellen Folgen (Stimmstörung, Atemstörung) hängen davon ab, ob nur eine oder beide Stimmlippen betroffen sind. Man unterscheidet die Paramedianstellung von der Intermediärstellung.

Paramedianstellung: Die einseitige Lähmung ist bis auf eine geringe Heiserkeit ohne Folgen. Dagegen bestehen bei einer beidseitigen Lähmung starke Atembeschwerden mit einem inspiratorischen Stridor. Die Glottisweite beträgt nur noch 3 mm, so dass bei einem banalen Infekt durch eine Schleimhautschwellung das Restlumen verschlossen sein kann. Die Stimme ist aber in der Paramedianstellung relativ gut und wenig heiser.

Tab. 13: Ursachen eines Stimmlippenstillstandes

Lähmungen des N. laryngeus durch:
• postoperativ (Struma-OP) oder Trauma,   • Schilddrüsenmalignom,   • Ösophaguskarzinom,   • Lungen- oder Mediastinaltumor,   • nach Virusinfektion (Grippe, „idiopathisch"),   • Aortenaneurysma,   • zentrale Lähmung (Poliomyelitis, Bulbärparalyse),   • Schädelbasistumor (Vagusneurinom).
Lähmung durch Ursache im Kehlkopfbereich:
• Folge einer Luxation des Aryknorpels,   • Ankylose des Krikoarytänoidgelenkes,   • Kehlkopfmalignom (versteckt).

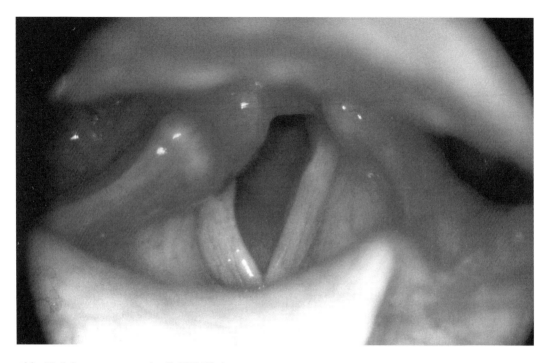

Abb. 41: Rekurrensparese rechts (li. Bildhälfte)

Intermediärstellung: Die Stimmlippen stehen in einer Mittelstellung zwischen Respirations- und Phonationsstellung. Die Stimme ist heiser, kraftlos und hauchend. Es besteht keine Atemnot.

Rekurrensparese

> **Definition:** Es handelt sich um eine komplette oder inkomplette, ein- oder beidseitige Lähmung des N. recurrens.

Ursachen: Viele Erkrankungen können den N. laryngeus inferior auf seinem langen Weg durch den oberen Brustweg schädigen. Die häufigste Ursache für einen beidseitigen Stillstand ist die Verletzung bei einer Struma-OP. Schilddrüsenkarzinome oder Ösophagusmalignome können zu einer einseitigen Lähmung führen. Virale (Grippe) oder idiopathische Ursachen sind ebenfalls relativ häufig.

Symptome: Die einseitige Rekurrensparese bleibt manchmal sogar unbemerkt oder es kommt nur zu einer leichten Heiserkeit. Bei längerem Bestehen der Lähmung kann durch Exkavation („Kadaverstellung") der gelähmten Stimmlippe der phonatorische Stimmlippenschluss unzureichend werden,

so dass die Stimme schwach und kraftlos wird. Die doppelseitige Lähmung stellt ein erhebliches Atemhindernis dar (☞ Abb. 41).

Diagnostik: Laryngoskopisch zeigt sich ein ein- oder beidseitiger Stimmlippenstillstand. In Abhängigkeit von der Anamnese schließt sich eine umfangreiche Diagnostik mit Ausschluss eines Hals- oder Thoraxmalignoms an (Thorax-CT, Schilddrüsendiagnostik, Halssonografie, Schädel-MRT, Ösophagoskopie, Bronchoskopie).

Therapie: Bei einer einseitigen Parese ist eine logopädische Übungsbehandlung indiziert. Eine exkavierte Stimmlippe kann durch eine operative Unterfütterung zum Erzielen eines vollständigen Glottisschlusses nach innen verlagert werden. Bei einer doppelseitigen Parese ist eine Tracheotomie und Sprechkanülenanpassung notwendig. Mit verschiedenen operativen Eingriffen kann später versucht werden, durch die Lateralverlagerung einer Stimmlippe das Lumen zu erweitern. Je weiter die Stimmritze postoperativ wird, desto schlechter ist die Stimme. Da jedoch eine Rückkehr der Nervenfunktion auch noch nach Monaten zu beobachten ist, dürfen solche Eingriffe erst nach 9–12 Monaten erfolgen. Werden Malignome diagnostiziert, so steht natürlich deren Behandlung im Vordergrund.

Karzinom entwickelt. Die Patienten müssen daher engmaschig kontrolliert werden.

14.5 Leukoplakie

> **Definition:** Leukoplakien sind weißliche Schleimhautverdickungen. Sie sind makroskopisch immer malignitätsverdächtig und müssen deshalb histologisch abgeklärt werden. Entsprechend der Kernatypien unterscheidet man Leukoplakien ohne und mit Dysplasien. Leukoplakien der Stimmlippen kommen gehäuft bei Rauchern und im Rahmen einer chronischen Laryngitis vor (Präkanzerose).

Symptome und Diagnostik: Typisches Symptom ist die Heiserkeit. Neben der lupenlaryngoskopischen Untersuchung ist zur Diagnosesicherung immer auch eine endoskopische Untersuchung in Allgemeinanästhesie notwendig, um die Histologie zu sichern.

Therapie: Die Diagnostik, d. h. Gewebsgewinnung, ist gleichzeitig auch die Behandlung der Wahl. Leukoplakien ohne oder mit geringfügigen Dysplasien sind bei Wegfall der auslösenden Noxen rückbildungsfähig. Mit steigendem Schweregrad nimmt jedoch die Wahrscheinlichkeit zu, dass sich aus diesen Epithelveränderungen ein

14.6 Tumoren

14.6.1 Pseudotumoren und gutartige Tumoren

> **Definition:** Unter einem Kehlkopftumor versteht man im weiteren Sinne jede Volumenzunahme von bestimmten Bezirken des Kehlkopfes. Klassifizierungskriterien werden international sehr unterschiedlich verwendet, so dass neben echten Neoplasien z. T. auch Pseudotumoren dazugezählt werden. Diese müssen aber aufgrund ihres langsamen und nur örtlich verdrängenden Wachstums von den bösartigen Geschwülsten abgegrenzt werden (☞ Tab. 14).

14.6.2 Bösartige Tumoren

Häufigkeit: Betroffen werden fast nur Männer, vorwiegend im höheren Lebensalter. Histologisch handelt es sich meist um Plattenepithelkarzinome. Geschwulste des Kehlkopfinneren kommen zu 60–70 % an den Stimmlippen vor. Aufgrund der Frühsymptome (Heiserkeit) und infolge des gerin-

Tab. 14: Pseudotumoren des Kehlkopfes

Tumorart	Lokalisation	Anzahl	Therapie
Polyp:	vorderes Stimmlippendrittel	solitär	Abtragung
Knötchen:	Grenze vorderes und mittleres Stimmlippendrittel	doppelseitig	konservativ (Stimmtherapie), OP nur bei großen oder therapierefraktären Knötchen
Intubationsgranulom:	hinteres Stimmlippendrittel	ein- oder beidseitig	OP wenn keine Spontanrückbildung oder bei erheblicher Größe
Reinke-Ödem:	ganze Stimmlippe	meist beidseits	operative Dekortikation (Ausschälung)
Juvenile Papillomatose:	überall im Kehlkopf	vielfach	operative Abtragung (Laser)

gen Lymphabflusses der Stimmlippen haben sie eine günstige Prognose. Hinsichtlich der Häufigkeit folgen die Kehlkopfeingangstumoren (supraglottische Karzinome) mit etwa 20 %. Karzinome unterhalb der Stimmlippen sind sehr selten.

Ursachen: Neben endogenen Faktoren (Vererbung, Veranlagung) spielt v. a. das Rauchen eine wichtige Rolle. Daneben werden auch hormonelle Faktoren verantwortlich gemacht, da Larynxkarzinome bei Frauen sehr selten sind.

Klinik: Die Beschwerden des Patienten hängen von der Tumorlokalisation ab. Heiserkeit ist nur bei Tumoren im Bereich der Stimmlippen ein Frühsymptom. Entspringt der Tumor oberhalb (supraglottisch) oder unterhalb (subglottisch) der Stimmlippenebene (Glottis), kommt es erst durch das Einwachsen des Tumors in die Stimmlippen zur Heiserkeit. Auch Schluckstörungen, Husten und Schmerzen können auf einen bösartigen Larynxtumor hinweisen. Atemnot entsteht erst dann, wenn das Lumen des Kehlkopfes verlegt ist (☞ Abb. 42).

Diagnostik: Bereits bei der Spiegeluntersuchung wird der Verdacht auf einen Larynxtumor gestellt. Die Diagnose erfolgt durch die endoskopische Untersuchung des Larynx. Bei der MLS wird die Ausdehnung des Tumors bestimmt und es werden Gewebeproben entnommen. Sonografie, CT oder MRT des Halses, Oberbauchsonografie, Röntgenaufnahme oder CT des Thorax und eine Skelettszintigrafie verdeutlichen die Ausdehnung des Tumors und eventuelle Metastasen.

Therapie: Grundsätzlich ist die operative Entfernung der Geschwulst die Therapie der Wahl. Hierbei stehen verschiedene Therapieformen zur Verfügung. Je nach Lokalisation und Ausdehnung des Tumors, Alter sowie Allgemeinzustand des Patienten kommen OP oder radiologische Verfahren in Betracht. Beim Stimmbandkarzinom kann im Frühstadium eine endoskopische Stimmbandexzision oder eine Teilresektion des Kehlkopfes von außen erfolgen. Als Alternative kommt die primäre Bestrahlung in Betracht. Im fortgeschrittenen Stadium bietet die totale Laryngektomie kombiniert mit der Ausräumung metastatischer Lymphknoten durch eine Neck dissection und eine

postoperative Bestrahlung noch gute Chancen auf eine Dauerheilung.

Prognose: Die Heilungsaussichten hängen von der Lokalisation, dem Stadium und der Wahl der Therapie ab. Insgesamt haben Kehlkopfkarzinome gute Heilungschancen. Etwa die Hälfte aller Kehlkopfkrebskranken wird auf Dauer geheilt. Durch eine Frühdiagnose können die Heilungsaussichten noch weiter verbessert werden.

Zusammenfassung: Entzündliche Erkrankungen sind meist durch Viren, Bakterien oder Schadstoffe bedingt. Infektionen der Atemwege sind bei Kleinkindern und Kindern häufig. Da die Abmessungen der oberen Atemwege bei Kleinkindern klein sind, kann eine entzündliche Verlegung zu einer kritischen Einengung des Querschnitts führen.
Leitsymptome der Entzündungen sind Heiserkeit, seltener Stridor oder Atemnot. Bei Tumoren des Kehlkopfes steht ebenfalls die Heiserkeit über einen längeren Zeitraum im Vordergrund. Daher sollte eine über zwei Wochen bestehende Heiserkeit immer abgeklärt werden.

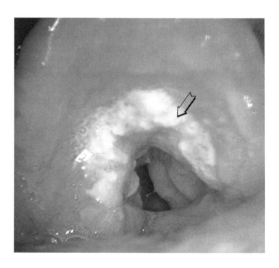

Abb. 42: Karzinom der Epiglottis (Abbildung: Fa. Karl Storz, Tuttlingen)

15 Stimm- und Sprachstörungen

15.1 Normale Sprech- und Sprachentwicklung

Die ersten Lebenswochen sind durch die **Schreiperiode** gekennzeichnet. Diese wird in der 8. Woche durch die **1. Lallperiode** (undifferenzierte Lautproduktion) und etwa im 6. Monat durch die **2. Lallperiode** (Entwicklung sprachspezifischer Lautdifferenzierung, Selbst- und Fremdnachahmung) abgelöst. In dieser Periode kommt es zum ersten **Sprachverständnis** und am Ende des 12. Monats beobachtet man erste Sprachäußerungen.
Nach dem 12. Lebensmonat werden Wortbedeutungen zunehmend erkannt und es werden **Einwortsätze** gesprochen. Ab dem 18. Lebensmonat werden **Zweiwortsätze** gesprochen und das **1. Fragenalter** beginnt. Etwa im 2. - 3. Lebensjahr können dann geformte Mehrwortsätze gesprochen werden und ab dem 3. Lebensjahr sind komplexe Sätze möglich und das **2. Fragenalter** beginnt. In den folgenden Jahren kommt es zur weiteren Ausbildung der Sprache, wobei grammatikalische Fehler seltener werden.

15.2 Stimmentwicklung

Der hohe Grundton der Säuglingsstimme (400 Hz) senkt sich mit dem weiteren Wachstum des Kehlkopfes. Unter dem Hormonwechsel kommt es während der Pubertät zu geschlechtsabhängigen Veränderungen. Bei Jungen zwischen dem 13. und 15. Lebensjahr wächst der Kehlkopf mit einer Verlängerung der Stimmlippen um einen Zentimeter. Das führt zur charakteristischen Stimmveränderung bzw. zum **Stimmbruch**. Bei Mädchen sind die Mutationsvorgänge diskreter. Die Stimmfrequenz senkt sich bei Jungen um mehr als eine Oktave (110–140 Hz), bei Mädchen um eine Terz bis Quinte auf etwa 220–250 Hz. Im höheren Lebensalter kommt es wieder zu einer Annäherung der Frauen- und Männerstimme, wobei sich eine so genannte **Greisenstimme** ausbildet.

15.3 Verzögerte Sprech- und Sprachentwicklung

Ursachen: Die Ursachen einer verzögerten Stimmentwicklung sind mannigfaltig. Man kann **isolierte** (familiäre Sprachschwäche, psychosoziale Ursachen, Störungen der zentralen Koordination) von **kombinierten** Sprachentwicklungsstörungen (frühkindlicher Hirnschaden, Hörstörungen, Stoffwechselkrankheiten, Sehstörungen) unterscheiden.

Symptome: Eine gestörte Sprachentwicklung kann sich in einer Störung der Lautbildung, Lauterkennung sowie Lautunterscheidung des Wortschatzes, des Sprachverständnisses, der grammatikalischen Regeln oder des Satzverständnisses äußern.

Diagnostik: Bei einem Verdacht ist eine umfassende Diagnostik aller Entwicklungsbereiche des Kindes notwendig (Sprache, Handmotorik, intellektuelle Entwicklung). Hörstörungen sollten frühzeitig erkannt werden. Stets ist die enge Zusammenarbeit mit einem Kinderneuropsychiater zu suchen. Beispielsweise kann ein frühkindlicher Autismus eine Schwerhörigkeit vortäuschen.

Therapie: Die Behandlung muss so früh wie möglich nach der Ursachenklärung erfolgen, wobei individuelle Defizite durch entsprechende Übungen behandelt werden. Entsprechende Ursachen, wie z. B. Hörstörungen, müssen behoben werden. Erfolgt keine Behandlung der Hörstörung, so kommt es nicht nur zu einer Verzögerung der Sprachentwicklung, sondern der gesamte Entwicklungsprozess und die Persönlichkeit des Kindes werden gestört.

15.4 Sprechstörungen

15.4.1 Stammeln (Dyslalie)

> **Definition:** Unter Stammeln versteht man Störungen der Lautbildung. Einzelne Laute können fehlen oder durch andere Laute ersetzt werden.

Einteilung: Man teilt die Störungen nach der **Quantität** (Fehlbildung von einem oder mehreren Lauten), der **Konstanz** (konstant oder nicht konstant), der **Wechselhaftigkeit** (konsequent oder inkonsequent hinsichtlich der Fehllaute) und der **Qualität** ein.
Zur Bezeichnung der Störungen hinsichtlich der Qualität werden die entsprechenden griechischen Buchstaben mit den Endungen -t(z)ismus kombiniert: Sigmatismus (Lispeln): „s", Schetismus: „sch", Chitismus: „ch", Rhotazismus (Schnarren): „r". Durch einen Zusatz („interdentalis") wird die Form der Fehlbildung angegeben.

Ursachen: Es können Störungen im Bereich des zentralen oder des peripher-expressiven Bereichs, wie z. B. bei den Zähnen, sowie Hörstörungen vorliegen. Auch auf die Bedeutung schlechter sprachlicher Vorbilder ist hinzuweisen.

Diagnostik und Therapie: Die logopädische Diagnostik überprüft den Lautbestand beim spontanen Sprechen und Benennen. Die Therapie schließt Übungen im nichtsprachlichen Bereich als Training der Artikulationsorgane ein.

15.4.2 Näseln (Rhinophonie, Rhinolalie)

> **Definition:** Näseln entsteht durch eine veränderte Luftführung durch die Nase beim Sprechen. Es kann auf organische oder funktionelle Ursachen zurückgeführt werden.

Einteilung: Man unterscheidet ein **offenes** von einem **geschlossenen** Näseln. Das offene Näseln (Rhinolalia aperta) kommt bei verkürztem Gaumensegel, bei Lähmungen des Gaumensegels, bei Spaltbildungen und nach Operationen vor. Das geschlossene Näseln (Rhinolalia clausa) beobachtet man bei allen Formen der behinderten Nasenatmung (Stockschnupfen). Daneben gibt es auch Mischformen (Rhinolalia mixta).

Diagnostik: Neben dem HNO-Spiegelbefund müssen v. a. eine Gaumensegellähmung und eine Gaumenspalte ausgeschlossen werden. Bei der Untersuchung muss differenziert werden, welche Form des Näseln vorliegt. Bei der **A-I-Probe** werden die Buchstaben „A" und „I" hintereinander ausgesprochen. Beim offenen Näseln kommt es zu einer nasal klingenden Veränderung des Klanges, beim geschlossenen nicht. Weitere Tests sind die **Spiegelprobe** und der **Wangenaufblaseversuch** (mit herausgestreckter Zunge). Neurologische Erkrankungen müssen bei Verdacht ausgeschlossen werden.

Therapie: Die Behandlung richtet sich nach der Ursache. Bei funktionellen Störungen ist eine Übungsbehandlung indiziert. Das geschlossene Näseln organischer Ursache (behinderte Nasenatmung) ist durch eine operative Behandlung meist gut zu beeinflussen.

15.4.3 Dysgrammatismus

Einteilung: Es besteht eine grammatische oder syntaktische Störung des Sprechens und des Schreibens. Ein Dysgrammatismus kann im Rahmen des normalen Spracherwerbs im 2. und 3. Lebensjahr auftreten. Es kann auch bei geistiger Entwicklungsstörung, frühkindlicher Hirnschädigung oder nach Schädel-Hirn-Traumen auftreten.

Therapie: Die Behandlung erfolgt logopädisch und richtet sich nach dem Stand der Sprachentwicklung.

Legasthenie (Lese- und Rechtschreibschwäche)

Die Kinder sind nicht in der Lage, auf normale Weise Lesen und Schreiben zu lernen. Die Legasthenie wird erst in den ersten Schulklassen bemerkt. Sie wird durch Nachhilfeunterricht und gezieltes Lesetraining behandelt. Die Lesestörung ist hierbei günstiger als die Schreibstörung zu beeinflussen.

15.4.4 Redeflussstörungen

Einteilung: Bei den Redeflussstörungen werden Poltern, Stottern und Aphasie unterschieden.

Poltern (Tachyphemie, Tumultus sermonis)

Definition: Der Redefluss ist beim Poltern beschleunigt, hastig und zerfahren. Es besteht ein Missverhältnis zwischen Geschwindigkeit des sprachlichen Denkens und der langsameren Sprechgeschicklichkeit. Dadurch kommt es zum Durcheinandergeraten von Satzbestandteilen. Physiologisch ist ein Poltern bis zum 3. Lebensjahr.

Diagnostik: Das Poltern wird häufig mit dem Stottern verwechselt. Die wichtigste Unterscheidung ist ein fehlender Leidensdruck. Bei der Diagnostik muss auch differenziert werden, ob es sich um ein Poltern mit oder ohne Krankheitswert handelt.

Therapie: Bei Kindern wird das Poltern im Rahmen der Sprachentwicklungsstörung logopädisch behandelt. Beim Erwachsenen ist eine Behandlung meist nicht erforderlich, da kein Störungsgefühl vorliegt.

Stottern (Balbuties, Dysphemie, Laloneurose)

Definition und Einteilung: Das Stottern ist wohl die bekannteste Sprechstörung. Der Redefluss wird unterbrochen, ohne dass dies der Sprecher beeinflussen kann. Die Häufigkeit in der Gesamtbevölkerung beträgt etwa 1 %. Männer sind häufiger als Frauen betroffen. Physiologisch ist Stottern zwischen dem 2. und 3. Lebensjahr. Man unterscheidet ein **tonisches** von einem **klonischem** Stottern.

Ursachen: Die Ätiologie ist nicht sicher bekannt. Es spielen ein frühkindlicher Hirnschaden, eine erbliche Belastung, Zustände nach Schädelhirntraumen oder neurotische Verhaltensstörungen eine Rolle.

Diagnostik: Bei der Untersuchung müssen die Atmung, die Gestik, das soziale Umfeld, der eigene Leidensdruck und die Motivation beachtet werden.

Therapie: Entsprechend der unterschiedlichen Ursachen gibt es verschiedene Therapieformen. Keine kann das Leiden vollständig beheben. Das Ziel ist es jedoch, dem Betroffenen das Leben mit der Behinderung helfend zu gestalten.

Aphasie

Definition: Unter einer Aphasie versteht man eine zentrale bzw. zerebrale Sprachstörung, die durch den teilweisen oder vollständigen **Verlust der Sprache** gekennzeichnet ist. Aphasien müssen von den Dysarthrophonien (Dysarthrien), den hirnorganisch bedingten Lähmungen oder Koordinationsstörungen der Atem-, Stimm- und Sprechmuskulatur unterschieden werden.

Ursachen: Mehr als 80 % der Aphasien haben zerebrovaskuläre Ursachen: Apoplex bzw. Gefäßverschlüsse, Blutungen. Eine Hypertonie, ein Diabetes mellitus, Fettstoffwechselstörungen und eine Arteriosklerose sind Grundkrankheiten, die eine zerebrale Durchblutungsstörung auslösen können.

Einteilung: Die Aphasien werden nach dem Störungsschwerpunkt in verschiedene Syndrome eingeteilt. Bei der **globalen Aphasie** sind die sprachlichen Funktionen am meisten beeinträchtigt. Die **Wernicke-Aphasie**, die auch als sensorische oder akustische Aphasie bezeichnet wird, tritt nach einer Läsion im Bereich der A. temporalis auf und ist durch eine flüssige Sprachproduktion ohne sinnvolle Wörter gekennzeichnet. Dagegen zeigt sich bei der **Broca-Aphasie** infolge einer Schädigung im Frontalbereich eine deutliche Sprachanstrengung, verbunden aber mit Sprachverständigungsschwierigkeiten. Die **amnestische Aphasie** entsteht durch temperoparietale Tumoren oder Schläfenlappenabszesse und ist durch Wortfindungsstörung charakterisiert.

Diagnostik: Die Diagnose der Aphasie ist bereits durch ein Gespräch (Interview) möglich. Durch spezielle Tests (Token-Test, Aachener Aphasietest) kann die Diagnose erhärtet und dem jeweiligen aphasischen Syndrom zugeordnet werden.

Therapie: Die Behandlung richtet sich einmal nach der Grundkrankheit und besteht andererseits in einer logopädischen Behandlung. Das Ziel der Aphasiebehandlung ist die Wiederherstellung der Kommunikationsfähigkeit im Rahmen der gesellschaftlichen Reintegration. In der Akutphase erfolgt eine allgemeine Stimulation des Patienten über Hören, Sehen, Lesen oder Schreiben. Es wird das Mitsprechen und Benennen geübt, wobei noch vorhandene Fähigkeiten genutzt werden. In der späteren Phase, wenn sich das Aphasiesyndrom herauskristallisiert hat, wird entsprechend der Störung gezielt therapiert und die Reintegration in den Alltag angestrebt.

15.5 Stimmstörungen

Einteilung: Man unterscheidet **organische** von **funktionellen** Stimmstörungen (Dysphonien). Während die organischen Stimmstörungen ein organisches Korrelat aufweisen, zeigen sich bei den funktionellen Dysphonien keine Veränderungen der an der Stimmbildung beteiligten Organe.

Organische Stimmstörungen

Stimmstörungen können bei Fehlbildungen, Traumata, Entzündungen und Tumoren auftreten. Die häufigsten Ursachen sind die Entzündungen des Kehlkopfes in Form der akuten oder chronischen Laryngitis. Bei einer akuten Laryngitis bilden sich die Stimmstörungen mit den organischen Veränderungen zurück. Damit Fehlkompensationen verhindert werden, ist auf eine Stimmruhe in der Entzündungsphase zu achten. Die operative Behandlung bösartiger Tumoren zieht in der Regel postoperativ weiterhin eine Stimmstörung nach sich.

Funktionelle Stimmstörungen

Ursachen: Diese Form der Stimmstörungen sind meistens auf mehrere Ursachen zurückzuführen. Es werden v. a. konstitutionelle, belastungsbedingte und psychogene Aspekte unterschieden. Diese Faktoren können sich untereinander verstärken, so dass ein Kreislauf einer chronischen Stimmstörung entstehen kann. Die psychogene Dysphonie oder Aphonie stellt eine Sondergruppe dar. Die funktionellen Stimmstörungen werden in **hyper-** und **hypofunktionelle** Stimmstörungen eingeteilt. Die hyperfunktionellen Störungen können bei einer falschen Stimmtechnik auftreten, wobei sich morphologische Veränderungen herausbilden können (Schreiknötchen). Hypofunktionelle Störungen können entweder als Erschöpfungszustand nach längerer Stimmbelastung oder bei vermindertem Stimmgebrauch auftreten.

Symptome und Diagnostik: Es können alle Einschränkungen der Stimmleistungen auftreten. Die Anamnese ist vor der Laryngoskopie und der Stimmuntersuchung sehr wichtig. Im Gespräch können die Stimme bzw. die Gesamthaltung, Mimik, Tonus und Gestik beurteilt werden. Die Laryngoskopie zeigt wichtige Informationen über die Art der funktionellen Störungen und es werden sekundäre morphologische Veränderungen nachgewiesen:

- **hyperfunktionell:** vorspringende Taschenbänder, inkompletter Glottisschluss, stroboskopisch verminderte Amplituden,

- **hypofunktionell:** Glottisschlussinsuffizienz, stroboskopisch erweiterte Amplituden, verstärkte Randkantenverschiebung.

Psychogene Störungen sind schwer nachweisbar, jedoch können die meisten Patienten mit einer psychogenen Dysphonieform husten oder lachen.

Therapie: Vor der Behandlung sind ursächliche Faktoren zu beseitigen. Bei der Stimmbehandlung wird ein Stimmtraining durchgeführt, welches auch die Atmung, die Körperhaltung und die Aspekte der Persönlichkeit berücksichtigt. Sekundäre pathologische Veränderungen werden mikrochirurgisch abgetragen, wobei die Indikationsstellung eine große Erfahrung erfordert. Postoperativ muss auch die Ursache der Stimmstörung durch Stimmtraining behandelt werden. Bei einer psychogenen Stimmstörung ist eine psychotherapeutische Betreuung zusätzlich erforderlich.

15.6 Stimmentwicklungsstörungen

Mutationsstörungen

Bei der krankhaften Mutation bzw. Mutationsfistelstimme sind die komplizierten Vorgänge des so genannten Stimmbruchs gestört, wobei lokale, hormonelle und psychische Faktoren eine Rolle spielen. Man unterscheidet in Abhängigkeit des Zeitpunkts und des Verlaufs unterschiedliche Formen (verlängerter, verspäteter Stimmwechsel, klimakterische sowie Altersveränderungen der Stimme, auffälliger Stimmwechsel u. a.). Bei der persistierenden Knabenstimme ist der männliche Kehlkopf normal entwickelt, während die hohe Stimmlage aufgrund psychischer Fixierung beibehalten wird. Durch Stimmübungstherapie kann der Zustand gebessert werden. Bei der unvollkommenen Mutation liegt dagegen ein unvollkommenes Wachstum vor. Trotz hormoneller und logopädischer Behandlung ist die Prognose ungünstiger.

Hormonelle Störungen

Eine Reihe endokriner Erkrankungen (Hyper- und Hypothyreose, Morbus Addison, Akromegalie) können ebenso wie die hormonelle Beeinflussung in der Schwangerschaft Stimmstörungen hervorrufen. Die Anwendung von Androgenen oder anabolen Steroiden können bei weiblichen oder kindlichen Stimmen zu nicht reparablen Schäden im Sinne einer Virilisierung

(Vermännlichung) führen. Bei Sängerinnen können hormonelle Antikonzeptiva Stimmstörungen verursachen.

15.7 Stimmrehabilitation nach Tracheotomie

Für die Stimmrehabilitation nach einer Tracheotomie ist neben der Wahl der **richtigen Kanüle** auch die **Pflege der Trachea** wichtig. Bei einer normalen Kanüle aus Kunststoff oder Silber muss der Abstand zwischen Kanüle und Trachea so groß sein, dass nach Fingerschluss der Kanüle beim Ausatmen der Luftstrom an der Kanüle noch vorbeigleiten kann. Bei einer **Sprechkanüle** sind an der Biegung der Kanüle Löcher, die den Luftstrom passieren lassen. Mit dem Sprechventil ist zusätzlich ein fingerfreies Sprechen möglich, da dadurch der Patient nur einatmen kann. Diese Sprechventile dürfen bei einer erheblichen Sekretion aus der Trachea (Verkleben des Plättchens, dadurch erschwertes Einatmen) und bei Stenosen oder Einengungen im Bereich der Glottis (Atemwiderstand ist erhöht) **nicht verwendet** werden (☞ S. 134).

15.8 Stimmrehabilitation nach totaler Laryngektomie

Vor der OP sollte der Patient umfassend über die Kommunikationsprobleme und -möglichkeiten informiert werden. Eine logopädische Betreuung ist bereits präoperativ sinnvoll. Bevor der Patient noch keine Ersatzsprache erlernt hat, ist er auf die Bereitschaft seiner Umwelt angewiesen, eine Kommunikation mit außersprachlichen Mitteln zu gewährleisten. Es sollten dabei die folgenden Gesichtspunkte beachtet werden:

- Beim Zuhören sind Zeit und Geduld notwendig!
- Der Patient sollte die Möglichkeit des Schreibens haben (wiederbeschreibbare Tafeln).
- Dem Patienten sollten einfache Fragen gestellt werden, auf die er eindeutig reagieren kann.
- Die Angehörigen sind bereits vor der OP über die Kommunikationsprobleme zu informieren.
- Die Ersatzstimme sollte so zeitig wie möglich erlernt werden.

Einteilung: Zur Stimmrehabilitation stehen mehrere Verfahren zur Verfügung, die alle eine intensive Übungstherapie erfordern: Ösophagusersatzstimme, Stimmprothese und externer Schallgeber.

Ösophagusersatzstimme (Ructus): Die so genannte Ructusstimme ist das am längsten bekannte Verfahren zur Stimmerzeugung nach einer Laryngektomie. Die Luft wird durch das Zusammenpressen der Lippen und gleichzeitiges Rückwärtsbewegen der Zunge in den Rachen befördert und möglichst auch atemsynchron in den Ösophagus hinunter geschluckt. Durch die gezielte Bauchmuskelaktivität wird die vor der Kardia gesammelte Luft wieder nach oben befördert bzw. regurgitiert. Dabei werden Schleimhautfalten des Ösophaguseingangs als neue Glottis in Schwingungen versetzt und mit Hilfe der Bewegungen des Ansatzrohrs werden Sprachlaute geformt. Es resultiert eine „kehlige", heisere Stimme. Der Vorteil ist die von Hilfsmitteln **unabhängige Sprache**. Nachteilig ist der nicht flüssige Redefluss, da immer wieder neue Luft erst verschluckt werden muss. Außerdem wird diese Form der Sprache nur von etwa 60 % der Patienten erlernt.

Stimmprothese: Bei der Stimmprothese handelt es sich um ein wäscheknopfähnliches Silikonröhrchen mit einem eingebauten Ventil, das in eine operativ angelegte ösophagotracheale Fistel eingesetzt wird. Dadurch kann Luft von der Trachea in den Ösophagusbereich hineingepresst werden. Eine Aspiration ist nicht möglich. Der Patient muss die Luft nicht erst herunterschlucken, sondern die Luft wird durch den Verschluss des Tracheostomas mit dem Finger beim Ausatmen durch die Stimmprothese in den Hypopharynx transportiert. An einer Neoglottis wird ein Grundton erzeugt. Durch ein zusätzliches Klebeventil am Tracheostoma ist ein handfreies Sprechen möglich. Der Vorteil der Stimmprothese ist ein **fließendes Sprechen** und die **sofortige Stimmrehabilitation**. Nachteilig ist, dass Stimmprothesen regelmäßig gepflegt und durch einen HNO-Arzt gewechselt werden müssen.

Externer Schallgeber: Nur wenn eine Stimmprothese nicht funktioniert oder wenn eine Ösophagusersatzstimme nicht erlernt werden kann, können Sprachlaute mit einem elektrisch betriebenen Schallgeber von außen erzeugt werden. Es werden Schwingungen von außen auf die Pharynxwand bzw. den Mundboden übertragen. Mit der in Schwingungen versetzten Luft im Ansatzrohr wird gesprochen. Die dadurch erzielte **Stimmqualität** ist jedoch **schlecht** und mechanisch bzw. roboterähnlich.

Zusammenfassung: Die Kommunikation durch Sprache ist eine wesentliche Grundlage der zwischenmenschlichen Beziehungen. Sprache ist an die Funktion des Hörvermögens gebunden. Man kann organische von funktionellen Stimmstörungen unterscheiden. Die Sprachstörungen können sich als Stammeln, Näseln und Redeflussstörungen äußern. Nach operativer Entfernung des Kehlkopfes (Laryngektomie) sind verschiedene Verfahren der Stimmrehabilitation möglich.

16 Erkrankungen der Trachea und des Bronchial-systems

16.1 Verletzungen

Ursachen: Stich- und Schussverletzungen sowie stumpfe oder penetrierende Verletzungen durch Verkehrsunfälle oder aus suizidaler Absicht spielen eine besondere Rolle.

Symptome und Diagnostik: Leitsymptome sind Dyspnoe, Atemnot, Erstickungsgefahr und ein Hautemphysem. Die Diagnose wird durch Auskultation, Röntgen und einer Tracheobronchoskopie gestellt.

Therapie: Bei Rupturen oder einem Abriss der Trachea ist die Verletzungsstelle sofort operativ durch Naht bzw. eine Endoprothese zu versorgen. Notfallmäßig ist u. U. über die Verletzungsstelle die Einlage eines Tubus notwendig.

16.2 Tracheitis

Definition und Einteilung: Eine Tracheitis tritt akut meist als Begleiterkrankung bei einer Laryngitis, Bronchitis oder bei viralen Infekten als eigenständiges Krankheitsbild auf. Eine chronische Tracheitis entsteht oft fortgeleitet durch andere chronische Erkrankungen (Sinusitis, Laryngitis, Bronchitis). Bei Kindern ist die akute Laryngotracheitis oder Laryngitis subglottica ein ernstzunehmendes Krankheitsbild (☞ S. 121).

Symptome: Im Vordergrund stehen Husten, Schmerzen hinter dem Sternum und vermehrter Auswurf. Eine leichte Dyspnoe ist manchmal nachweisbar. In der Regel besteht kein Fieber.

Therapie: Neben einer Sekretolyse, dem Anfeuchten der Atemwege und einer ausreichenden Flüssigkeitszufuhr ist bei einer bakteriellen Tracheitis eine antibiotische Behandlung indiziert. In schweren Fällen ist eine Bronchialtoilette über eine Bronchoskopie oder Intubation erforderlich.

16.3 Fremdkörper

Einteilung: Während Erwachsene Fremdkörper meist verschlucken, überwiegt bei Kindern die Aspiration. Bei Neugeborenen und Säuglingen überwiegt wiederum die Aspiration von flüssigen Substanzen, wohingegen im Kleinkindalter vorzugsweise Festkörper, wie Nüsse und Erdnüsse, aber auch Spielzeugteile aspiriert werden. Die Anzahl, Art und Beschaffenheit der Fremdkörper ist sehr mannigfaltig. Die Aspiration, bei der sich der Fremdkörper im Bereich des Haupt-, Segment- oder Subsegmentbronchien befindet, ist die häufigste Form. Der bevorzugte Sitz ist der rechte Hauptbronchus.

Symptome und Diagnostik: Typisch ist der initiale Hustenreiz, während die dramatische Symptomatik eines laryngealen und trachealen Fremdkörpers meist fehlt. Der Hustenreiz kann unbemerkt bleiben, oder es wird ihm beim Erheben der Anamnese nicht genug Beachtung geschenkt, entweder weil er nicht im Zusammenhang mit der Aspiration interpretiert wird, oder weil man der Meinung ist, dass das Kind den Fremdkörper wieder ausgehustet hat. Durch ein längeres Verweilen kann es zu einem Verkeilen des Fremdkörpers und zum Auftreten sekundär entzündlicher Erscheinungen kommen. Bei der Auskultation kann man evtl. ein zischendes oder aufgehobenes Atemgeräusch hören.

Therapie: Da es in der Regel nicht zu einem spontanen Aushusten eines Bronchialfremdkörpers kommt, ist bei einer entsprechenden Anamnese die Bronchoskopie – entweder starr oder flexibel – zum Ausschluss oder Entfernung des Fremdkörpers indiziert. Fremdkörperaspirationen sind nach wie vor die Domäne der starren Bronchoskopie.

16.4 Trachealstenose

> **Definition und Einteilung:** Als Trachealstenose bezeichnet man jede Einengung des Tracheallumens. Man unterscheidet unabhängig von der Lokalisation akute und chronische Trachealstenosen. Die Ursache der Stenose kann außerhalb und innerhalb des Lumens liegen bzw. nur die Schleimhaut betreffen. Die Trachealstenosen können subglottisch, orifiziell oder im Bereich der Manschette liegen.

Ursachen: Eine akute Trachealstenose kann durch Infektionen, Traumata, Borkenbildung, Ödem, Fremdkörper oder Blutungen hervorgerufen werden. Die chronische Form entsteht meist durch Narben nach Verletzungen, Unfällen, nach falschen oder zu langen Intubationen, durch intratracheale Tumoren, Tracheomalazie (Erweichung), Strumen oder Tumoren der Schilddrüse sowie andere Mediastinalprozesse.

Symptome: Bei der akuten Stenose ist der inspiratorische Stridor das Leitsymptom. Zusätzlich bestehen Husten, motorische Unruhe und Zyanose. Dagegen ist die chronische Form durch eine langsam zunehmende Atemnot gekennzeichnet, wobei gelegentlich Atemnotanfälle auftreten können.

Diagnostik: Bei der akuten Form weist der inspiratorische Stridor auf die Notfallsituation hin. Die Anamnese gibt Hinweise auf die Ursache. Die Tracheobronchoskopie kann die Ursache, die Höhe und das Ausmaß der Stenose klären und gleichzeitig die Notfallsituation überwinden. Bei der chronischen Stenose ist zusätzlich eine CT indiziert, mit der die Lokalisation und das Ausmaß der Stenose bestimmt werden kann. Der Tracheoskopie schließt sich meist in gleicher Narkose die operative Behandlung an.

Therapie: Die Behandlung der chronischen Stenose erfolgt operativ, wobei es verschiedene Verfahren gibt: Tracheaquerresektion, Tracheopexie, Trachealplastik, Trachealendoprothesen oder endoskopische Techniken.

16.5 Tracheostoma

16.5.1 Allgemeines

> **Definition:** Das Tracheostoma ist eine Öffnung in der Mitte des vorderen Halses, welches die Luftröhre direkt mit der Außenluft verbindet. Der übliche Luftweg über die Nase und/oder den Mund durch den Kehlkopf wird dabei umgangen.

Das Tracheostoma wird durch einen **Luftröhrenschnitt** geschaffen. Die medizinische Bezeichnung dafür ist Tracheotomie oder Tracheostomie. Bei der **Tracheotomie** wird durch ein kreisförmiges Ausschneiden von Knorpel aus der Luftröhrenvorderwand 3–4 Knorpelspangen unterhalb des Ringknorpels eine ausreichend große Öffnung zum Einführen einer Trachealkanüle angelegt. Dabei sollte allerdings soviel Knorpel wie möglich belassen werden.

Die Kanüle passiert das Tracheostoma von außen nach innen wie folgt: Hautschicht, Unterhautschicht, Halsmuskulatur, Schilddrüsenisthmus und Knorpelspangen mit Schleimhaut der Luftröhre. Dieser Schacht verheilt, indem Granulationsgewebe über die verschiedenen Gewebeschichten wächst. Läge keine Trachealkanüle, so wäre die operativ geschaffene Öffnung in 2–4 Tagen durch Schrumpfungsprozesse bzw. Granulationen wieder verschlossen. Nach mehreren Wochen werden die Granulationen allmählich fester und entwickeln an den Kontaktstellen mit der Kanüle ein dünnes Epithel, welches Halshaut und Luftröhrenschleimhaut verbindet. Dieses Epithel ist sehr empfindlich und leicht mechanisch verwundbar. Beispielsweise wird bei unsachgemäßem Kanülenwechsel oder durch eine Infektion, die durch eine Lungenentzündung unterhalten wird, das neue Epithel zerstört, so dass Granulationsgewebe weiterwuchern kann. Dieses überschießende Granulationsgewebe kann dann zu Spätblutungen im Tracheostoma und zu Komplikationen beim Kanülenwechsel führen.

Zur Vermeidung solcher Komplikationen hat sich daher die Anlage eines so genannten **epithelisierten Tracheostomas** durchgesetzt, das sich gerade bei den Patienten, die über lange Zeit ein Tracheostoma haben müssen, sehr bewährt hat. Bei diesem eingenähten Tracheostoma wird statt eines einfachen Loches durch Ausschneiden von Trachealknorpel ein Lappen aus Knorpel und Luftröhrenschleimhaut in der Tracheavorderwand gebildet. Dieser Knorpel-Schleimhaut-Lappen wird dann mit der Halshaut vernäht.

Dadurch entsteht ein Kanal für die Trachealkanüle, der fast vollständig mit intaktem kräftigem
Haut- und Schleimhautepithel ausgekleidet ist. Es
kommt zu einer raschen Wundheilung, fast ohne
Granulationen im Tracheostoma: Blutungen und
Komplikationen beim Kanülenwechsel werden zu
seltenen Ereignissen (☞ Abb. 43).

Eine Sonderform ist die **Mini- oder Punktionstra-
cheostomie**, die vorwiegend in der Intensivmedizin
eingesetzt wird. Man unterscheidet hier folgende
Arten:

- Perkutane Dilatationstracheotomie (PDT: Di-
  latation der Trachea von außen),
- Guide Wire Dilating Forceps (GWDF: Verwendung einer Dilatationspinzette),
- Translaryngeale Tracheotomie (TLT : Tubus
  wird von oral über den Larynx nach Punktion
  der Trachea platziert),
- Ciaglia Blue Rhino (CBR: Sonderform von
  PDT, Verwendung eines Blue Rhino Dilata-
  tors)
- Koniotomie: Nu-Trake-Krikotomie-Set und
  Melker-Notfall-Krikothyrotomie-Katheterset
  (als Notfalleingriff oder für kurzzeitige unterstützende Bronchialtoilette nach Extubation).

Indikation: Die Tracheotomie wird dann notwendig, wenn die oberen Luftwege chronisch
eingeengt sind oder wenn mittel- oder langfristig
für eine ausreichende Atmung (Langzeitbeatmung)
und Bronchialtoilette gesorgt werden muss. Ist
bei einer akuten Verlegung der oberen Luftwege
eine Intubation nicht möglich, wird nur in den
seltensten Fällen eine sofortige Tracheotomie notwendig. Meist kann das akute Geschehen durch
eine Koniotomie beherrscht werden, so dass dann
in Ruhe entweder noch einmal ein fiberoptischer
Intubationsversuch oder eine Tracheotomie erfolgen kann.

Was bedeutet das Tracheostoma für den Patienten?

Die Tracheotomie schaltet die Nase und den Na-
sen-Rachen-Raum als Staub- und Bakterienfilter
und als natürlichen Wärme- und Befeuchtungs-
apparat aus. Am einschneidendsten empfindet der
Patient den Verlust der Stimme, denn der Kehlkopf
als stimmbildendes Organ entfällt. Er kann mit
geblockter Trachealkanüle überhaupt nicht sprechen und mit ungeblockter Trachealkanüle nur
dann, wenn kurzfristig die Kanülenöffnung mit
dem Finger verschlossen wird. Der Patient sollte
daher sofort nach der OP über den vorübergehenden Verlust der Stimme aufgeklärt und mit einer

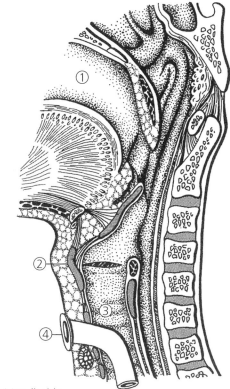

① Mundhöhle
② Kehlkopf
③ Trachea
④ Trachealkanüle

Abb. 43: Lage einer Trachealkanüle in der Luftröhre

Schreibtafel versorgt werden. Die Versorgung mit
einer Sprechkanüle erfolgt später. Ein Ventilme-
chanismus (Plättchen) gestattet dem Patienten,
dass er zwar mit dieser Kanüle einatmen kann, die
Ausatmung erfolgt dann aber über den normalen
Atemweg, so dass er sprechen kann.
Während ihrer Passage durch Nase und Nasen-
raum wird die Atemluft beim gesunden Menschen
gereinigt, erwärmt und angefeuchtet. Durch Ver-
nebler, Eintröpfeln steriler Kochsalzlösungen,
durch Befeuchtungsgeräte, künstliche Nasen sowie
durch Raumklimatisierung muss dieser **Verlust der
Nasenfunktion** weitgehend ausgeglichen werden.
Vergessen sollte man auch nicht, dass ein Trache-
otomierter nicht mehr automatisch riechen kann.
Nur ein bewusstes Einschnüffeln der Luft durch
die Nase ermöglicht wieder die Riechfunktion.
Weiterhin sollte man beachten, dass ein Patient

Tab. 15: Vor- und Nachteile einer Tracheotomie (nicht epithelisiert), einer Tracheostomie (epithelisiert bzw. eingenäht) sowie einer perkutanen Dilatationstracheotomie

	Tracheotomie	Tracheostomie	Perkutane Dilatations-tracheotomie
Vorteile:	Tracheostoma kann leichter verschlossen werden	• Kanülenwechsel ist leichter, da kein Kulissenphänomen • Halsweichteile vor Infektion und Arrosionsblutung besser geschützt	• gegenüber konventioneller Tracheotomie geringerer apparativer und operativer Aufwand, • einfacher Tracheostomaverschluss
Nachteile:	• offener Tracheotomiekanal, • Gefahr der Entzündung und Blutung, • Probleme beim Wechseln	Tracheostomaverschluss in der Regel nur operativ möglich	• nicht bei jedem Patienten möglich (Hals- oder Trachealdeformitäten, Kinder, Unmöglichkeit der orotrachealen Intubation), • erster Kanülenwechsel erst am 7. oder besser zwischen 11. und 13. postoperativen Tag, • Probleme beim Trachealkanülenwechsel

mit einem Tracheostoma nicht den Hustenstoß wie ein Gesunder durchführen kann, da kein Druck durch den Verschluss der Stimmlippen in Lunge und Luftröhre mehr aufgebaut werden kann (physiologisches Überdruckventil des Hustenstoßes). Deshalb muss man den Patienten beim Abhusten durch das Absaugen des Bronchialsekretes helfen. Auch der Druck zur Bauchpresse für den Stuhlgang kann nicht mehr aufgebaut werden, so dass rechtzeitig Maßnahmen gegen eine Obstipation unternommen werden müssen.

In den ersten Tagen nach einer Tracheotomie klagen viele Tracheotomierte auch über Schmerzen beim Schlucken der Nahrung. Dieser Schmerz wird z. T. durch die Dehnung der Trachealwunde ausgelöst, die bei jedem Schluckakt entsteht, wenn Luftröhre und Kehlkopf zusammen mit der am Hals fixierten Kanüle nach kopfwärts wandern. Liegt eine dickere Magensonde, so kann der Schmerz auch durch Druck der Sonde im Speiseröhreneingang ausgelöst werden. Da die Trachealkanüle auch die Bewegungen der Trachea bzw. des Larynx behindert, können über längere Zeit auch Schluckprobleme in Form von Verschlucken und einem Fremdkörpergefühl hervorgerufen werden.

16.5.2 Trachealkanülen

Einteilung: Prinzipiell kann man Trachealkanülen in Kanülen zum Beatmen oder in Kanülen ohne Beatmungsmöglichkeit unterscheiden, d. h. mit oder ohne **Blockungsmechanismus.** Die klassische Kanüle ohne Beatmungsmöglichkeit ist die **Kanüle aus Neusilber.** Es gibt aber auch **Kanülen aus Kunststoff.**
Silber hat den Vorteil, dass die Kanülen dünnwandiger sein können und damit ein größeres Innenlumen haben. Ein weiterer Vorteil ist die längere Lebensdauer und die leichtere Pflege. Nachteilig ist die größere Starrheit und eine höhere Kälteempfindlichkeit der Patienten.
Eine Kanüle besteht aus einer äußeren Röhre, die mittels eines beweglichen Schildes am Hals des Patienten fixiert werden kann. Innen enthält sie eine zweite Röhre, die sog. **Seele,** die zum Säubern entfernt werden kann, ohne dass die äußere Röhre aus dem Tracheostoma gezogen werden muss. Zum Einführen der Kanüle in das Tracheostoma wird oft ein **Einführungsstab** mitgeliefert, der etwas über die innere Öffnung der Kanüle hinausgeschoben wird und wegen seiner abgerundeten Führungsspitze ein verletzungsfreies Einführen der Kanüle erleichtert. Die Kunststoffkanüle ist nach dem gleichen Prinzip hergestellt, meist jedoch

mit integriertem Schild (Flansch).

Trachealkanülen zum maschinellen Dauerbeatmen sind prinzipiell mit einem **Blockungsmechanismus** ausgestattet und haben keine Seele. Die Kanüle ist meist mit einem Anschlussstutzen oder einem Konnektor versehen, der eine Ankopplung an den Beatmungsschlauch zur Maschine erlaubt. Der Fixationsschild für den Hals ist über einen Schraubmechanismus in verstellbarer Höhe an der Kanüle zu befestigen. Trachealkanülen aus PVC für Kleinkinder und Kinder haben keinen Blockungsballon.

Zum Offenhalten einer weichen oder tracheomalazischen Luftröhre oder zum Überwinden einer tiefergelegenen Enge in der Luftröhre, die durch normal lange Kanülen nicht überbrückt wird, eignen sich besonders lange Kanülen, die aus weichem Spezial-PVC oder aus Neusilber hergestellt werden (sog. Hummerschwanzkanülen, ☞ Abb. 44 und Abb. 45 auf S. 138).

Reinigung und Pflege von Kanülen

Trachealkanülen werden in lauwarmem Wasser unter Zuhilfenahme eines milden Spülmittels oder Seife gereinigt. Sie müssen anschließend gut abgespült werden. Die Reinigung wird durch ein vorsichtiges Abbürsten unterstützt. Die Desinfek-

tion erfolgt mit den üblichen Lösungen, wie z. B. Sekusept forte in 3 %iger Lösung. Plastikkanülen können – falls notwendig – mit Ethylenoxid sterilisiert werden. Die Silberkanüle kann bei Bedarf in einem Silbertauchbad gereinigt werden, wobei sie danach sehr gründlich mit warmen Wasser abgespült werden müssen. Eine permanent benutzte Kanüle sollte nach etwa einem halben Jahr durch eine neue ersetzt werden.

16.5.3 Absaugen

Das Absaugen wird bei einem Sekretstau, bei unerklärbarer akuter Luftnot, bei hörbaren Rasselgeräuschen über der Luftröhre und den Lungen, vor und nach dem Kanülenwechsel sowie vor der Entblockung des Blockungsballons erforderlich. Das Absaugen über eine Trachealkanüle sollte folgendermaßen durchgeführt werden:

- Der Patient muss über den Vorgang des Absaugens aufgeklärt werden.
- Nach dem Anziehen **steriler** Handschuhe wird ein steriler Absaugkatheter mit einem äußeren Durchmesser von weniger als der Hälfte des Kanüleninnendurchmessers über ein Y-Stück oder ein Fingertip an einer Absaugvorrichtung

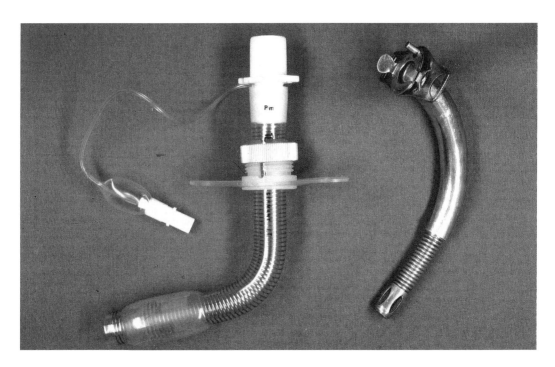

Abb. 44: Trachealkanülen: blockbare Kanüle (Tracheoflex, li.) und Hummerschwanzkanüle (re.)

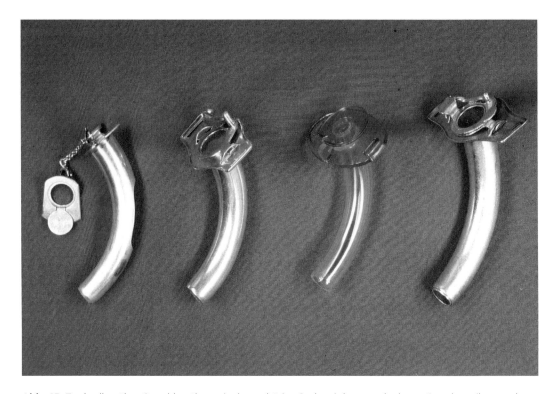

Abb. 45: Trachealkanülen: Sprechkanüle sowie dazugehörige Seele mit herausnehmbaren Sprechventil, normale Kanülen (Kunststoff, Metall; von li. nach re.)

angeschlossen. Diese wird dann eingeschaltet.
- Nun wird der Patient zum Abhusten des Trachealsekretes aufgefordert.
- Der Absaugkatheter wird soweit in die Trachealkanüle mit geöffnetem Fingertip hineingeschoben, bis er die innere Öffnung der Kanüle erreicht hat. Diese soll nur um wenige Millimeter überschritten werden, um einen Kontakt mit der trachealen Schleimhaut und damit eine Verletzung zu vermeiden. Dann wird das Sekret abgesaugt, der Absaugkatheter durchgespült und der Vorgang wiederholt.

> **Merke:** Das tiefe bronchiale und endotracheale Absaugen sollte nur von speziell ausgebildetem Pflegepersonal vorgenommen werden. Bei beatmeten Patienten muss durch eine zweite Pflegeperson die ständige Kontrolle von EKG, Puls, Atmung und Hautkolorit während des Absaugvorganges erfolgen.

16.5.4 Trachealkanülenwechsel

Die ersten Wechsel nach einer Tracheotomie führt stets der Arzt, den ersten Wechsel am besten der Operateur selber durch. Die späteren Wechsel werden dann zunehmend vom Pflegepersonal und zuletzt vom Patienten selbst vorgenommen. Ein Kanülenwechsel muss nicht immer problemlos ablaufen, es können auch Schwierigkeiten auftreten, wobei verschiedene Faktoren eine Rolle spielen:

- Ist das Tracheostoma epithelisiert oder nicht eingenäht?
- Wie oft wurde vorher schon ein Wechsel durchgeführt?
- Wird der Patient dauerbeatmet?
- Handelt es sich um ein Kind?
- Sind bei früheren Wechseln schon Schwierigkeiten aufgetreten?

Bei Frischtracheotomierten sollten neben dem Bett immer die unten aufgeführten Utensilien für den Wechsel bereitstehen. Bei Trachealkanülen mit Blockung sollte unbedingt vor dem Kanülenwechsel die Intaktheit des Blockermechanismus überprüft werden. Bei starkem Hustenreiz und großer

Empfindlichkeit der Trachealschleimhaut kann es hilfreich sein, vor dem Wechsel etwas Lokalanästhetikum über die alte Kanüle in die Luftröhre zu sprühen. Dieses Spray wird dann durch Husten auch in das Tracheostoma gedrückt.

Ein Tracheostoma, welches kollabiert, muss mit einem langen Nasenspekulum (nach Killian) offengehalten werden, was manchmal bei hustenden Patienten nicht einfach ist. Das Kanülenbändchen soll einerseits so fest gebunden werden, dass ein Aushusten der Kanüle unmöglich wird, andererseits darf es nicht so fest angezogen werden, dass dadurch die Halsvenen gestaut werden.

Der Kanülenwechsel sollte folgendermaßen ablaufen:

- Der Kanülenwechsel sollte v. a. bei Frischtracheotomierten oder bei Beatmungspatienten nicht alleine durchgeführt werden.
- Der Patient ist grundsätzlich über den Ablauf des Wechsels zu informieren.
- Kurze Kontrolle, ob alle Utensilien zum Wechsel bereitliegen und ob der Absauger intakt ist.
- Ggf. Absaugen der Mundhöhle, des Rachenraumes und um das Tracheostoma herum.
- Den Patienten husten lassen.
- Absaugen der Trachea mit sterilem Absaugkatheter.
- Durchschneiden bzw. Entfernen des Haltebandes.
- Entblockung und Entfernung der alten Kanüle und des Verbandmulls.
- Säuberung der Tracheostomahaut mit angefeuchteten sterilen Kompressen.
- Einsetzen der neuen Kanüle, die mit Silikonspray und mit Führungsstab versehen ist (der Patient atmet vorher tief ein, dann aus und hält die Luft an).
- Entfernung des Führungsstabes.
- Blockung des Blockerballons.
- Fixieren der Kanüle mit Halteband.
- Unterlegen eines geschlitzten Lätzchens oder einer Metalline-Kompresse unter den Kanülenschild.
- Prüfung der freien Luftpassage durch Hustenlassen und das Absaugen der Trachea.

Utensilien zum Wechseln einer Trachealkanüle:

- Absauggerät mit Absaugkatheter
- Sauerstoffgerät
- gute Lichtverhältnisse, am besten eine Stirnlampe
- sterile Handschuhe
- sterile (oder saubere) Trachealkanülen (verschiedene Größen)
- Führungsstab
- langes Nasenspekulum (nach Killian) oder Trachealspreizer
- Haltebändchen und Schere
- 10ml-Spritze und Klemme zum Blocken
- Verbandlätzchen oder Metalline-Kompresse
- Fasszange oder Pinzette
- sterile Gazestreifen und Kompressen
- Gleitmittel: Silikonspray, Olivenöl, Bepanthensalbe, Zinksalbe
- sterile Kochsalzlösung mit Tropfpipette
- Konchotom und Höllensteinstift zum Abtragen von Granulationen
- Desinfektionsmittel für Tracheostoma
- Nierenschale
- Spraydose mit Lokalanästhetikum
- Mundspatel zum Absaugen der Mundhöhle und des Rachens
- Intubationsbesteck
- Stethoskop

16.5.5 Tracheostomapflege

Über das Ausmaß der **Sterilität** bei der Tracheostomapflege und die Häufigkeit des Kanülenwechsels gibt es immer wieder Diskussionen. Dabei muss unterschieden werden, ob die Pflege einen frisch tracheotomierten Patienten, einen erfahrenen Dauerkanülenträger oder einen Laryngektomierten betrifft, ob sie auf einer Intensivstation, auf einer normalen Station oder zu Hause erfolgt.

Werden handelsübliche Luftbefeuchter verwendet, so muss jede Woche der wasserhaltende Schaumstoffteil mit einem Desinfektionsmittel behandelt werden, um v. a. Verunreinigungen durch Pilze zu verhindern. Frisch Tracheotomierte bedürfen in jedem Fall einer möglichst sterilen Behandlung ihres Tracheostomas, da sich ihre Luftröhre und Lungen noch nicht an den verkürzten Atemweg gewöhnt haben. Kanülenwechsel und Absaugen mit sterilen Handschuhen und die Beachtung der übrigen hygienischen Maßnahmen ist also für diese Fälle selbstverständlich. Ähnliches gilt für die **Häufigkeit** der Wechsel. Bei Frischtracheotomierten und Patienten auf Intensivstationen muss häufiger, z. T. zweimal am Tag gewechselt werden.

Nach zwei bis drei Wochen hat sich die Luftröhre eines Tracheotomierten an die neuen Bedingungen gewöhnt, falls der Patient nicht dauerbeatmet wird. Ein Zeichen dafür ist, dass die Sekretion aus dem Tracheostoma nachlässt. Oft beginnt der Patient nach entsprechender Einweisung selbst mit dem Absaugen und dem Kanülenwechsel und bedarf hierfür keiner sterilen Handschuhe mehr. Handschuhe für das Pflegepersonal erfüllen zu

Tab. 16: Infiziertes Tracheostoma

Ursachen:	• mechanisch • Trachealsekret • Superinfektion durch Bronchialsekret • Pflegeprobleme
Problem:	Pseudomonas aeruginosa
Therapie:	• Antiseptika • systemische Antibiose (Antibiogramm) • auch prophylaktisch
Prophylaxe:	• Anfeuchten der Atemluft • Entfernen des Trachealsekrets • guter Sitz der Trachealkanül • Mundpflege
Komplikationen:	• Perichondritis • Trachealstenose

diesem Zeitpunkt eher eine Schutzfunktion vor den Sekreten des Patienten. Eine Desinfektion und Säuberung der Hände mit Wasser und Seife vor und nach jedem Kanülenwechsel sollte allerdings auch bei der Pflege von jahrelangen Kanülenträgern die Regel sein.

Um eine Schädigung des Tracheostomas durch Zug- und Druckkräfte zu vermeiden, muss die achsengerechte Stellung der Kanüle genau beachtet werden. Das ist besonders bei bewusstlosen und unruhigen Patienten oft nicht einfach zu lösen. Ein Verbandswechsel ist in den ersten 24 Stunden nach der Tracheotomie in der Regel nicht erforderlich. In den ersten Tagen nach der Tracheotomie ist es empfehlenswert, zwischen das nicht epithelisierte Tracheostoma und den Kanülenschild ein Lätzchen aus Verbandsmull oder eine Schlitzkompresse (Metallineplatte) zu legen, die das Wundsekret und das ausgehustete Trachealsekret aufnimmt. Bei Benutzung der Metallineplatte sollte die silberglänzende Schicht auf der Haut liegen. Je nach Feuchtigkeitsmenge muss dieses Lätzchen mehrmals am Tage gewechselt werden. Der Nachteil einer solchen Kompresse ist, dass durch ihre Feuchtigkeit die von ihr bedeckte Haut aufgeweicht wird und dadurch eher infekt- und ekzemgefährdet ist. Eine sekretabweisende Plastikfolie auf dem Kanülenlätzchen kann hier Abhilfe schaffen. Lässt nach einigen Tagen die Sekretion um das Tracheostoma allmählich nach, so kann man auf dieses Lätzchen verzichten; der Raum zwischen Kanülenschild und Stoma wird dann besser belüftet. Zur Hautpflege um das Tracheostoma erfolgen auf Anordnung des Arztes Pinselungen mit antimikrobiellen Desinfek-tionsmitteln (Polyvidon-Jod-Lösung, Alkohollösungen). Überschießende Granulationen werden geätzt oder mit einem Konchotom abgetragen.

Eine **entzündlich gereizte Haut** lässt sich bei einer anhaltend starken Sekretion aus dem Stoma durch Zinkpaste schützen. Mit einer Stirnlampe kann der Arzt die Tiefe des Tracheostomas ausleuchten, um Störungen in der Wundheilung zu entdecken und zu behandeln.

Hat sich ein Tracheostoma entzündet, so erkennt man dies an dem eitrigen Sekret um die Kanüle herum. Der Bezirk um das Stoma schmerzt und der Patient hat leichte Temperaturen. In einem solchen Fall muss außer den lokalen Maßnahmen auch eine bakterielle Kultur mit einem Antibiogramm aus dem Wundsekret und aus dem Sputum angelegt werden. Danach kann der Arzt gezielt Antibiotika verordnen (☞ Tab. 16).

Die **gebrauchte Trachealkanüle** wird in eine Nierenschale gelegt und mit handschuhgeschützten Händen unter fließendem warmem Wasser abgespült und zunächst in eine Wasserstoffsuperoxidlösung eingelegt. Besonders das innere Lumen der Kanüle lässt sich manchmal nur schlecht reinigen, wenn das Sekret fest mit der Wandung verklebt ist. Ein Schäumen der Wasserstoffsuperoxidlösung zeigt die Reaktion mit dem Sekret der verschmutzten Kanüle an. Die Reinigung mit der Bürste sollte ohne Gewalt durchgeführt werden, um glatte Schichten speziell in der Kanüle nicht zu zerstören. Nach der Reinigung wird die Kanüle noch einmal unter fließendem Wasser sehr gründlich abgespült. Auch sollte die Seele nicht mit Gewalt in das Kanülenäußere geschoben werden.

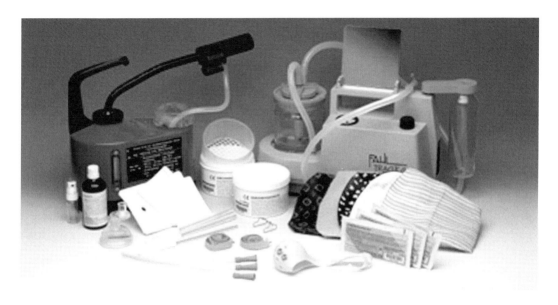

Abb. 46: Wichtige Hilfsmittel für die Erstversorgung von laryngektomierten und tracheotomierten Patienten (Abbildung: Fa. Fahl, Köln)

> **Merke:** Salben, Puder oder Ähnliches dürfen nicht in das Tracheostoma kommen, da diese Stoffe zu Reizzuständen führen. Das gilt auch für eine Jodoformtamponade, wobei das Puder auch bei korrekter Lage durch die „Staubverteilung" in das Tracheostoma gelangen kann.

16.5.6 Tracheostomaträger zu Hause

Wird ein Patient mit einer Dauerkanüle aus dem Krankenhaus entlassen, muss rechtzeitig eine sorgfältige Einweisung des Kranken und seiner pflegenden Angehörigen über die Tracheostomapflege erfolgen.

- Der Patient sollte den Kanülenwechsel und seine Probleme sicher beherrschen.
- Im Hause muss eine Absaugmöglichkeit vorhanden und ausreichend Material zum Kanülenwechsel und Absaugen vorbereitet sein (so genannte Erstausstattung für Kanülenträger – siehe unten).
- Es muss eine Inhalationsmöglichkeit bzw. eine entsprechende Zimmerklimatisierung vorhanden sein, damit der Patient nicht wenige Tage nach der Entlassung mit einer borkigen Luftröhrenentzündung und akuten Luftnot ins Krankenhaus eingeliefert werden muss.
- Kleinkinder müssen mit Atemmonitoren ausge-

rüstet werden, damit nachts ein Erkennen von drohender Luftnot möglich ist.

Sowohl für tracheotomierte als auch laryngektomierte Patienten gibt es so genannte Erstausstattungen. Hierbei sind die wichtigsten **Hilfsmittel für die Erstversorgung** von Kanülenträgern in einem Set zusammengestellt:

- Trachealkompressen (aluminiumbedampfter Fliesstoff, dadurch antibakteriell und entzündungshemmend),
- Tracheal-Billroth-Lätzchen (werden über Trachealkompressen getragen und verhindern durch ihre sekretabweisende Oberfläche, dass die Kompresse aufweicht),
- Kanülentragebänder (1 cm breites, elastisches Trageband mit Häkchen oder Band aus Baumwolle),
- Kanülenabstandhalter (verhindert, dass ein Tracheostomaschutz die Öffnung der Kanüle blockiert),
- Kanülenreinigungsset (Kanülenreinigungspulver für Reinigungslösung, Kanülenreinigungsdose mit Siebeinsatz, Kanülenreinigungsbürsten),
- Stomaöl (Gleitmittel für Trachealkanülen),
- Silikonspray,
- Stoma-Schutzlätzchen und -tücher (bieten einen optischen und auch mechanischen Schutz vor Auskühlung und Austrocknung),
- Stoma-Schutzschals und -Schutzrollis, Duscheschutz (hält das Tracheostoma trocken

und ermöglicht problemloses Haarwaschen und Duschen),

- Tracheal-Taschen-Inhalator (Inhalation ist unterwegs möglich),
- Tracheal-Inhaliergeräte,
- Tracheal-Absauggeräte (verschiedene Geräte mit unterschiedlicher Saugleistung),
- Stoma-Katheter (Absaug-Katheter, steril verpackt, ☞ Abb. 46 auf S. 141).

Trachaelkanülen gibt es in verschiedensten Größen und Ausführungen. Sie sind nicht in diesen Sets enthalten, da die Kanülen vom Arzt individuell angepasst werden müssen.

16.5.7 Dekanülement und Tracheostomaverschluss

Das Dekanülement, also das schrittweise Entfernen der Kanüle, wird eingeleitet, indem man zunehmend kleinere Kanülen einsetzt: so kann das Tracheostoma langsam schrumpfen. Zusätzlich kann die Kanüle zeitweise verschlossen werden. Hat der Arzt das definitive Dekanülement veranlasst, so wird nach der Kanülenentfernung und der Säuberung der Haut um das Tracheostoma die Luftröhrenöffnung mit einem Mullläppchen und Pflasterstreifen verschlossen.

Dieser mechanische Tracheostomaverschluss wird täglich erneuert und das sich verengende Tracheostoma gesäubert. Liegt die Tracheotomie nicht länger als 3–5 Wochen zurück und wurde keine eingenähte Tracheotomie angelegt, so ist das Tracheostoma oft schon nach wenigen Stunden so eng, dass die alte Kanüle nicht mehr ohne Aufbougieren eingesetzt werden kann. Bei epithelisiertem Tracheostoma nach eingenähter Tracheotomie verläuft das Schrumpfungsprozess wesentlich langsamer. Bei einem Drittel der Patienten bleibt ein kleiner Hautkanal zur Luftröhre, der operativ in örtlicher Betäubung verschlossen werden muss.

Patienten, die über mehrere Monate ein Tracheostoma besaßen, müssen vor einem Dekanülement erst wieder an die größere Atemarbeit, bedingt durch den vergrößerten Atem-Totraum, gewöhnt werden. Diese Gewöhnung geschieht durch eine abgestöpselte Sprechkanüle, wobei die Kanüle zunächst für mehrere Stunden, über einen Tag verteilt, abgestöpselt wird.

Ein Dekanülement ist erst dann möglich, wenn der Patient über 24 Stunden mit abgestöpselter Kanüle problemlos und frei atmen kann. Vor einem Dekanülement muss in jedem Fall eine Endoskopie der Trachea zum Ausschluss einer Stenose o.ä. erfolgen (70°-Optik bei Zugang über Tracheostoma).

Benötigte Instrumente: 70°- und 30°-Optik, Antibeschlagmittel, Kaltlichtfontäne, einschließlich Kaltlichtkabel, Handschuhe, Kugeltupfer, Kompressen, Absaugung.

16.6 Pflegerische Gesichtspunkte bei Patienten mit Erkrankungen des Kehlkopfes und der Trachea

Bei den Erkrankungen des Kehlkopfes und der Luftröhre stehen Störungen der Atmung bis hin zum Stridor im Vordergrund. Daher besitzen die Erkrankungen des Larynx und der Trachea eine besondere Bedeutung bei der Pflege, denn aus anfänglichen Atembeschwerden können sich in kurzer Zeit bedrohliche Notfallsituationen entwickeln. Daneben spielen Husten und Stimmstörungen als Haupt- oder auch als Warnsymptom eine wichtige Rolle. Schmerzen treten seltener auf.

Entzündungen: Patienten mit einer akuten Laryngitis haben oft auch einen Infekt der oberen oder der unteren Luftwege. Diese Patienten sollten sich körperlich nicht belasten, sie sollten Stimmruhe einhalten und dürfen nicht rauchen bzw. sich nicht in der Umgebung von Rauchern aufhalten. Eine Inhalation mehrfach am Tag mit Sole oder Kamille und warme Halswickel sind zu empfehlen.

Zur Schleimverflüssigung sollte der Betroffene 2–3 l Flüssigkeit pro Tag zu sich nehmen. V. a. dem alten Menschen mit schwachem Durstgefühl muss ausreichend Flüssigkeit angeboten werden. Zur Schleimverflüssigung bzw. -lösung tragen besonders heiße Getränke bei. Vorteilhaft ist die Verbesserung des Raumklimas durch das Senken der Raumtemperatur auf 18–20° C und mindestens 50 % Luftfeuchtigkeit. Notfalls sind Brustwickel und Auflagen, Vibrationsmassagen, atemstimulierende Massagen, Einreibungen mit ätherischen Ölen oder hyperämisierenden Salben erforderlich. Wichtig ist auch eine Raumbefeuchtung und eine gleichmäßige Atmung durch die Nase, so dass ggf. abschwellende Nasentropfen erforderlich sein können.

Zusammenfassung: Neben den entzündlichen Erkrankungen der Trachea spielen v. a. Fremdkörper oder Verletzungen eine Rolle. Hierbei sind in erster Linie die Aspiration und innere Verletzungen z. B. durch eine Intubation oder die Inhalation von Schadstoffen zu nennen. Tumoren der Trachea sind selten. Zur Sicherung der Atemwege steht die Intubation, die Koniotomie und die Tracheotomie zur Verfügung. Patienten nach einer Tracheotomie benötigen besondere pflegerische Maßnahmen.

17 Erkrankungen des äußeren Halses

17.1 Entzündungen

Definition: Man kann zwischen oberflächlichen (Haut und Hautanhangsgebilde) und tiefen (Eingeweideräume) Entzündungen unterscheiden. Die oberflächlichen Entzündungen entstehen durch Infektionen der Haut. Dazu zählen insbesondere Furunkel und Karbunkel. Die tiefen Entzündungen der Halsweichteile, wie Halsphlegmone oder Halsabszess, entstehen dagegen meist durch sekundäre Infektionen (Entzündungen regionärer Lymphknoten, abszedierende Schilddrüsenerkrankungen, infizierte Zysten) oder durch fortgeleitete Entzündungen der inneren Organe oder Weichteilentzündungen des Kopfes. Begünstigt durch die einzelnen Zwischenräume kann es zu einer raschen Ausbreitung kommen. Fortgeleitete Entzündungen beispielsweise aus dem Warzenfortsatz (Bezoldsche Mastoiditis) sind heute selten.

Symptome und Diagnostik: Die Halsweichteile sind schmerzhaft und man kann beim Patienten eine Schonhaltung des Kopfes, eine Kieferklemme oder Schluckschmerzen beobachten. Tief liegende Gewebeeinschmelzungen sind oft schwer von außen zu tasten. Bildgebende Verfahren, wie Ultraschall oder CT sind hier besonders hilfreich.

Therapie: Neben der Gabe von Breitbandantibiotika ist die operative Entlastung des Einschmelzungsbezirks und die Drainage erforderlich. Wenn notwendig, muss der Ausgangsherd ebenfalls saniert werden. Die Mediastinitis ist die Folge einer vom oberen Halsbereich in das Mediastinum fortgeleiteten Entzündung. Da die Schichten der Halsweichteile gegen das Mediastinum nicht abgeschottet sind, können sich entzündliche Prozesse nach unten in den Brustraum ausbreiten. Die häufigste Ursache für Entzündungen ist eine Perforation im Hypopharynx oder in der Speiseröhre. Neben einer Halsschwellung, Fieber und einem Hautemphysem zeigt sich ein deutlich reduzierter Allgemeinzustand. Die Therapie besteht in der operativen Eröffnung des Mediastinums und der gleichzeitigen Breitbandantibiose.

17.2 Lymphknotenvergrößerungen

Definition: Lymphkotenschwellungen können durch akute und chronische Lymphknotenentzündungen verursacht sein. Daneben muss man Metastasen, Zysten und bösartige Lymphknotenerkrankungen differenzialdiagnostisch in Betracht ziehen. Tiefe Halsentzündungen, gutartige Tumoren, Zysten und Schilddrüsenerkrankungen können ebenfalls Schwellungen im Halsbereich verursachen.

17.3 Lymphadenitis

17.3.1 Akute Lymphadenitis

Ursachen: Eine akute Lymphadenitis tritt vorwiegend bei Kindern unter 10 Jahren und bei Erwachsenen zwischen dem 50. und 70. Lebensjahr auf. Meist kommt die Erkrankung reaktiv im Rahmen von Infekten der oberen Luftwege vor. Die Lymphadenitis wird im Kindesalter vorwiegend durch chronisch rezidivierende Entzündungen der Gaumen- und Rachenmandel hervorgerufen. Die viral bedingte Lymphadenitis, die durch das Epstein-Barr-Virus bei der Mononukleose oder durch das Röteln-Virus bedingt sein kann, unterscheidet man von einer meist durch Streptokokken oder Staphylokokken bedingten bakteriellen Form.

Symptome: Die Lokalisation der entzündeten Lymphknoten hängt vom Ort des entzündlichen Primärherds ab. Hierbei kommen die Ohrmuscheln, die Gehörgänge, der Nasenrachen, die Mundschleimhaut und die Zähne in Betracht. Die vergrößerten Lymphknoten sind schmerzhaft und können sich eitrig umwandeln. Die darüber liegende Haut kann gerötet sein. Außerdem besteht Fieber und ein allgemeines Krankheitsgefühl.

Diagnostik: Wichtig ist die Suche nach dem Primärherd, d. h. der auslösenden Ursache (HNO-Spiegelbefund, Zahnarzt). Mit der B-Bild-Sonografie können Einschmelzungen (Abszesse) nachgewiesen und der Verlauf kontrolliert werden.

Therapie: Die Therapie richtet sich nach der Ursache bzw. der Grundkrankheit. Bei einer bakteriellen Infektion ist eine Antibiose entsprechend der Erregerempfindlichkeit notwendig. Örtliche Kälte kann den Heilungsprozess unterstützen. Zusätzlich sind fiebersenkende Maßnahmen (Antipyretika, Wadenwickel) indiziert. Bei einer Abszedierung ist eine Inzision und die anschließende Drainage des Abszessgebietes erforderlich.

Sonderform Kawasaki-Syndrom

Das im Kindesalter auftretende Kawasaki-Syndrom ist eine diffuse Vaskulitis, die mit Halslymphknotenschwellungen, Fieber und Haut- bzw. Schleimhautveränderungen kombiniert ist. Zusätzlich kann es zu einer Myokarditis oder einer Entzündung der Koronargefäße kommen. Die Ätiologie ist möglicherweise bakteriell, jedoch ist ein Erreger bisher noch nicht nachgewiesen worden.

17.3.2 Chronische Lymphadenitis

Definition: Man versteht unter einer chronischen Lymphadenitis eine über längere Zeit bestehende Lymphknotenvergrößerung.

Die chronische Lymphadenitis kann viele **Ursachen** haben. Neben verschiedenen Infektionskrankheiten können auch Medikamente eine Rolle spielen (Heparin, Salizylate, Antibiotika, Methyldopa). **Sonderformen** sind das Castleman-Lymphom (angiofolliculäre Lymphknotenhyperplasie mit zwei Verläufen: 1. benigne, lokalisierte und 2. aggressive, multizentrische Form) und das Rosai-Dorfman-Syndrom (gutartige, massive Halslymphknotenvergrößerung im Kindes- und Erwachsenenalter).

Symptome: Es besteht eine schmerzlose Schwellung eines oder mehrerer Lymphknoten auf einer oder auf beiden Halsseiten. Es können auch Fieber und Nachtschweiß bestehen.

Diagnostik: Anamnestisch müssen verschiedene Risikofaktoren ausgeschlossen werden. Auch müssen das Alter des Patienten, die Wachstumstendenz, Risikofaktoren für Malignome und Begleitsymptome (Fieber, Nachtschweiß) beachtet werden. Abzugrenzen sind Tumormetastasen und Lymphome. Die Palpation und die B-Sonografie kann bereits

erste differenzialdiagnostische Hinweise geben. Neben dem Hals werden auch die Achsel- und die Leistenregion untersucht, ob weitere Lymphknoten tastbar sind. Serologisch werden spezifische Entzündungen ausgeschlossen (Toxoplasmose, Katzenkrankheit, Mononukleose, HIV u. a.). Persistierende Lymphknoten werden zur histologischen Diagnostik operativ exstirpiert, damit ein maligner Tumor ausgeschlossen werden kann.

Therapie: Die Therapie richtet sich nach der Ursache. Z. T. ist eine Kontrolle des klinischen Befundes und der Serologie erforderlich.

17.3.3 Spezifische Lymphknotenerkrankungen

Definition: „Spezifisch" bezieht sich nicht auf die Reaktion des Lymphknotens, sondern auf den Erregernachweis. Bei Lymphknotenentzündungen am Hals durch spezifische Erreger handelt es sich um sehr unterschiedliche Krankheitsbilder: Tuberkulose, Sarkoidose, Toxoplasmose, Katzenkrankheit, Tularämie, Bruzellose und Aktinomykose.

Tuberkulose

Einteilung: Die Halslymphknotentuberkulose kann entweder einseitig (lymphogen bei einem oropharyngealen Primäraffekt) oder doppelseitig bei einer hämatogenen Form der Lungentuberkulose vorkommen.

Diagnostik: Neben der Anamnese spielen die Röntgenaufnahmen der Halsweichteile (Kalkschatten) und der Lunge eine besondere Rolle. Entscheidend ist der Tuberkulintest, die histologische Diagnose und der Erregernachweis in einem exstirpierten Lymphknoten.

Therapie: Neben den Tuberkulostatika ist gelegentlich die operative Behandlung sich nicht zurückbildender oder einschmelzender Lymphknoten erforderlich.

Sarkoidose

Definition: Die Sarkoidose (Morbus Boeck) ist eine epitheloidzellige, granulomatöse Entzündung, die sich im gesamten retikulohistiozytären System ausbreitet. Klinisch ist sie von der Lymphknotentuberkulose schlecht abgrenzbar. Die Ursache der Erkrankung ist unbekannt.

Diagnostik: Typisch ist die doppelseitige schmetterlingsförmige Lymphknotenschwellung im Bereich der Lungenhili. Der Tuberkulintest ist negativ oder schwach positiv.

Therapie: Die Behandlung besteht in der Gabe von Kortikosteroiden bzw. Immunsuppresiva. Die Diagnostik und Therapie erfolgt nach Rücksprache mit bzw. durch den Internisten.

Toxoplasmose

Ursachen: Diese Erkrankung kann durch Tierkontakt und den Genuss von rohem Fleisch hervorgerufen werden.

Diagnostik: Histologisch wird diese Lymphknotenerankung als kleinherdig epitheloidzellige „Piringer"-Lymphadenitis beschrieben. Der Nachweis gelingt serologisch durch hohe Titer mit einem Titeranstieg bei Verlaufskontrollen.

Therapie: Die antibiotische Behandlung ist selten erforderlich.

Aktinomykose

> **Definition:** Bei der Aktinomykose handelt es sich um eine seltene, subakute bakterielle Infektionskrankheit, bei der sich Granulome mit ausgeprägter Tendenz zur Fistelbildung finden, die in über 90 % der Fälle in der Kopf-Hals-Region liegen. Das Krankheitsbild muss bei der Differenzialdiagnose von Mundboden- und Halsabszessen, aber auch von malignen Raumforderungen beachtet werden.

Symptome und Diagnostik: Es besteht im Halsbereich eine bretthärte Verdickung mit der Ausbildung von Knoten und Ulzerationen. Klinische Unterscheidungsmerkmale zu einem Abszess und bösartigen Tumoren sind die häufige Fistelbildung nach außen sowie die geringere Schmerzhaftigkeit der Aktinomykose. Die Allgemeinsymptome der Aktinomykose entsprechen denjenigen einer chronisch eitrigen Infektion (unregelmäßige Temperaturerhöhungen, Nachtschweiß), deren Ausprägung entsprechend abhängig von der Ausdehnung des Befundbildes ist. Im Vordergrund steht neben der Erregersicherung die CT als bildgebendes Verfahren, um die Ausdehnung der Erkrankung einschätzen zu können.

Therapie: Die Therapie besteht in einer Antibiose (Penicillin G, Erythromycin) und ggf. chirurgischen Maßnahmen.

17.4 Halszysten – Halsfisteln

> **Definition:** Diese Erkrankungen sind Rudimente von embryonalen Gebilden, die sich während der Entwicklungsperiode nicht zurückbilden oder nicht verschließen. Von der Lokalisation unterscheidet man in der Mitte und seitlich gelegene Halszysten bzw. -fisteln.

17.4.1 Laterale Halsfistel bzw. -zyste

Ursachen: Die Pathogenese der lateralen Halszyste ist bis heute nicht völlig geklärt. Man vermutet eine primäre Entstehung aus Lymphknoten („zystische Lymphadenopathie").

Symptome: Klinisch besteht eine Schwellung am Vorderrand des M. sternocleidomastoideus in Höhe der Karotisgabel, z. T. aber auch weiter kranial oder kaudal. Bei einer Öffnung nach außen handelt es sich um eine laterale Halsfistel. Es kann zu rezidivierenden und schmerzhaften Entzündungen kommen.

Diagnostik: Neben der Anamnese und dem klinischen Befund einer prall-elastischen, im akut entzündlichen Stadium geröteten und schmerzhaften Schwellung bzw. einer rezidivierend sezernierenden Fistel am Vorderrand des M. sternocleidomastoideus sind zur Diagnosesicherung die Sonografie notwendig. Bei einer Fistelöffnung sollte diese sondiert und mit einem Kontrastmittel röntgenologisch dargestellt werden. Manche Fisteln können bis zur Gaumenmandel ziehen.

Therapie: Im akut entzündlichen Stadium erfolgt die antibiotische Behandlung mit Breitbandantibiotika. Die Behandlung der Wahl ist jedoch die vollständige Exstirpation der Zyste bzw. des Fistelganges im entzündungsfreien Intervall. Zur besseren Präparation kann die Fistel intraoperativ mit Methylenblau gefüllt werden.

17.4.2 Mediane Halszyste bzw. -fistel

> **Definition:** Die medianen Halszysten und -fisteln treten oft bereits im Kindesalter auf und liegen in der Mittellinie des Halses bzw. paramedian über dem Zungenbein. Pathogenetisch handelt es sich um ein Überbleibsel des Ductus thyreoglossus.

Symptome: Die Erkrankung äußert sich durch eine Schwellung über dem Zungenbein, die sich auch entzünden kann. Bei etwa 25 % der Fälle kommt es zu einer Fistelung durch die Haut mit der Ausbildung einer medianen Halsfistel.

Diagnostik: Neben der klassischen Anamnese fällt bei der klinischen Untersuchung auf, dass sich die Zyste beim Schlucken auf und ab bewegt, was auf eine Verbindung zum Zungenbein hinweist. Die Diagnose wird durch ein bildgebendes Verfahren (in der Regel Ultraschall) gesichert. Ektopes Schilddrüsengewebe muss hierbei ausgeschlossen werden. Ein Fistelgang wird sondiert bzw. röntgenologisch dargestellt.

Therapie: Im akut entzündlichen Stadium ist eine antibiotische Behandlung notwendig. Die Therapie der Wahl ist jedoch die vollständige Entfernung der Zyste bzw. Fistel im entzündungsfreien Intervall. Je weniger Entzündungen stattgefunden haben, desto leichter lässt sich die operative Entfernung durchführen. Bei der OP müssen neben der Zyste bzw. Fistel selbst auch der Zungenbeinkörper entfernt werden, da der Fistelgang oft durch das Zungenbein führt und es bei alleiniger Entfernung der Zyste immer wieder zu Rezidiven kommen kann. Die Fistel kann intraoperativ mit Methylenblau zur besseren Präparation gefüllt bzw. angefärbt werden.

17.5 Verletzungen

Ursachen: Es stehen unfallbedingte und suizidale Verletzungen sowie Stich- und Schussverletzungen im Vordergrund. Die Verletzungen des äußeren Halses sind von den Traumatisierungen des Larynx bzw. der Trachea sowie des Ösophagus abzugrenzen. Außerdem kann man stumpfe von offenen Verletzungen unterscheiden.

Symptome: Die stumpfen Traumen sind durch Schwellungen sowie u. U. pulsierende Hämatome und Emphyseme gekennzeichnet. Hautemphyseme können sich durch eine Verbindung zwischen Weichteilen und Pharynx bzw. Larynx herausbilden. Bei suizidalen Verletzungen werden weniger die großen Halsgefäße, sondern eher die Atemwege eröffnet. Äußere bzw. offene Halsverletzungen können aufgrund der Gefäßverletzungen sehr dramatisch sein. V. a. eine Luftembolie durch Sogwirkung kann tödlich sein.

Diagnostik: Bei geschlossenen Verletzungen ist eine sonografische sowie ein computertomografische Diagnostik erforderlich. Gefäßverletzungen gestatten keine weiteren Untersuchungen.

Therapie: Bei einer Gefäßverletzung ist eine Kompression mit der Hand die erste Maßnahme. Nach Volumensubstitution ist eine Rekonstruktion der Halsgefäße notwendig. Bei Hämatomen und Halsemphysemen ohne oder mit einer Verletzung des Larynx ist eine Beobachtung unter stationären Beobachtung erforderlich.

17.6 Tumoren

17.6.1 Gutartige Tumoren

Einteilung: Am Hals kann man gefäßbedingte (vaskuläre), von den Nerven ausgehende (neurogene) und Tumoren des Bindegewebes (Lipome, Myome) finden.

Neurinome

Definition: Neurogene Tumoren können sich entweder vom vegetativen Nervensystem oder von den peripheren Nerven ableiten. Die Tumoren kommen überwiegend solitär vor, sind umkapselt und gut abgrenzbar. Neurinome müssen von Neurofibromen abgegrenzt werden. Diese treten v. a. bei der vererbbaren Neurofibromatose auf.

Symptome: Gelegentlich treten Schmerzen auf, die auch beim Betasten ausgelöst werden können. Daneben kann der betreffende Nerv in seiner Funktion gestört sein.

Diagnostik: Zeigen sich im Ultraschall oder in der MRT spindelförmige Gebilde, so kann es sich um ein Neurinom handeln.

Therapie: Die Behandlung besteht in einer Entfernung des Tumors, wobei der betreffende Nerv rekonstruiert werden muss.

Lipome

Definition: Zervikale Lipome gehen vom Bindegewebe aus. Lipome sind gutartige Tumoren des Fettgewebes, die sich im Halsbereich als langsam wachsende, weiche Raumforderungen manifestieren. Bei den Lipomen unterscheidet man einzelne oder mehrere angelegte Tumoren. Der Fetthals (Madelung) bevorzugt den Nacken.

Die Lipomatose des vorderen Halses äußert sich zunächst meist als Doppelkinn und wächst später halsabwärts.

Diagnostik: Die Verdachtsdiagnose kann bereits bei der Palpation gestellt werden. Mit der Sonografie wird meist der Verdacht bestätigt. Da ein Madelung-Fetthals in der Regel bei Patienten mit Stoffwechselstörungen (Diabetes mellitus, Hyperurikämie, Fettstoffwechsel) auftritt, müssen diese ebenfalls abgeklärt werden.

Therapie: Lipome werden bei kosmetischen Problemen operativ entfernt. Rezidive können auftreten. Fettstoffwechselstörungen müssen einer entsprechenden Behandlung zugeführt werden.

Vaskuläre Tumoren

Einteilung: Zu dieser Gruppe gehören die Lymphangiome (vaskuläre Malformation vom Low-Flow-Typ) und Hämangiome. Da sie ihren Ursprung bereits in der Embryonalentwicklung haben, werden sie oft auch als Fehlbildungen eingestuft.

Lymphangiom

Definition: Lymphangiome entwickeln sich aus lymphatischen Anlagen, die keinen Anschluss an das venöse System erhalten haben und aus denen zystische Hohlräume entstehen. Dadurch kann es zu einem ausgedehnten Wachstum kommen. Lymphangiome sind schon bei der Geburt vorhanden, aber nicht immer sofort erkennbar.

Symptome und Diagnostik: Die Schwellung ist sehr weich. Klinisch erscheint die Größe des Lymphangioms meist kleiner, während mit der Sonografie die wahre Ausdehnung festgestellt werden kann. Aufgrund der Größenausdehnung kann Stridor oder Dyspnoe auftreten.

Therapie: Da eine spontane Rückbildung nicht eintritt, ist eine abwartende Haltung nicht zu empfehlen. Eine operative Therapie oder die Injektion von Kortikoiden ist möglich.

Hämangiom

Definition: Es handelt sich um wachsende Gefäßveränderungen im Sinne von Erweiterungen. Bei Frühgeborenen und Mädchen kommen Hämangiome häufiger vor.

Symptome: Hämangiome können am ganzen Körper auftreten. Es besteht eine weiche, rötliche bis livide Schwellung. Hämangiome können sich im Gegensatz zu Lymphangiomen zu etwa 80 % zurückbilden. Im ersten Lebensjahr kommt es zu einem Wachstum, in den späteren Jahren werden die Hämangiome wieder kleiner.

Diagnostik: Für die Diagnostik ist die Sonografie und die farbkodierte Duplexsonografie erforderlich.

Therapie: Als Behandlungsmaßnahmen stehen die systemische Kortikoidgabe, die Spickung mit Magnesiumdraht, die Laserbehandlung oder eine lokale Sklerosierung zur Verfügung. Da sich Hämangiome zurückbilden können, ist eine abwartende Haltung möglich (50 % sind im 5. Lebensjahr zurückgebildet, 80 % im 8.). Eine Therapie ist bei rascher Größenzunahme oder bei Beschwerden erforderlich.

Paragangliome

Definition: Es handelt sich um Tumoren, die von Paraganglien ausgehen. Paraganglien fungieren als Chemorezeptoren und befinden sich im Bereich der Karotisgabel, im Bereich der V. jugularis interna und auch am N. vagus.

Symptome und Diagnostik: Paragangliome kommen als Einzelknoten vor. Es besteht eine schmerzlose, pulsierende Schwellung. Bei Nervenschädigungen kann es beispielsweise zu einer Heiserkeit oder einem Horner-Syndrom kommen. Die Patienten berichten im fortgeschrittenen Stadium auch über ein Fremdkörpergefühl oder Schluckbeschwerden. Auskultatorisch ist ein schwirrendes Geräusch hörbar. Die weiterführende diagnostische Abklärung umfasst neben der MRT v. a. die Angiografie, die eine zweifelsfreie Darstellung des Tumors ermöglicht.

Therapie: Die Behandlung der Wahl ist die operative Entfernung des Tumors. Vor dem Eingriff ist eine Eigenblutspende indiziert.

17.6.2 Bösartige Tumoren

Einteilung: Bösartige Tumoren können ebenfalls vaskulär, neurogen oder vom Bindegewebe ausgehen. Diese Tumoren werden aber relativ selten beobachtet. Dagegen findet man viel häufiger die tumorösen Lymphknotenerkrankungen, wobei entweder bösartige Lymphknotenerkrankungen oder Karzinommetastasen eine Bedeutung haben. Bösartigen Lymphknotenerkrankungen in Form eines Morbus Hodgkin und den so genannten Non-Hodgkin-Lymphomen kommt im Halsbereich eine besondere Bedeutung bei der Frühdiagnose zu.

Maligne Lymphome

Definition: Lymphknoten des Halses können oft von Lymphomen befallen werden. Hierbei können solitäre oder multiple Lymphknoten in Abhängigkeit vom Stadium betroffen sein. Zusätzlich ist der Befall von extranodulären Organen möglich. Dazu zählen Milz, Leber, Lunge, Organe des Waldeyer-Rachenrings (B-Zell-Lymphom) oder die Haut (T-Zell-Lymphom).

Der **Morbus Hodgkin** (Lymphogranulomatose) beginnt mit einem primären Lymphknotenbefall und breitet sich zunächst über die Lymphwege, später aber auch über die Blutbahn aus. Die **Non-Hodgkin-Lymphome** umfassen alle diejenigen malignen Tumoren des lymphatischen Gewebes, die nicht zum Morbus Hodgkin gehören.

Symptome: Lymphknotenschwellungen im Hals-Bereich führen die Patienten meist zum Arzt. Neben einem allgemeinen Krankheitsgefühl klagen die Patienten über Nachtschweiß und Fieber sowie Gewichtsverlust (B-Symptomatik).

Diagnostik: Die Diagnose wird durch die Biopsie eines Lymphknotens gesichert. Nur so ist die genaue Zuordnung zu den einzelnen Untergruppen möglich, nach der sich die Therapie und Prognose richtet. Neben einer CT der Lunge und des Bauches ist eine internistische Diagnostik notwendig.

Therapie: Die Patienten müssen an ein hämatologisches Zentrum überwiesen werden. Die Behandlung richtet sich nach den Subgruppen sowie den befallenen Organen, wobei eine Strahlentherapie und/oder Chemotherapie erforderlich ist.

Lymphknotenmetastasen

Definition: Lymphknotenmetastsen treten vorwiegend bei epithelialen Tumoren (Plattenepithelkarzinomen) auf. Sarkome metastasieren dagegen selten lymphogen. Beim Auftreten zervikaler Lymphknotenmetastasen ist die Lokalisation des Primärtumors zu 70 % in der Kopf-Hals-Region zu suchen.

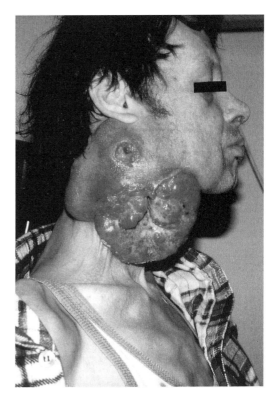

Abb. 47: Ausgedehnte, exulzerierte Plattenepithelkarzinommetastase eines Oropharynxkarzinoms (Abbildung: HNO-Klinik, Universitätsklinikum Dresden)

Aber auch alle Tumoren anderer Organe können in den Hals metastasieren (Lunge, Mamma, Magen, Nieren). Aus der Lokalisation der Metastase am Hals können gewisse Rückschlüsse auf den Sitz des Primärtumors gezogen werden. Die zervikale Lymphknotenmetastase kann sogar häufig **Primärbefund** sein, insbesondere bei Malignomen des Nasopharynx, der Tonsille und des Hypopharynx.

Symptome: Halslymphknotenmetastasen machen sich als schmerzlose, wachsende Schwellungen bemerkbar, die im fortgeschrittenen Stadium exulzerieren können. Symptome des Primärtumors bestehen meist nicht (☞ Abb. 47).

Diagnostik: Bei der Inspektion können zervikale Lymphknotenmetastasen ein sehr unterschiedliches Erscheinungsbild von subkutan verschieblich über exulzerierend exophytisch bis zur diffusen Hautinfiltration im Rahmen einer Lymphangiosis carcinomatosa zeigen. Mit der Sonografie kann die exakte Ausdehnung und ihre Beziehung zu Gefäßen und Muskeln bestimmt werden.

Bei jedem Verdacht auf eine Halslymphknotenmetastase muss eine Primärtumorsuche erfolgen. Dazu ist eine HNO-Spiegeluntersuchung, Endoskopie, bildgebende Diagnostik (CT, MRT) und eine Panendoskopie notwendig. Bei der Panendoskopie wird in Allgemeinnarkose eine genaue Inspektion des Nasenrachens, Pharynx, Zungengrund, Ösophagus, Larynx, Trachea und Bronchialsystem durchgeführt. Hierbei werden aus verschiedenen Schleimhautarealen tiefe Gewebeproben entnommen, wobei auch eine Tonsillektomie erfolgt. Ergibt sich hierbei kein Anhalt für einen Primärtumor, muss der Lymphknoten exstirpiert oder biopsiert werden, um den histologischen Befund zu sichern. Findet sich trotz aller Bemühungen kein Primärtumor, so bezeichnet man das als „Metastasen bei unbekanntem Primärtumor" oder **CUP-Syndrom** (Carcinoma of unknown primary).

Therapie: Das therapeutische Vorgehen richtet sich nach der Ausdehnung und Histologie des Primärtumors. In der Regel wird man operativ vorgehen, den Primärtumor entfernen und in gleicher Sitzung eine Neck dissection mit Ausräumung der Halsweichteile durchführen. Bei einem Lymphknotenbefall ist immer auch eine postoperative Bestrahlung angezeigt. Findet man keinen Primärtumor (CUP-Syndrom), so führt man eine Neck dissection und eine anschließende Bestrahlung durch. Der Patient verbleibt dann in engmaschigen Kontrollen. In manchen Fällen wird der Primärtumor später nachgewiesen.

17.7 Pflegerische Gesichtspunkte bei Patienten mit Halserkrankungen

Bei Erkrankungen am äußeren Hals handelt es sich in der Regel um sehr unterschiedliche Schwellungszustände, z.T. auch nach größeren Hals-OP. Eine Zunahme der Schwellung oder eine postoperative Nachblutung kann auch zu einer Schwellung nach innen mit einer Atemnot führen (☞ S. 224).

Akute Lymphadenitis: Bei einer akuten Lymphadenitis, die im Zusammenhang mit einem infektiösen Prozess steht, ist eine Antibiose und ggf. eine operative Therapie erforderlich. Eine besondere Aufmerksamkeit erfordert eine lymphogen bedingte Sepsis oder andere Komplikationen. Bei der Inzision eines Abszesses sollte immer eine Gewebeprobe entnommen werden, da sich dahinter manchmal ein Tumor verbergen kann. Bei beginnender Lymphadenitis kann der Verlauf u. U. durch äußere Kälteapplikationen mit einem Eisbeutel günstig beeinflusst werden.

> **Zusammenfassung:** Bei den Fehlbildungen spielen mediane oder laterale Halszysten bzw. -fisteln sowie Hämangiome und Lymphangiome eine Rolle. Bei den Entzündungen des Halses kann man neben einer Lymphadenitis insbesondere einen Abszess oder eine Phlegmone der Halsweichteile unterscheiden. Gutartige Tumoren sind selten. Bei Raumforderungen am Hals muss daher immer an einen bösartigen Tumor gedacht werden. Meist handelt es sich um Lymphknotenmetastasen, die im Rahmen der Primärtumorbehandlung operativ durch eine Neck dissection therapiert werden.

18 Erkrankungen des Ösophagus

18.1 Fremdkörper

Ursachen: Verschluckte Fremdkörper bleiben oft im Hypopharynx oder in der ersten Ösophagusenge stecken. Am häufigsten sind Kinder oder ältere Patienten betroffen; bei letzteren besteht bei Oberkieferprothesen eine eingeschränkte Sensibilität im Bereich des harten Gaumens. Die Fremdkörperingestion betrifft v. a. Kinder in den ersten Lebensjahren. Aufgrund ihres Nahrungs- und Spieltriebs stecken sie viele Gegenstände in den Mund und verschlucken sie reflektorisch.

Symptome und Diagnostik: Symptome sind Würge- sowie Hustenreiz, Dysphagie, Druckgefühl, Hypersalivation und retrosternale Schmerzen. Kann man bei der HNO-Spiegeluntersuchung den Fremdkörper nicht nachweisen, schließt sich eine bildgebende Diagnostik in Abhängigkeit vom verschluckten Fremdkörper an (Leeraufnahme der Halsweichteile, Röntgenaufnahme mit wasserlöslichem Kontrastmittel).

Therapie: Bei jedem Verdacht sollte umgehend eine starre Ösophagoskopie zur Fremdkörperentfernung durchgeführt werden. Eine konservative Therapie nach Fremdkörperingestion ist vertretbar, wenn der Fremdkörpers als ungefährlich hinsichtlich einer Perforation erachtet werden kann und die Beschwerden minimal sind. Fremdkörper, die die Speiseröhre passieren, gelangen nahezu immer auch ohne Behinderung durch den übrigen Gastrointestinaltrakt. In seltenen Fällen bleiben Fremdkörper im Magenausgang oder Duodenum hängen und müssen dann mittels flexibler Gastroduodenoskopie entfernt werden. Bei eingespießten Fremdkörpern, die sich über die Endoskopie nicht extrahieren lassen, ist die Entfernung durch eine Operation von außen erforderlich.

Komplikationen: Die Komplikationsrate durch ösophageale Fremdkörper wird in der Literatur mit 0,5–7,8 % angegeben. Ösophagusperforationen besitzen eine hohe Letalitätsrate.

18.2 Verletzungen

Verletzungen des Ösophagus können entweder durch Fremdkörper oder iatrogen durch Ösophagoskopien bedingt sein. Verletzungen durch ein Trauma von außen sind dagegen selten.

Symptomatik: Die Patienten berichten über starke Schmerzen hinter dem Brustbein. Neben Bluterbrechen und Atemnot kann es zu einer zunehmenden Schocksymptomatik kommen.

Diagnostik: Neben einer Röntgenübersicht des Thorax, bei der ein Pneumomediastinum oder eine Luftsichel unter dem Zwerchfell nachgewiesen werden kann, kann auch eine CT und auch eine Kontrastmittelaufnahme (wasserlösliches Kontrastmittel) erforderlich sein.

Therapie: Die Ösophagusperforation von innen muss durch einen Zugang von außen operativ versorgt werden (Eröffnung des Brustkorbes bzw. Halses und Verschluss des Defektes). Kleine Perforationen können nach individueller Abwägung evtl. auch konservativ mit Fibrinkleber behandelt werden. Das Legen einer gastrointestinalen Sonde ist immer erforderlich.

18.3 Stenosen

Definition: Ösophagusstenosen sind zumeist Spätfolgen von Verätzungen, die unzureichend behandelt worden sind. Sie können allerdings auch nach ausgedehnten Tumor-OP oder als Bestrahlungsfolge auftreten.

Symptome: Es bestehen zunehmende Schluckbeschwerden bis zur Unmöglichkeit der Nahrungsaufnahme.

Diagnostik: Neben der Kontrastmitteluntersuchung können Ausmaß und Ausdehnung der Stenose auch mittels flexibler oder starrer Ösophagoskopie bestimmt werden.

Therapie: Die Behandlung besteht in der Bougierung, die bei hochgradigen Stenosen wegen der Perforationsgefahr über einen Faden durchgeführt werden sollte.

18.4 Verätzungen

Ursachen: Durch die sorglose Aufbewahrung von Ätzmitteln und anderen Mitteln, die zu den verschiedensten Zwecken im Haushalt verwendet werden, treten immer wieder ungewollte Verätzungen auf. Glücklicherweise hat die Anzahl dieser Verätzungen abgenommen. Aber auch die Einnahme aus suizidaler Absicht spielt eine Rolle. Die örtliche Wirkung ist unterschiedlich. Mund und Rachen werden beim Schlucken schnell passiert. Dagegen kommt es am Ösophaguseingang zum reflektorischen Stop, wobei auch eine größere Menge der Flüssigkeit im Ösophagus verweilen kann. Daher lässt die Schwere einer Verätzung im Mundraum keinen Rückschluss auf den Verätzungsgrad in der Speiseröhre zu. Die Allgemeinschädigung hängt vom Gift ab. Intoxikationen betreffen v. a. die Niere und die Leber.

Symptome und Diagnostik: Im Vordergrund stehen Schmerzen, gefolgt von Schockzeichen mit Blässe, Schweißausbruch und kleinem hochfrequenten Puls. Bei Befall der Atemwege kann es auch zu einem Larynxödem mit der Verlegung der Stimmritze kommen. Die Allgemeinintoxikation kann bei leichten Verätzungen fehlen, setzt ansonsten etwa am 2.–3. Tag ein. Die Spätschäden mit der Stenosierung des Ösophagus und einer Behinderung der Nahrungsaufnahme treten erst nach Wochen auf.

Therapie: Die Wirkung von Sofortmaßnahmen bei frischen Verätzungen ist begrenzt. Man versucht durch Flüssigkeitszufuhr (Milch oder Wasser) eine Verdünnung der Ätzflüssigkeit und eine eventuelle Neutralisierung zu erreichen. Bei erheblichen Intoxikationen kann auch in den ersten Stunden eine Magenspülung mit Wasser versucht werden. Außerdem ist die Gabe von Prednisolon und die Schockbekämpfung indiziert. Daneben wird als Infektionsschutz zusätzlich ein Antibiotikum verabreicht.

18.5 Tumoren

Einteilung: Myome, Fibrome, Hämangiome, Neurinome und Lipome sind die häufigsten gutartigen Tumoren. Das häufigste Ösophagusmalignom ist das Plattenepithelkarzinom.

Symptome: Bei den bösartigen Tumoren kommt es zu einer zunehmenden Dysphagie, Schmerzen hinter dem Brustbein, Gewichtsabnahme, Erbrechen, Husten und Heiserkeit (Rekurrensparese). Später kommt es zu starken Schmerzen und zur Unmöglichkeit der Nahrungsaufnahme.

Diagnostik: Die Kontrastmittelaufnahme der Speiseröhre zeigt Füllungsdefekte oder eine unregelmäßige Wandzeichnung. Mit der CT wird die Ausdehnung des Karzinoms bestimmt bzw. ein Überschreiten der Organgrenzen ausgeschlossen. Durch eine Ösophagoskopie wird der Tumor histologisch gesichert.

Therapie: Gutartige Tumoren werden nach Lokalisation bei der Ösophagoskopie abgetragen oder durch einen Zugang von außen exstirpiert. Bei Karzinomen ist der Tumor zum Zeitpunkt der Diagnosestellung bei 70 % der Patienten soweit fortgeschritten, dass er nicht mehr operabel ist. Die Überlebenszeit beträgt dann nur wenige Monate. Durch eine perkutane Bestrahlung ist eine Tumorreduktion zu erreichen. Eine Chemotherapie ist nicht wirksam. Bei einer Stenose kann durch Einlage von Kunststofftuben oder durch eine Afterloading-Therapie die Nahrungspassage wieder hergestellt werden.

18.6 Pflegerische Gesichtspunkte bei Patienten mit Erkrankungen des Ösophagus

Bei den Erkrankungen der Speiseröhre stehen Probleme beim Schluckvorgang im Vordergrund: z. B. das Symptom der Dysphagie oder der Aspiration. Auch müssen Schmerzen bei der Pflege beachtet werden.

18.6.1 Transnasale Magensonde

Es handelt sich bei diesen Sonden um dünne Schläuche aus Polyurethan oder Silikonkautschuk. Je dünner die Sonde ist, desto geringer ist das verbleibende Fremdkörpergefühl. Der Außendurchmesser beträgt etwa 7–15 Charrière.

Indikationen: Eine Magensonde ist nicht nur bei Erkrankungen des Ösophagus indiziert, sondern auch nach ausgedehnten OP des Pharynx und der Mundhöhle. Aus HNO-ärztlicher Sicht ist die Magensonde bei den folgenden Krankheitsbildern notwendig:

- Schluckstörungen jeglicher Art (Tumoren, Stenosen, neurologische Ursachen, Fisteln),
- Zustand nach OP im Ösophagus und Pharynx, aber auch des Larynx oder der Mundhöhle zur postoperativen Ruhigstellung des OP-Gebietes. Dazu gehören Laryngektomie, Divertikel-OP, Tumorresektionen,
- Komatöse Patienten.

Legen der Sonde

Vorbereitung der Materialien:

- entsprechende Sonde,
- Nasenspekulum,
- Lichtquelle,
- Nierenschale,
- Zellstoff,
- Spritze,
- Stethoskop,
- Benzin,
- Sondenpflaster,
- Anästhesiespray,
- Gleitmittel.

Durchführung:

- Die Sonde wird durch die Nase in den Magen gelegt. Vorher wird die Länge bzw. spätere Tiefe der Sonde bestimmt. Ein Anhaltspunkt ist die Entfernung zwischen Ohrläppchen, Nasenspitze und Prozessus xiphoideus des Sternums. Dieser Abstand beträgt etwa 50–60 cm. Zur Sondeneinlage wird das weitere Nasenloch bzw. die weitere Nasenhöhle verwendet. Der Patient sollte nach Möglichkeit sitzen.
- In die Nasenhaupthöhle und an die Rachenschleimhaut wird ein Oberflächenanästhetikum gesprüht. Ein Lokalanästhetikum wird auf der Sonde zur Erhöhung der Gleitfähigkeit verteilt.
- Während die Sonde in die Nase eingeführt wird, beugt der Patient den Kopf leicht nach hinten. Dann wird die Sonde mit leichten Drehbewegungen vorwärtsgeschoben.
- Wenn die Sonde im Rachen liegt, sollte der Patient den Kopf nach vorne beugen, da dadurch

ein Abgleiten der Sonde in Richtung Kehlkopf verhindert wird. Der Patient wird aufgefordert zu schlucken, wobei die Sonde weiter vorgeschoben wird. Da es oft zu einem Würgereiz kommt, sollte das zügig geschehen.
- Kommt es jedoch zu einem starken Würgereiz oder einer Gesichtszyanose, muss die Sonde zurückgezogen werden und einen Moment gewartet werden. Lässt sich der Führungsdraht (Mandrin) schwer entfernen, ist das meist ein Zeichen dafür, dass sich die Sonde aufgerollt hat oder falsch liegt. Durch vorsichtiges Zurückziehen kann die Sonde manchmal gestreckt werden.
- Hat sich die Sonde jedoch z. B. im Hypopharynx aufgerollt, so muss sie noch einmal neu gelegt werden.
- Die korrekte Lage der Sonde ist immer durch Luftinsufflation und gleichzeitigem Abhören mit dem Stethoskop auf der Bauchdecke zu überprüfen.

Ernährung mit der Sonde

Über die Ernährungssonde werden Fertiglösungen appliziert. Die kontinuierliche Gabe mittels Ernährungspumpe ist dabei zu bevorzugen. Eine Gabe als Bolus ist zu vermeiden. Der Ernährungsplan sollte folgende Aspekte beinhalten: Kalorienzahl, Wassergehalt, Art der Sondennahrung, Tropfgeschwindigkeit und Zeitplan. Die Sonde ist nach Verabreichung der Kost mit etwa 30 ml stillem Wasser zu spülen.

Pflege bei liegender Sonde

Liegende Sonden müssen regelmäßig gereinigt und wieder an anderer Stelle mit Pflaster fixiert werden. Die Haut an der Nase wird vorsichtig mit Reinigungsbenzin von Pflasterresten befreit. Zur Vermeidung eines Dekubitus an der Nasenschleimhaut wird eine Nasenpflege mit Bepanthen durchgeführt.

18.6.2 PEG

Bei der Anlage einer PEG-Sonde wird im Rahmen einer Gastroskopie der Magen von außen (perkutan) durch die Bauchdecke hindurch punktiert, eine Sonde eingeführt und fixiert. Der Eingriff wird in der Regel in örtlicher Betäubung durchgeführt. Bei stenosierenden Prozessen im Hypopharynx oder Ösophagus muss dagegen in ITN erst eine starre Ösophagoskopie und Bougierung durch den HNO-Arzt erfolgen, so dass dann die PEG in gleicher Sitzung gelegt werden kann.

Die PEG hat für den Patienten verschiedene **Vorteile**: Irritationen bzw. das Fremdkörpergefühl wie bei einer nasogastralen Sonde entfallen und sie kann unter der Kleidung getragen werden. Die PEG kann in der Regel am 1. postoperativen Tag zur Verabreichung von Flüssigkeit, Nahrung und Medikamenten benutzt werden.

Damit die Sonde nicht verstopft, wird sie vor und nach jedem Gebrauch mit 50 ml stillem Wasser durchgespült. Postoperativ ist eine regelmäßige Wundkontrolle (Infektionen, Schmerzen, Blutungen) mit einem aseptischem Verbandswechsel erforderlich. Wenn die Wundheilung abgeschlossen ist, kann der Patient duschen (☞ S. 191 ff.).

18.6.3 Fremdkörper

Auf keinen Fall sollte bei einem Fremdkörperverdacht versucht werden, durch Würgereiz oder Auslösen von Erbrechen den Fremdkörper zu entfernen. Eine Röntgenkontrolle muss immer mit einem wasserlöslichen Kontrastmittel erfolgen, da Bariumbrei aufgrund der weißen Beläge eine erforderliche Ösophagoskopie zur Fremdkörperentfernung erschweren würde. Auch bei Schluckstörungen mit Aspirationsgefahr oder Perforationsverdacht ist kein Bariumbrei als Kontrastmittel zu verwenden.

Hat der Patient einen vollständigen Passagestop – beispielsweise durch einen Fleischbolus, so kommt es zu einer starken Verschleimung und Sekretion. Bis zum Zeitpunkt der Endoskopie muss darauf geachtet werden, dass das Sekret ausgespuckt wird. Dazu ist eine Nierenschale und ausreichend Zellstoff bereitzustellen. Außerdem besteht die Gefahr einer Aspiration durch den Speichelfluss. Bei entsprechender Gefahr sollte der Patient in stabile Seitenlage gebracht und der Mund abgesaugt werden.

Beachtet werden muss auch, dass Fremdkörper hinter dem Kehlkopf zusätzlich eine Atemnot hervorrufen können. Nach endoskopischer Entfernung eines Fremdkörpers entscheidet der HNO-Arzt, wann wieder die Nahrungsaufnahme erfolgen kann. Nach einer unkomplizierten Entfernung ist das nach wenigen Stunden möglich. Die Ausbildung von Temperaturen, Schmerzen oder eines Hautemphysems sind Zeichen einer Ösophagusperforation. Blutungen sind nach einer starren Ösophagoskopie selten. Gelegentlich kann es durch den Druck des Endoskops zur Schwellung der Lippen oder Quetschungen des Gaumens kommen.

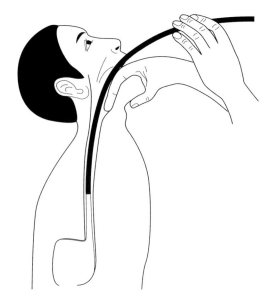

Abb. 48: Bougierung der Speiseröhre mit einem Hartgummibougie

18.6.4 Bougierung

Ist es im Bereich des Hypopharynx oder der Speiseröhre durch eine Verätzung oder eine OP (Tumorresektion) zu einer Stenose gekommen, so ist bei diesen Patienten darauf zu achten, dass sie keine großen Bissen herunterschlucken (v. a. Kinder). Sonst kann es zu einem Hängenbleiben des Bolus im Bereich der Stenose kommen.

Oftmals ist eine Bougierungsbehandlung erforderlich. Diese wird entweder zunächst unter optischer Kontrolle mit einem Ösophagoskop oder mit Hilfe eines Fadens und eines **Hohlbougies** durch den Arzt vorgenommen. Bei letzterem wird erst ein Faden mit einem Gewicht geschluckt, dann werden nach einem Vorwandern des Fadens die Speisewege mit einem darüber aufgefädelten Bougie erweitert. Erst wenn diese Bougierung reibungslos durchgeführt werden kann, ist die Bougierung mit **Vollbougies** möglich. Diese Bougierung kann auch ambulant durchgeführt werden, wobei sich der Zeitraum und die Bougierungsintervalle nach der Art und dem Ausmaß der Stenose richten.

Begonnen wird zunächst mit einem dünnen Bougie. Der dickste Bougie verbleibt einige Zeit und wird dann wieder entfernt. Das Ziel der Bougierungsbehandlung bei Erwachsenen ist ein Ösophaguslumen von 45 Charrière (15 mm Durchmesser) (☞ Abb. 48).

Bei Bougierungen mit Vollbougies ist immer eine Perforation des Ösophagus möglich mit den Komplikationen der Mediastinitis oder Pleuritis. Entsprechende Symptome müssen ernst genommen werden!

Notwendige Hilfsmittel: Zur Bougierung sind ein Satz Speiseröhrenvollbougies, heißes Wasser, Gleitmittel sowie eine Schürze bereitzustellen.

Zusammenfassung: Der HNO-Arzt wird mit den Erkrankungen des Ösophagus nur teilweise bei der Diagnostik von Schluckstörungen und im Rahmen von Endoskopien konfrontiert. Es handelt sich insbesondere um Verletzungen, Stenosen oder Fremdkörper. Andere Erkrankungen, wie Entzündungen oder Tumoren, werden durch den HNO-Arzt oftmals diagnostiziert, meist jedoch durch Internisten oder Allgemeinchirurgen behandelt.

19 Pflegerische Gesichtspunkte bei Kindern mit HNO-Erkrankungen

Kinder bedürfen einer besonderen Aufmerksamkeit und der Mithilfe durch Pflegepersonal bei der Untersuchung (☞ S. 36 und S. 193 f.), der prä- und postoperativen Betreuung und der Nachsorge. Kinder leiden sehr oft unter den Symptomen einer vergrößerten Rachenmandel oder einer Gaumenmandelhyperplasie. Die Erkrankungen lösen vermehrt Infekte der Atemwege (Sinusitis, Rhinitis, Pharyngitis, Bronchitis) aus. Bei der Adenotomie und Tonsillektomie handelt es sich um kleinere operative Eingriffe, die die Beschwerden deutlich bessern. Jedoch kann eine operative Therapie in der Regel konservative Maßnahmen nicht ersetzen.

Da das **Mundspülen** bei kleinen Kindern oft noch nicht möglich ist, kann die schluckweise Gabe von nicht zu heißem Kamillentee ähnliche Wirkung zeigen.

Achtung: An dieser Stelle soll auch auf die Gefahr einer Überdosierung von gefäßverengenden Nasentropfen (Phenylethylamin-Derivate) hingewiesen werden (erhöhte Herzfrequenz, Unruhe und v. a. bei Säuglingen und Kleinkindern auch Halluzinationen und Krämpfe).

Das **Dampfbett** ist bei Kindern die einfachste und wirkungsvollste Inhalation. Etwa die Hälfte eines Gitterbettes wird mit einem großen Tuch zeltartig überdeckt. Unter dieses Zelt wird dann der durch einen Inhalator hergestellte Dampf bzw. das Aerosol geleitet. Zusätzlich können Medikamente zugegeben werden (Tacholiquin, Emser Sole, abschwellende Nasentropfen). Kleinkinder fürchten sich vor dem Dampfzelt. Daher ist manchmal die Anwendung einer **feuchten Kammer**, d. h. das Gitterbett wird mit einem feuchten Tuch zum größten Teil abgedeckt, ebenfalls wirkungsvoll. Indikationen sind akute und chronische Entzündungen der oberen Atemwege sowie auch die stenosierende Laryngotracheitis und postoperative leichte Schwellungen durch die Intubation bei Kleinkindern. Da es sich hierbei um ernste Krankheitsbilder handelt, müssen die Kinder streng überwacht werden. Bei der herkömmlichen Dampfinhalation über eine Schüssel muss aus Sicherheitsgründen immer eine Pflegeperson zusammen mit dem Kind inhalieren.

Postoperative Nachsorge: V. a. bei Operationen im Pharynx sowie Larynx (beispielsweise Adenotomie und Tonsillektomie bzw. Adenotonsillektomie) oder der Bronchoskopie ist die postoperative Betreuung bzw. Nachsorge wichtig. Nach einer Adenotonsillektomie oder Tonsillektomie sollte das Kind immer **auf der Seite gelagert** werden, damit eine Aspiration oder das Verschlucken von Blut vermieden wird.

In den folgenden postoperativen Tagen ist auf eine ausreichende Flüssigkeitszufuhr zu achten (Trinken, ggf. Infusion). Während die Adenotomie ambulant durchgeführt werden kann, wobei strenge Maßstäbe angelegt werden sollten, muss eine Tonsillektomie immer stationär erfolgen. Hierbei ist darauf hinzuweisen, dass das Patientenspektrum ambulant operierender HNO-Ärzte viele Kinder aufweist (zur Adenotomie, Parazentese oder Ohrmuschelanlegeplastik).

Bei einer Nachblutung kann auch Blut aus der Nase oder dem Mund austreten. Das vermehrte Schlucken, Abhusten oder Erbrechen von frischem Blut sowie eine zunehmende Tachykardie, Dyspnoe oder Blässe sind ebenfalls Zeichen für drohende **Komplikationen**. Der Stationsarzt oder der Operateur sollten umgehend gerufen werden. Dieser entscheidet dann nach Inspektion des OP-Gebietes, ob eine operative Revision notwendig ist. Das lokale Umspritzen oder das Aufbringen von Jodoformpuder ist meist sehr unangenehm, so dass im Zweifelsfall lieber eine Revision in Narkose erfolgen sollte. Auch müssen Kinder nach einer Bronchoskopie oder Ösophagoskopie sorgfältig überwacht werden, da aufgrund der engen anatomischen Verhältnisse und der Schwellungsgefahr rasch ein Stridor auftreten kann. Hierbei kann u. U. die Inhalation oder das feuchte Zelt bereits vorbeugend wirken.

Zusammenfassung: Zahlreiche HNO-Erkrankungen im Kindesalter unterscheiden sich hinsichtlich ihrer Häufigkeit, Symptomatik, Verlauf, Diagnostik und Therapie von den Erkrankungen des Erwachsenen. Der postoperativen Betreuung von Kindern ist große Aufmerksamkeit zu schenken, weil sie eine drohende Komplikation selbst nicht einschätzen oder anderen Personen weitergeben können. Im Kindesalter stehen folgende HNO-Erkrankungen im Vordergrund: Rhinosinusitis bzw. -pharyngitis, vergrößerte Rachenmandel, Lymphadenopathien, Tubenbelüftungsstörungen sowie akute Mittelohrentzündungen.

20 Arzneimitteltherapie

20.1 Antibiotika

Antibiotika gehören zu den am häufigsten ange-wandten Medikamenten. Aufgrund möglicher Resistenzentwicklungen, aufgrund zahlreicher Nebenwirkungen und aus Kostengründen sollten Antibiotika im Einzelfall bei einer bakteriellen Infektion nur unter strenger Indikation eingesetzt werden. Dazu gehören die richtige Diagnose, die Wahl des geeigneten Antibiotikums und die Verlaufskontrolle. Eine virale Infektion wird nicht antibiotisch behandelt. Auch muss bei einer leichten bakteriellen Rhinitis oder Laryngitis nicht immer ein Antibiotikum eingesetzt werden. Das jeweilige Antibiotikum sollte entweder nach einem Antibiogramm ausgewählt werden oder es sollte dasjenige zum Einsatz kommen, welches bei den erfahrungsgemäß zu erwartenden Erregern wirksam ist.

Die **Behandlungsdauer** richtet sich hierbei nach der Wirkung. Daneben werden Antibiotika im Rahmen der perioperativen Prophylaxe eingesetzt (Tumorchirurgie, Pharyngotomie, plastische OP). Nicht bei jeder Entzündung im HNO-Gebiet ist eine antibiotische Therapie das Mittel der ersten Wahl. Bei abszedierenden Entzündungen (Paratonsillarabszess, Lymphadenitis) oder Mastoiditis kann die operative Therapie durch die alleinige Antibiotikatherapie nicht ersetzt werden. Das gleiche gilt für die akute Otitis media oder die akute Sinusitis, bei denen abschwellende Maßnahmen der Nase im Vordergrund stehen.

Die **Nebenwirkungen** sind zahlreich. Für die HNO-Heilkunde sind insbesondere die ototoxischen Nebenwirkungen der Aminoglykosidantibiotika (Gentamycin, Streptomycin) hervorzuheben. Polypeptid-Antibiotika (Vancomycin, Teicoplanin) können sowohl die Hör- als auch die Gleichgewichtsfunktion stören. Bei Makrolidantibiotika (Erythromycin) kann es in seltenen Fällen auch zu reversiblen Hörstörungen kommen. Tetrazyklin-Antibiotika sollten nicht zwischen dem 3. Schwangerschaftsmonat und dem Schulalter verordnet werden, da es zu einer Gelbfärbung der kindlichen Zähne kommen kann. Weitere Nebenwirkungen von Antibiotika sind beispielsweise Allergien, Exantheme, gastrointestinale Störungen, Gerin-nungs-, Herzrhythmus-, Leberfunktionsstörungen oder neurologische Symptome.

20.2 Sonstige antiinfektiöse Therapeutika

20.2.1 Virostatika

Erkrankungen durch Viren spielen in der HNO-Heilkunde eine große Rolle. Die meisten Virostatika greifen in die Phase der Virusreplikation (Vermehrung) ein. Es stehen verschiedene Substanzklassen zur Verfügung. Hervorzuheben sind so genannte Antimetaboliten, die den genetischen Code verfälschen. Dazu gehören v. a. Aciclovir (Zovirax®-Tabletten, -Ampullen und -Salbe), Famciclovir (FamVir®-Tabletten), Ribavarin oder Idoxuridin (Opthal®-Augensalbe). Hervorzuheben ist die medikamentöse Therapie von Infektionen durch Varizella-Zoster- und Herpes-simplex-Viren. Aciclovir, Famciclovir und Valaciclovir stehen zur lokalen, oralen und intravenösen Therapie zur Verfügung.

20.2.2 Antimykotika

Infektionen mit Pilzen kommen insgesamt in zunehmendem Maße vor. Man unterscheidet bei der Therapie zwei Hauptgruppen: Polyene (Amphotericin B, Nystatin) und Azole (Miconazol, Ketaconazol, Clotrimazol, Itraconazol, Fluconazol).

20.3 Schmerztherapie

Schmerzen im Kopf-Hals-Bereich entstehen im Rahmen von verschiedensten Erkrankungen im HNO-Gebiet. Die wichtigste Gruppe von Patienten mit Schmerzen sind allerdings die **Tumor-**

patienten. Ursachen der Tumorschmerzen sind meist das infiltrative Tumorwachstum oder die Tumorkompression. Aber auch Schmerzen nach operativer Therapie, wie beispielsweise nach Tonsillektomie sowie bei Entzündungen wie Otitis media oder Sinusitis, können sehr stark sein und müssen daher entsprechend behandelt werden. Die medikamentöse Schmerztherapie erfolgt nach dem **Stufenplan der WHO.** Hierbei werden verschiedene Monosubstanzen kombiniert und nach einem festen Zeitplan gegeben. Man unterscheidet drei Gruppen:

* Gruppe I: peripher wirksame Analgetika,
* Gruppe II: zentral wirksame Analgetika und schwache Opiate,
* Gruppe III: Vollopiate.

Die analgetische Wirkung kann erhöht werden, wenn die Präparate der Gruppe II mit denen der Gruppe I oder wenn die Präparate der Gruppe III mit denen der Gruppe I kombiniert werden. Zusätzlich zu den reinen Analgetika werden **Koanalgetika** (helfende Analgetika, Adjuvantien) eingesetzt, die selbst nur eine schwache schmerzstillende Wirkung haben. In der Kombination mit einem echten Analgetikum wird dessen Wirkung verstärkt. Als Koanalgetika werden Antidepressiva, Neuroleptika, Benzodiazepine, Antikonvulsiva und Glucokortikoide eingesetzt (☞ Tab.17 auf S. 160).

20.4 Die „HNO-Apotheke"

Im Folgenden sollen einige Medikamente bzw. Wirkstoffe aufgelistet werden, die in der HNO-Heilkunde sehr oft und z. T. auch fast ausschließlich verwendet werden (daher die Bezeichnung „HNO-Apotheke"). Sie sind überwiegend nur für die äußerliche Anwendung bestimmt.

Wasserstoffsuperoxid: Wasserstoffsuperoxid bzw. Wasserstoffperoxid (H_2O_2) weist eine ausgeprägte Oxidationsfähigkeit auf und wird daher meist in 3 %iger Lösung als Reinigungs- und Bleichmittel verwendet. In der Mundhöhle ist es antimikrobiell unwirksam, wobei es sich allerdings gut zur Reinigung von Zahntaschen eignet. Auch wird es bei infizierten Wunden zum Spülen eingesetzt.

Dequaliniumchlorid: Dieses Mittel kann als desinfizierendes und abschwellendes Lokaltherapeutikum v. a. bei der Otitis externa in Form von Ohrentropfen eingesetzt werden. Dequaliniumchlorid ist in Otolitan®-Ohrentropfen enthalten.

Lugol-Lösung: Jod-Jodkalium bzw. Lugol-Lösung wird bei der Therapie der Pharyngitis und trockener Schleimhäute eingesetzt. Es wirkt desinfizierend und sekretionsanregend, außerdem verflüssigt es den Schleim. Bei einer Jodallergie ist es kontraindiziert. Der Patient muss daher gezielt nach einer entsprechenden Unverträglichkeit befragt werden.

Solutio Iodi SR:

Iodum		5,0
Kalium iodatum		10,0
Aqua	ad	100,0

Mandl-Lösung: Die Mandl-Lösung ist ebenfalls ein Rachentherapeutikum. Sie enthält Jod, Jodkali und Glycerin. Aufgrund ihrer osmotischen und antientzündlichen Wirkung ist sie v. a. bei der Pharyngitis chronica sicca indiziert. Hier eignet sich eine 2- bis 5 %ige Lösung. Hinsichtlich der Wirksamkeit bestehen keine Unterschiede zur Lugol'schen Lösung, die Mandl'sche Lösung ist jedoch geschmacklich besser. Sie ist ebenfalls bei einer Jodallergie kontraindiziert.

Solutio Iodi glycerolica:

Iodum		2,5
Kalium iodatum		5,0
Spir. Menthae pip.		1,0
Glycerol	ad	100,0

Castellani-Lösung: Es handelt sich um eine äthanolische Fuchsinlösung. Castellani-Lösung hat eine juckreizlindernde (antipruritöse) und antiinfiltrative Wirkung. Da es toxische Substanzen (Phenol) enthält, sollte es heute nicht mehr verwendet werden.

Methylrosanilin: Methylrosanilin (Gentianaviolett, Methylviolett, Kristallviolett, blaues Pyoktanin) ist ein Anilinfarbstoff und wird zur Behandlung von Infektionen der Haut mit Hefen und Dermatophyten verwendet. Auch bei bakteriell superinfizierten Mykosen ist es indiziert. Unter dem Namen Kristallviolett-Lösung 0,5 % wässrig® (Methylrosaniliniumchlorid) ist es als Präparat in der Roten Liste aufgeführt (Solutio Methylrosanilini 0,5 % SR). Es wird aber auch als 1 %ige Lösung benutzt (Solutio Methylrosanilini 1 % SR). Aufgrund seiner desinfizierenden und antimykotischen Wirkung wird es gerne in der Nachsorge nach Mittelohrchirurgie, insbesondere bei OP-Höhlen, die immer ständig entzündet sind bzw. Sekret absondern, angewandt. Beachtet werden muss die Haut- und Wäscheverfärbung.

Tab. 17: Stufenplan zur Schmerztherapie der WHO

Wirksubstanz	Handelsnamen (Beispiel)	Einzeldosis/ Dosisintervall	Bemerkungen
Stufe 1: Peripher wirksame Analgetika:			
Acetylsalizylsäure	Aspirin®	0,5–1,0 g/ 4- bis 5-stündlich	analgetisch, antiphlogistisch, leicht antipyretisch
Paracetamol	Paracetamol®, Ben-u-ron®	0,5–1,0 g/ 4- bis 5-stündlich	analgetisch, nicht antiphlogistisch, antipyretisch
Metamizol	Novalgin®	0,5–1,0 g/ 4- bis 6-stündlich	analgetisch, antipyretisch
Diclofenac	Voltaren®	50–100 mg/ 12-stündlich	analgetisch, antipyretisch
Stufe 2: Schwach wirksame Opiatanalgetika		**Dosis/Wirkdauer:**	
Tilidin	Valoron N®	50–100 mg oral/ 2–4 h	
Tramadol	Tramal®	50–100 mg oral, rektal, s.c., i.m., i.v./ 2–4 h	
Pethidin	Dolantin®	25–150 mg oral, i.m. 25–100 mg i.v./2–4 h	
Dihydrocodein	DHC 60/90/120 Mundipharma®	60–120 mg oral/ 8–12 h	Tabletten nicht zerkauen
Fentanyl	Durogesic® Membranpflaster	individuelle Einstellung mit kleinster Wirkstärke	Membranpflaster auf Rücken kleben, atemdepressiv, Verabreichung nur morgens
Stufe 3: Stark wirksame Opiatanalgetika			
Buprenorphin	Temgesic®	0,2–0,4 mg sublingual; 0,3 mg i.m., i.v.	partieller Opiatagonist
Morphin	z. B. Morphin Merck®	10–20 mg s.c., i.m. 5–10 mg i.v./4 h	
Morphin retard	MST 10/30/60/100/ 200 Mundipharma®, MST Continus® long	10–120 mg oral 10–30 mg s.c., i.m. 5–10 mg i.v./8–12 h	Tabletten nicht zerteilen, da sonst Verlust der Retardwirkung

Zur Vermeidung von Farbflecken ist daher ein vorsichtiger Umgang geboten. Gentianaviolett-Lösung wurde aufgrund seiner desinfizierenden Wirkung auch als Antiseptikum bei der Mundpflege verwendet. Daneben spielt Gentianaviolett als Farbstoff eine große Rolle bei der histologischen Diagnostik.

> **Merke:** Lokale Antiseptika oder Farbstoffe, wie Methylrosanilin oder Castellani, sind aufgrund ihres sauren ph-Werts bei der Behandlung von chronischen Mittelohrentzündungen mit Ohrenlaufen indiziert, da die Keime ein basisches Milieu vorziehen.

Zinkpaste: Zinkpaste enthält neben Zinkoxid Glycerolmonostearat, Paraffin, mittelkettige Triglyceride, Talkum, weißes Vaselin, gelbes Wachs, Wollwachs und Parfümöl. Sie wird bei der Behandlung chronischer entzündlicher Dermatosen, zur Abdeckung der Wundumgebung v. a. bei Fisteln, zur Pflege und zum Schutz entzündlicher und empfindlicher Haut eingesetzt (Tracheostoma).

Essigsaure Tonerde: Essigsaure Tonerdelösung, Aluminiumoxid oder Liquor Aluminii acetici zählt zu der Gruppe der Adsorbenzien und Heilerden, die zur externen Anwendung bei oberflächlichen Hautdefekten oder Hyperhidrosis dienen.

Perubalsam: Balsamum peruvanium ist eine braune, zähflüssige Masse, die aus Stämmen des in Mittelamerika beheimateten Baumes Myroxylon balsamum gewonnen wird. Die Benzylester der Benzoe- und Zimtsäure verleiht dem Perubalsam seinen charakteristischen Geruch, der an die Weihnachtszeit erinnert. Perubalsam verfügt über eine antibakterielle, antiseptische, antiparasitäre (besonders gegen Krätzmilben) und v. a. eine granulationsfördernde Wirkung. Daher ist es bei schlecht heilenden Wunden und Fistelbildungen indiziert. Perubalsam ist beispielsweise auch in den industriell gefertigten Branolind-Salbenkompressen mit imprägniertem Gittertüll und in der Peru-Lenicet®-Salbe enthalten. Allergische Hautreaktionen kommen vor.

Silbernitrat: Silbernitrat-Präparate werden in unterschiedlichen Dosierungen verwendet. 10–30 % sind am gebräuchlichsten. Silbernitrat wird im Allgemeinen zum Ätzen verwendet. Hierbei handelt es sich entweder um Granulationen oder Aphthen (10 %). In 2 %iger Lösung kann es auch zur Pinselung des Rachens verwendet werden, wenn eine Jodallergie vorliegt. Als Höllensteinstifte wird Sibernitrat zur gezielten Nekrosierung von

Granulationsgewebe, beispielsweise im Bereich des Tracheostoma, eingesetzt.

Chromsäure: Acidum chromicum bzw. Chromsäure ist ein starkes Ätzmittel und wird in der Zahnheilkunde und bei der Stillung von Nasenbluten benutzt.

Trichloressigsäure: Acidum trichloracetatum oder Trichloressigsäure ist ebenfalls ein Ätzmittel. Es wird in der Medizin hauptsächlich zur Entfernung von Warzen und Tätowierungen eingesetzt. In der HNO-Heilkunde wird es zur Entfernung von Granulationen benutzt.

> **Merke:** Aufgrund ihrer Wirkung auf Haut- und Schleimhaut ist bei der Verwendung von Ätzmitteln Vorsicht geboten!

Hydroxychinolin: Chinolinol oder 8-Hydroxychinolin ist ein häufig verwendetes Lokaltherapeutikum bei Wundinfektionen (Antiseptikum). Als Sol. Hydroxychin. 0,1 % SR wird es beispielsweise bei der Spülbehandlung (körperwarm) zur Reinigung des Gehörgangs bei chronischer, sezernierender Otitis eingesetzt.

Kamille: Chamomilla recutita bzw. Kamille hat eine antiphlogistische, spasmolytische, wundheilungsfördernde und antibakterielle Wirkung. Daher wird es vorwiegend bei der Entzündung der Haut und Schleimhäute sowie bei Erkrankungen der Atemwege zur Inhalation benutzt.

Emser Salz: Emser Salz wird durch schonendes Eindampfen der Bad Emser Heilquellen gewonnen. Es wird seit Jahrhunderten zur Behandlungen von Erkrankungen der Atemwege eingesetzt, und es ist in der Lage, saure Stoffwechselprodukte abzupuffern, welche bei bakteriellen Entzündungen gebildet werden. Dadurch können Entzündungsreaktionen wie Rötung, Schwellung oder Belagbildung der Schleimhäute bekämpft werden. Emser Salz wird in Form von Lutschpastillen, Inhalations- oder Spüllösungen, als Nasensalbe und -spray angeboten.

Jodoform: Jodoform sind gelbe Kristalle von charakteristischem Geruch. Das Mittel ist seit langem als Wundantiseptikum gebräuchlich, wobei es durch den Mechanismus der Wundaustrocknung und Sekretionsminderung wirkt. Es zersetzt sich langsam unter dem Einfluss der Wundfeuchtigkeit, wobei kleine desinfizierend wirkende Jodmengen abgeschieden werden. Eine eigentliche Desinfektionswirkung besteht nicht. Gleichzeitig kann es an kleineren Gefäßen die Blutung stillen und vermindert die Wundschmerzen. Jodoform wurde früher in Form von Puder häufig zur Blutstillung sowie bei Nachblutungen nach einer Tonsillektomie oder bei anderen großflächigen Wunden eingesetzt. Der Puder konnte auf die Wundfläche gestreut oder mit einem Zerstäuber aufgebracht werden. Heute wird es meist nur noch zum Imprägnieren von Verbandsmaterial benutzt. Hier findet es beispielsweise als Tamponade zur Blutstillung bzw. bei großflächigen Wunden (z. B. bei nicht eingenähtem Tracheostoma) und zur antiseptischen Drainage von sekundär heilenden Wunden bzw. Wundfisteln Anwendung.

Menthol: Menthol erzeugt auf der äußeren Haut ein Kältegefühl und hat einen lokalanästhetischen Effekt. Bei der innerlichen Anwendung entfaltet es eine spasmolytische und eine expektorierende Wirkung und wird daher gerne bei Erkältungskrankheiten verwendet.

Kaliumpermanganat: Beim Kaliumpermanganat oder übermangansauren Kali handelt es sich um dunkelviolette, metallisch glänzende Kristalle. Da es in wässriger Lösung leicht organische Stoffe oxidiert, wirkt es antiseptisch und wird als Oberflächendesinfiziens (Solutio Kal. Permanganic. 1 %) bei übelriechenden Wunden, Ozäna oder Foetor ex ore verwendet.

Tumenol: Tumenolammonium ist ein Teerprodukt aus bituminösem Schiefer. Wegen seiner entzündungshemmenden, juckreizstillenden und antiseptischen Wirkung ist es für die Ekzembehandlung geeignet.

Ethacridinlactat: Ethacridinlactat (Rivanol®) hat eine desinfizierende Wirkung und wird daher als Antiseptikum bei der lokalen Behandlung von eiternden Riss- und Quetschverletzungen eingesetzt. Als Lösung (Solutio Ethacridini 0,1 %, Rivanol-Lösung) wird es täglich unverdünnt zu Umschlägen bzw. zum Feuchthalten angewendet. Außerdem steht es als Salbe (0,2 %) zur äußerlichen Anwendung zur Verfügung. Beachtet werden muss, dass selten Gesichtsödeme oder eine Kontaktdermatitis auftreten können. Die intensiv gelbe Lösung kann starke Verschmutzungen von Kleidung oder Bettzeug hervorrufen.

Acriflavin: 0,5 %ige Acriflavinumchlorid-Lösung mit Lidocainhydrochlorid ist ein Schleimhauttherapeutikum und kann beispielsweise bei der Behandlung von Aphthen eingesetzt werden. Neben einer adstringierenden Wirkung hat es eine anästhesierende Wirkung. Acriflavin ist allerdings nur unzureichend antimikrobiell wirksam. Es besitzt auch eine hohe akute Toxizität und ist ein potenzielles Allergen. Daher ist es als allgemeines Mundantiseptikum nicht einsetzbar.

Krister-Lösung: Krister-Lösung wird vorwiegend zur Prophylaxe und Therapie der Strahlenstomatitis bzw. Mukositis eingesetzt. Sie enthält Tetracainhydrochlorid (1,0 g), Dexpanthenol (20,0 g), Prednisolon (0,5 g), Kamillenextrakt 4,0 g) und Propylenglycol (15,0 g) auf 100 g gereinigtes Wasser.

20.5 Rhinologika

Die **Ziele einer medikamentösen Behandlung des Nasenbereichs** sind

1. die Beseitigung oder die Linderung einer behinderten Nasenatmung mit einer Verbesserung der Drainage und Belüftung der NNH,
2. die Pflege der Nasenschleimhaut einschließlich der Lösung von Borken und
3. die Entzündungsbekämpfung.

20.5.1 Externa – Nasentropfen

Vorbemerkung

Bei Medikamenten, die auf die Schleimhaut aufgebracht werden, sei es in der Nase, im Mund oder auch im Mittelohr, ist nur unter Beachtung der allgemeinen und speziellen Hinweise eine risikoarme Behandlung zu gewährleisten. An die Schleimhautmedikamente müssen verschiedene **Anforderungen** gestellt werden. Prinzipiell kann man Medikamente unterscheiden, die nur oder vorwiegend auf der Schleimhautoberfläche wirksam werden sollen von solchen, die resorbiert werden und in der Mukosa ihre Wirkung entfalten. Schleimhautwirksame Medikamente sind nicht wasserlöslich, d. h. ölig, wohingegen resorbierbare Medikamente wasserlöslich sind. Sie werden dann u. U. mit der Geschwindigkeit einer intravenösen Injektion aufgenommen. Das muss bei eventuellen Nebenwirkungen beachtet werden. Eine topische Applikation kann erheblich höhere Konzentrationen als bei systemischer Gabe erreichen, vorausgesetzt das Epithel kann ausreichend durchdrungen werden. Bei der lokalen Therapie der Erkrankungen der Nasenschleimhäute kommen folgende Stoffgruppen zur Anwendung: Sympathomimetika, Antiallergika,

Kortikosteroide, pflegende Nasenpräparate und Homöopathika. Neben Salben, Spülungen und Inhalationen können v. a. Nasentropfen bzw. -sprays angewendet werden.

Medikamentengruppen

α-Sympathomimetika: α-Sympathomimetika haben insbesondere eine abschwellende Wirkung auf die Nasenschleimhäute, wobei sie eine Verengung (Vasokonstriktion) der Gefäße hervorrufen. Daher sind die α-Sympathomimetika bei der Behandlung von Erkrankungen indiziert, bei denen die Behinderung der Nasenatmung im Vordergrund steht. Dazu gehören der einfache Schnupfen und die Rhinitis bzw. Sinusitis allergischer oder entzündlicher Genese. Auch die akuten Erkrankungen der Tubenschleimhaut und des Mittelohrbereichs werden mit Nasentropfen behandelt, da der Mittelohrraum über die Tuba Eustachii eine funktionelle Einheit mit der inneren Nase bildet. Pharmakologisch kann man die Vasokonstriktiva folgenden zwei Stoffgruppen zuordnen: den Phenylethylaminen und den Imidazolin-Derivaten.

Zu den **Phenylethylaminen** gehören Adrenalin und Noradrenalin. Sie sind durch eine α-sympathomimetische Wirkung an der Schleimhaut gekennzeichnet. Bei diesen Präparaten muss die zusätzliche β-mimetische Wirkung mit Kreislaufreaktionen beachtet werden. Dadurch ist die lokale Anwendung dieser Präparate eingeschränkt. Die in der Rhinologie eingesetzten Phenylethylamin-Derivate sind deutlich schwächer wirksam als Adrenalin und durch fehlende oder geringe β-mimetische Wirkung gekennzeichnet. Daher ist bei therapeutischen Dosierungen nicht mit einer Kreislaufreaktion zu rechnen.

Aufgrund der pharmakologischen Ähnlichkeit zum Adrenalin ist bei den Phenylethylamin-Derivaten beim Überschreiten der angegebenen Maximaldosen jedoch eher mit einer Kreislaufreaktion als bei den Imidazolinen zu rechnen. Die Phenylethylamin-Derivate erreichen aufgrund ihrer guten Wasserlöslichkeit schnell die Schleimhautoberfläche. Dadurch kommt es zu einem schnellen Wirkungseintritt (1–10 Minuten). Die Wirkungsdauer beträgt bei Phenylephedrin (z. B. Vibrocil®, Caltheon®) bis zu 6 Stunden. Zu beachten ist die durch Tachyphylaxie reaktiv eintretende Hyperämie der Schleimhaut, die nach wiederholtem Gebrauch auftritt und dadurch den Einsatz dieser Präparate auf maximal 2–3 Wochen begrenzt. Die gefäßverengend wirkenden Nasentropfen sind bei Kindern äußerst zurückhaltend einzusetzen. Bei Überdosierung kann es zu einer erhöhten Herzfrequenz, Unruhe und bei Säuglingen und Kleinkindern zu Halluzinationen und Krämpfen kommen. Bei atro-phischen und trockenen Schleimhäuten besteht die Gefahr, dass sich der Zustand verschlimmert.

Die **Imidazolin-Derivate** sind Sympathomimetika, wobei mit einer Kreislaufreaktion erst bei mehrfachem Überschreiten der therapeutischen Dosis zu rechnen ist (20–100fach). Daher sind diese Medikamente dann anzuwenden, wenn systemische Nebenwirkungen aufgrund bekannter Kreislauferkrankungen oder einer Schwangerschaft auf jeden Fall vermieden werden sollen. Der Wirkungseintritt beträgt 1–8 Minuten, und die Wirkungsdauer ist gegenüber den Phenylethylaminen verlängert, da der Wirkstoff länger in der Nasenschleimhaut verweilt. Für Naphazolin (z. B. Privin®, Imidin®, Rhinex-S®) beträgt die Wirkungsdauer 4–6 Stunden, für Xylometazolin (z. B. Olynth®, Otriven®) 8–10 Stunden und für Oxymetazolin (z. B. Nasivin®, Nasicortin®) bis etwa 12 Stunden.

Silber-Eiweiß-Nasentropfen (Rhinoguttae pro infantibus SR) enthalten Ephedrin und Silbereiweiß-Acetyltannat. Neben einem Abschwellen der Schleimhäute kommt es durch das Argentum in komplexer Eiweißbindung zu einer Adstringierung und einer bakteriziden Wirkung an der Schleimhautoberfläche. Daher sind sie nicht nur beim bakteriellen Schnupfen von Kleinkindern indiziert. Sie werden auch zur Therapie der akuten Pharyngitis beim Erwachsenen eingesetzt, indem der Patient die Flüssigkeit in diesem Fall in den Rachen rinnen lässt.

Antiallergika: In der initialen Therapie der allergischen Rhinitis sind α-Sympathomimetika oft unumgänglich, um eine topische Therapie mit Antiallergica überhaupt zu ermöglichen. Die abschwellenden Nasentropfen lindern rasch die Beschwerdesymptomatik (verstopfte Nase, Nasensekretion). Eine antiallergische Therapie wird mit diesen Medikamenten jedoch nicht erreicht. Aufgrund der starken vasokonstriktorischen Wirkung werden α-Sympathomimetika gern mit anderen Medikamenten kombiniert. Anticholinergika, Mastzellenstabilisatoren, Antihistaminika und Kortikosteroide sind die wichtigsten Arzneimittelgruppen zur antiallergischen Therapie.

- **Anticholinergika:** Lokal applizierte Anticholinergika (z. B. Ipatropiumbromid-Atrovent® mit Nasenadapter) führen durch die Blockade muscarinhaltiger cholinerger Rezeptoren zur Hemmung der Sekretion. Sie sind bei der paroxysmalen Rhinitis, beispielsweise beim Genuss bestimmter Speisen (gustatorische Rhinitis), bei der Altersnase und bei der Einwirkung kalter Luft indiziert. Bei der Langzeiteinnahme kann es zu einem Austrocknen der Schleimhäute und Nasenbluten kommen. Selten werden Tachykardie oder Miktionsstörungen beobachtet.

- **Mastzellenstabilisatoren:** Cromoglicinsäure ist eines der am häufigsten eingesetzten Präparate. Sie verhindert die Degranulation sensibilisierter Mastzellen. Dadurch wird die Freisetzung von Histamin und anderer Mediatoren herabgesetzt. Der Wirkstoff wird nur gering resorbiert und außerdem rasch eliminiert. Nedocromil (Irtan® Nasenspray) ist ein nichtsteroidaler Entzündungshemmer, welcher neben der Mastzellblockade außerdem die Aktivierung anderer an der allergischen Reaktion beteiligter Zellen, wie eosinophile Granulozyten oder Monozyten, hemmen kann.

- **Antihistaminika:** Die Antihistaminika sind bei den Symptomen Niesen, Rhinorrhö und Juckreiz wirksam und beeinflussen insbesondere die allergische Sofortreaktion.
  An topisch zu applizierbaren Antihistaminika stehen zwei Wirkstoffe zur Verfügung. Der Wirkstoff **Azelastin** (Allergodil®) ist ein lokal applizierbares Präparat mit mastzellstabilisierender und entzündungshemmender sowie histaminantagonistischer Wirkung. Es verfügt bei morgendlicher und abendlicher Gabe über eine ausreichende antiallergische Therapie. **Levocabastin** (Livocab® Nasenspray) ist ein spezifischer H_1-Antagonist mit starker Wirksamkeit, welcher aufgrund seiner pharmakologischen Eigenschaften zur topischen Anwendung geeignet ist. Es sind geringste Mengen des Wirkstoffes notwendig, um eine wirksame Blockade der Histaminrezeptoren zu erreichen. Durch die direkte H_1-Wirkung ist ein rascher Wirkungseintritt innerhalb von 15 Minuten erreichbar und somit eine Therapie entsprechend der Beschwerdesymptomatik möglich. Die Wirkung hält bis zu 12 Stunden an. Dadurch ist im Allgemeinen eine ausreichende Wirkung bei zweimaliger Gabe pro Tag zu erlangen.

- **Kortikosteroide:** Die Kortikosteroide hemmen die entzündliche Gewebereaktion und vermindern die Ödembildung bzw. Gewebsschwellung. Die zelluläre Reaktion auf Histamin wird verändert und es erfolgt eine Gefäßverengung. Die Kortikoide kommen daher bei der Behandlung allergischer Rhinitiden, bei denen das Symptom der Obstruktion im Vordergrund steht, zur Anwendung. Sie eignen sich auch zur Therapie von polypösen Schleimhautveränderungen im Bereich der Nasenhaupthöhle, die sich unter lokaler Kortisongabe zurückbilden können. Die heute gebräuchlichen topischen Kortikosteroide zeichnen sich durch eine starke lokale und minimale systemische Wirkung aus. Aufgrund der geringen nasalen Resorptionsquote können die Wirkstoffe Beclometason (Beconase® Aquosum), Triamcinolon (Volon® A Rhin neu), Budesonid (Pulmicort®), Flunisolid (Syntaris®) und Fluocortinbutyl (Lenen®) auch längerfristig eingesetzt werden. Im Gegensatz zu Dexamethason (Dexa-Rhinospray® N; Rhinoguttae Dexamethasoni 0,02 % cum Naphazolino SR) sind sie durch fehlende oder geringe systemische Nebenwirkungen bei lokaler Anwendung gekennzeichnet. Daher ist in therapeutischen Dosen auch bei der Langzeitanwendung nicht mit einer Nebennieren-Depression zu rechnen.
  Mometasonfuroat ist ein modernes nasales Glukokortikoid und zählt zu den am stärksten wirksamen Glukokortikoiden (Nasonex®). Das Präparat muss nur einmal am Tag appliziert werden, weist praktisch keine systemischen Nebenwirkungen auf und ist auch bei der Langzeitbehandlung gut verträglich.
  Da der Wirkungseintritt der Kortikoide verzögert einsetzt, sind sie bei einer Pollenallergie 2–3 Tage vor der erwartenden Pollenexposition zu verabreichen. Ebenfalls müssen sie während des gesamten Beschwerdezeitraumes angewandt werden. An Nebenwirkungen sind Brennen, Trockenheitsgefühl, Niesanfälle, Nasenbluten, Geruchs- und Schmeckstörungen beschrieben worden.

Pflegende Präparate: Aufgrund der schleimhautpflegenden öl- und auch vitaminhaltigen Komponenten sind diese Präparate bei chronisch-atrophischen Erkrankungen im Nasenbereich (Rhinitis atrophicans, Ozäna, Zustand nach OP im Nasenbereich) indiziert. Die ölige Grundlage bewirkt eine Herabsetzung der Borkenbildung, welche durch die gestörte Schleimhautfunktion ausgelöst wird. Außerdem wird das Austrocknen der Schleimhäute, welches bei alkoholischen Präparaten durch den Wasserentzug entsteht, verhindert. Salzlösungen oder Nasensalben, wie Nisita®, bewirken durch eine Alkalisierung des Nasenschleims eine Verflüssigung. Damit ist dieses Therapieprinzip bei lang anhaltenden Rhinitiden mit starker Borkenbildung indiziert. Ätherische Öle (z. B. Soledum®) können eine messbare Verbesserung der Nasenatmung hervorrufen. Einige Nasensalben (Nifint®, Nisita®, Emser®-Nasensalbe) enthalten Bestandteile, die bei der Anwendung ein Missempfinden bzw. Brennen verursachen können. V. a. paraffinhaltige Präparate – wie Paraffinöl (z. B. Nifint®) – beeinträchtigen die Funktion der Flimmerhärchen und werden im Unterschied zu pflanzlichem Öl nicht enzymatisch abgebaut. Dadurch ist die Entstehung einer **Lipid-Pneumonie** möglich, die lange Zeit ohne Beschwerden verlaufen kann. Paraffinfreie

Präparate, wie beispielsweise Coldastop®, sollten daher bevorzugt gegeben werden.

> **Merke:** Bei der Applikation von ölhaltigen Nasentropfen bzw. ölhaltigem Nasenspray darf der Patient wegen der erwähnten Wirkungen nicht Luft holen. Daher atmet der Patient zuvor tief ein und hält kurz die Luft an.

Pflanzliche Präparate bzw. Homöopathika: Pflanzliche Stoffe können ergänzend bei der Behandlung der verschiedenen Erkrankungen eingesetzt werden. Es werden sowohl Präparate zur Therapie akuter Rhinitiden entzündlicher und allergischer Genese sowie pflegende Präparate angeboten (Hewallergia®, Remedium sinutale N EKF®, Euphorbium compositum® Nasentropfen, Sinuselect®, Sinfrontal®, Sinusitis PMD®). Dabei ist zu beachten, dass diese Präparate oft als alkoholische Lösungen angeboten werden, was einerseits eine Schleimhautaustrocknung bewirken kann und andererseits die Anwendung bei Kindern einschränkt. Für Vitamine und Homöopathika ist eine pharmakologische Wirkung oder ein therapeutischer Effekt bei lokaler Applikation auf die Nasenschleimhaut nicht belegt. Ein gewisser Plazeboeffekt ist zu vermuten.

Alternative Behandlungsmethoden bzw. Applikationsformen

Ergänzende und z. T. zu den Nasentropfen konkurrierende Applikationsformen sind die Nasendusche bzw. Nasenspülung, Aerosole aus Spezialflaschen mit Dosierventil, Pinselungen, mit Wirkstoffen getränkte Watte-, Tupfer- oder Gazestreifen, Salben, Pulver und Inhalationen. Salben können sowohl in freier Form als auch mit Gazestreifen in die Nasenhaupthöhle appliziert werden. Durch letztere Applikationsform kann die Salbe gezielt an einen bestimmten Ort gebracht werden. Allerdings besteht hierbei die Gefahr der Überdosierung wegen sehr rascher Resorption durch die Schleimhäute. Tropfen bzw. Flüssigkeiten können auch mit Hilfe von Tamponaden oder Spitztupfer appliziert werden.

> **Merke:** Bei der Verwendung von externen Rhinologika sind die Aufbrauchfristen nach Anbruch zu beachten: Nasentropfen sind etwa 2 Wochen und Nasensalben etwa 4 Wochen verwendbar. Die Angaben des Herstellers sind zu beachten. Das Anbruchsdatum muss daher auf der Flasche oder Tube auf einem Etikett vermerkt werden.

20.5.2 Systemische Therapie

Antiallergika

Bei der Therapie der allergischen Rhinitis werden neben den oben erwähnten topischen, verschiedene systemisch wirkende Medikamente eingesetzt. Hierbei sind v. a. die Antihistaminika, die Glucocorticosteroide und die α-Sympathomimetika zu nennen. **Antihistaminika** stellen überwiegend H_1-Rezeptor-Antagonisten dar. Ältere Medikamente (der so genannten 1. Generation) zur systemischen Therapie haben eine Reihe von Nebenwirkungen, wobei sedierende und anticholinerge Nebenwirkungen im Vordergrund stehen. Die neuen Präparate (2. Generation) besitzen zusätzlich einen antientzündlichen Effekt (verminderte Freisetzung von Entzündungsmediatoren). Klinisch hervorzuheben sind kardiale Nebenwirkungen (v. a. Terfenadin und Astemizol).

Glucocorticosteroide werden vorwiegend topisch eingesetzt. Nur bei ungenügender Wirkung ist eine kurzzeitige systemische Gabe (oral) sinnvoll (Decortin H®, Methylurbason®). Depotinjektionen sind dagegen schlecht steuerbar und außerdem ist das Auftreten von Nebenwirkungen möglich (Nebennierenrindensuppression, Muskelatrophie, Pigmentierung).

Phenylpropanolamin bzw. Pseudoephedrin sind als α-Sympathomimetika auch in Kombinationspräparaten enthalten (Contac®-Kapseln, Rhinopront® Saft bzw. Actifed® Tabletten). Wick® DayMed Erkältungs-Kapseln und Basoplex® beinhalten ebenfalls Phenylpropanolamin, sind aber v. a. bei Erkältungen indiziert.

Sonstige Rhinologika

Pflanzliche Rhinologika werden systemisch zur unterstützenden Behandlung bei akuten und chronisch entzündlichen Erkrankungen der Nase und NNH eingesetzt. Dazu gehören Gelomyrtol® (Myrtol), Angocin® Anti-Infekt N (Kapuzinerkressenkraut, Meerrettichwurzel) oder Sinupret® (Rad. Gentianae, Flor. Primulae cum Calycibus u. a.). Sie gehören zu den ätherischen Ölen, die eine schleimlösende und -verflüssigende Wirkung im Bereich der oberen und unteren Atemwege haben. Chemisch definierte Rhinologika werden entweder bei der Behandlung der allergischen oder akuten Rhinitis (Balkis® Schnupfenkapseln, Rhinotussal®, Arbid® N Schlucktropfen und -Filmtabletten) eingesetzt.

20.6 Otologika

20.6.1 Externa – Lokale Otologika – Ohrentropfen

Zu den Externa sind vorwiegend die Ohrentropfen zu rechnen. Ohrentropfen sind eine Arzneimittelform, die sich bei den Patienten großer Beliebtheit erfreut. Das beruht z. T. auf ihrer einfachen und wenig belästigenden Anwendungsweise, z. T. wahrscheinlich auch auf der Übereinstimmung von Applikations- und Wirkungsort. Es scheint für den Patienten einleuchtender, dass das in den Gehörgang eingebrachte Medikament eine Wirkung am Ohr entfaltet als beispielsweise die Wirkungsweise von Tabletten oder Injektionen. Ohrentropfen sind flüssige Zubereitungen, die einen oder mehrere Wirkstoffe enthalten, in den verwendeten Konzentrationen nicht toxisch sein dürfen oder keine unerwünschte lokale Reizung hervorrufen. Von besonderem Interesse ist die Wirkung der Antibiotika bzw. Lokalantibiotika am Ohr.

Indikation

Ohrentropfen können nur dort wirken, wo sie unmittelbar hingelangen können, d. h., im Gehörgang, am Trommelfell und bei Trommelfellperforationen auch im Mittelohr. Ihre Anwendung ist deshalb bei Erkrankungen des Innenohres (Schwerhörigkeit, Ohrensausen und ohrbedingter Schwindel) sinnlos. Liegt beispielsweise eine Furunkulose im knorpeligen Gehörgangsteil vor, d. h. eine bakteriell bedingte Erkrankung, dann sind Ohrentropfen indiziert (☞ Tab. 18). Eine Applikation von Ohrentropfen ist bei einer zentralen Perforation des Trommelfells und reizloser Pauke schädlich und auch nicht erforderlich. Es ist bekannt, dass durch die Applikation von potenziell ototoxischen Substanzen diese bei reizloser Paukenschleimhaut über die Fenster viel leichter in das Innenohr eindringen als beim Vorliegen einer erheblichen Schleimhautverdickung und entzündlicher Veränderung, die das Innenohr schützt. Bei traumatischen Trommelfellperforationen sollten Ohrentropfen auch wegen der Keimverschleppung nicht gegeben werden.
Die Wirkung der Ohrentropfen ist in den Fällen besonders behindert, bei denen der Trommelfelldefekt durch Granulationsgewebe vollständig verlegt ist oder bei denen eine erhebliche Sekretion vorliegt. Granulationen müssen erst abgetragen oder mit einem systemischen Antibiotikum nach Abstrich und abschwellenden Nasentropfen behandelt werden, damit dann das Mittelohr für die Lokalbehandlung zugänglich ist. Aufgrund der ototoxischen Wirkung ist eine Anwendung bei einem perforierten Trommelfell sehr genau abzuwägen. Auf keinen Fall sollte eine Behandlung länger als 14 Tage erfolgen. Die Applikation von Ohrentropfen ist auf S. 64 dargestellt.

Nebenwirkungen von Ohrentropfen

Einige Wirkstoffe (z. B. Antibiotika der Aminoglykosidgruppe, wie Neomycin, Kanamycin, Gentamycin) können durch die runde Fenstermembran, durch das Ringband der Steigbügelfußplatte und wahrscheinlich sogar an den Gefäßkanälchen entlang aus dem Mittelohr in die Innenohrräume vordringen. Aber auch Substanzen, die bei allgemeiner Anwendung nicht als **gehörschädigend** gelten, können zu Schäden des Innenohres führen, wenn sie auf dem oben geschilderten Wege direkt und in relativ hoher Konzentration dorthin gelangen. Eine solche lokal-otoxische Wirkung wurde beispielsweise für zahlreiche Oberflächendesinfektionsmittel, für das als Lösungsmittel verwendete Propylenglykol, für Äthylalkohol in mehr als 50 %iger Konzentration, aber auch für das in vielen Ohrentropfen enthaltene Chloramphenicol nachgewiesen. Das Ausmaß der Gehörschädigung hängt von der Konzentration und der Einwirkdauer der schädigenden Substanz ab. Daher sollte auch in den Fällen, in denen die Wirksubstanz einer Ohrentropfenrezeptur als ungefährlich gilt, bei der Anwendung von Ohrentropfen an die Möglichkeit einer Gefährdung des Innenohres gedacht werden, wenn ein Trommelfelldefekt besteht. Ohrentropfen können aber auch eine **allergische Erkrankung** des äußeren Ohres hervorrufen.

Praktische Hinweise

Bei Verdacht auf einen Trommelfelldefekt sollte man immer eine Anwendung von Ohrentropfen überdenken. Eine klinische und audiometrische **Überwachung der Hörfunktion** ist angezeigt. Bei der Auswahl der entsprechenden Präparate sollte das ototoxische Potenzial berücksichtigt werden. Die Therapie muss sofort abgebrochen werden, wenn Tinnitus oder Hörverlust auftreten. Die Patienten müssen auch hinsichtlich der Dosierung und der Anwendungsdauer aufgeklärt werden. Besteht bei einem Patienten eine beginnende akute Mittelohrentzündung, sind neben abschwellenden Nasentropfen, die der Patient alle 2–3 Stunden anwenden soll, auch anästhesierende Ohrentropfen (z. B. Audax® oder Otalgan®) und ein Schmerzmittel für die Nacht zu geben. Bei einer Otitis externa (Tragusdruckschmerz) sollte ein Präparat gegeben werden, das ein Antibiotikum, ein Kortikoid und ein Lokalanästhetikum

Tab. 18: Ohrentropfen, nach der Indikation geordnet

Indikation	Präparat	Inhaltsstoffe	oto-toxisch
Bakterielle Entzündungen:	Aquamycetin® Ohrentropfen	Chloramphenicol, Propylenglykol	+
	Berlicetin® Ohrentropfen	Chloramphenicol, Propylenglycol, Prednisolon	+
	Chloramphenicol PW® Ohrentropfen	Chloramphenicol, Propylenglycol	+
	Ciloxan® Augentropfen	Ciprofloxacin, Benzalkonium	-
	Corti-Flexiole®	Chloramphenicol, Hydrocortison, Chloramphenicol, Retinolpalmitat (Vit. A), Hydroxybenzoat	+
	Dexa Polyspectran® N	Dexamethason, Polymyxin, Neomycin, Povidon, Polysorbat	+
	Floxal® Augentropfen	Ofloxacin, Paraffin	-
	Otobacid® N Ohrentropfen	Dexamethason, Cinchocain, Butandiol	+
	Otosporin® Suspension	Polymyxin, Neomycin, Hydrocortison	+
	Panotile® N Ohrentropfen	Polymyxin, Cortison, Lidocain, Propylenglycol	+
	Polyspectran® Tropfen	Polymyxin, Neomycin, Gramicidin, Hydrocortison, Polyvidon	+
	Terracortril® Augentropfen	Oxytetracyclin, Hydrocortison, Polymyxin	+
	Volon® A Tinktur N	Triamcinolon, Salicylsäure	+
Otalgie bei Otitis:	Audax®	Cholinsalicylat, Propylenglycol	+
	Otalgan®	Phenazon, Procain, Glycerol	(+)
	Oto-Flexiole® N Ohrentropfen	Tetracain, Glycerol	+
	Otodolor® Ohrentropfen	Phenacon, Procain, Glycerol	(+)
	Oto-Flexiole® N Ohrentropfen	Tetracain, Glycerol	+
	Otolitan® N farblos Ohrentropfen	Dequaliniumchlorid, Lidocain, Glycerol	(+)
	Otolitan® N mit Rivanol Ohrentropfen	Lidocain, Glycerol, Ethacrinlactat	+
Zerumen-, borkenlösend (nach Ohr-OP):	Cerumenex® N	Ölsäurepeptid, Propylenglycol	+
	Otowaxol® Lösung	Docusat-Natrium, Ethanol	+

enthält (Corti-Flexiole®, Polyspectran® Tropfen). Liegt ein **Zeruminalpfropf** vor, ist die Anwendung zerumenerweichender Ohrentropfen angebracht. Nach entsprechender Vorbehandlung kann dann der Pfropf durch Spülung leicht entfernt werden.

Weitere Externa

Bei einer Otitis externa oder Myringitis hat sich die Behandlung mit salbengetränkten Gazestreifen bewährt. Eine alleinige Therapie nur mit Salbe ist bei der Selbstmedikation des Patienten möglich. Hier werden auch gerne Augensalben verwendet, da sie sich gut im Gehörgang verteilen (OTC®, OTC-P®, Floxal®). Eine weitere Applikationsform sind Puder. Diese haben den Vorteil, dass die Verteilung gleichmäßiger ist; es kommt im Gegensatz zu Ohrentropfen zu keiner Konzentrationserhöhung und der Puder lagert sich nur an feuchter bzw. entzündeter Schleimhaut an. Nachteilig sind dagegen die Verkrustungen.

20.6.2 Systemisch wirksame Medikamente

Verbesserung der intrakochleären Mikrozirkulation

Vor Beginn der Therapie ist der Patient über diagnostische und therapeutische Möglichkeiten und die Prognose aufzuklären. Ein wichtiger Gesichtspunkt ist hierbei die Frage der **ambulanten** oder **stationären** Behandlung. Überwiegend wird empfohlen, dass die Therapie mit einer stationären Behandlung des Patienten beginnt. Der Patient wird aus seinem ihn u. U. überfordernden Alltag und dem beruflichen und familiären Milieu herausgenommen und kann zur Ruhe kommen. Bei schweren und komplizierten Innenohrschädigungen ist immer eine stationäre Aufnahme indiziert.

Das **Hauptbehandlungsziel** mit einer Verbesserung der intrakochleären Mikrozirkulation ist weniger umstritten, als die Mittel und Wege, mit denen das erreicht werden soll. Es wurden die verschiedensten Methoden und Medikamente zur Behandlung des Hörsturzes vorgeschlagen. Die heute verwendeten Therapieverfahren sind insbesondere die Behandlung mit Vasodilatantien, die Verbesserung der Mikrozirkulation und die Hämodilution. Weitere therapeutische Möglichkeiten sind die Gabe von Antikoagulanzien und Diuretika, entzündungshemmende Maßnahmen und die hyperbare Sauerstofftherapie (HBO).

- **Vasodilation (Gefäßerweiterung):** Es stehen zahlreiche so genannte durchblutungsfördernde Mittel zur Verfügung: Naftidrofyrol (Artocoron®, Dusodril®), Nikotinsäure (Complamin®, Theonikol®), Kalziumantagonisten (Cinnarizin und Flunirazin), Prostaglandine, Lokalanästhetika, Histamine, CO_2 oder ATP.

- **Verbesserung der Mikrozirkulation:** Die Mikrozirkulation (Durchblutung in kleinsten Gefäßen) kann mit Gingko biloba (Gingiloba®, Gingopret®, Rökan®, Tebonin®), Pentoxyfyllin (Agapurin®, Claudicat®, durapental®, Pentopuren®, Pentohexal®, pentox®, Ralofekt®, Rentylin®, Trental®) oder Urografin verbessert werden. Damit kann es zur erhöhten Durchblutung der Kochlea kommen. Eine Verbesserung der Mikrozirkulation hat aber nicht zwangsläufig eine Steigerung der Innenohrdurchblutung zur Folge.

- **Beeinflussung der Blutrheologie:** Die rheologische Therapie basiert auf der Theorie, dass eine Verbesserung der Fließeigenschaften des Blutes eine gesteigerte Kapillardurchblutung und eine verbesserte Sauerstoffversorgung im Innenohr verursacht. Messparameter ist der Hämatokritwert, obwohl er keine eigentliche Aussagen über den Sauerstoffpartialdruck treffen kann. Dextran® und Hydroxyethylstärke (HAES®) sind die gebräuchlichen Medikamente.

- **Entzündungshemmende Maßnahmen:** Diese Therapie des Hörsturzes kann als Monotherapie (z. B. mit HAES 6 %ig) oder als multimodale Kombinationstherapie (z. B. HAES 6 %ig mit Kortison in absteigender Dosierung) oder nach dem so genannten Stennert-Schema gegeben werden. Die zusätzliche Kortisongabe hat sich insbesondere bei Rezidiven, stark ausgeprägten und beidseitigen Hörverlusten bewährt und ist durch Doppelblindstudien abgesichert. Die Gabe von Kortison erfolgt unter der Vorstellung, dass bei einer eventuellen viralen Genese der antientzündliche Effekt der Glucocorticoide einen positiven Effekt auf eine mögliche Endothelschwellung hat. Da in letzter Zeit auch eine immunologische Komponente des Hörsturzes angenommen wird, hat Kortison auch hier eine Bedeutung. Ein Diabetes mellitus stellt keine Kontraindikation der Infusionsbehandlung dar, sondern kann unter ständigen Blutzuckerkontrollen und Insulingaben kompensiert werden.

- **Hyperbarer Sauerstoff (HBO):** In den letzten Jahren wird zunehmend die Behandlung mit HBO durchgeführt. Diese Therapie wurde zunächst bei therapierefraktären Hörstürzen eingesetzt. Mit der steigenden Anzahl entsprechender Druckkammern wurde zunehmend propagiert, möglichst frühzeitig eine HBO-

Therapie durchzuführen. Beachtet werden sollten die Nebenwirkungen und dass diese Therapie nicht überall akut verfügbar ist.

Antivertiginosa

Diese Medikamente werden neben der Ruhigstellung bzw. Bettruhe sowie Krankengymnastik bei **Schwindelbeschwerden,** v. a. bei der Neuropathia vestibularis und beim Morbus Menière sowie zur Prävention von Kinetosen, eingesetzt. Es werden neben der physikalischen Behandlung auch die Kompensation gefördert. Folgende **Medikamentengruppen** spielen eine Rolle: Parasympatholytika, Antihistaminika, Neuroleptika und Homöopathika. Die Antivertiginosa sind für die Dauertherapie des chronischen Schwindels ungeeignet. Sobald die Übelkeit abgeklungen ist, sollten sie nicht mehr verabreicht werden, da sie die gewünschte zentrale Kompensation hemmen. Der Morbus Menière stellt hierbei eine Ausnahme dar. Allgemein lassen sich peripher verursachte Vestibularisstörungen besser als die zentralen Läsionen behandeln.

20.7 Mund- und Rachen- therapeutika

Zur Lokalbehandlung von entzündlichen Krankheiten der Mundschleimhaut und der unspezifischen Entzündungen der Tonsillen sowie des Pharynx werden sehr unterschiedliche Medikamente eingesetzt. Die Rachen- und Mundtherapeutika können als Gurgel- und Mundspülmittel, Lutschtabletten, Tropfen, Salben und Pasten appliziert werden (☞ Tab. 19). Die Medikamente können auch durch gezielte Pinselungen mit einem Watteträger (beim Hypopharynx lang und stark gebogen) oder Spezialspritzen auf die Schleimhäute aufgebracht werden.

20.8 Laryngologika

Eine Lokaltherapie beim Kehlkopf ist nur mit Einschränkungen durchführbar, da die gezielte Applikation von Medikamenten schwierig ist. Da Lungenschädigungen durch den Paraffingehalt bei manchen Medikamenten beobachtet wurden, ist die Instillation von solchen Präparaten, die früher oft mit der Kehlkopfspritze erfolgte, heute verlassen worden. Als therapeutische Möglichkeiten existieren daher vorwiegend die **Inhalation** (☞ S. 173 ff.) und das **Gurgeln**. Allerdings sind nur wenige Menschen aufgrund des Würge- und Hustenreizes in der Lage, so zu gurgeln, dass das Medikament auch den Kehlkopf erreicht. Zusätzlich werden Antitussiva, Expektoranzien und Mukolytika eingesetzt. Als wichtigste Therapieform ist dagegen die Inhalationsbehandlung zu nennen (S. 173 ff.).

Tab. 19: Mund- und Rachentherapeutika

Wirkstoff	Handelsname
Gurgellösungen	
Pflanzliche Präparate:	
Kamillenblüten	Kamillan® supra, Kamillosan®, Perkamillon®
Myrrhentinktur	Inspirol P® forte, Lomasatin® M
Ratanhia	Salvibest
Salbeiblätter	Salbei Curarina®, Salbei-Tropfen, Salus Salbei®-Tropfen
Antiseptika:	
Aluminiumchlorat bzw. Aluminiumchlorid	Alubron-Saar®, Gargarisma zum Gurgeln, Mallebrin® Konzentrat gegen Halsschmerzen
Hexetidin	Doreperol® N Rachenspülung/Rachenspray, Hexetidin-ratiopharm®, Hexoral®, Neo-angin® Gurgellösung
Povidon-Iod	Betaisodona® Mund-Antiseptikum
Chlorhexidin	Chlorhexamed®-Fluid, Chlorhexidindigluconat-Lösung 2 %, Cidegol® C, Corsodyl, Frubilurgyl®, Lemocin® CX Gurgellösung, mentopin® Gurgellösung, Nur 1 Tropfen – Chlorhexidin, Skinsept mucosa (96 % Ethanol), Trachisan® Gurgellösung
Cetylpyridiniumchlorid	Dobendan®
Dequaliniumchlorid	Dequonal® Lösung, Gurgellösung-ratiopharm®, Maltyl® Gurgellösung
Ethacridinlactat	Neochinosol®
Lokalanästhetika:	
Benzocain	Subcutin® N
Antiphlogistika:	
Benzydamin	Tantum® verde
Sonstige Stoffe:	
Emser Salz	Emser Salz®
Lutschtabletten	
Pflanzliche Präparate:	
Bartflechte	Dr. Grandel Granobil Rondoletten®
Eukalyptus	Olbas® Tabletten
Salbei	Salbei-Bonbons mit Vitamin C Dallmanns®
Eibisch, Eiche, Kamille, Löwenzahn, Schachtelhalm, Schafgarbe, Walnuss	Tonsilgon® N
Lokale Desinfizienzen:	
Cetylpyridiniumchlorid	Dobendan®/-X-Lutschpastillen, frubizin® Halsschmerz Therapeutikum
Cetylpyridiniumchlorid mit Ammoniumchlorid	Broncho-Tyrosolvetten®

Tab. 19: Mund- und Rachentherapeutika (Forts.)

Cetylpyridiniumchlorid mit Benzocain	Dolo-Dobendan®, frubizin® forte Halsschmerz Therapeutikum, Imposit® N, Tonsilase® dolo, Trachiform®, Tyrosolvetten®
Cetylpyridiniumchlorid und Dequaliniumchlorid	stas® Halsschmerz-Tabletten
Dequaliniumchlorid	Bakteriostat „Herbrand"®, De-menthasin Gel Solids®, Efisol® S, Ephepect®-Blocker-Pastillen N, Jasimenth® CN Halspastillen, Sorot®
Hexaharnstoffaluminiumchlorat	Mallebrin® Lutschtabletten gegen Hals-schmerzen
Dichlorbenzylalkohol, Levomenthol, Pentylcresol	Neo-angin® N/-zuckerfrei
Lokalanästhetika:	
Benzocain	Anaesthesin®/-forte-Pastillen, Flavamed® Halstabletten
Benzocain mit Acriflavinium	Anaesthesin-Rivanol®, Nordapanin® N
Benzocain mit Chlorhexidin	Hexoraletten® N
Antimykotika:	
Amphotericin B	Ampho-Moronal® Lutschtabletten
Antibiotika:	
Tyrothricin (Kombinationspräparate)	Dori® orange Halspastillen, Dorithricin® Halstabletten, Inspirol® Halsschmerztabletten, Lemocin®, Nordathricin N®
Sonstiges:	
Dexpanthenol	Bepanthen® Roche, Panthenol Jenapharm®
Emser Salz	Emser Pastillen® mit/ohne Menthol N, zucker-frei
Chlorophyll	Stozzon Chlorophyll-Dragees gegen Mund- und Körpergeruch
Mittel zum Auftragen	
Pflanzliche Präparate:	
Kamillenblüten	Kamillan® supra, Kamillosan®, Odala®, Parodontal- Mundsalbe®, Perkamillon®
Myrrhentinktur	Inspirol P® forte, Lomasatin® M
Salbeiblätter	Salbei-Tropfen
Ratanhia	Repha-Os® Mundspray
Kamille, Myrrhe	Ad-Muc®
Kamille, Pfefferminz, Anis	Kamillosan® Mundspray
Kamille, Salbei	Helago-oel® N
Kamille, Salbei, Benzocain	Odala®
Kamille, Salbei, Lidocain	Parodontal- Mundsalbe®
Kamille, Thymol, Lidocain	Kamistad® Gel

Tab. 19: Mund- und Rachentherapeutika (Forts.)

Rhabarber, Salizylsäure	Pyralvex®
Hexeditin, Campher, Menthol	Anginasan® Spray N
Hexeditin, Cholinsalizylat, Chorobutanol	Givalex®
Antibiotika:	
Chlortetracyclin	Aureomycin® Dentalpaste
Antiseptika:	
Aluminiumchlorat/Aluminiumchlorid	Alubron-Saar®
Hexetidin	Anginasin® Spray N, Doreperol® N Rachenspray, Hexoral®-Spray
Povidon-Iod	Betaisodona® Mund-Antiseptikum
Chlorhexidin	Chlorhexamed® Dental-Gel, Chlorhexamed®-Fluid, Frubilurgyl®, Hansamed® Spray, Hermalind®
Dequaliniumchlorid	Dequonal® Lösung zum Sprühen, Soor-Gel
Antimykotika:	
Miconazol	Dumicoat® Prothesenlack
Nystatin	Lederlind® Mundgel, Moronal® Suspension
Glucocorticoide:	
Triamcinolon	Volon® A Haftsalbe
Prednisolon	Dontisolon D® Mundheilpaste, Dontisolon® Zylinderampullen
Prednisolon, Polidocanol, Dequalinium	Corti-Dynexan®-Gel
Lokalanästhetika:	
Polidocanol	Recessan®
Antiseptika:	
Benzalkonium, Lidocain	Dynexan® A Gel
Aminoquinurid, Tetracain	Herviros®
Dequalinium, Cetypyridinium, Lidocain	Wick Sulagil® Halsspray
Sonstige:	
Kalziumchlorid, Carmellose, Kaliumchlorid, Kaliummonohydrogen, Natrium- und Magnesiumchlorid	Glandosane®
Olaflur	Elmex fluid®, Elmex Gelée®

21 Physikalische Therapie

Die physikalische Therapie bedeutet die vorwiegende Anwendung **naturgegebener Mittel** zur Verhütung und Behandlung von Krankheiten. Dazu gehören Wasser, Kälte, Licht und Luft. In der HNO-Heilkunde sind v. a. die Inhalation, Wärme und Kälte von Bedeutung, da sie die Behandlung von vielen Krankheitsbildern unterstützen.

21.1 Inhalationstherapie

> **Definition:** Unter Inhalation als therapeutische Maßnahme versteht man das Einatmen von Dämpfen, gelösten Medikamenten, wirkstoffhaltigen Gasen oder zerstäubten Flüssigkeiten. Die Inhalationstherapie kann heute als eine wirkungsvolle physikalische Therapie im HNO-Gebiet bezeichnet werden. Voraussetzungen sind allerdings:
>
> - ein klares medizinisches und physikalisches Grundlagenwissen,
> - eine genaue Anleitung und Kontrolle der Patienten bezüglich des Inhalationsablaufs,
> - das Vorhandensein geeigneter Inhalationsgeräte und eines geschulten Personals.

Inhalationen sind sinnvoll bei akuten und chronisch entzündlichen Erkrankungen der Nasen-, Rachen-, Kehlkopf- und Luftröhrenschleimhaut sowie zur postoperativen Nachbehandlung. Die Inhalationsbehandlung kann mit Einzelpatientgeräten, als Rauminhalation oder als Freiluftinhalation durchgeführt werden.
Unter einem **Aerosol** versteht man in Gasen bzw. Luft schwebende feinstverteilte feste oder flüssige Teilchen.
Bei der Inhalationsbehandlung gibt es zwei grundsätzliche Verfahren, die sich hinsichtlich der Teilchengröße unterscheiden: **Dampf-** und **Aerosolinhalation**.

21.1.1 Dampfinhalation

Die Dampfinhalation (große Partikel) als **feuchte Inhalationsform** verwendet warmen Wasserdampf als Therapeutikum bzw. Wirkstoffträger. Dieser Wasserdampf kann mit Hilfe von „Bronchitis-Kesseln", Dampf-Inhalationsapparaten oder Kopfdampfbädern hergestellt werden. Da die Tröpfchengröße mit > 30 µm in Form von feuchtem Nebel relativ groß ist, weist dieser Nebel eine erhebliche Instabilität auf und schlägt sich rasch bzw. frühzeitig nieder. Daher wird die feuchte Inhalation bei Erkrankungen in der Nase, im Mund, Rachen und Larynx verwendet.
Die technisch einfachste Form einer Inhalation stellt das **Kopfdampfbad** dar, welches in der häuslichen Krankenpflege weit verbreitet ist. In eine Schüssel werden etwa 2 l nicht mehr kochendes Wasser gegeben. Dem Wasser werden nicht hitzeempfindliche Medikamente zugegeben. Der am Tisch sitzende Patient beugt seinen Kopf über das Gefäß und atmet die aufsteigenden Dämpfe ein. Damit eine ausreichende Nebeldichte gewahrt wird, wird das Kopfdampfbad unter einer Abdeckung vorgenommen (Tuch). Der heiße Dampf führt zu einer kräftigen Durchblutung bzw. Hyperämisierung der Gesichtshaut und der Schleimhäute im Nasenrachenraum. Damit ist die Dampfbehandlung gleichzeitig eine Form der Thermotherapie. Bei Kindern muss die Pflegeperson aus Sicherheitsgründen mit dem Kind zusammen unter dem Tuch inhalieren. Der Dampf wird etwa 10 Minuten mit offenen Mund eingeatmet, danach wird das Gesicht kalt abgewaschen und abgetrocknet. Zugluft muss vermieden werden. Zwei bis drei Mal kann die Inhalation am Tag erfolgen. „Dampf-Inhalatoren" sind Gefäße aus Plastik, die an ihrer Öffnung eine Maske zum Einatmen und zusätzlich ein kleines „Sicherheitsloch" haben. Das nicht mehr kochende Wasser wird in das Gefäß gefüllt, die Atemmaske aufgesetzt und der Patient kann dann inhalieren. Durch die Maske entfällt die Abdeckung, jedoch wird mit dieser Form nur die Haut und Schleimhaut von Mund und Nase erreicht und nicht die des gesamten Gesichts.
Beim **Bronchitiskessel** bzw. Trachealinhalator entweicht der in einem geschlossenen System

erzeugte Wasserdampf unter Überdruck aus einem Stahlrohr. Damit können aber aufgrund der großen Tröpfchengröße nur die Schleimhäute der Nase oder des Rachens und nicht die der Bronchien benetzt werden. Das Stahlrohr muss zur Vermeidung von Verbrühungen in einem Abstand von mindestens einem Meter aufgestellt werden. Durch den Erhitzungsprozess ist der eingeatmete Dampf keimfrei.

21.1.2 Aerosole

Bei der Inhalation von sehr feinen Aerosolen, die auch als **trockene Inhalationsform** bezeichnet wird, kommen echte Aerosole, die eine Teilchengröße von < 30 μm aufweisen, zum Einsatz. Diese Aerosole sind deutlich stabilere Flüssigkeitssuspensionen in der Luft als der Wasserdampfnebel. Da die Eindringtiefe in die Luftwege mit abnehmender Größe der Tröpfchengröße zunimmt, ist die Aerosolinhalation auch für die tieferen Atemwege besonders gut geeignet. Die optimale Teilchengröße beträgt für die Nase und den Rachen 10–15 (bis 50) μm, für die Trachea 5–10 μm und für den Bronchial- sowie Alveolarraum unter 5 μm. Für die Erzeugung von kleinen Aerosolen werden **Düsenvernebler** oder **Ultraschallvernebler** eingesetzt. Bei den mit Pressluft betriebenen Düsenverneblern wird die Verneblerfüssigkeit durch einen mit Pressluft erzeugten Unterdruck über eine Düse angesogen, gegen eine so genannte Prallfläche geschleudert und dadurch in mehr oder weniger große Tröpfchen zerstäubt. Die Tröpfchengröße hängt von der Stärke des Luftstroms und der Entfernung zwischen Düse und Prallfläche ab. Das Gemisch aus kleineren und größeren Teilchen ist so beschaffen, dass sich etwa 40–60 % des Aerosols intrabronchial ablagert. Die Ultraschallvernebler basieren auf der Zerteilung der Flüssigkeit durch hochfrequente mechanische Schwingungen (2–3 MHz). Je höher die Frequenz ist, desto kleiner sind die Tröpfchen. In der Regel wird mit Ultraschallverneblern ein Teilchengrößenspektrum zwischen 1 und 6 μm produziert. Es können bis zu 10fach größere Nebeldichten mit Ultraschall als mit pressluftbetriebenen Düsenverneblern erzeugt werden. Die Inhalation mit Masken führt zu einer Atmung über Nase und Mund, während bei der Inhalation über ein Mundstück die Bronchien bzw. die Lunge vom Aerosol erreicht werden. Bei Kleinkindern ist immer eine Maske erforderlich. Die Ablagerung der Aerosole hängt auch von der Atemtechnik ab. Soll das Aerosol in die Bronchien gelangen, muss der Patient tief und langsam einatmen, etwa 5 Sekunden die Luft anhalten und dann rasch ausatmen. Bei schnellerer Atmung werden die Bronchien dagegen nicht erreicht.

Treibgase werden in der Regel bei **Dosieraerosolen** verwendet. Damit werden kleine, mit einem Dosierventil versehene Behälter bezeichnet, aus denen durch Treibgase Wirkstoffe bzw. Medikamente freigesetzt werden.

Pulverinhalatoren enthalten das Medikament in Pulverform, wobei jeweils eine bestimmte Dosis durch einen von einem Propeller erzeugten Sog abgegeben wird.

Indikationen: Die medikamentöse Inhalationstherapie ist ein fester Bestandteil der Behandlung akuter und chronischer Erkrankungen der Atemwege. Dazu zählen:

- Rhinitis,
- Sinusitis,
- Pharyngitis,
- Laryngitis,
- Tracheobronchitis,
- Mukoviszidose,
- Bronchitis und
- Bronchiektasen.

Die Tröpfchengröße sollte entsprechend dem Haupterkrankungsbereich innerhalb des Respirationstraktes gewählt werden. Die Dauer der Einzelinhalation soll etwa 10–15 Minuten betragen. Vor der Inhalation sollten die Nasenschleimhäute mit Nasentropfen abgeschwollen werden.

Medikamente zur Inhalation: Als Zusätze werden Sekretolytika, Kortikosteroide, Antibiotika, Vitaminpräparate und vasoaktive (schleimhautabschwellende) Medikamente verwendet. Das Medikament soll einen pH-Wert um 7,0 aufweisen, wasserlöslich, nicht toxisch, gut haltbar und zerstäubbar sein. In der HNO-Heilkunde haben sich v. a. Inhalationen mit Sole oder Kamille bewährt. Als Trägerlösung von Inhalationslösungen eignet sich eine schwache Solezubereitung (physiologische Kochsalzlösung), angewärmt und pH-neutral, die in Abhängigkeit von der Indikation mit verschiedenen Medikamenten versetzt werden. Schon eine isotone Kochsalzlösung ist als **Sekretolytikum** einsetzbar. Ätherische Öle, wie Thymian, Anis, Fenchel oder Eukalyptus, wirken ebenfalls sekretolytisch. **Mukolytika** dienen zur Verflüssigung von zähem Schleim. Die inhalative Gabe von **Kortikoiden** hat sich bei der Behandlung obstruktiver Atemerkrankungen bewährt. Die Verneblung der schlecht wasserlöslichen Kortikoide ist mit Ultraschallgeräten schwierig. Bei chronischen Atemwegsleiden tritt der Effekt erst nach etwa 14 Tagen ein, wobei die Kortikoide zu einer Minderung der bronchialen Hyperreagibilität führen und die chronisch entzündlichen Schleimhautveränderungen lindern.

Sympathikomimetika (Adrenalin, Noradrenalin) bewirken ein Abschwellen der Schleimhäute sowie eine Bronchospasmolyse und kommen v. a. beim Asthma bronchiale zur Anwendung. Der Effekt hält etwa 4–6 Stunden an. Außerdem stimulieren diese Mittel die Zilientätigkeit. Sympathikomimetika werden als Dosier-Aerosole eingesetzt, können aber auch in Kochsalzlösung gegeben werden.

Parasympatholytika werden bei der chronisch-obstruktiven Bronchitis verwendet. Sie werden über Dosieraerosole oder Pulverinhalatoren verabreicht.

Locabiosol® (Fusafungin) ist ein **Antibiotikum** mit begrenzter Wirkung, welches in einem Dosier-Spray zur Therapie der Sinusitis, Laryngitis oder Tracheitis zur Verfügung steht. Seine entzündungshemmende Wirkung hat einen günstigen Einfluss auf den Krankheitsverlauf. Der praktische Zerstäuber erlaubt auch eine Inhalation für unterwegs.

Bei der **Dampfinhalation** können Salze (Kochsalz, Emser Sole), ätherische Öle (Eukalyptus, Menthol, Latschenkiefer), Kamille, Salbei, Bromhexin, Ammoniumchlorid und oberflächenaktive Stoffe bzw. Detergenzien (Tacholiquin) zugegeben werden.

Grundsätze beim Umgang mit Inhalatoren:

- erst kurz vor Gebrauch einrichten,
- Händedesinfektion vor Zusammenbau oder Manipulationen am Gerät,
- Zusammenbau unter aseptischen Bedingungen,
- steriles Wasser oder Lösung verwenden,
- auf Befeuchterflasche Anbruch- und Verfallsdatum dokumentieren (Herstellerangaben beachten),
- Mehrwegbehälter tgl. wechseln und nach Möglichkeit patientenbezogen einsetzen.

21.1.3 Praktische Aspekte für den Patienten

Bei der Inhalation sollten einige Hinweise beachtet werden, die die Wirksamkeit verbessern:

- Vor dem Inhalieren gründlich die Hände waschen.
- Im Sitzen inhalieren.
- Das Mundstück mit Lippen und Zähnen gut umschließen.
- Bei jeder Anwendung eine neue Lösung zum Inhalieren verwenden.
- Nicht zu tief und nicht zu schnell atmen.
- Nicht länger als 15 Minuten inhalieren. In der Praxis haben sich Inhalationen von dreimal täglich 10 Minuten bewährt.

- Bei Erkrankungen der Nase durch die Nase ein- und durch den Mund ausatmen.

21.1.4 Aufbereitung von Inhalationsgeräten

Ultraschallinhalatoren: Bei unsachgemäßem Umgang stellen Ultraschallnebler ein großes Keimreservoir dar. Daher ist eine gründliche und häufige Aufbereitung erforderlich. Dazu zählen:

- Die Oberfläche täglich einer Wischdesinfektion unterziehen.
- Täglicher Wechsel der Geräteteile, die mit der Inhalierflüssigkeit Kontakt haben.
- Nach Möglichkeit Sterilisation dieser Teile.
- Wenn möglich, Bakterienfilter einsetzen.
- Wenn möglich, patientenzugeordnetes Gerät verwenden.
- Mundstück muss patientenzugeordnet sein.

Druckluftinhalatoren: Neben dem Einsatz patientenbezogener Mundstücke müssen die Reservoire und die verneblernahen Teile täglich ausgewechselt, gesäubert und thermisch sterilisiert werden.

Medikamentenreservoire: Bei diesen müssen besondere Gesichtspunkte beachtet werden: Vor jeder Inhalation muss das Reservoir mit steriler Kochsalzlösung und dem Medikament entsprechend der Dosierung aufgefüllt werden. Nach dem Beenden der Inhalation wird das Reservoir entleert. Beim Wechsel des Patienten und bei grober Verunreinigung wird das System entweder desinfiziert oder sterilisiert.

> **Merke:** Vor und nach jeder Manipulation sind immer die Hände zu desinfizieren.

21.2 Nasendusche und Nasenspülung

Die Spülung (Irrigation) der Nase mit Salzlösung zur lokalen Pflege und Reinigung ist ein wichtiges therapeutisches Verfahren. Der **Vorteil** der Nasenspülung besteht v. a. in dem atraumatischen Lösen der Krusten. Außerdem wird Sekret ausgespült, so dass eine freie Nasenatmung möglich wird. Dagegen führt die instrumentelle Reinigung zu einer gewissen Verletzung des frisch regenerierenden Gewebes nach Operationen. Nasenspülungen

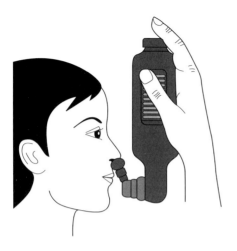

Abb. 49: Handhabung einer Nasendusche

gesetzt, dass dieses vollständig verschlossen ist. Dann lässt man nach dem Öffnen des Loches im Verschlussdeckel die Spülflüssigkeit in ein Nasenloch einlaufen und nach der Spülung der Nase zum anderen Nasenloch wieder herauslaufen. Geringe Mengen der Spülflüssigkeit können in den Rachen laufen. Die Verwendung einer Spülkanne (Irrigator mit Schlauch), welche durch eine zweite Person gehalten wird, basiert dagegen auf dem Prinzip der Schwerkraft. Der Patient wird beim Spülen aufgefordert, etwas zu schniefen. Danach wird die Gegenseite gespült.

Die Anwendungsdauer richtet sich nach dem Ausmaß der chronischen Sinusitis und den Beschwerden. Sie hängt aber auch von den Schwellungszuständen, Sekretansammlungen und der Borkendisposition ab. Die Verträglichkeit und Akzeptanz der Nasenspülung wird von den Patienten sehr positiv bewertet.

sind bei folgenden Krankheitsbildern indiziert: akuter und chronischer Schnupfen, trockene Nasenschleimhaut, nach Operationen im Bereich der Nase oder NNH. Außerdem sind sie zur Reinigung der Nase beispielsweise nach starker Staub- oder Schweißdampfbelastung nützlich (☞ Abb. 49).

Die Wirkungsweise der Nasenspülung ist seit Jahrhunderten bekannt, jedoch haben sich die **Anwendungsformen** gewandelt. Die Nasenspülung kann mit speziellen Spülkannen (Nasendusche Rhinocare®, Nasendusche nach Fränkel), einem Klistier (Kanne und Olive) und andererseits manuell durch Ein- bzw. Hochziehen der Lösung aus der hohlen Hand oder anderen Behältern erfolgen. Aufgrund der höheren Gefahr der mikrobiellen Kontamination sollte die Spülung vorzugsweise mit **Spülkannen** erfolgen. Im Gegensatz zu den leicht zerbrechlichen Spülkannen aus Glas werden heute Nasenduschen aus stabilem, leicht durchsichtigem Kunststoff verwendet (Rhinocare®). Diese ermöglichen ein problemloses Befüllen und eine einfache Dosierung. Durch den flexiblen Kunststoff kann der Druck der Nasenspülung individuell dosiert werden.

Als **Spüllösung** werden entweder Emser-Sole oder 0,9 %ige NaCl-Lösung (isotone Lösung) verwendet. In der täglichen Praxis genügt ein Teelöffel Kochsalz auf einen Liter abgekochtes Wasser. Die Flüssigkeit sollte körperwarm sein, da sonst die Schleimhaut gereizt wird. Nach dem Befüllen der Nasendusche beugt der Patient seinen Kopf leicht über ein Waschbecken und öffnet den Mund etwas. Dabei wird das Loch im oben befindlichen Verschlussdeckel mit dem Finger verschlossen. Die Nasendusche wird so an ein Nasenloch an-

21.3 Wärme- und Kälteapplikation

Die örtliche Anwendung von Wärme und Kälte beeinflusst die entzündlichen Reaktionen. Durch Wärme bzw. Erwärmung kommt es zu einer erhöhten Durchblutung, was zur Beschleunigung und Intensivierung der antientzündlichen Vorgänge im Gewebe führt. Der Abtransport von Stoffwechselschlacken und ggf. auch die Resorption von Ergüssen oder Exsudaten wird dadurch verbessert. Kälte drosselt dagegen die Durchblutung, so dass die Entzündungsvorgänge abgebremst werden.

Kälte und Wärme werden entweder trocken oder feucht in Form von Wickeln, Packungen oder Auflagen appliziert. Die richtige Auswahl setzt viel Erfahrung (auch Selbsterfahrung) und entsprechende Kenntnisse voraus. Die subjektive Temperaturempfindung des Patienten ist jeweils entscheidend für die Dosierung. Im Kopf- und Halsbereich hat sich bei vielen Entzündungen eine Applikation von Wärme bewährt. Man unterscheidet: die geleitete Wärme, die gestrahlte Wärme, von hochfrequenter elektrischer Energie erzeugte Wärme und die Mikrowellenbehandlung.

Einsatzgebiete sind die Otitis media (Rotlicht, Kurzwelle, Mikrowellen) oder die akute Sinusitis (Lichtkasten, Kopfdämpfe). Die Kälte wird dagegen beim Oberlippen- oder Nasenfurunkel (kalte Auflagen) oder bei der Tonsillitis (kalte Halswickel) bevorzugt. Die Beschwerden können durch Wärme oder Kälte verschlimmert werden, so dass dann diese Behandlung abgebrochen werden muss.

Außerdem kommt es durch die Wärme zu einer Ausdehnung der Entzündung, so dass z. B. bei einer akuten Sinusitis vor dem Dampfbad Nasentropfen gegeben werden müssen, damit der Eiter abfließen kann.

Heißpackungen müssen eine gute Wärmehaltung aufweisen und das Wärmeleitvermögen sollte gering sein, damit ein langsamer und kontinuierlicher Wärmeeinstrom gewährleistet ist. Man unterscheidet Moor-, Fango- und Schlammpackungen. Mit der heißen Rolle (fest aufgerolltes Bündel von Frottiertüchern, die mit kochendem Wasser durchtränkt werden) steht ebenfalls ein wirksamer, aber einfacher Wärmeträger zur Verfügung.

Die **Ultrarottherapie** ermöglicht eine Erwärmung des Gewebes ohne direkte Berührung mit einem Trägermedium. Bei der Therapie mit Ultrarot unterscheidet man Dunkel- (langwelliges Ultrarot-C) und Hellstrahler (Ultrarot-A, 5 % sichtbares Licht). Der Wärmeeffekt durch Rotlicht ist allgemein bekannt. Das langwellige Ultrarot-C hat im Gegensatz zum Ultrarot-A nur eine begrenzte Eindringtiefe in die Haut. Daher werden die Hellstrahler gewöhnlich zur lokalen Wärmebehandlung eingesetzt (Solux-Lampe, Infrarot, Theratherm).

Bei entzündlichen Schwellungen haben sich milde Kaltwasseranwendungen in Form von Wickeln bewährt. Der Kältereiz wirkt zwar nur kurz, die Haut wird jedoch entspannt und die Wärmeabgabe der entzündlichen Region wird erleichtert.

Unter **Umschlägen nach Prießnitz** versteht man zirkulär um einen Körperabschnitt gewickelte, feuchte kalte Tücher und entsprechende Abdeckung. Ein Wickel besteht aus drei Lagen: ein grobporöses Wickeltuch, ein größeres Zwischentuch aus Baumwolle und ein Wolltuch. Man unterscheidet wärmeentziehende (kaltes Wasser, kaum ausgewrungen), wärmestauende (gut ausgewrungen) und schweißtreibende Wickel (Anlage von 2 Stunden). Letzterer wird v. a. bei Erkältungskrankheiten und der Tonsillitis eingesetzt.

Für die Durchführung einer **Kryotherapie** (Kältetherapie) stehen folgende Anwendungsformen zur Verfügung: Kühlmanschetten, Kälte- bzw. Vereisungsspray, Eisbeutel sowie Eis- bzw. Kältepackungen (Kältepackungen aus Tiefkühlgeräten, Silikatkompressen, Eisstücke in Stoffbeutel).

Gegenanzeigen sind eine selten vorkommende Überempfindlichkeit gegenüber Kälte (Kälteagglutination, Kältehämolyse) sowie arterielle Durchblutungsstörungen. Auch ist die Eiswasserbehandlung zur äußeren Anwendung bei Schwellungen nicht sehr geeignet, da bei gestörter Durchblutung die Kälte nicht ausreichend abgeführt wird und eine Gefäßschädigung eintreten kann. Bei Entzündungen im Mund oder Rachen können kleine Eiswürfel zum Lutschen oder Eiswasser dem Patienten subjektiv Erleichterung bringen.

Bei der Verwendung von **Silikatkompressen** (gelartige hydrierte Silikate in Plastikhülle), die sich in der Praxis sehr bewährt haben, sollten diese nicht direkt auf die Haut gelegt werden (Schlauchbinde oder Tuch benutzen). Durch die Anfeuchtung mit warmen Wasser wird nicht nur eine Kälteüberempfindlichkeit gelindert, sondern auch der Hautkontakt verbessert. Nach der Benutzung der Kältekompressen werden diese mit einem alkoholischen Desinfektionsmittel desinfiziert.

21.4 Tubenbelüftung

Der Erwachsene kann mehrmals täglich den **Valsalva-Versuch** durchführen. Eine weitere Möglichkeit ist das **Politzer-Manöver**, was aber etwas schmerzhaft sein kann (☞ S. 36). Das Politzer-Manöver ist sehr wirkungsvoll, kann aber nur bedingt bei Kindern unter 6 Jahren und nicht durch den Patienten selber durchgeführt werden. Kinder können zudem das Toynbee und Valsalva-Manöver nicht richtig ausführen. Ein heute sehr gebräuchliches Hilfsmittel ist daher der Otobar®-**Nasenballon**. Er gestattet auch bei jüngeren Kindern ab dem 3. Lebensjahr die problemlose Durchblasung der Ohrtrompete, so dass der Druckausgleich bei Belüftungsstörungen des Mittelohres hergestellt werden kann. Das System besteht aus einem Ballon und einem olivenförmigen Kunststoffteil. Diese Olive wird in ein Nasenloch gesteckt und das andere vom Patienten zugehalten. Dann wird der Patient aufgefordert, den Ballon aufzublasen. Dieses Manöver kann mehrmals am Tag angewendet werden. Die Nasenlochseite muss nicht gewechselt werden. V. a. bei Kindern ist dieser Nasenballon nützlich, da dieses Training bei Tubenbelüftungsstörungen über Monate angewendet werden kann und einen gewissen spielerischen Effekt hat. Anstatt eines Ballons kann auch eine Luftschlange benutzt werden.

Zusammenfassung: Bei der physikalischen Therapie wird die Heilwirkung von Wärme, Kälte oder elektrischem Strom ausgenützt. Sie ergänzt die medikamentöse und die operative Therapie in der HNO-Heilkunde. Es ist dabei zu beachten, dass die physikalische Therapie z. T. an die Anwendung medizintechnischer Geräte gebunden ist.

22 Physio- und Manualtherapie

22.1 Schwindeltraining

Das Schwindeltraining ist eine wichtige Behandlungssäule bei Patienten mit Schwindel verschiedenster Ursache. Es kann zunächst im Bett und später – je nach Allgemeinzustand – durch Kopfbewegungen und Geh- bzw. Balanceübungen durchgeführt werden. Eine Anleitung und Behandlung zusammen mit einem Physiotherapeuten ist notwendig. Daneben gibt es auch Merkblätter zum Schwindeltraining, die aber eine fachgerechte Behandlung bzw. Anleitung nicht ersetzen können (☞ Tab. 20). Nach Abklingen der akuten Symptomatik (etwa nach 3 Tagen) beginnt die Behandlung. Das Therapieziel besteht in einem Kompensationstraining durch

- willkürliche Augenbewegungen (Verbesserung der gestörten Blickstabilisation),
- aktive Kopfbewegungen (zur Neueichung des vestibulookulären Reflexes) sowie
- Geh-, Balance- und Zielbewegungen (Verbesserung der vestibulospinalen Haltungsreaktionen).

Der positive Verlauf der Therapie ist durch eine Abnahme der Übelkeit und des Nystagmus festzustellen.

22.2 Fazialisparese

Mit der Physiotherapie sollte **unabhängig von der Ursache** der Lähmung sofort begonnen werden. Das Ziel ist die Wiedererlangung der Gesichtssymmetrie in Ruhe und in Bewegung durch die Beeinflussung des Muskeltonus und das Fördern der Muskelkontraktion. Bei einer inkompletten Ausheilung ist es das Ziel, Kontrakturen und Mitbewegungen so gering wie möglich zu halten. Die einzelnen mimischen Muskeln werden entsprechend ihrer Funktion trainiert. Durch Fingerzirkelungen und verwindende Knetungen kann die Muskulatur beeinflusst werden. Ist die Parese komplett, wird durch Zug auf der kranken Seite

die Symmetrie erreicht. Erst bei zurückkehrender Beweglichkeit erhält die jeweilige Muskelgruppe einen entsprechenden Haltewiderstand. Der Spiegel ist hierbei für den Patienten eine wichtige optische Kontrolle. Die entsprechenden Übungen kann der Patient auch selber durchführen, dazu sind Übungsbögen entwickelt worden, die jedoch eine physiotherapeutische Behandlung nicht ersetzen können (☞ Tab. 21 auf S. 180).

22.3 Tumorpatienten

22.3.1 Lymphdrainage

Diese Methode unterstützt den Abfluss der interstitiellen Flüssigkeit über das Lymphsystem. Sie hat das Ziel, trophisch verändertes Gewebe von Schwellungen zu entlasten sowie mit manueller Druckbelastung und -entlastung das Füllen der Kapillaren zu beschleunigen und damit die Lymphmotorik anzuregen. Es erfolgen manuell kreisende Druckimpulse am Hals- und Gesichtsbereich in bestimmter Reihenfolge. Durch die Anregung der Lymphangiomotorik kommt es zu einer Ödemverschiebung und Entödematisierung. Daneben wird versucht, die Beweglichkeit des Halses zu verbessern. Ein weiterer Effekt ist die Lockerung radiogener Fibrosen. Durch den verbesserten Ödemabfluss kann eine erstaunliche Linderung der Beschwerden erzielt werden. Eine Lymphdrainage ist etwa nach der 3. postoperativen Woche möglich, sie ist jedoch bei Entzündungen im Lymphabflussgebiet kontraindiziert.

22.3.2 Gymnastik nach Tumoroperationen an Kopf und Hals

Nach einer Operation, einer Bestrahlung und einer Chemotherapie haben sich Narben und Strahlenschäden am Hals gebildet, manchmal ist auch der N. accessorius mitgeschädigt, so dass alltägliche Bewegungen schwieriger bzw.

Tab. 20: Übungstherapie für Patienten mit Gleichgewichtsstörungen (Gleichgewichtsübungen)

Allgemeines:

1. Das Gleichgewicht in Alltagssituationen trainieren, wobei Augen und Tastsinn besonders einzusetzen sind.
2. Die Kopfbewegungen trainieren, die Sekundenschwindel verursachen.
3. Muskeln von Hals und Schultern lockern.
4. Augenbewegungen unabhängig von Kopfbewegungen trainieren.
5. Gehbewegungen bei Helligkeit und Dunkelheit trainieren.
6. Alle Übungen zuerst übertrieben langsam ausführen, dann langsam die Geschwindigkeit steigern.
7. Der Übergang von Übungen im Liegen, Sitzen und Stehen ist individuell nach Schwindelreaktionen einzurichten.
8. Gruppenübungen fördern den Fortschritt!

Übungskomplex A – im Bett liegend oder sitzend:

1. Augenbewegungen – zuerst langsam, dann schnell (Kopf unbewegt): auf und ab, hin und her. Fixation eines Fingers, der von 90 cm bis 30 cm vor dem Gesicht bewegt wird.
2. Kopfbewegungen – zuerst langsam, dann schnell, später mit geschlossenen Augen: Neigen des Kopfes nach vorn und rückwärts. Neigen des Kopfes hin und her. Wechsel zwischen Liegen und Sitzen mit offenen und geschlossenen Augen.

Übungskomplex B – im Sitzen (Stuhl ohne Armstützen):

Wiederholung der Übungen 1. und 2.
3. Schulterheben und -kreisen.
4. Vorbeugen und Aufheben von Gegenständen vom Fußboden.
5. Kopfdrehen langsam, dann schnell; zuerst mit offenen, dann mit geschlossenen Augen.
6. Kopfdrehen mit Schultern und Oberkörper mit offenen, dann geschlossenen Augen.

Übungskomplex C – im Stehen (Stuhl ohne Armstützen):

Wiederholung der Übungen 1., 2., 3., 4., 5. und 6.
7. Wechsel vom Sitzen zum Stehen mit offenen, dann geschlossenen Augen.
8. Werfen eines Balles von einer Hand in die andere über Augenniveau.
9. Werfen eines Balles von einer Hand in die andere durch ein abgewinkeltes Bein.
10. Wechseln vom Sitzen zum Stehen und sich dabei drehen.
11. Schwungübung der Arme mit Augenkontrolle.
12. Gewichtsverlagerung nach vorn, hinten und seitlich.
13. Ballenstand mit hochgestreckten Armen.

Übungskomplex D – im Laufen:

14. Durchqueren des Zimmers mit offenen und geschlossenen Augen.
15. Aufrecht und gebückt gehen mit offenen und dann mit geschlossenen Augen.
16. Hin- und Herlaufen an einem Hang mit offenen und dann geschlossenen Augen.
17. Fuß vor Fuß setzen mit offenen und geschlossenen Augen, später auf einer Linie, auch rückwärts.
18. Plötzlich ruhig stehen bleiben aus schnellem Lauf heraus.
19. Im Kreis drehen und plötzlich ruhig stehen bleiben.
20. Über Hindernisse steigen, Slalomlauf.
21. Gleichgewichtstraining in Spielen, die mit Rumpfbeugen und -strecken verbunden sind, wie Kegeln o. Ä.

Tab. 21: Übungstherapie für Patienten mit einer Fazialisparese

Allgemeine Richtlinien:
1. Üben Sie etwa alle 2 Stunden 10 Minuten (möglichst vor dem Spiegel).
2. Bitte trainieren Sie die Gesichtsmuskulatur langsam, aber intensiv, das bedeutet, dass während einer Übungseinheit nicht zu schnell aufeinanderfolgend gearbeitet werden darf. Das Gesicht ist grundsätzlich zwischen jeder Übung zu entspannen.
3. Zu Beginn wird es nicht möglich sein, jede Übung exakt auszuführen, dennoch ist eine Besserung nur durch ständig erneute Versuche und Bemühungen zu erreichen.
4. Die beiden Übungseinheiten werden im Wechsel durchgeführt.

I. Übungseinheit:
1. Der Mund ist in einer leicht geöffneten Stellung. Mit dem Kinn werden Schubladenbewegungen ausgeführt: zuerst von links nach rechts, dann vor und zurück.
2. Anschließend kreist der Unterkiefer in der Horizontalen. Richtungswechsel.
3. Lippen spitzen und in dieser vorgezogenen Stellung öffnen und schließen.
4. Der Mund führt Greifbewegungen aus (ähnlich dem Fisch, wenn er nach Nahrung schnappt).
5. Lippen spitzen und breit ziehen, ohne dabei die Zähne zu zeigen.
6. Zur Entspannung und Lockerung den Unterkiefer schlottern lassen und „ba-ba-ba-ba-ba" sagen.
7. Stirn und Augenbrauen im Wechsel hoch und breit ziehen.
8. Stirn runzeln.
9. Der Mund ist geschlossen; evtl. mit den Fingern oder der Hand zuhalten. Die Wangen aufblasen und mit dem Daumen beidseitig nach innen drücken; gegen diesen Druck die Spannung halten.
10. Lächeln – dabei aber keine „Bäckchen" unter den Augen entstehen lassen.
11. Die Zunge weit herausstrecken – dann locker ausgebreitet in den Mund legen (im Wechsel wiederholen!).

II. Übungseinheit:
1. Den Mund weit öffnen, als sollte eine Faust hineinpassen; den Kopf dabei etwas zurücknehmen.
2. Augenlider, Zähne, Lippen fest zusammenkneifen. Alle Gesichtsmuskeln maximal anspannen. Anschließend gut entspannen.
3. Oberlippe heben, die Nase kräuseln, danach die Oberlippe senken und die Nasenflügel spannen.
4. Den Kopf beugen, den Unterkiefer locker und herabfallend halten, ihn dabei hin- und herschütteln, so dass eine seitlich schlotternde Bewegung entsteht.
5. Weitest mögliche „Schnutenbildung".
6. Die Augen wechselseitig schließen.
7. Die Augen weit aufreißen. Blinzeln. Die Augen schließen.
8. Die Nasenflügel im Wechsel weiten und verengen.
9. Die Zunge dehnend aus dem Mund strecken; erst zum linken Ohr, dann zum Kinn, zur Nasenspitze und zum rechten Ohr.
10. Die Zunge vorschnellen und schnell zurückziehen.
11. Mit der Zunge jeden Zahn antippen, dazwischen die Zunge immer nach hinten oben zum Zäpfchen führen.
12. Die Zungenspitze gegen die unteren Zähne stützen und so die Zunge zur schmalen Brücke hochwölben.

unangenehmer oder sogar schmerzhaft sind. Nach operativer Resektion des M. sternocleido-mastoideus sowie des N. accessorius sollte durch eine krankengymnastische Übungsbehandlung auf die Bewegungseinschränkungen im Schultergürtel eingewirkt werden. Bewegungsübungen und Sport zielen nicht nur auf die Wiederherstellung der früheren Leistungsfähigkeit, sondern sie dienen auch dem Ausgleich körperlicher und seelischer Belastungen. Daher wurden Übungen entwickelt, die der Patient alleine bzw. unter Anleitung oder in einer Gruppe durchführen kann. Die Übungen können im Sitzen oder im Stehen absolviert werden. Man unterscheidet:

- Übungen zur **Verbesserung der Beweglichkeit** (Kopfdrehen, -neigen, Kopf nach vorne neigen und Hände im Nacken falten, Kopfkreisen, Armbewegungen mit und ohne Unterstützung des anderen Arms).
- Übungen zur **Kräftigung** (Schulterheben, seitlicher Armdruck gegen Kopf, Handtuch mit gestreckten Armen auseinanderziehen, Arme in der Horizontalen halten).
- **Atemgymnastik** (Wahrnehmung sowie Vergrößerung der Bauchatmung, der Flankenatmung und Rückenatmung).

Eine **Sporttherapie** kann je nach Erkrankung Ausdauersport (Wandern, Radfahren, Laufen), kleine Spiele (Laufspiele), Sportspiele (Volleyball, Federball) oder Schwimmen beinhalten. Sport dient der Bewegung, bessert das Wohlbefinden sowie die Lebensfreude, fördert die Geselligkeit und dient gleichzeitig als Therapie.

23 Tamponaden und Verbände in der HNO-Heilkunde

23.1 Tamponaden

Tamponaden, Platzhalter oder Einlagen gehören zu der täglichen Arbeit des HNO-Arztes, v. a. bei Blutungen und nach operativen Eingriffen. Eine besondere Bedeutung haben die Tamponaden und Platzhalter im Bereich der Nase, aber auch im äußeren Gehörgang oder Nasenrachen spielen sie eine wichtige Rolle (☞ Abb. 50). Tamponaden dienen der:

- Blutstillung,
- Sekretstillung,
- Stabilisierung (Platzhalter),
- Therapie bzw. als Trägermittel zur Medikamentenapplikation (Nasenpflege, Entzündung des äußeren Gehörgangs).

23.1.1 Material

Tamponaden sollten folgende **Eigenschaften** aufweisen:

- keine Fremdkörperreaktion,
- keine Toxizität,
- keine Allergisierung,
- leicht zu platzieren, aber auch leicht zu entfernen,
- sie dürfen nicht verrutschen,
- müssen sich der jeweiligen Form der zu tamponierenden Höhle anpassen,
- keinen ungleichmäßigen oder zu hohen Druck auf das Gewebe ausüben,
- sie gewährleisten die Blutstillung und fördern die postoperative Wundheilung.

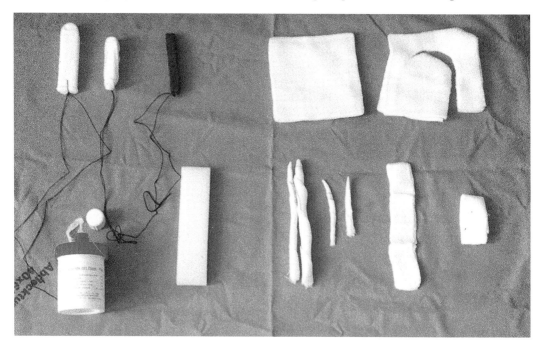

Abb. 50: Tamponaden und Verbandstoffe: obere Reihe von li. nach re. Gummifingerlingtamponaden, Mullkompresse, eingeschnittene Mullkompresse für Ohrverband. Untere Reihe von li. nach re. Salbentamponade im Vorratsbehälter, Schaumstofftamponade, große bzw. kleine Spitztupfer, Längsstreifen.

Alle Eigenschaften kann wohl keine Tamponade in sich vereinigen. Jede Tamponade hat daher ihre eigenen Vor- und Nachteile.

23.1.2 Tamponadearten

Gummifingerlingtamponaden: Sie bestehen aus einer Gummihülle, die mit Schaumstoff gefüllt ist und mit einem Faden zugebunden wurde, der auch die Armierung gestattet. Diese Tamponaden werden heutzutage industriell hergestellt (Rhinotamp®, Nasal® Tamponade).

Gazestreifen: Sie können in Form von Baumwollgazestreifen mit und ohne Medikament oder Salbe getränkt sein. Es kommen meist antibiotikahaltige Salben oder Vaseline zur Anwendung. Die Salbe gewährleistet die Gleitfähigkeit und verhindert ein Verkleben der Tamponade, das Antibiotikum beugt einer Infektion vor. Unterschiedlich ist auch die Breite der Tamponade und die Größe der Maschen. Neben selbst angefertigten Gazestreifen sind auch industriell gefertigte auf dem Markt. Mit diesen Tamponaden kann eine Höhle ausgestopft werden. Beispielsweise kann so bei einem Nasenbluten ein erheblicher Druck ausgeübt werden.

Tupfer: Baumwolltupfer sind ein wichtiges Instrument bei der Tamponade größerer Höhlen, wie beispielsweise dem Mund- oder Nasenrachen.

Schaumstofftamponaden: Diese werden trocken in der jeweiligen Höhle platziert. Durch die Verbindung mit Wasser oder Blut vergrößert sich ihr Volumen. Dadurch kommt es zur Absorption und auch zur Blutstillung. Eine Kompression ist mit dieser Tamponade nicht möglich. Auch unter diesen Tamponaden gibt es sehr unterschiedliche Materialien bzw. industriell angebotene Formen (Merocel®, Hydrocel®, Sugumed®). Diese Tamponaden müssen immer feucht gehalten werden, damit ein Antrocknen an die Schleimhaut verhindert wird. Wird diese Tamponadenform mehrere Tage belassen, kann es außerdem zu einem Einwachsen von Granulationsgewebe kommen. Bei der Entfernung resultiert eine erhebliche, diffuse Blutung.

Gelatineschwamm: Absorbierbare Schwämmchen werden oft als Notfallmaßnahme beim Nasenbluten, in der Ohrchirurgie oder in der NNH-Chirurgie zur Tamponade und Blutstillung eingebracht (mit Antibiotikum getränkt). Da sich die Schwämmchen meist selbst auflösen, müssen sie nicht entfernt und können leicht abgesaugt werden.

Ballonkatheter bzw. auffüllbare Tamponaden: Diese Katheter sind v. a. für die notfallmäßige Blutungsstillung bzw. Tamponade bestimmt. Der bekannteste Katheter ist sicher der Nasentubus nach Masing, mit dem starke Blutungen aus der Nase beherrscht werden können. Nachteilig ist jedoch die Schleimhautschädigung mit späterer Vernarbung und Verwachsungsgefahr. Daher darf ein solcher Tubus nur relativ kurze Zeit in geblockter Form verbleiben. Nach etwa 6 Stunden sollte entblockt werden, im Bedarfsfall kann der Tubus jedoch wieder erneut geblockt werden (☞ Abb. 53, S. 229).

Kunstoffplatzhalter: Platzhalter dienen zur Schienung von Schleimhäuten, gewährleisten die Belüftung oder die Funktion eines Hohlorgans (z. B. NNH, Ösophagus). Außerdem ermöglichen sie den Abfluss von Sekret. Hierbei werden entweder Röhrchen aus Silikon oder Polyethylen sowie industriell gefertigte Stents (netzartige, selbst expandierende Hohlkörper) oder Splints (Septumschienen) verwendet.

23.1.3 Indikation

Die Tamponaden haben zwei wesentliche Anwendungsgebiete. In der HNO-Heilkunde hat die Tamponade eine wichtige Funktion bei der **Blutstillung** und als **Platzhalter** v. a. nach der operativen Therapie. Es sollen Restenosierungen oder Verwachsungen zwischen den Schleimhäuten vermieden werden. Im Folgenden werden einige Anwendungsorte kurz dargestellt.

Ohrtamponade: Tamponaden am Ohr werden meist postoperativ, z. B. nach Tympanoplastiken oder Radikalhöhlen-OP, sowie zur Applikation von Medikamenten eingelegt. Sie werden weniger bei Verletzungen verwendet, da ein Ausstopfen des Gehörgangs bei einer Schädelbasisfraktur eine aufsteigende Infektion begünstigen kann. In der Ohrchirurgie setzt sich die Tamponade des Gehörgangs einmal aus Gelaspon (trommelfellnah) und andererseits aus Tupfern, Streifen oder Gummifingerlingen (außen) zusammen. Daneben unterscheidet man noch salbengetränkte Gazeeinlagen, die beispielsweise bei Entzündungen des Gehörgangs (Otitis externa) oder zur Pflege von chronischen Mittelohrentzündungen sowie nässenden Radikalhöhlen zeitweise eingelegt werden. Bei stärkerer Sekretion dürfen diese Tamponaden nicht länger als einige Stunden im Gehörgang verbleiben. Aufgrund des Sekretstaus durch die Tamponade kann es zu Schmerzen oder zur Verstärkung der Entzündung kommen. Bei trockenen, aber entzündeten Gehörgängen sollte ein Salbenstreifen nach mindestens 1–2 Tagen entfernt werden, da es sonst ebenfalls zu einer Verstärkung der Entzündung kommen kann.

Nasentamponade: Beim Nasenbluten führen Tamponaden v. a. durch Druck zur Blutstillung. Nach Nasenscheidewand- oder Septorhinoplastiken ist die Blutung meist gering, so dass nicht immer Tamponaden erforderlich sind. Jedoch haben sie bei der Fixierung der Schleimhaut am Septumknorpel neben den Matratzennähten und der Folie eine gewisse Bedeutung. Bei Muschelteilresektionen sollten grundsätzlich wegen der Blutungsgefahr Tamponaden eingelegt werden. Daneben dienen sie ebenfalls wie am Gehörgang der Medikamentenapplikation.

Nasen- und Nasennebenhöhlenchirurgie: Tamponaden dienen in der Nasen- und NNH-Chirurgie neben der Blutstillung auch der „Ausformung" der OP-Höhle. Gleichzeitig wird der Eingang zur NNH offen gehalten. Die Tamponade der Nasenhaupthöhle oder des Nasenrachens über mehrere Tage erfordert v. a. zur Prophylaxe einer Sinusitis eine antibiotische Abschirmung. Platzhalter werden vorwiegend aus Polyurethan oder Silikon zwischen Nasenmuscheln und Septum, im Bereich des Kieferhöhlenfensters, zwischen mittlerer Muschel und lateraler Nasenwand oder im Bereich des Stirnhöhlenostiums nach endonasaler OP oder OP von außen eingesetzt.

Mikulicz-Tamponade: Nach einer Tumor-OP (z. B. NNH) füllt man den großen OP-Defekt mit einer so genannten Mikulicz-Beuteltamponade. Diese besteht beispielsweise aus einer ausgezogenen Mullkompresse, die entweder fortlaufende Jodoformgaze oder Antibiotikasalbengaze enthält.

Nasenrachentamponade: Die Nasenrachentamponade in Form der Bellocq-Tamponade ist bei Blutungen im Nasenrachen und im Bereich der Choane bzw. hinteren Muschelenden indiziert. Bei Eingriffen an der Nase oder NNH in ITN wird unmittelbar nach der Intubation eine Tamponade im Bereich des Pharynx gelegt, damit während der OP kein Blut in den Magen sickern kann.

Kehlkopfplatzhalter bzw. -tamponade: Platzhalter werden seit langem in der Behandlung von Kehlkopf- und Trachealstenosen eingesetzt. Während im 19. Jahrhundert infektiös bedingte Stenosen im Vordergrund standen, sind es heute meist die Folgen nach einer Langzeitintubation. Der Platzhalter hat hierbei die Funktion, eine narbige Stenose nicht weiter schrumpfen zu lassen und diese mit

allmählich zunehmenden Größen aufzudehnen. Die Atemwege sind hierbei durch eine Tracheotomie gesichert. Es wurden sehr verschiedene Platzhalter beschrieben bzw. verwendet, wobei der **Montgomery-Tubus** sicher der bekannteste ist. Dieses T-förmige Rohr besitzt einen langen und einen kurzen Schenkel. Der kurze Schenkel reicht nach kranial in Richtung Glottis. Der dritte Schenkel ragt aus dem Tracheostoma heraus. Dieser Schenkel wird mit einem Stöpsel verschlossen. Wurde ein Montgomery-Tubus implantiert, so ist die Kanüle wegen der Gefahr einer Verborkung mit Verstopfung unbedingt mit dem Stöpsel zu verschließen. Eine engmaschige Beobachtung des Patienten ist postoperativ zwingend erforderlich. Es ist auch darauf zu achten, dass der Patient keinen Hustenreiz oder eine Missempfindung hat. Ursächlich kann ein nicht korrekter Sitz des Platzhalters, z. B. in der Glottis, für Beschwerden verantwortlich sein. Der Platzhalter kann über Wochen bis Monate belassen werden.

Merke: Im Bereich des Kehlkopfes, der Trachea oder der Nase müssen Tamponaden immer ausreichend gesichert werden, da es schnell zu einer Aspiration bzw. zum Ersticken kommen kann. Daneben können Würgereiz, störendes Fremdkörpergefühl oder Schluckbeschwerden auftreten, so dass die Tamponade vorzeitig entfernt werden muss.

Tamponaden zur Medikamentenapplikation: Tamponaden zur Medikamentenapplikation werden v. a. im Bereich des Gehörgangs und der Nasenhaupt- bzw. NNH zur Verabreichung von Medikamenten eingesetzt. Diese Tamponaden werden nur locker und ohne Druck in die Körperhöhle durch den Arzt platziert. Es handelt sich um breite und schmale Tamponadestreifen (1 oder 2 cm), die entweder bereits in einer Apotheke oder aber auch am HNO-Arbeitsplatz mit Salbe getränkt bzw. bestrichen werden. Bei den vorgefertigten Salbenstreifen haben sich zur Aufbewahrung spezielle Plastikbehälter bewährt, die eine hygienische Entnahme des Streifens gestatten. Wird der Streifen frisch hergestellt, so wird neben dem Gazestreifen und der entsprechenden Salbe eine Pinzette, eine Schere und ggf. ein Spatel zum Verteilen der Salbe benötigt. Auf größtmögliche Keimreduktion bzw. Sterilität ist dabei zu achten. V. a. dürfen Arbeitsmittel, wie Pinzetten o. Ä., die Kontakt mit dem Patienten hatten, nicht mit den Gazestreifenrollen oder dem Salbentopf in Berührung kommen. Lange Tamponadestreifen müssen entsprechend durch die Pflegeperson unter Zuhilfenahme einer Pinzette „geführt" werden. Diese Form der Tamponaden können meist durch den Patienten wieder selber entfernt werden. Daher muss dem Patienten mitgeteilt werden, wann er sie wieder entfernen kann oder es muss ihm dabei geholfen werden.

23.1.4 Komplikationen

Es sind eine Reihe von Komplikationen möglich, die jedoch in der Regel durch eine richtige Anwendung vermieden werden können. Durch einen längeren **Druck** auf die Schleimhäute kann es zu einer Gewebsschädigung kommen (Tamponadendruck). Das ist v. a. bei Ballonkathetern im Bereich der Nasenschleimhäute der Fall, da der Druck nur sehr schlecht zu dosieren ist. Es kommt zur Schädigung von Schleimhäuten und Knorpel, was zu Nekrosen führen kann. Therapeutisch schwer zu behandelnde Synechien oder Stenosen sind meist die Folge.

Eine weitere Komplikation ist die **Dislokation** (**Verrutschen**) der Tamponade, was v. a. im Bereich der oberen Atemwege eine Rolle spielt. Beispielsweise kann eine Nasentamponade nach hinten in den Rachen rutschen, so dass es zu einem Fremdkörpergefühl, zu einer Verlegung des Kehlkopfeingangs oder zu einer Aspiration kommen kann. Deshalb ist immer auf ein sicheres Befestigen der Tamponade zu achten (z. B. Verknotung der Haltefäden vor der Nase, Fixieren mit Pflasterstreifen).

> **Merke:** Bei einer Detamponade (Tamponadenentfernung) muss immer darauf geachtet werden, dass die entfernten Tamponaden vollständig sind.

Durch liegende Tamponaden kann es auch zu Fehlfunktionen anderer Organsysteme kommen. Eine Nasentamponade verursacht eine vorübergehende Fehlfunktion der Ohrtrompete mit einer Minderung des Mittelohrdruckes. Mögliche **Allergien** sind bei topisch verwendeten Antibiotika (salbengetränkte Gazestreifen) oder bei Latex-Gummi-Tamponaden (Gummifingerling) zu beachten, auch wenn allergische Reaktionen selten sind. Bei einer Latexallergie sollten keine Gummifingerlingtamponaden eingesetzt werden. **Fremdkörpergranulome** können ebenfalls auftreten. Diese entstehen meist im Bereich der Orbita, wenn die Periorbita bei einer NNH-Operation verletzt wurde, so dass paraffinhaltige Salbenzubereitungen in die Orbita gelangen können (Paraffinom). Daher sollte bei solchen Verletzungen auf die zusätzliche Salbenbeimischung verzichtet werden (z. B. Gummifingerling mit Kochsalzlö-

sung). Bei einer liegenden Tamponade kann es zu einem unangenehmen Geruch kommen, der auf die Besiedlung mit gramnegativen Bakterien zurückzuführen ist. Hierbei muss eine **Infektion** des OP-Gebietes verhindert werden, was die Entfernung der Tamponade erforderlich macht.

23.2 Verbände in der HNO-Heilkunde

Das Verbandmaterial ist in der HNO-Heilkunde sehr mannigfaltig. Grund sind die verschiedenen Organsysteme, wie Ohr, Nase, Gesicht oder Hals. Man kann das eigentliche Verbandmaterial (Wundauflagen) von den Fixiermitteln unterscheiden.

23.2.1 Wundauflagen

Die Aufgabe von Wundauflagen ist es, Sekret aufzunehmen, die Wundheilung optimal zu unterstützen und die Wunde vor schädigenden Einflüssen der Außenwelt zu schützen. Das geschieht in der Regel mit einer Kompresse, die mit einer geeigneten Fixierhilfe befestigt wird, oder mit einer selbsthaftenden Wundauflage. Unter Kompressen versteht man Wundauflagen in verschiedenen Formaten. Industriell gefertigte Kompressen sind meistens sterilisiert und kommen in so genannten Peelpackungen („Schälpackungen") in den Handel. In der HNO-Heilkunde unterscheidet man neben üblichen Mulltupfern, Päpariertupfern, Bauchtüchern oder Kompressen folgende Formate: Spitztupfer, Längsstreifen und Augenkompressen (☞ Abb. 50, S. 182).

Spitztupfer werden auch als Gehörgangstupfer oder Sprotten bezeichnet und in verschiedenen Größen hergestellt. Sie dienen für Tamponaden des Gehörgangs, für Ohrmuschelverbände (Relief) oder zur Medikamentenapplikation in die Nasenhaupthöhle.

Augenkompressen sind ovale Kissen aus Mulloder Vliesstoff-Watte. Einfache Augenkompressen haben eine doppelseitige Mullauflage, andere eine beidseitig geschlossene Mullumhüllung, die an den Rändern abgesteppt sein können.

Längsstreifen sind – wie der Name sagt – längsförmig gelegte Kompressen, die für den Verband oder zur Abpolsterung hinter dem Ohr oder auch als Tamponadestreifen in der Nase dienen. Für den Ohrverband kann alternativ auch eine bogenförmig eingeschnittene Kompresse Verwendung finden.

Aluminiumbedampfte Kompressen haben wasserabweisende Eigenschaften und sind durch eine geringe Verklebungstendenz gekennzeichnet. Daher werden sie auch als Tracheallätzchen für den Hautschutz verwendet.

23.2.2 Fixiermittel

Kompressen können mit den folgenden Hilfsmitteln fixiert werden:

- Heftpflaster,
- Fixierbinden,
- Schlauch- und Netzverbände,
- Augenbinden,
- Ohrenbinden oder
- Nasenbinden.

Die Fixiermittel richten sich damit v. a. nach den Organsystemen.

Ohr

Ohrenbinde: Die dreieckige schwarze Ohrbinde, die allgemein auch Ohrklappe genannt wird, ist ein wichtiges Fixiermittel. Die Ohrenbinde besteht – wie auch die Augenbinde – aus weichem, schwarzen Tuch, oval oder dreieckig geformt, und besitzt Bänder zum Befestigen. Die Ohrbinde ist größer als die Augenbinde und hat zur leichteren Fixierung eine zusätzliche Schlaufe. Mit ihr kann man das äußere Ohr mit Mullkompressen abdecken, ohne dass Pflaster oder eine Binde benötigt wird (☞ Abb. 51). Die Ohrenbinde wird wie folgt angelegt: Die Klappe wird mit der Schlaufe nach oben auf den Verband am Ohr gelegt. Die beiden Bänder der unteren Dreieckseite werden unter dem Kinn bzw. hinter dem Kopf vorbeigeführt;

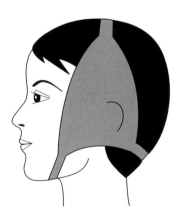

Abb. 51: Dreieckige schwarze Ohrenbinde („Ohrenklappe")

ein Band wird durch die Schlaufe geführt und dann mit dem anderen verknotet. Der Patient oder eine Hilfsperson hält die Ohrenklappe beim Verbinden fest. Die Schlaufe kann durch einen Knoten verkürzt werden, so dass die Klappe der Kopfgröße angepasst werden kann.

Die Ohrbinde kann entweder am 1. postoperativen Tag den OP-Verband ablösen oder sofort nach einer kleinen Operation verwendet werden. Sie hat in Kombination mit Mullkompressen **zwei Funktionen**. Einmal soll die Wunde am äußeren Ohr und Gehörgang abgedeckt und andererseits die Bettwäsche, Kleidung oder andere Gegenstände vor aus dem Gehörgang abtropfenden Sekreten geschützt werden. Bei Kindern ist die Ohrenbinde weniger geeignet, da Kinder gerne mit den Fingern unter den Verband fahren und evtl. Tamponaden o. Ä. entfernen.

Schlauch- und Netzverband: Mit einer entsprechend zurechtgeschnittenen und an einem Ende verknoteten Schlauch- oder Netzbinde kann ein mützenähnlicher Verband hergestellt werden, der einen Verband aus elastischen Fixierbinden zusätzlich vor dem Verrutschen oder Manipulieren schützen kann. Dieser Verband ist daher v. a. bei Kindern geeignet.

Nase

Nasenverband: Der Nasenverband („Nasenschleuder") ist ein Saugverband zwischen Nase und Oberlippe und schützt vor abtropfendem Blut oder Sekret. Er besteht aus einem Saugkissen in einem Gestrick mit Ohrenschlaufen. Neben selbst gefertigten werden auch industriell gefertigte Nasenschleudern verwendet. Bei letzteren sollte darauf geachtet werden, dass die Länge einstellbar ist und dass sie weich sowie saugfähig sind (☞ Abb. 30, S. 94).

Stützverband: Nach einer Nasengerüstfraktur und nach einer Septorhinoplastik muss die Form der äußeren Nase durch einen festen, äußeren Verband gestützt, geformt und geschützt werden. Dazu stehen entweder Gips, Aluminium oder formbarer Thermokunststoff zur Verfügung. Da bei der Septorhinoplastik die Nase postoperativ durch Ödeme und Blutungen anschwellen kann, ist ein breit ausladender Gips geeigneter als eine Kunststoffschale, die gewünschte Form der Nase zu bewahren. So wird vermieden, dass sich eine „Breitnase" herausbildet. Außerdem ist Gips billiger. Die Haut muss vor dem Anlegen der Schiene durch einen Pflasterverband geschützt werden, wobei manche Operateure die Haut zusätzlich mit komprimiertem Gelaspon o. Ä. polstern.

Gesicht

Das Anlegen von Gesichtsverbänden wird sorgfältig unter Beachtung der Asepsis und mit hautschonendem Pflaster durchgeführt. Bei kleineren Wunden werden oft Wundschnellverbände aus querelastischem Gewebe verwendet. Die Abnahme des Verbandes erfolgt wegen der empfindlichen Gesichtshaut besonders vorsichtig. Das Pflaster wird langsam abgezogen, wobei die freie Hand am Pflasterrand die Haut unter leichter Gegenspannung fixiert.

Auge

Augenverbände sind als spezielle Gesichtsverbände aufzufassen. In der HNO-Heilkunde verwendet man den geschlossenen Augenverband, den Druckverband und den Uhrglasverband. Wundbereiche in Augennähe, Lider oder Bindehaut werden meist nur in den ersten postoperativen Tagen angewendet.

Geschlossener Augenverband: Der geschlossene Augenverband besteht aus einer oval geschnittenen Kompresse, die mit einem hautfreundlichen Pflaster oder einer schwarzen Augenklappe befestigt wird. Diese Fixierung soll den Augenverband schützen und ruhigstellen. Da sich immer beide Augen gleichzeitig bewegen, ist eine völlige Ruhigstellung nur durch die Abdeckung beider Augen möglich. Bei Verletzungen wird zur Vermeidung von Verklebungen zusätzlich ein Salbenläppchen auf die Lider gelegt. Die Augenbinde ist der bekannteste Augenverband (ähnlich der schwarzen Ohrenbinde). Dieser Verband besteht aus doppelt gelegtem Stoff mit zwei Haltebändern. Nachteilig ist jedoch, dass diese Augenklappe meist schlecht sauber zu halten ist. Auch müssen die Haltebänder zur Gewährleistung eines guten Sitzes fest angezogen werden, so dass es zur Striemenbildung im Kopfbereich kommen kann. Jedoch muss man kein Pflaster verwenden, so dass auch feuchte Kompressen zum Kühlen fixiert werden können.

Druckverband: Beim Druckverband wird zunächst eine zusammengelegte, sterile Kompresse oder ein größerer Tupfer auf das geschlossene Auge gelegt und mit einer Binde fest fixiert. Der Druckverband ist manchmal erforderlich, um Nachblutungen und Schwellungen der Lider nach Operationen zu vermeiden.

Uhrglasverband: Unter einem Uhrglasverband versteht man ein durchsichtiges, uhrglasförmiges Plexiglas, welches von breitem Heftpflasterstreifen umgeben ist. Dieses Heftpflaster dichtet das Auge nach allen Seiten hin ab. Der Uhrglasverband wirkt damit wie eine feuchte Kammer und schützt die Hornhaut bei fehlendem oder unvollständigem Lidschluss vor Austrocknung (Fazialisparese).

Speicheldrüsen

Sowohl die Gl. parotis als auch die submandibuläre Region ist etwas schwierig zu verbinden. Das gilt besonders bei Druckverbänden zur Behandlung von Speichelfisteln. Bei unkompliziertem Verlauf kann eine Ohrenbinde neben Pflaster den Verband im Bereich der Parotis zusätzlich sichern. An der Submandibularisregion ist ein Pflasterverband nützlich, vorausgesetzt natürlich, dass der Patient keine Pflasterunverträglichkeit hat. Industriell vorgefertigte Pflaster-Mull-Verbände sind ebenfalls möglich.

Hals

Grundsätzlich können Wundbereiche am Hals mit Mull und Pflaster oder mit Mull und Binde versorgt werden. Probleme gibt es v. a. beim Übergang zum Kinn (wie z. B. an der Submandibularisregion) oder am Übergang zum Thorax (wie z. B. im Bereich der Supraklavikularregion). Es ist oft schwierig, in der Supraklavikularregion einen Druckverband anzulegen, beispielsweise bei einer postoperativen Lymphfistel des Ductus thoracicus. Hier können nur großflächige Pflasterverbände oder Bindenwicklungen über den Brustkorb und die Achselhöhle helfen. Beide Verbandformen sind für den Patienten nicht sehr angenehm. Bei unkompliziertem postoperativen Verlauf wird von manchen Operateuren der Halsverband recht früh weggelassen und entweder durch eine die Wunde bedeckende Kompresse oder Pflasterspray ersetzt.

Zusammenfassung: Aufgrund anatomischer und physiologischer Besonderheiten werden in der HNO-Heilkunde sehr unterschiedliche Tamponaden, Platzhalter sowie Verbands- und Fixiermittel eingesetzt. Tamponaden dienen der Blut- sowie Sekretstillung, der Stabilisierung (Platzhalter) und der Therapie (Nasenpflege, Entzündung des äußeren Gehörgangs). Im Bereich der oberen Atemwege müssen Tamponaden immer gesichert werden, damit sie nicht verrutschen können.

24 Onkologie

24.1 TNM-Klassifikation

Bei den Tumoren des HNO-Gebiets handelt es sich überwiegend um Neoplasien der Schleimhaut des oberen Atemtraktes: unterschiedlich differenzierte Plattenepithelkarzinome (verruköses Karzinom, Spindelzellkarzinom, lymphoepitheliales Karzinom), Adenokarzinome (adenoidzystisches Karzinom), maligne Lymphome, Sarkome sowie maligne Myoblastome.

Die Tumorklassifikation (TNM-Klassifikation nach der Union Internationale Contre le Cancer: UICC) richtet sich einmal nach der Lokalisation des Primärtumors (**T1–T4**) unter Berücksichtigung der Tumorgröße und -ausdehnung. Einheitlich ist auch die histologische Graduierung (**G1–G4** = gut-, mäßig-, schlecht- und undifferenziert). Prognostische Relevanz hat auch die Klassifikation der Lymphknoten (**N**) und das Vorhandensein von Metastasen (**M**) (☞ Tab. 22). Die TNM-Klassifikation bildet die Grundlage der Stadieneinteilung (Stadium I–IV).

24.2 Therapiemodalitäten

Man unterscheidet die neoadjuvante (präoperativ durchgeführte Chemotherapie), von einer adjuvanten (Bestrahlung oder Chemotherapie nach Operation) und einer symptomatischen (an Symptomen orientierten) Behandlung. Die neoadjuvante Therapieform hat in der HNO-Heilkunde keine große Bedeutung. Die Behandlung wird nach der Lokalisation, der Tumorart, dem Metastasenstatus und dem Allgemeinzustand des Patienten ausgewählt.

24.3 Strahlentherapie

Definition: Unter Strahlentherapie versteht man die kurative oder palliative Behandlung bösartiger Tumoren mit ionisierender Strahlung. Durch die Absorption energiereicher ionisierender Strahlung im Tumor wird eine Hemmung der Zellteilung und eine Abtötung von Tumorzellen erreicht. Idealerweise soll dabei die Energie nicht im umliegenden Gewebe, sondern nur im Tumor selber aufgenommen werden. Das ist nicht möglich, da die Energie meist perkutan (von außen) eingestrahlt wird, so dass das normale Gewebe vor, hinter und um den Tumor durchstrahlt und so geschädigt wird. Daher wurden **verschiedene Bestrahlungsmethoden** entwickelt.

Teletherapie: Die Strahlenquelle (Beschleuniger, Röntgenröhre, Radionuklid) befindet sich in einem Abstand von mehr als 10 cm von der Haut entfernt, in der Regel zwischen 80 und 100 cm (Fernbestrahlung). **Brachytherapie:** Hier ist der

Tab. 22: N- und M-Klassifikation für Tumoren im HNO-Bereich

N 1	solitäre ipsilaterale Lymphknotenmetastasen < 3 cm Durchmesser
N 2a	singuläre ipsilaterale Lymphknotenmetastase > 3 cm bis 6 cm Durchmesser
N 2b	multiple ipsilaterale Lymphknotenmetastasen < 6 cm Durchmesser
N 2c	bilaterale oder kontralaterale Lymphknotenmetastasen < 6 cm Durchmesser
N 3	Lymphknotenmetastase > 6 cm Durchmesser
M 1	Fernmetastasen

Tab. 23: Einteilung der Bestrahlungsfolgen nach RTOG/EORTC (Radiation Therapy Oncology Group/ European Organization for Research and Treatment of Cancer) am Beispiel der Schleimhäute

Stadium	Allgemeine Beschreibung	Mukositis
0	keine	keine
1	gering	geringes Erythem, Beläge, geringe Schmerzen
2	mäßig	schmerzhafte, fleckige Mukositis, blutige Beläge, milde Analgetika
3	stark	konfluierende fibrinöse Mukositis, starke Schmerzen, starke Analgetika
4	lebensbedrohlich	reife Ulzera, Hämorrhagie, PEG, parenterale Ernährung
5	Tod des Patienten durch Nebenwirkungen	

Abstand zwischen Hautoberfläche und Strahlenquelle kleiner als 10 cm (Nahbestrahlung). Bei der **Kontakttherapie** wird die Strahlenquelle auf das bestrahlte Gebiet bzw. Areal aufgesetzt. Man unterscheidet eine intrakavitäre von einer interstitiellen Therapie. Die radioaktive Quelle wird bei ersterer in Körperhöhlen eingeführt. Eine Sonderform ist die After-loading-Technik, bei der sich an der zu bestrahlenden Stelle Applikatoren befinden, die über eine Schlauchleitung beschickt werden. Bei der interstitiellen Therapie werden kleine Strahlenquellen im Tumorbereich temporär oder permanent implantiert.

In der Strahlentherapie werden verschiedene **Geräte** eingesetzt, die die Aufgabe haben, Strahlung einer bestimmten Art und Energie zu erzeugen. Hervorzuheben sind neben den Röntgengeräten die γ-Bestrahlungseinrichtungen.

Die notwendige **Tumordosis** wird im Allgemeinen nicht auf einmal, sondern fraktioniert, also verteilt über viele Tage, verabreicht. Der Grund ist die unterschiedliche Empfindlichkeit von gesundem Gewebe und Tumor. Daher dauert die Behandlung der Patienten mehrere Wochen.

Indikationen: Man unterscheidet eine postoperative von einer primären Strahlentherapie mit kurativer Zielsetzung. Die postoperative Radiatio hat das Ziel, die Lokalrezidivrate des Primärtumors und seiner Lymphabflusswege zu senken. Es wird in der Regel ab dem Stadium T2 bestrahlt und die Bestrahlung erfolgt nach dem Abschluss der Wundheilung etwa 3–4 Wochen nach der Operation. In dieser Zeit wird die Bestrahlungsplanung und die Zahnsanierung (erhöhte Kariesanfälligkeit durch Bestrahlung)

durchgeführt. Eine primäre Strahlentherapie kann entweder bei kleinen Tumoren alternativ zur Operation oder bei nicht operablen Tumoren ggf. in Kombination mit einer Chemotherapie erfolgen. Die palliative Bestrahlung hat das Ziel, Schmerzen zu lindern, die Lebensqualität des Patienten und seine Pflege zu verbessern. Das Tumorwachstum kann ebenfalls gebremst werden.

Nebenwirkungen der Strahlentherapie: Trotz optimaler Durchführung der Radiotherapie sind unerwünschte Nebenwirkungen nicht zu vermeiden. Man beobachtet folgende Nebenwirkungen:

- Mukositis bzw. Stomatitis (☞ Tab. 23),
- Hautrötung,
- Schuppung (Erythem),
- Mundtrockenheit,
- Geschmacksänderung und
- Kariesanfälligkeit.

Strahlenspätfolgen sind neben den Zahnschäden die Verhärtungen des Unterhautfettgewebes, Linsentrübungen am Auge, Osteoradionekrosen im Kieferknochen und die radiogene Myelopathie, eine besonders gravierende Nebenwirkung, die aber bei entsprechender Planung sehr selten ist.

24.4 Zytostatika

Definition: Unter dem Begriff „Chemotherapie" versteht man allgemein die medikamentöse Behandlung von Krankheiten, wobei in der Onkologie die Verabreichung von zytotoxischen, zellteilungshemmenden Medikamenten erfolgt.

Die Rolle der Zytostatika bzw. der Chemotherapie ist im Therapiekonzept der Behandlung von Patienten mit Plattenepithelkarzinomen im Kopf-Hals-Bereich nicht ausreichend festgelegt bzw. umrissen. Die Chemotherapie ist jedoch ein Bestandteil einer fachübergreifenden Behandlungsstrategie mit dem Ziel, die Lebensqualität zu verbessern. Unter palliativen Gesichtspunkten stellt die Zytostatikatherapie bei manifesten Fernmetastasen und bei operativ und strahlentherapeutisch vorbehandelten lokalen Rezidiven ein wichtiges Therapiekonzept dar. Von der Vielzahl der Medikamente ist insbesondere die Wirksamkeit von Methotrexat belegt und stellt daher eine Standardtherapie dar. Aber auch Carboplatin, Cisplatin, 5-Fluorouracil und Bleomycin sind als wirksame Einzeltherapeutika in den meisten Chemotherapiekonzepten integriert. Die Verabreichung zytostatischer Substanzen erfolgt über permanente venöse Verweilkatheter (Portkatheter).
Alle Zytostatika können in unterschiedlichem Ausmaß verschiedene **Nebenwirkungen** hervorrufen:

*   Appetitverlust,
*   Erbrechen,
*   Übelkeit,
*   Schleimhautstörungen (Stomatitis, Durchfall, Ulzera),
*   allergische Reaktionen sowie Hautreaktionen,
*   Immunsuppression,
*   Haarausfall und
*   Knochenmarksuppression (Agranulozytose).

Radiochemotherapie: Die simultane Radiochemotherapie führt zu einer bemerkbaren Zunahme der lokalen und allgemeinen Toxizität. Dadurch ist eine Dosisreduktion der eingesetzten Zytostatika erforderlich. Andererseits führt diese simultane Therapie bei fortgeschrittenen, inoperablen Karzinomen im Kopf-Hals-Bereich zu hohen kompletten Remissionsraten. Hierbei sind v. a. Cisplatin, Carboplatin, Cisplatin plus 5-Fluorouracil sowie Cisplatin plus 5-Fluorouracil plus Folinsäure sehr vielversprechend. Die Radiochemotherapie wird häufig zur primären Therapie von Mundhöhlen-,

Oropharynx- und Hypopharynxkarzinomen eingesetzt. Der Vorteil gegenüber radikalen, z. T. verstümmelnden Operation besteht in der Erhaltung der Schluck- und Artikulationsfähigkeit.

24.5 Behandlung von Begleiterscheinungen und Nebenwirkungen

24.5.1 Stomatitis – Mundtrockenheit

Eine Strahlentherapie im Kopf-Hals-Bereich betrifft in der Regel auch die Speicheldrüsen, was zu einer reduzierten Speichelproduktion führt. Neben einem Trockenheitsgefühl geben die Patienten Probleme und Schmerzen beim Schlucken an. Bei scharfen oder säurehaltigen Speisen klagen die Patienten über ein brennendes Gefühl. Die Mundtrockenheit ist nicht nur ein Symptom der radiogenen Speicheldrüsenschädigung, sondern ist auch auf den Allgemeinzustand des Patienten und auf die verabreichten Zytostatika zurückzuführen. In der Folge kommt es zur Mukositis oder Mykosen.

Prophylaxe und Therapie der Stomatitis: Eine gründliche Mundhygiene ist eine wichtige Grundlage, die Folgeerscheinungen der strahlen- bzw. zytostatikabedingten Mundtrockenheit zu vermeiden:

*   Intensive Mund- und Zahnhygiene (mit weicher Bürste),
*   Regelmäßiges Gurgeln bzw. Spülen mit Lösungen (Bepanthen®, Kamille).

Daneben sind Speichelersatzpräparate (Glandosane®) und Speichellocker (Zitrone, pilocarpinhaltige Spüllösungen) häufig erforderlich, um eine befriedigende Befeuchtung der Mundschleimhaut zu erreichen. Orale Mykosen müssen mit topisch wirkenden Präparaten, wie Nystatin oder Fluconazol behandelt werden.
Die Ernährung sollte säurearm und weich bzw. püriert sein. Durch Oberflächenanästhetika (Aperisan Gel® Mundschleimhauttherapeutikum, Aureomycin®-Dentalpaste, Dolo-Dobendan®, Parodontal®-Mundsalbe) kann eine zusätzliche Schmerzstillung erzielt werden.
Sowohl die Zahnsanierung vor der Bestrahlung, eine konsequente Mundhygiene als auch zahnärztliche Kontrollen können einer fortschreitenden Karies entgegenwirken (☞ auch S. 109).
Prophylaxe und Therapie von Übelkeit und Erbrechen: Übelkeit und Erbrechen sind vorwiegend

nach Zytostatikagaben zu beobachten. Sie treten je nach Präparat etwa 1–5 Stunden nach der Applikation auf, wobei auch psychische Belastungen insbesondere in Form von Erwartungsangst eine Rolle spielen. Bei einer hochdosierten Zytostatikatherapie ist daher eine gleichzeitige Gabe eines Antiemetikums erforderlich. Man unterscheidet die folgenden **antiemetischen Substanzen:**

- **Neuroleptika** sind seit vielen Jahren Standardmedikamente zur Prophylaxe und Therapie des zytostatikainduzierten Erbrechens. Man unterscheidet Phenothiazine (Chlorpromazin, Levomepromazin) und Butyrophenone (Haloperidol, Metoclopramid).
- **Benzodiazepine** haben nur eine geringe antiemetische Wirkung, kontrollieren aber v. a. die begleitende Angst (Diazepam, Lorazepam).
- **Kortikosteroide** (Dexamethason, Methylprednison) beeinflussen die Prostaglandinsynthese und werden häufig mit anderen Antiemetika, wie z. B. Metoclopramid, kombiniert, wodurch eine Wirkungssteigerung erzielt wird.
- **5-Hydroxytryptamin-3-Rezeptor-Antagonisten** wirken sehr selektiv und sind daher den Neuroleptika weit überlegen (Ondansetron, Tropisetron). Ondansetron (Zofran®) sollte in einer Dosierung von 8 mg i. v. oder p. o. gegeben werden. Wiederholungen sind nach 4–8 Stunden intensiver Chemotherapie möglich.
- **Anticholinergica und H1-Antihistaminika** spielen bei der Zytostatikatherapie keine Rolle.
- **Synthetische Cannibinoide** (Levonantrodol, Nabilon) haben einen weniger wirksamen antiemetischen Effekt und beeinflussen durch Sedation und Verhaltensänderungen Übelkeit und Erbrechen. Da sie erhebliche Nebenwirkungen aufweisen, sind sie als Antiemetika nicht zugelassen.

Eine antiemetische Vorbehandlung ist nicht in jedem Fall vor einer Zytostakatherapie erforderlich. Viele Patienten tolerieren auch ohne Komplikationen Chemotherapeutika. Kommt es zu einem Erbrechen, so kann zunächst peroral oder als Suppositorium ein konventionelles Antiemetikum verabreicht werden. Dazu zählen Metoclopramid (Paspertin®): 10–20 mg, 4–8 stdl. p. o., Alizaprid (Vergentan®): 50–100 mg, 6stdl. p. o. oder Domperidon (Motilium®): 10–20 mg, 6-stdl. p. o.

24.5.2 Schmerztherapie

Man unterscheidet neben dem Tumorschmerz einen radiogen induzierten Schmerz (Entzündungen der Schleimhaut oder Knochennekrosen). Bei der Diagnostik von Schmerzen werden sechs Schlüsselfragen gestellt („**6 W**"):

Wo tut es weh?
Wie tut es weh?
Wie stark tut es weh?
Wohin strahlt der Schmerz aus?
Wann tut es weh?
Womit ist der Schmerz verbunden?

Neben der Stufentherapie in Kombination mit anderen Medikamenten, wie Neuroleptika, Antidepressiva usw. (☞ S. 158 ff.), bestehen bei Tumorpatienten weitere Möglichkeiten der Schmerzausschaltung. Dazu zählt die Ausschaltung peripherer Nerven oder Nervenwurzeln durch Lokalanästhetika oder chirurgische Eingriffe (Neurektomie).

24.6 Ernährung

Die Ernährung des Tumorpatienten ist eine wichtige Säule zur Unterstützung der Behandlung. HNO-Tumorpatienten zählen hinsichtlich einer Tumorkachexie eindeutig zu den Risikopatienten. Etwa 30–50 % aller onkologischen Patienten sind mangelernährt. Die wesentlichste Ursache bei HNO-Patienten ist eine durch Schmerzen beim Schlucken und die Stenosierung der Schluckstraße unzureichende Energie- und Nährstoffaufnahme. Zusätzlich spielen auch die Mundtrockenheit und der Geschmacksverlust eine Rolle. Tumorpatienten zeigen außerdem gegenüber Gesunden einen stark veränderten Stoffwechsel. Diese Stoffwechselveränderungen sind von der Tumorgröße, der Tumorart, der Histologie und der Erkrankungsdauer abhängig. Daneben spielen patientenbedingte (unterschiedliche Ernährungsgewohnheiten) und therapiebedingte Ursachen (Vorbereitung der Therapie mit Nüchtern-Intervallen, chirurgisch-onkologische Eingriffe, Chemotherapie) eine Rolle. Eine Mangelernährung erweist sich als prognostisch ungünstiger und therapielimitierender Faktor.
Die **Sondenernährung** ist gegenüber der intravenösen Ernährung immer zu bevorzugen. Bei Störungen der Passage oder zur Sicherung einer hochkalorischen, enteralen Ernährung während der Behandlung kann die Anlage einer vorübergehenden oder bleibenden Ernährungssonde er-

forderlich sein. Dazu stehen die folgenden Typen zur Verfügung:

- die konventionelle nasale Magensonde (☞ S. 152 f.),
- die versenkbare Nasensonde,
- die perkutane endoskopisch kontrollierte Gastrostomie (PEG-Sonde, ☞ S. 153 f.) und
- die Gastrostomie.

Bei der versenkbaren Sonde kann zwar z. B. mit einer Nasenolive verhindert werden, dass die Umwelt die Sonde sieht, jedoch kann es bei längerem Liegen zu Schleimhautentzündungen oder einer Sinusitis kommen. Daher wird heutzutage in der Regel eine PEG-Sonde angestrebt.

Man kann zwischen einer selbst hergestellten **Sondenkost** (Klinikdiätküche) und einer industriell hergestellten, vollständig bilanzierten nährstoff- oder chemisch definierten Kost unterscheiden. Die bilanzierte Sondenernährung ist die effektivste und risikoärmste Möglichkeit der Langzeitanwendung und sollte bereits vor der Behandlung wirksam werden, und zwar unabhängig von der geplanten Kausaltherapie.

Es werden folgende **Stufen der Ernährungstherapie** unterschieden:

- Beratung,
- medikamentöse Beeinflussung (Antiemetika, Kortikosteroide),
- orale Zusatzernährung,
- enterale oder parenterale Ernährung.

Die **Ernährungsempfehlungen** richten sich nach der Art, dem Stadium bzw. der Heilung des Tumorleidens unter Berücksichtigung des Gewichtsverlust des Patienten. Vor Beginn der Ernährungstherapie sollte man sich einen Überblick über den Ernährungszustand des Patienten und seine Stoffwechsellage verschaffen. Neben Gewichtskontrollen ist die Bestimmung verschiedener Laborparameter erforderlich (Albumin, Triglyceride, Glucose, Harnstoff, Cholinesterase im Serum). In der Regel sollten die Patienten eine hyperkalorische, fett- und proteinreiche Nahrung mit Ballaststoffen erhalten. Der Energiebedarf sollte hierbei nach der Körpergröße und dem Normgewicht berechnet werden. Bei Bestrahlungen im Kopf-Hals-Bereich werden v. a. folgende Nahrungsmittel empfohlen:

- quarkhaltige Speisen,
- Speiseeis (v. a. bei Mukositis),
- Salbeitee und
- viel Flüssigkeit.

Dagegen sollte die Patienten meiden:

- scharf gewürzte Speisen,
- Kamillentee,
- Alkohol und
- Kaffee.

Nach langer Nahrungskarenz muss die Sondenernährung einschleichend über mehrere Tage dosiert werden. Als Faustregel gilt, dass der Patient mit einem Normalgewicht mindestens 30 kcal/kg zur Konstanthaltung seines Körpergewichts benötigt. Eine Standardsondennahrung von 1 ml hat eine Energiedichte von 1 kcal, hochkalorische Sondennahrung hat eine von 1,5 kcal. Der Flüssigkeitsbedarf der Patienten kann zu einem Großteil über die Sondennahrung abgedeckt werden. 1 ml Sonde entspricht dabei einem Flüssigkeitsäquivalent von 0,8 ml. Die Differenz kann durch Tee oder stilles Mineralwasser ausgeglichen werden.

Merke: Eine alleinige Ernährungstherapie kann die Tumorkachexie nicht verhindern, sondern nur verzögern. Durch einen verbesserten Ernährungszustand kann eine aggressive Tumortherapie vom Patienten besser toleriert werden.

Pflegerische Aspekte: Der Kostaufbau nach Anlage einer PEG kann folgendermaßen erfolgen: Nach den ersten 24 Stunden Nahrungskarenz erhält der Patient 6 x 20 ml Kamillentee, am 2. Tag 5 x 400 ml Gesamtflüssigkeit (100 ml Sonde und 300 ml Flüssigkeit) und am 3. Tag 4–5 x Sonde bzw. Flüssigkeit nach Bedarf. Ab dem 8. Tag kann dann zusätzlich nach Bedarf eine energiereiche Sonde verabreicht werden. Die Applikationsgeschwindigkeit wird von 100 ml Sonde/h in den ersten Tagen auf später 200 ml/h gesteigert.

Zusammenfassung: Die Behandlung von Tumorpatienten ist nur durch die interdisziplinäre Zusammenarbeit verschiedener Fachgebiete möglich. In Abhängigkeit von der Lokalisation und des Tumorstadiums kann eine chirurgische Behandlung, eine Strahlentherapie sowie eine Chemotherapie erfolgen. Mangelernährung und Tumorkachexie stellen einen prognostischen Faktor bei der Behandlung von Tumorpatienten dar. Sie sind nicht nur auf eine unzureichende Nahrungsaufnahme, sondern auch auf eine tumorbedingte Veränderung des Stoffwechsels zurückzuführen. Daher ist die Sicherung der Ernährung in Form einer enteralen Ernährungstherapie ein wichtiger Gesichtspunkt. Hierbei wird bevorzugt eine PEG zur Sicherung einer ausreichenden Ernährung angelegt.

25   Besonderheiten bei HNO-Patienten

25.1   Umgang mit dem Patienten

Man muss sich darüber im klaren sein, dass der Besuch beim HNO-Arzt oder die stationäre Aufnahme für die meisten Patienten eine außergewöhnliche Situation darstellt. Die Patienten befinden sich in einer besonderen Erwartungshaltung, wobei viele ängstlich, andere misstrauisch oder aufgeregt sind. Der erste Besuch kann zum einschneidenden Ereignis werden bzw. ist besonders wichtig. Die Pflegekraft oder die Arzthelferin kommt in der Regel zuerst, d. h. vor dem Arzt, mit dem Patienten in Kontakt. Ihr Verhalten wird den Patienten persönlich beeindrucken und darauf Einfluss nehmen, wie schnell er seine Erwartungsprobleme abbaut und Vertrauen gewinnt. Hierbei muss sich die Pflegeperson bemühen, dem Patienten das Warten und die Behandlung zu erleichtern. Dazu gehören:

- Jeder Patient ist eine zu achtende und zu respektierende Persönlichkeit.
- Zu einem gepflegten Äußeren gehören Freundlichkeit und ausgeglichene Persönlichkeit.
  Die Vertraulichkeit sollte jedoch nicht übertrieben werden.
- Unstimmigkeiten zwischen dem Personal dürfen vom Patienten nicht bemerkt werden.
- Nervosität und Hektik sind zu vermeiden, denn das verstärkt die Unruhe des Patienten.
- Nicht zu viele Fragen stellen und auch nicht zu viele ungefilterte Informationen geben.

Patienten können in ihren Eigenarten sehr verschieden sein und sich im Behandlungsstuhl oder bei anderen Maßnahmen anders als im Alltag verhalten. Daher ist es wichtig, die Besonderheiten verschiedener Patientengruppen zu kennen.

25.2   Kinder

Ein Kind ist eine Persönlichkeit, mag es auch noch so klein sein. V. a. bei kleinen Kindern ist eine ständige Bezugsperson für das seelische Wohlbefinden besonders wichtig, diese wirkt beruhigend und vermindert gegenüber der fremden Situation im Krankenhaus empfundene Angst. Kinder sind in ihrem Verhalten in erster Linie von positiven oder negativen Gefühlen gegenüber Personen oder Situationen abhängig. Mit ihrer Neugierde sind sie für alles Neue leicht zugänglich, daher leicht zu beeinflussen und ablenkbar.

Kinder sind keine kleinen Erwachsene. Sie weisen ihre besonderen Krankheitsbilder bei speziellen anatomischen und physiologischen Bedingungen auf, was sich auch in der Betreuung und im Umgang niederschlägt. Sowohl bei der Untersuchung, Diagnostik und Therapie muss dies berücksichtigt werden (☞ S. 36 und 156 f.). Kleine Kinder lassen sich in der Regel nur dann gut untersuchen, wenn sie Vertrauen zum medizinischen Personal haben und mit der Untersuchung einverstanden sind. Das gilt besonders für Spiegeluntersuchungen, Endoskopien, mikroskopische Untersuchungen und Hörtests. Zusätzlich sind die weißen Kittel, die Stirnlampe und die verschiedenen Untersuchungsgeräte für das Kind sehr furchteinflößend. Kinder können völlig unbefangen, aber auch scheu und ängstlich zum HNO-Arzt kommen. Bei unbewussten Abwehrreaktionen zeigen sie sich verkrampft, schüchtern und weinen ohne sichtbaren Grund.

Der Arzt und die Pflegeperson müssen sich mit dem Kind „anfreunden" und dürfen das Kind nicht „überfallen". Zuerst sollte daher versucht werden, das Vertrauen des Kindes zu gewinnen und es Schritt für Schritt auf die Untersuchung vorzubereiten. Gelingt es der Pflegeperson, das Kind für sich zu gewinnen, so ist der Erfolg der Behandlung schon greifbar nahe. Ein guter und fester Kontakt zum Kind zahlt sich aus. Die Pflegeperson kann dem kleinen Patienten die Spielsachen oder die Kinderbücher zeigen und ihn am Ende der Untersuchung mit einer Kleinigkeit beloligen. Dabei wird das Kind abgelenkt und lässt sich ruhig auf den Schoß nehmen. Bei manchen Kindern gelingt das erst nach mehreren Anläufen, denn möglicherweise hat es bereits einmal mit weißen Kitteln unangenehme Erfahrungen gemacht. Hierbei sollte der Arzt gemeinsam mit der Pflegeperson über das Gespräch mit den Eltern eine indirekte Kontaktaufnahme erreichen. Bei der eigentlichen

Untersuchung muss man geduldig vorgehen und mit einem beruhigendem Gespräch beginnen. Es gehört viel Fingerspitzengefühl und Geduld dazu, das Vertrauen des Kindes zu erlangen.

Es ist zu bedenken, dass Kinder in jedem Alter auf falsche Versprechungen meist tief enttäuscht sind. Worte wie „Jetzt schauen wir nur noch einmal in den Mund" können bei Unwahrheit fatale Folgen haben. Daher brauchen Kinder unsere **Zuneigung und Anerkennung**. Man soll aber nicht zuviel loben, denn das kann sich manchmal auch abnützen.

Bei Säuglingen und bei Kleinkindern ist die stationäre Mitaufnahme eines Elternteils von Vorteil, da neben positiven psychischen Auswirkungen auch das Pflegepersonal von seiner ernstzunehmenden Aufsichtspflicht entlastet wird. Geplante pflegerische Maßnahmen müssen den Eltern erklärt werden und können – wenn medizinisch-pflegerisch zu verantworten – von einem Elternteil durchgeführt werden (z. B. die Gabe von Medikamentensaft, Nasentropfen oder Ohrentropfen).

Operative Eingriffe, die bei Erwachsenen in örtlicher Betäubung durchgeführt werden, wie die Entfernung von Fremdkörpern aus Nase oder Ohranlegeplastiken, sollten im Zweifelsfall besser in Vollnarkose erfolgen.

25.3 Hörgeschädigte Patienten

Der hörgeschädigte Patient kann gehörlos, ertaubt oder schwerhörig sein. **Gehörlos** sind Menschen, die hochgradig schwerhörig oder taub geboren sind. **Ertaubt** bezeichnet man einen Menschen, der nach dem Spracherwerb erst im Laufe seines Lebens taub geworden ist. Man kann einen Schwerhörigen nicht einfach als gesunden Menschen ohne bzw. mit reduziertem Gehör einschätzen, wie dies oft passiert. Infolge der Beeinträchtigung des zwischenmenschlichen Kontaktes durch das reduzierte Sprachverständnis kommt es zu einer Umwandlung der gesamten Persönlichkeitsstruktur. Auf manche Menschen wirken Gehörlose sogar abstoßend, da sie sich nicht oder schlecht verständigen können.

Für das Pflegepersonal bedeutet „gehörlos", besonders aufmerksam zu sein. Für die Information über medizinische Maßnahmen ist ein Angehöriger oder Gebärdendolmetscher erforderlich oder die Angelegenheiten müssen schriftlich abgeklärt werden. Der gehörlose Patient sollte in der Klinik in einem ruhigeren, kleineren Zimmer untergebracht sein. Durch seine oft laute Sprache kommt es manchmal zu Schwierigkeiten mit anderen

Patienten. Allerdings sollte er auch nicht isoliert werden. Diese Patienten dürfen auch nicht in lauten Zimmern untergebracht werden, in der Annahme, sie würden sowieso nichts hören. Sie haben viele andere Sensoren entwickelt, mit denen sie versuchen, ihre Defizite zu kompensieren. Der Gehörlose kann sich mit der Umwelt durch folgende Hilfsmittel verständigen: Schreibtelefon, Faxgerät, Internet, Gebärdendolmetscher oder Notfallpass.

Ertaubt zu sein, bedeutet für viele Menschen der plötzliche Verlust des Gehörs. Das betrifft auch einseitig Ertaubte, bei denen das andere, bisher gesunde Ohr durch einen Hörsturz, eine Entzündung oder eine Operation ebenfalls ertaubt. Manchmal bleibt ein Restgehör zurück, welches mit technischen Mitteln aktiviert werden kann. Ein gewisser Vorteil gegenüber dem Gehörlosen liegt darin, dass der Ertaubte beim Gespräch antworten kann.

Da der Hörgeschädigte zusätzlich auf das **Ablesen von den Lippen** des Sprechers angewiesen ist, muss man ihm das Gesicht zuwenden, gut artikulieren und wenn möglich das Gesprochene durch sparsame Gesten verdeutlichen. Beim Umgang mit Schwerhörigen muss unbedingt langsam und deutlich gesprochen werden. Der betreffende Raum sollte gut beleuchtet sein, damit der Patient von den Lippen ablesen kann. Bei gehörlosen Patienten ist das besonders wichtig. Seine eigene Sprache sollte man mit Mimik und Gestik unterstützen. Wenn notwendig, sind entsprechende Informationen aufzuschreiben.

> **Merke:** Im Gegensatz zu „hörenden" Patienten kann man mit Gehörlosen oder Ertaubten nur langsam kommunizieren. Daher ist Geduld sehr wichtig.

Der Hörgeschädigte leidet unter der **Störung der sozialen Kontakte,** wird er doch vielfach aus Unkenntnis oder Bequemlichkeit vom Normalhörenden beiseite geschoben und gemieden. Leider wird viel zu oft die Bedeutung des Hörvermögens für die zwischenmenschlichen Beziehungen unterschätzt. Während der Laie einen Blinden bemitleidet, wird der Schwerhörige oftmals ausgelacht und verspottet. Hier spielt das durch die Kontaktstörung bedingte ungeschickte und unsichere Auftreten in der Gesellschaft eine Rolle. Da der Hörgeschädigte in Bezug auf seine Fähigkeit verkannt und oftmals zusätzlich noch von den Mitmenschen verspottet wird, entwickelt sich der Schwerhörige oft zum Sonderling und Einsiedler, er wird misstrauisch, verbittert und unzufrieden.

Man muss berücksichtigen, dass bei Gehörlosen

durch die fehlende akustische Wahrnehmung ein echter Verlust an Umwelteindrücken entsteht. Das führt bei von Geburt an hochgradig Schwerhörigen oder frühzeitig Ertaubten zu einer eingeschränkten sprachlichen und geistigen Entwicklung. Das Hören lässt sich nicht durch den Gesichtssinn ersetzen.

Beim **einseitig Hörbehinderten** sind einige Besonderheiten zu beachten. Bei der Kommunikation hat dieser Patient erhebliche Schwierigkeiten, den Nutzschall vom Störschall zu trennen, also etwa in geräuschvoller Umgebung einen Sprecher zu verstehen. Man sollte den einseitig Hörbehinderten beim Fernsehen, beim Radiohören, bei Geräuschen im Haushalt, z. B. durch Staubsauger, Waschmaschine und Spülmaschine sowie in Auto oder Eisenbahn möglichst immer über das hörende Ohr ansprechen, da die Schattenwirkung des Kopfes und der vorhandene Störschall die Hörwahrnehmung des einseitig Hörenden sehr einschränken. Er sollte mit dem hörenden Ohr möglichst nahe der Nutzschallquelle sein; Störlärm sollte ausgeschlossen werden. Daraus resultiert die Sitzposition des einseitig Hörbehinderten, das hörende Ohr sollte ohne zwischenliegende Störschallquelle zum Sprecher gerichtet sein.

25.4 Patienten mit Schwindel oder Tinnitus

Ein Geschehen im Innenohr kann Schwindel, Übelkeit, Unsicherheit, Angst, Panik und zusätzliche vegetative Symptome verursachen (☞ S. 30 ff.). Patienten mit chronischem Tinnitus oder Schwindel haben oft einen langen Leidensweg innerhalb medizinischer oder alternativmedizinischer Behandlungsstätten hinter sich. Auch wenn diese Krankheitsbilder von medizinischer Seite nicht als eigenständige Krankheiten angesehen werden, können die Betroffenen unter dem oft als harmlos betrachteten Symptom sehr leiden. Durch einen **Tinnitus** kann es z. B. zu psychischen Beeinträchtigungen in Form von Schlafstörungen, Reizbarkeit, Angst oder Depressionen kommen. Für den Betroffenen wird das Symptom zum ernsthaften Problem. Wichtig ist es daher, dass die Beschwerden immer ernst genommen werden. Während beim akuten Tinnitus medizinische Maßnahmen im Vordergrund stehen, besteht die Behandlung des fortdauernden Tinnitus in der Bewältigung der Ohrgeräusche und der damit verbundenen Beeinträchtigungen. Der Tinnitus kann seine Bedrohung für den Betroffenen verlieren, wenn es gelingt, ihn aus dem Lebensmittelpunkt zu drängen. Dadurch ist es möglich, dass der Patient eine Stufe erreicht, bei dem er dem Geräusch keine große Bedeutung mehr beimisst. Der Betroffene ist aber immer auf die Hilfe durch seine Umwelt (Ärzte, Pflegepersonen, Psychologen, Hörgeräteakustiker) angewiesen.

Beim **Morbus Menière** steht der anfallsweise Schwindel im Vordergrund der Erkrankung, wobei zusätzlich Erbrechen, Ohrgeräusche oder Ohrdruck auftreten können. Außerdem berichten die Patienten über Todesangst und Vernichtungsgefühl. Im Laufe der Erkrankung kommt es zu einem zunehmenden Unsicherheits- und Angstgefühl, da die Patienten nie wissen, wann der nächste Schwindelanfall auftreten wird. Dies führt zu psychogenen Schwindelzuständen, die sich mit den organischen Schwindelattacken abwechseln können, so dass dann ein ständiges Unsicherheitsgefühl besteht. Patienten mit einem Morbus Menière sind auf den Schwindelanfall vorzubereiten. Da die Anfälle unvorgesehen auftreten können, wird eine entsprechende Vorbereitung zu einer gewissen Sicherheit verhelfen. Dazu gehören v. a.:

- Das Mitführen antiemetischer Medikamente, damit ein Anfall gelindert werden kann.
- Eine Tüte, für den Fall, dass es trotz der Medikamente zum Erbrechen kommt.
- Eine Hilfekarte, die den Betroffenen nicht als Betrunkenen, sondern als Kranken ausweist.
- Technische Hilfsmittel, die es ermöglichen, Hilfe zu rufen (z. B. Mobiltelefon).

25.5 Sprachbehinderte Patienten

Die **eingeschränkte Kommunikationsfähigkeit** von sprachbehinderten Menschen zieht oft einschneidende Konsequenzen für das Berufsleben, für die Partnerschaft, das Freizeitverhalten und die sozialen Kontakte nach sich. Neben der Grundkrankheit haben die Patienten z. T. gleichzeitig noch andere gravierende psychische Belastungen und Veränderungen in ihrem Leben zu bewältigen. Die Unterstützung durch die Umwelt bzw. alle Beteiligten ist daher ein wichtiger Faktor. Dem sprachbehinderten Menschen sollte man nur einfache oder mit „Ja" bzw. „Nein" zu beantwortende Fragen stellen. Laryngektomierte Patienten können eine Ersatzsprache erlernen („Speiseröhrensprache"). Bis zum Erlernen dieser Sprache sind sie auf andere Kommunikationshilfen angewiesen. Dazu zählen Schreibtafeln, Kommunikationsbücher (Gegenüberstellungen von Symbolen und

Begriffen) oder so genannte Kommunikatoren (Schreibmaschinen in Kleinstformat, die ein Display haben).

Aphasie: Bei Patienten mit einer Aphasie sollte man ruhig und langsam in einfachen Sätzen mit dem Patienten sprechen. Dem Patienten muss zum Verstehen oder Aussprechen viel Zeit gegeben werden. Durch genaues Zuhören kann man evtl. über Schlüsselwörter den Sinn des Gesagten ermitteln. Durch das Vorgeben von unterschiedlichen Antworten kann man herausfinden, was der Patient meint. Auch sollten die Patienten immer wieder zum Sprechen ermuntert werden.

Stotterer: Das Stottern gehört sicher zu den auffälligsten, für den Betroffenen folgenschwersten Krankheiten der Sprache. Beim Stottern können neben der eigentlichen Sprachstörung in Abhängigkeit vom Stadium auch auffällige Bewegungen der Mimik und des Körpers, Angst- oder Wutreaktionen, Verhaltensstörungen sowie letzten Endes Resignation auftreten. Vorhandene Sprechängste sollten daher beim Gespräch abgebaut werden. Der Zuhörer sollte so tun, als ob er das Stottern nicht bemerkt und ruhig zuhören. Auf keinen Fall sollte der Patient zu Wiederholungen oder Korrekturen aufgefordert werden. Das erfordert vom Zuhörer eine ruhige und geduldige Grundhaltung.

25.6 Patienten mit Infektionskrankheiten

In der HNO-Heilkunde können verschiedene Infektionskrankheiten sowohl die Mitpatienten als auch das Personal gefährden: Patienten mit Tuberkulose, Syphilis, Hepatitis B und AIDS. Beachtet werden müssen auch Diphtherie oder Scharlach, die eine strenge Isolierung erfordern, heute jedoch selten sind. Anders ist es bei der Tuberkulose, die in Zunahme begriffen ist. Entsprechende Vorsichtsmaßnahmen sind v. a. bei der Tuberkulose des Kehlkopfes und der unteren Luftwege erforderlich.

AIDS: (Aquired Immune Deficiency Syndrom) ist eine Viruserkrankung, die durch eine Infektion mit dem Human Immunodeficiency Virus (HIV) hervorgerufen wird. Über 40 % der Patienten mit AIDS weisen Symptome an Kopf und Hals auf. Die Übertragung der HIV-Infektion erfolgt hauptsächlich durch Blut und Blutprodukte, wobei eine hohe Gefährdung auch dann besteht, wenn entsprechende Flüssigkeiten auf Haut oder Schleimhaut bzw. offene Wunden gelangen. Beim Berühren eines HIV-Infizierten besteht prinzipiell keine Gefahr. Zum Schutz sind daher bei Expositionsgefahr folgende **Vorsichtsmaßnahmen** erforderlich:

- Bei jedem Kontakt mit Blut oder Sekret von HIV-Patienten, also bei einem Verbandswechsel, Trachealkanülenwechsel, Legen einer Magensonde u. A., müssen flüssigkeitsdichte Schutzhandschuhe, Schutzbrillen und ggf. Schutzkittel getragen werden. Nach Beendigung der Maßnahmen ist eine sorgfältige Desinfektion der Hände, Arbeitsflächen und gebrauchten Gegenstände notwendig.
- Mit Blut oder Sekret von HIV-Infizierten kontaminierte Gegenstände müssen **sofort** desinfiziert werden.
- Gewebe- und Blutproben sind in speziellen, flüssigkeitsdichten Behältern zu transportieren.
- Injektionskanülen o. Ä. dürfen nicht in die Schutzhüllen zurückgesteckt werden, sondern müssen in Abwurfboxen entsorgt werden. Dies gilt nicht nur bei Infektionsverdacht, sondern generell bei allen kontaminierten Kanülen.
- Bei entsprechender Verletzung ist eine sofortige Blutung zu provozieren, die Wunde mit Desinfektionsmittel zu desinfizieren und eine Postexpositionsprophylaxe anzustreben.
- Bei Operationen von HIV-Infizierten ist besonders sorgfältig vorzugehen. Die Indikation zur Operation ist sehr streng zu stellen. Das Tragen von doppelt flüssigkeitsdichten Handschuhen, von Schutzbrillen und wasserdichten Kitteln ist notwendig.
- Instrumente werden sofort gespült, anschließend 10 min in Glutaraldehyd eingelegt und anschließend gründlich abgespült.
- Das Pflege- oder OP-Personal, welches mit HIV- oder Hepatitis-B-Patienten Kontakt haben kann, ist entsprechend zu informieren.
- Entsprechende Patienten sind im OP-Programm immer an letzte Stelle zu setzen.

25.7 Patienten mit kosmetischen Problemen

Eine Reihe von Patienten begeben sich wegen kosmetischer Probleme v. a. im Bereich der Nase und der Ohren in Behandlung. Diese kosmetischen Probleme sind nicht in jedem Fall für einen außenstehenden Betrachter eindeutig. So wird beispielsweise eine Nase, die etwas verbogen ist, von Mitmenschen als normal, vom Patienten selber als sehr störend empfunden. Keinesfalls sollte man mit diesen Patienten über ihr Problem diskutieren oder sie gar auslachen. Oftmals besteht eine zusätzliche psychische Störung, die dadurch noch verstärkt werden kann. Die Patienten haben sich vor einer operativen Behandlung schon viele Gedanken über ihr Aussehen gemacht. Es ist nicht ungewöhnlich, dass Patienten mit kosmetischen Problemen schon mehrere Ärzte konsultiert haben. Ein gewisser Teil der Patienten, die postoperativ nicht mit dem Resultat zufrieden sind, gehen das Risiko mehrfacher Revisionseingriffe ein.

Die aufmerksame Pflege und Betreuung in der postoperativen Phase ist genauso wichtig wie die durchgeführte Operation. V. a. in der frühen postoperativen Phase, wenn noch Schwellungen und Unterblutungen vorliegen, wünschen die Patienten eine wiederholte und häufige Rückversicherung, dass der Heilungsprozess zeitgerecht voranschreitet. Manche Patienten erleiden nicht selten eine kurze depressive und verzweifelte Phase, die sich erst gibt, wenn das Ergebnis des Eingriffs sichtbar wird. Die persönliche Zuwendung des Operateurs und des Pflegepersonals führt zu einem hohem Maß an Zufriedenheit bei diesen Patienten.

25.8 Tracheotomierte und laryngektomierte Patienten

Für Menschen mit einem Tracheostoma ist die Sprachlosigkeit und die Umstellung der Atmungsfunktion das größte Problem. Hierbei spielt natürlich auch eine Rolle, warum (z. B. Larynxtumor oder Stenose) und wie lange der Patient ein Tracheostoma (vorübergehend oder dauernd) hat. Neben dem Erlernen des Sprechens steht für den Patienten aber auch die Versorgung im häuslichen Bereich mit entsprechenden Hilfsmitteln im Vordergrund. Tracheotomierte und auch laryngektomierte Patienten müssen eine **Notfallkarte** mitführen, aus der hervorgeht, dass sie nur über das Tracheostoma Luft bekommen: **Die Sauerstoffzufuhr über Nase und Mund ist sinnlos!**

Der laryngektomierte Patient weist gegenüber dem tracheotomierten Patienten aufgrund der Kehlkopflosigkeit einige Besonderheiten auf. Es muss beachtet werden, dass ein Kehlkopfloser ein verstümmelter Mensch ist. Die Diagnose Kehlkopfkrebs ist für den Betroffenen und seine Angehörigen nach wie vor ein schwerer Schlag, auch wenn diese Erkrankung heute relativ gut beherrschbar ist. Was den Patienten in dieser Situation ängstigt, ist die fehlende Vorstellung über das

Leben nach der Laryngektomie. Er bedarf daher auch nach einer komplikationslosen Heilung und nach Entlassung aus der Klinik aufmerksamer und fester Führung durch Arzt und Familie. Eine Einbindung an eine **Selbsthilfegruppe** ist sehr zu empfehlen.

Im Vordergrund stehen für einen Laryngektomierten folgende **körperliche Probleme**:

- Verlust der Stimme,
- Kanülenprobleme,
- Riechverlust (da umgeleiteter Luftstrom),
- kein Naseschneuzen möglich,
- kein Husten möglich (da fehlender Glottisschutz),
- Schwimmen sowie Baden nur eingeschränkt möglich (wegen Tracheostoma nur mit Schnorchel),
- erhöhte Vorsicht beim Duschen,
- kein Schlürfen (gleichzeitig mit der Flüssigkeit Luft aufzunehmen) mehr möglich,
- kein Pressen mehr möglich (da kein Glottisschluss), das Heben von schweren Lasten ist daher auch nicht mehr möglich.

Nach der Operation geben trotz des Tracheostomas nicht alle Patienten das Rauchen auf. Manche steigen auf Pfeife oder Zigarre um, einige inhalieren sogar über das Tracheostoma.

Die weitere berufliche Tätigkeit ist nach erfolgter Wundheilung und stimmlicher Rehabilitation für den Laryngektomierten nicht nur von wirtschaftlicher Bedeutung. Ein Zustand nach Laryngektomie ist nicht mit einer Arbeitsunfähigkeit gleichzusetzen. Dem laryngektomierten Patienten droht eine zusätzliche soziale Isolation, wenn er seiner beruflichen Tätigkeit nicht mehr nachgehen kann. Als Frührentner wird der Patient schnell zu einem nur geduldeten Mitglied der Familie, wenn er nicht rechtzeitig lernt, seine Zeit durch Interessen an anderen Lebensinhalten sinnvoll auszufüllen. Es hängt vom Patienten selber ab, ob er nach Ausheilung seiner Erkrankung wieder arbeiten will oder nicht. Hierbei kommt sicher auch der Qualität der Ersatzstimme eine wichtige Rolle zu, denn die sprachliche Kommunikation hat eine nicht zu unterschätzende Funktion. Eine Invalidisierung mit der Herausnahme aus dem gewohnten Lebensrhythmus ist zwar eine relativ einfache und oft nicht vermeidbare Maßnahme; für einen Laryngektomierten stellt dies aber nicht immer die günstigste Lösung dar.

Es muss beachtet werden, dass ein Laryngektomierter verschiedene Berufe aufgrund seiner Erkrankung nicht mehr ausreichend bewältigen kann (Berufe mit überwiegend sprachlicher Kommunikation, Berufe in der Lebensmittelbranche oder Gastronomie, in staubiger oder trockener

Luft oder schwere körperliche Arbeit). Eventuell sollte versucht werden, eine Umsetzung auf einen anderen Arbeitsplatz zu veranlassen.

25.9 Tumorpatienten

Tumorpatienten benötigen eine besondere Beachtung und Zuwendung. Die HNO-ärztliche Behandlung und die psychische Betreuung müssen Hand in Hand gehen. Ansonsten ist die Behandlung unvollständig. Prinzipiell kann man den heilbaren bzw. geheilten Patienten von dem nur bedingt oder nicht heilbaren unterscheiden. Ganz besondere Aufmerksamkeit bedarf daher der bedingt und der nicht heilbare Patient. Der Krankheitsverlauf ist von vielen Faktoren abhängig. Für Arzt, Pflegeperson und Patient ist die Tatsache der definitiven Heilung zunächst nicht immer erkennbar. Sie wird erst im weiteren Verlauf, möglicherweise erst nach Jahren zur Sicherheit.

Es ist selbstverständlich, dass der Patient vom Wesen seiner Erkrankung erfährt. Das hat in mehreren ausführlichen Gesprächen auch im Beisein der Angehörigen zu erfolgen. Das Wann und Wie der **Aufklärung** hängt v. a. auch von der Individualität des Patienten ab. Bereits bei der Übermittlung der Diagnose bzw. der Aufklärung über seine Krankheit sollte dem Patienten in Betracht der therapeutischen Möglichkeiten Hoffnung vermittelt werden. Allerdings sollten dem Patienten keine falschen Hoffnungen gemacht werden, da dies später sonst zu Enttäuschungen und einem Vertrauensverlust führen kann. Bei der Tumorbehandlung braucht der Patient eine Bezugsperson, die aus dem ärztlichen oder pflegerischen Personal stammen kann.

Ebenfalls sehr belastend wirken sich die durch die Erkrankung bedingten Veränderungen auf die Lebensumstände aus. Oft ergeben sich auch Probleme hinsichtlich des Verlusts beruflicher oder gesellschaftlicher Chancen.

Es stehen dem Tumorpatienten vom Gesetz her verschiedene Hilfen zur Verfügung (Leistungen der Kranken- und Rentenversicherung):

- Krankengeld,
- Krankenhauspflege,
- häusliche Krankenpflege,
- Hilfsmittel,
- Anschlussheilbehandlung,
- Rechte nach dem Schwerbehindertengesetz,
- Leistungen der Sozialhilfe.

Der Patient benötigt oft praktische Hilfen beim Umgang mit den Behörden und Institutionen.

Das Ziel der **Tumornachsorge** ist v. a. die Früherkennung von lokalen Tumorrezidiven, von Metastasen und Zweittumoren. Tumorpatienten brauchen nach der Operation und Bestrahlung eine weitere Betreuung. Das gilt auch für Patienten, die hinsichtlich ihres Tumorleidens austherapiert sind und denen mit medizinischen Maßnahmen nicht mehr kurativ geholfen werden kann. Hier muss der Patient spüren, dass man als Pflegeperson oder Arzt für ihn da ist, und er nicht einfach im Stich gelassen wird. Wichtige Aufgaben der Tumornachsorge sind neben der frühzeitigen Erkennung von Tumorrezidiven oder Zweittumoren die Erhebung des postoperativen Befundes und eine Beurteilung des Behandlungsergebnisses. Weiterhin ist die Einleitung der Rehabilitation, der Schmerz- oder Palliativtherapie sowie die psychosoziale Betreuung von besonderer Bedeutung. Die Bemühungen, den Patienten wieder sozial und beruflich zu integrieren, sind von großer Wichtigkeit. Rehabilitative Maßnahmen, wie das Schluck- oder das Stimmtraining, und notwendige Pflegemaßnahmen müssen koordiniert werden. Die Tumornachsorge muss in Kooperation mit den an der Therapie beteiligten Fachgebieten, wie beispielsweise Strahlentherapeuten, sowie mit den ambulant tätigen HNO-Ärzten und Hausärzten erfolgen.

Durch eine **regelmäßige Nachsorge** gewinnt der Patient, wenn normale Befunde erhoben werden können, zunehmend Gewissheit über den günstigen Verlauf seiner Erkrankung. Die Tumornachsorge kann nach einem standardisierten Schema erfolgen, wobei individuelle und patientenbezogene Faktoren beachtet werden müssen. Sie sollte eine genaue Anamneseerhebung, eine komplette HNO-Untersuchung, eine Palpation sowie eine Sonografie der Halsweichteile umfassen. Die Indikation zu einer Panendoskopie in ITN ist dann zu stellen, wenn ein Tumorverdacht besteht bzw. wenn nicht alle Schleimhautareale sicher beurteilt werden können. Empfohlene Zeitintervalle sind grobe Orientierungshilfen und müssen individuell festgelegt werden. Die erste Tumornachsorge sollte in den ersten 6 Wochen nach Ende der Therapie durchgeführt werden. Sie hat das Ziel, den Lokalbefund zu kontrollieren und die Spätfolgen der Strahlentherapie zu erkennen und zu behandeln.

25.10 Alte Patienten

Der Anteil der älteren Menschen in der Bevölkerung ist allgemein in einer Zunahme begriffen. Dies schlägt sich auch in der Behandlung nieder, dazu kommen die besseren Möglichkeiten der medizinischen Prophylaxe und Betreuung. Daher ist es nicht ungewöhnlich, wenn sich beispielsweise Patienten mit einem Alter von über 60 Jahren noch zu einer Nasenscheidewand-OP entschließen oder bei 80-jährigen Patienten eine Mittelohr-OP wegen eines Cholesteatoms notwendig wird. Diese erhöhte Altersstruktur muss selbstverständlich auch bei der Pflege und der Behandlung beachtet werden. Ältere Patienten weisen oft eine chronisch-ischämische Herzkrankheit oder eine Emphysembronchitis auf, sind aber teilweise auch hochgradig schwerhörig oder sehgeschädigt.

Im Alter kommt es zu verschiedenen **physiologischen Veränderungen**. Die Ohrmuscheln werden größer und die Ohrschmalzproduktion nimmt aufgrund der Atrophie der Drüsen ab. Daher ist ein Zerumenpfropf seltener, jedoch fester. Im Bereich der Nase kommt es zu einer Schwächung der nasalen Knorpelstrukturen, wobei es zu einer Verlängerung der Nase, einer Retraktion des Nasengewölbes und zu einem Absinken der Nasenspitze kommt. Durch eine Atrophie trocknen die Schleimhäute aus. Die Nasenatmungsbehinderung nimmt zu. Die Tonsillen bilden sich im späteren Leben zurück. Es kommt zu einer Abnahme des Lymphgewebes. Daher treten Entzündungen der Tonsillen selten auf, jedoch kann es zu Peritonsillarabszessen kommen. Auf der Zunge vermindert sich die Zahl der Geschmackspapillen und die Venen des Zungengrundes erweitern sich. Im Bereich des Kehlkopfes werden die Weichteile atrophisch und die Stimmbänder sind weniger gespannt. Die Stimme wird im Alter oft rau und zittrig.

Typische HNO-Krankheitsbilder bei alten Menschen sind u. a.:

- Schwerhörigkeit im Alter,
- Ohrgeräusche,
- Schwindel,
- Epistaxis,
- Nasengerüstfraktur,
- Pharyngitis sicca,
- Heiserkeit,
- Ösophagusdivertikel,
- Refluxösophagitis,
- Ösophagusfremdkörper und
- bösartige Hautneubildungen am Ohr und im Gesicht.

Insbesondere ältere Menschen sind, wenn sie mit einer für sie fremden Umgebung oder Situation konfrontiert werden, oft unsicher und stellen eventuell überflüssig erscheinende Fragen. Sachliche Informationen und eine Aufklärung über die Therapie oder die Abläufe in Ambulanz oder Station tragen dazu bei, Angst und Unsicherheit zu verringern und das seelische Gleichgewicht zu stabilisieren.

> **Zusammenfassung:** In der HNO-Heilkunde werden verschiedene Patientengruppen behandelt, deren spezielle Anforderungen für die Betreuung durch die Pflege wichtig sind. Hierbei sind bestimmte Patienten, wie beispielsweise Kinder, Tracheotomierte, Laryngektomierte, Tumorpatienten sowie alte Menschen besonders hervorzuheben.

26.1   Verteilung der HNO-Krankheiten

Bei der Organisation der HNO-Ambulanz ist die Kenntnis von der Verteilung der einzelnen HNO-Krankheiten wichtig. Das Fachgebiet der HNO-Heilkunde hat für die medizinische Betreuung der Bevölkerung eine große Bedeutung. Das spiegelt sich auch in dem hohen Anteil von HNO-Erkrankungen im Rahmen der allgemeinmedizinischen Sprechstunde wider. In der ambulanten HNO-Grundversorgung ist der Anteil der einzelnen Krankheitsbilder in abnehmender Häufigkeit etwa wie folgt: Tonsillitis, Otitis media, Tinnitus, Rhinitis sowie Sinusitis, Zerumen , Pharyngitis, Laryngitis, vergrößerte Rachenmandel, Epistaxis, Septumdeviation, Stimmstörungen und Tumoren. In der ambulanten Spezialversorgung setzt sich die Verteilung anders zusammen. Hier überwiegen Krankheiten mit ungewöhnlichem Verlauf und Komplikationen; es kommen Patienten, bei denen eine operative Therapie geplant ist, Tumorpatienten und Patienten mit einer Schwerhörigkeit.

sollten so groß sein, dass der Untersuchungsstuhl allseits zugänglich und verstellbar ist. Die Zimmer sollten, falls ein Fenster vorhanden ist, abdunkelbar sein und keine Geräte beherbergen, die ständig Geräusche machen, wie z. B. ein lauter Lüfter von einem Computer o. Ä. Dies würde bei der Untersuchung und v. a. bei den Stimmgabelprüfungen sehr störend sein. Einer Ambulanz ist in der Regel auch ein Raum für die Audiometrie angeschlossen, in größeren Kliniken stellt dies eine ganze Abteilung dar.

Für orientierende Hörprüfungen wird ein ruhiger Raum mit einer Länge von ca. 6 m benötigt, da Störlärm und schlechte akustische Raumeigenschaften, wie schmale und glatte Räume mit Echowirkung, die Ergebnisse verfälschen können. Die Durchführung diagnostischer Hörprüfungen bzw. der Audiometrie erfordert einen ausreichend ruhigen Raum mit entsprechender Schalldämmung. Hierbei hängen die Anforderungen an die Hörprüfräume von dem Einsatzzweck ab. Beispielsweise müssen die Hörverluste in einer Praxis ab 20 dB, in der Klinik ab 0 dB und für wissenschaftliche Zwecke ab -10 dB liegen.

26.2   Einrichtung

Die HNO-Ambulanz bzw. die Arztpraxis unterteilt sich – wie andere Ambulanzen auch – in Anmeldung, Wartezimmer, Sprechzimmer, Behandlungszimmer bzw. Spritzenzimmer, zusätzliche spezielle Untersuchungszimmer, einen Aufenthaltsraum für das Personal und Abstellräume. Der Raumbedarf einer HNO-Ambulanz richtet sich v. a. nach der Patientenzahl. In größeren Kliniken sind die Ambulanzen als poliklinische Einheiten organisiert. Unter Umständen sind für leichte und schwere Krankheitsbilder verschiedene Wartezimmer vorhanden. Ein größerer Untersuchungsraum, in welchem liegende Patienten oder kleinere Operationen durchgeführt werden können, sollte ebenfalls eingeplant worden sein. Zusätzlich sind Räume zur Instrumentenaufbereitung, -pflege und Sterilisation vorhanden. Die Untersuchungskabinen bzw. Behandlungsräume

26.3   Organisation

Die Erstvorstellung eines an Ohr, Nase oder Hals erkrankten Patienten erfolgt in der Regel in der Praxis eines niedergelassenen HNO-Arztes oder in der Ambulanz bzw. Poliklinik einer HNO-Klinik. Die Aufgaben des ambulanten Bereichs richten sich nach der Größe der Klinik bzw. Praxis. Die Funktionsabteilung Ambulanz gehört zu den zentralen Leistungsbereichen eines Krankenhauses.

Der **Arbeitsbereich** ist gekennzeichnet durch die medizinische Erstversorgung, Pflege und Beratung von Patienten mit sehr unterschiedlichen HNO-ärztlichen Krankheitsbildern, dem Kontakt zu oft sehr gestressten Angehörigen und nicht immer planbare Arbeitsbelastungen. Sowohl vom Pflegepersonal als auch von den Ärzten wird ein hohes Maß an Flexibilität gefordert. In der Ambulanz, aber auch auf Station greifen mehrere Funktionen der Pflege ineinander:

- Unterstützung der Aktivitäten des täglichen Lebens.
- Mitwirkung bei diagnostischen (z. B. Endoskopie, Hörtests) und therapeutischen Maßnahmen (z. B. Medikamentenapplikation, Fadenentfernung, Kieferhöhlenspülung).
- Begleitung in Krisensituationen (z. B. Ertaubung, Schwindel).
- Mitwirkung bei der Vorbeugung von Infektionen durch strenge Hygiene.
- Verhütung von Unfällen (z. B. Gänge von Stolperfallen freihalten).
- Maßnahmen zur Erhaltung der Gesundheit.
- Mitwirkung bei der ständigen Verbesserung von Qualität und Wirksamkeit der Pflegemaßnahmen.

Der **Aufgabenkatalog** des Pflegepersonals in Ambulanzen ist sehr mannigfaltig. Zu den Tätigkeiten zählen:

- allgemeine Pflegeaufgaben bei der Versorgung eines Akutpatienten,
- spezielle Pflegeaufgaben (Durchführung nach ärztlicher Anordnung),
- Kontrolle, Beratung und Pflege von wiederbestellten Patienten,
- spezielle, notfallmäßig durchzuführende Aufgaben bei der Versorgung von Notfallpatienten,
- organisatorische Aufgaben (z. B. Arbeitsablauf, Koordination der Zusammenarbeit mit anderen Berufsgruppen, Hygieneorganisation, Organisation von Patiententransporten),
- administrative Aufgaben (z. B. Dokumentation, Statistik, Kontrolle von Haltbarkeitsdaten),
- mitarbeiterbezogene Aufgaben (Besprechungen, Anleitung von Krankenpflegeschülern, Einarbeitung neuer Mitarbeiter),
- sonstige Tätigkeiten (z. B. Hol- und Bringedienste, Terminvereinbarungen, Sortieren und Ablegen von Befunden).

Im Bereich der **Anmeldung** laufen alle Fäden einer Poliklinik oder Arztpraxis zusammen. Die Tätigkeit an der Anmeldung erfordert von den Mitarbeitern eine Reihe von Kompetenzen. Hierbei ist der kommunikative Umgang mit dem Patienten und Organisationsfähigkeit hervorzuheben. Schon bei der Anmeldung muss die Pflegekraft in der Lage sein, die Dringlichkeit einer sofortigen Behandlung abzuschätzen. Dazu gehört die Kenntnis der grundlegenden physiologischen und pathologischen Vorgänge im HNO-Gebiet. Falls sofort die Notwendigkeit eines operativen Eingriffs (z. B. Fremdkörper, Paratonsillarabszess, NNH-Komplikation) besteht, darf der Patient bis zur Untersuchung durch den Arzt weder essen noch trinken oder rauchen.

Spezialsprechstunden: In vielen Krankenhäusern sind in der Poliklinik so genannte Spezialsprechstunden eingerichtet, in denen Patienten betreut werden, die von niedergelassenen Ärzten zur weiteren Diagnostik und Therapie überwiesen wurden oder die bereits im stationären oder ambulanten Bereich eine Erstbehandlung erfahren haben. In einer HNO-Ambulanz können folgende Spezialsprechstunden eingerichtet sein: Nasen- und NNH-Sprechstunde (postoperativ, Problemfälle), Ohrsprechstunde (postoperativ, Problemfälle), Tumor- und Schmerzsprechstunde (Bestrahlungsplanung und -kontrolle, gemeinsam mit Strahlentherapeuten), Tinnitussprechstunde (Problemfälle, Therapie), Phoniatrie und Pädaudiologie, Schluckstörungen sowie Kindersprechstunde (Fokuserkrankungen, Problemfälle).

26.4 Behandlungsplatz

26.4.1 Untersuchungseinheit

Der Behandlungsplatz besteht aus einer Untersuchungseinheit, einem Untersuchungsstuhl für den Patienten und einem fahrbaren Schemel für den Untersucher (☞ Abb. 52, S. 202). Die Untersuchungseinheit enthält einen Sauger, Druckluft, Ohrspülgerät, Kaltlichtfontänen (für Stirnlampe und Endoskope), Spiegelanwärmer, Instrumentenabwurf sowie Abfallbehälter und mehrere Fächer und Ablagen für Instrumente, Medikamente und Hilfsmittel. Ggf. kann in die Einheit auch ein Stroboskopieteil oder ein Gerät zur bipolaren Koagulation integriert sein. Mitunter ist eine ähnlich aufgebaute Einheit aber ohne Anschlüsse zur Aufbewahrung von Instrumenten und Materialien auf der Gegenseite aufgestellt. Im Zimmer können auch Rhinomanometer, Tympanometer, Ultraschalluntersuchungsgeräte, Röntgenbildbetrachter oder eine Videoeinrichtung vorhanden sein.

Auch wenn Stirnlampen sehr leistungsstark sind, ist darauf zu achten, dass der Untersuchungsraum und insbesondere der Untersuchungsplatz etwas abgedunkelt ist und dass das Auge des Untersuchers nicht durch andere Lichtquellen im Raum geblendet oder abgelenkt wird. Ein Untersuchungsmikroskop ist heutzutage am Arbeitsplatz ein nicht mehr wegzudenkendes Arbeitsmittel. Erkrankungen des Trommelfells, aber auch Haut- oder Schleimhautveränderungen sollten grundsätzlich mikroskopisch untersucht werden.

26.4.2 Instrumente und Hilfsmittel

Folgende **Instrumente** sollten in der Behandlungseinheit zur Verfügung stehen:

- Ohrtrichter,
- Siegeltrichter mit Lupe,
- Saugrohre nach Wullstein (verschiedene Größen),
- Nasenspekula,
- ein langes Spekulum nach Killian,
- gerade und gebogene Nasensauger,
- Mundspatel,
- Tonsillenspatel,
- kleine und große Spiegel,
- Nasen- und Ohrpinzetten (bajonett- und knieförmig),
- Watteträger zum Pinseln,
- Koagulationspinzetten,
- Gummischläuche,
- Oliven,
- Knopfsonden,
- Ösen,
- Häkchen,
- Küretten,
- kleine Wattedriller,
- Ohrzängchen.

> **Merke:** Die Untersuchungsinstrumente müssen bei Verwendung nicht steril sein. Die Aufbereitung muss jedoch über eine einfache Desinfektion hinausgehen (entsprechend den Hygienerichtlinien).

In der Untersuchungseinheit sollten folgende **Medikamente** bereitstehen:

- Anästhetikum zur Injektion,
- Hautdesinfektionsmittel,
- isotonische NaCl-Lösung,
- Adrenalin,
- Hautpflegemittel,
- Schleimhautdesinfektionsmittel,
- Oberflächenanästhetikum,
- Ätzmittel,

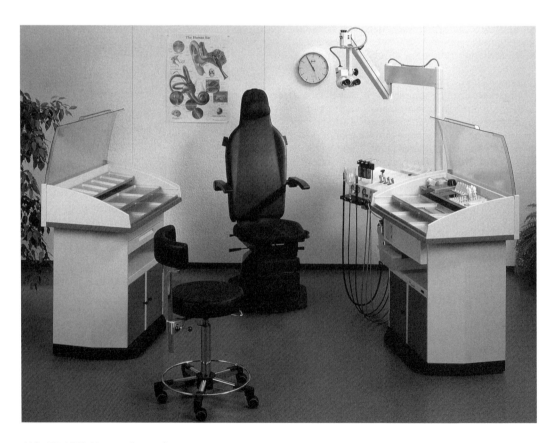

Abb. 52: HNO-Untersuchungsplatz

- Adstringenzien,
- Salben,
- Nasentropfen,
- Ohrentropfen,
- Wundmittel,
- Medikamente für Schleimhaut (z. B. Lugol-Lösung),
- Puder.

Die Untersuchungseinheit oder ein zusätzlicher Schrank sollte außerdem folgende **Verbandsstoffe** oder **Hilfsmittel** enthalten:

- Gazestreifen (schmal für Gehörgang, breit für Nase),
- Salbenstreifen (schmal und breit),
- Stieltupfer mit Watte,
- Zellstoff,
- Verbandswatte,
- Nierenschalen verschiedener Größen,
- Näpfe verschiedener Größe (für Medikamenten- oder Kochsalzlösung),
- Holzspatel,
- Taschenlampe,
- Stimmgabeln,
- Pflaster (verschiedene Breiten),
- Päckchen mit Tupfer und Kompressen,
- Einmalskalpelle,
- Fadenmesser,
- sterile und unsterile Handschuhe,
- Gummifingerlinge,
- Spitztupfer verschiedener Größe,
- Binden,
- Schlauchbinden,
- Verbandschere,
- Politzer-Ballon und entsprechende Oliven,
- Fotoapparat,
- Besteck zu Riech- und Schmeckdiagnostik,
- Schutzkittel und -brillen,
- Mundschutz,
- Trinkbecher.

Folgende **Instrumentenbestecke** sollten im Untersuchungszimmer oder in unmittelbarer Nähe aufbewahrt werden:

- Fadenziehbesteck,
- Nasengerüstrepositionsbesteck (auch für Säuglinge),
- „Mikrountersuchung" (für mikroskopische Ohruntersuchung),
- Bellocq-Tamponade,
- Wundversorgung,
- Besteck für Paratonsillarabszess.

Das Instrumentenfach ermöglicht eine griffgünstige, staubgeschützte Ablage und Aufbewahrung der Instrumente. Das Pflegepersonal sollte darauf achten, dass immer genügend Untersuchungsinstrumente (auch Endoskope), Untersuchungs-materialien und Hilfsmittel (Zungenläppchen, Verbandswatte, Zellstoff, Schalen), Medikamente (Salbenstreifen, Lösungen zum Abschwellen, Sprühbehälter) vorhanden sind.

Untersuchungsspiegel können auf einer entsprechenden Warmhalteplatte vorgewärmt werden, so dass sie sofort einsatzbereit sind. „Blinde" Spiegel sowie defekte Instrumente sollten ausgewechselt und entsorgt werden.

Werden Patienten an der Nase oder am Ohr abgesaugt, so ist darauf zu achten, dass die **Saugvorrichtung** regelmäßig durchgesaugt und die Spülflüssigkeit nach jedem Patienten erneuert wird. Bei der Entfernung von Borken oder Krusten aus der Nase muss eine Kompresse oder Zellstoff bereitgehalten werden, damit das Zängchen gereinigt werden kann. Werden Wundfäden entfernt, so muss darauf geachtet werden, dass bei einer Sprühdesinfektion die Augen des Patienten geschützt sind. Besser ist die Applikation des Desinfektionsmittels mit Stieltupfern. Entfernte Hautfäden werden an einer sterilen Kompresse abgestreift.

Die **Endoskope** werden in einem vorgewärmten Köcher aufbewahrt, damit sie für eine Endoskopie sofort griffbereit sind. Auf die richtige Vorwärmtemperatur der Warmhalteplatte oder der Endoskopköcher ist zu achten. Der Köcher darf nicht zu warm sein, damit das Endoskop für den Patienten unangenehm heiß; auch darf es nicht zu kalt sein, denn sonst beschlägt es bei der Untersuchung. Werden die Endoskope im Bereich des Objektivs mit Antibeschlagmittel benetzt, darf die Pipette nicht mit der Optik in Berührung kommen, da sonst das Fläschchen mit Antibeschlagmittel mit Keimen kontaminiert wird. Das Antibeschlagmittel kann auf einem weißen Kittel dunkle Flecke hervorrufen! Daher sollten bei der Verwendung nur ein bis zwei Tropfen auf das Objektiv gegeben werden. Diese Tropfen dürfen nicht abgewischt werden!

Bei **Medikamenten** müssen die Lagerungshinweise eingehalten werden. Beim Anbruch von Flaschen, Tropfen oder Salben ist das Anbruchdatum und die Verwendbarkeitsdauer auf einem zusätzlich angebrachten Etikett zu vermerken und die Lagerung regelmäßig zu kontrollieren. Auch sterile Einmalinstrumente dürfen nicht verfallen sein.

Merke: Spiegelanwärmer dürfen nicht mit Tüchern o. ä. abgedeckt werden, da ansonsten Brandgefahr besteht. Außerdem besteht bei der Benutzung der Anwärmer Verbrennungsgefahr, wenn man mit den Händen oder Fingern in die Nähe des heißen Luftstroms kommt. Warmhalteplatten, die die Spiegel erwärmen, so

dass sie sofort benutzt werden können, dürfen ebenfalls nicht abgedeckt werden, wenn sie in Betrieb sind. Da eine gewisse Vorwärmzeit erforderlich ist, muss die Untersuchungseinheit rechtzeitig in Betrieb genommen werden. Offene Flammen dürfen wegen des Arbeitsschutzes nicht eingesetzt werden.
Es ist darauf zu achten, dass die Kaltlichtkabel nicht zu lang sind und auch nicht auf dem Fußboden liegen (Stolpergefahr bzw. Gefahr der Beschädigung). Die verschiedenen Anschlüsse an der Untersuchungseinheit sind empfindlich, daher sollte die Einheit nicht hin- und hergeschoben bzw. nur vorsichtig bewegt werden. Es ist zu beachten, dass versenkbare Saugschläuche vorsichtig zu benutzen sind, damit sie nicht beschädigt werden.

Der in die Einheit integrierte **Abwurfbehälter** sollte so konstruiert sein, dass durch eine Blende dem Patienten die Einsicht verwehrt wird. Zur Aufnahme des Abwurfmaterials sollte ein Kunststoffbeutel eingelegt werden. Die Entleerung und Reinigung muss mindestens nach Beendigung des täglichen Praxisbetriebes erfolgen. Die gebrauchten Instrumente kommen in eine mit Deckel versehene Abwurfschale.
Die Untersuchungseinheit muss regelmäßig, d. h. in Abhängigkeit der Benutzung, gesäubert werden (täglich: Desinfektions- und Neutralisationsbehälter, Köcher für Endoskope, Spiegelheizer, Abwurfschalen, Klappen und Blenden; mindestens wöchentlich: Drucklufthandstück, Wasserhandstück, Vakuumhandstück, Instrumentenfach, Gehäuseoberfläche). Nach der Desinfektion der Gehäuseteile erfolgt eine Reinigung mit warmem Seifenwasser und eine anschließende Trocknung. Besonderes Augenmerk ist den Schlauchsystemen und Auffangbehältern zu schenken. Die Absaugschläuche müssen mit der vom Hersteller empfohlenen Desinfektionslösung durchgespült werden. Da die Behandlungseinheiten durch das Kaltrohrsystem mit dem Leitungswassersystem verbunden sind, kann die Verkeimung des Wassers in den Schlauchsystemen ein hygienisches Problem darstellen, das allerdings durch Membranfilter minimiert werden kann. Werden zur Reinigung der Endoskope Köcher mit Lösung bzw. Wasser verwendet, so müssen die Lösungen mindestens einmal am Tag erneuert werden.

> **Merke:** Die Angaben der Hersteller müssen beim Umgang mit allen Geräten unbedingt beachtet werden.

26.5 Untersuchung des Patienten

Der Patient nimmt zunächst auf dem Untersuchungsstuhl Platz. Moderne Untersuchungsplätze verfügen über viele Verstellmöglichkeiten, so dass beispielsweise der Kopf des Patienten sicher platziert oder der Patient in halb liegender Position untersucht werden kann. Oft ist es nützlich, wenn die Pflegeperson den Patienten bei der Spiegeluntersuchung physisch und psychisch unterstützt bzw. „führt". Der Patient sollte das Gefühl haben, gut betreut zu werden. Untersuchungen des Rachens und des Kehlkopfes sind für viele Patienten trotz der Oberflächenbetäubung unangenehm, so dass der Kopf – auch von erwachsenen Patienten – von der Pflegeperson gehalten werden muss. Dadurch kann der Patient keine unkontrollierten Ausweichbewegungen machen und z. B. bei einer Nasenendoskopie nicht verletzt werden. Viele Untersuchungsgänge kann der Arzt in der Regel durchführen, ohne dass der Kopf von einer zweiten Person gehalten werden muss. Im Liegen ist das Halten des Kopfes meist nicht nötig.
Kleine Hinweise, wie beispielsweise „Hecheln Sie wie ein Hund" bei der Kehlkopfspiegelung, sollten mit dem Arzt vorher abgestimmt werden, helfen aber bei der Untersuchung entscheidend. Daneben sollte der Arzt bei der Zureichung von Arbeitsmitteln und Instrumenten unterstützt werden. Instrumente, v. a. Optiken werden zwischen den Untersuchungsgängen gesäubert. Sie müssen nach der Benutzung abgespült, gereinigt und desinfiziert werden. In der Zwischenzeit kann der Arzt dann mit der Untersuchung des Patienten fortfahren. Dokumentationsaufgaben sind eine weitere Tätigkeit des Pflegepersonals bei der Untersuchung des Patienten.
Bei der HNO-Spiegeluntersuchung muss zuvor ein **Zahnersatz** immer aus dem Mund genommen werden. Nierenschale und Zellstoff sind bereitzustellen. Im Bedarfsfall muss dem Patienten beim Herausnehmen seiner Prothese geholfen werden. Die Brille sollte der Patient ebenfalls absetzen. Trägt der Patient Hörhilfen, so sollten diese nur bei der Untersuchung bzw. Diagnostik der Ohren herausgenommen werden, da sonst der Patient bei der Untersuchung weniger oder nichts versteht.
Es muss darauf geachtet werden, dass der Patient seine Zahnprothese bzw. andere abgelegte persönliche Sachen am Ende der Untersuchung nicht vergisst. Vor dem Einsetzen der Prothese empfiehlt es sich, die Prothese des Patienten unter fließendem Wasser abzuspülen. Auch sollte der Patient den Mund ausspülen. Bei bestimmten Untersuchungen oder Maßnahmen (Kieferhöhlenspülung,

Nasenbluten) ist eine Gummischürze sowohl für den Patienten als auch für den Arzt erforderlich. Wurde in den Rachen ein Oberflächenanästhetikum appliziert, sollte der Patient wegen der Aspirationsgefahr etwa 2 Stunden keine Nahrung oder Flüssigkeit zu sich nehmen.

26.6. Notfälle in der Sprechstunde

Der **Kreislaufkollaps** ist der häufigste Notfall bei der Untersuchung oder Behandlung. Erste Anzeichen, wie Blässe und Schweißausbruch, sollten immer ernst genommen werden. Im Zweifelsfall sollte der Untersuchungsgang unterbrochen werden, so dass sich der Patient mit erhöht gelagerten Beinen hinlegen kann. Moderne Untersuchungsstühle ermöglichen ein sofortiges Zurücklehnen. Vorbeugend können unangenehme Untersuchungsgänge, wie das Entfernen von Fäden oder die Enttamponierung, besser am liegenden Patienten durchgeführt werden. Es ist darauf zu achten, dass die Räume regelmäßig gelüftet werden, da in Abhängigkeit von der Raumgröße die Luft rasch „verbraucht" ist. Bei der Verabreichung von Medikamenten kann es durch eine Überempfindlichkeit zu einem **anaphylaktischen Schock** kommen. Diese Notfallsituation erfordert ein sofortiges Handeln (☞ S. 231).

> **Merke:** Patienten müssen nach jeder Injektion von Medikamenten, nach jeder Lokalbehandlung und nach allergologischen Tests oder einer Hyposensibilisierung einige Zeit unter Kontrolle bleiben.

Nach Manipulationen am Hals oder am Kehlkopf kann es zu Reflexstörungen der Atmung und der Herztätigkeit (**Herz-Kreislauf-Stillstand**) kommen. Daher müssen die Voraussetzungen einer unverzüglichen Wiederbelebung (Reanimation) in Form einer Beatmung und Herzmassage gegeben sein. Das **Nasenbluten** ist eine weitere Notfallsituation, mit der man häufig in der HNO-Sprechstunde konfrontiert wird (S. 227 f.).

26.7 Konsiliarische Untersuchungen

Die Untersuchung von Patienten erfolgt in der Regel in der HNO-Ambulanz. Alle gehfähigen Patienten können in die HNO-Abteilung kommen oder gebracht werden. Bettlägerige Patienten müssen dagegen auf den betreffenden Stationen untersucht werden. In Ausnahmefällen wird auch ein Transport im Bett in die HNO-Ambulanz notwendig, wenn eine Funktionsdiagnostik, spezielle Untersuchungen oder Therapiemaßnahmen erfolgen müssen. Dies muss bei jedem Patienten immer individuell entschieden werden, wobei die Untersuchung am Bett einem z. T. umständlichen Transport vorgezogen werden sollte. Die Qualität einer Untersuchung am Bett ist jedoch nicht vergleichbar mit der im gut ausgerüsteten Untersuchungszimmer. Allerdings wurden die Möglichkeiten durch die Einführung der starren und flexiblen Endoskope in den letzten Jahren bedeutend verbessert. So kann man mit einem flexiblen Rhinopharyngoskop notfalls auch die Ohren und die Mundhöhle untersuchen, so dass der Arzt nur mit einem Instrument den gesamten HNO-Status erheben kann.

26.7.1 Besuchskoffer

Der so genannte Stationsbesuchskoffer (Konsiliarkoffer, Außendienstkoffer) sollte nicht zu schwer sein. Das ist bei der Auswahl der Instrumente zu beachten. Es sollten die Instrumente, Medikamente und Hilfsmittel enthalten sein, die häufig benötigt werden oder die auf anderen Stationen nicht zur Verfügung stehen. Der Koffer sollte verschließbar sein, d. h. es sollte kein offener Korb verwendet werden.

26.7.2 Untersuchungslampe

Zweckmäßig ist eine komplette Stirnlampe mit Kaltlichtquelle. Da diese zu groß ist und man zusätzlich eine Kaltlichtfontäne mitnehmen müsste, sind kleine, batteriebetriebene Stirnlampen zu empfehlen. Zusätzlich gibt es auch Batterien, die man zum Betreiben von Endoskopen verwenden kann.

26.7.3 HNO-Spiegeluntersuchungs-Set

HNO-Spiegelinstrumente müssen nicht steril benutzt werden, es empfiehlt sich jedoch die Instrumente für den Stationsbesuch steril einzuschweißen und nicht mehrere Instrumente in einem Kasten mitzuführen, damit bei der Untersuchung verschiedener Patienten keine Verunreinigungen auftreten. Ein Set kann beispielsweise folgende Instrumente enthalten: Ohrtrichter, Spekulum, Zungenspatel, Tonsillenspatel, Kehlkopfspiegel (groß und klein), Ohrhäkchen, -kürette, -driller, Watte und Zungenläppchen.

> **Zusammenfassung:** In der HNO-Ambulanz bzw. -Poliklinik erfolgt der größte Teil der konservativen HNO-Therapie. Daneben werden auch Patienten betreut, die entweder für eine Operation vorbereitet oder die nach einer Operation behandelt werden. Der Arbeitsplatz ist für das pflegerische und ärztliche Personal durch große Belastungen gekennzeichnet, da der Arbeitsablauf nur bedingt gesteuert werden kann. Das Zentrum jeder Ambulanz ist der Behandlungsplatz.

27   HNO-Station

Die stationäre Aufnahme bzw. Behandlung von Patienten mit HNO-Krankheiten ist v. a. aus zwei Gründen notwendig:

1. die engmaschige Kontrolle nach Operationen und bei bestimmten Krankheitsbildern,
2. die Gewährleistung einer kontinuierlichen, mehrmals am Tag durchzuführenden Behandlung durch den HNO-Arzt.

Hierbei spielt natürlich das geografische und soziale Umfeld ebenfalls eine Rolle. Außerdem besitzen so genannte logistische bzw. organisatorische Aspekte eine Bedeutung.

27.1   Einrichtung

Bei der stationären Betreuung bzw. beim operativen Spektrum unterscheidet man die Grund- von der Spezialversorgung. In der Grundbetreuung überwiegen die Patienten zur Adenotomie und Tonsillektomie, Septumplastiken, Ohr-Operationen, NNH-Operationen, Fremdkörperentfernungen und kleinere Eingriffe am Halsbereich. Die stationäre Spezialbetreuung erstreckt sich neben den bereits erwähnten Operationen vorwiegend auf die hörverbessernde Mikrochirurgie, plastisch-wiederherstellende Chirurgie, Tumorchirurgie, Parotis- und Fazialischirurgie, Chirurgie der Schädelbasis und die Behandlung entzündlicher Komplikationen jeglicher Art.

Die HNO-Abteilung bzw. -klinik besteht – in Abhängigkeit vom Spektrum der Patientenversorgung – aus einem OP-Bereich und den Stationen. Daneben gehören zu einer HNO-Klinik eine Ambulanz bzw. Poliklinik, eine oder mehrere Funktions- und Therapieabteilungen (ITS, Phoniatrie, Audiometrie, Rhinologie, Elektrophysiologie, Inhalatorium, physikalische Abteilung, Schlaflabor).

Die ärztliche Patientenuntersuchung und -behandlung kann im HNO-Gebiet wegen der fachspezifischen Untersuchungstechnik (Mikroskop, Endoskopie, Absaugung, Ohrspülung) in der Regel nicht am Krankenbett erfolgen, sondern ist an einen separaten Arbeitsplatz gebunden, der im Stationsbereich angesiedelt sein muss.

Das **Behandlungszimmer** sollte so groß sein, dass ein Bett hineingefahren werden kann, damit eine Untersuchung des Patienten auch im Bett möglich ist. Der Behandlungsstuhl muss so stehen, dass er allseits drehbar ist und die Lehne zurückgeklappt werden kann, ohne dass diese an die Untersuchungseinheit stößt. Der Raum sollte mit einem Rollladen oder dunklen Vorhang abdunkelbar sein. Weiterhin sollte ein Röntgenkasten vorhanden sein, mit dem man mehrere CT- oder MRT-Bilder gleichzeitig betrachten kann. Vor dem Behandlungszimmer befinden sich Sitzgelegenheiten für die Patienten.

Einige Patientenzimmer sollten eine **Absaug- und Sauerstoffzufuhr** haben, beispielsweise für Patienten mit Tracheostoma oder Überwachungspatienten. Inhalationen und Nasenspülungen müssen entweder in einem besonderen Raum („Inhalatorium") oder in einem separaten Teil des Patientenzimmers durchgeführt werden können. Es versteht sich von selbst, dass jedes Zimmer ein Waschenbecken mit Spendern für Reinigungs- und Desinfektionsmittel hat.

27.2   Organisation

Der organisatorische Ablauf auf einer HNO-Station unterscheidet sich nicht grundlegend von dem auf anderen Stationen. Berücksichtigt werden müssen jedoch die Notwendigkeit der Behandlung im Behandlungszimmer und die Durchführung physikalischer Verordnungen. Der Bedarf an pflegerischem Personal unterscheidet sich daher auch nicht grundsätzlich von dem anderer Fachrichtungen, richtet sich aber in erster Linie nach dem Spektrum der zu pflegenden Patienten und dem Vorhandensein eventueller Überwachungsbetten.

27.3 Pflegeanamnese

Der Ablauf der stationären Aufnahme unterscheidet sich nicht wesentlich von dem in anderen Fachgebieten. Im Vordergrund steht die Pflege des ganzen Menschen. Die stationäre Aufnahme kann für den Erkrankten eine erhebliche psychische und physische Belastung darstellen. Um sämtliche pflegerische Probleme frühzeitig zu erkennen und folgerichtige Handlungen abzuleiten, ist als Anschluss an die Aufnahmeformalitäten baldmöglichst ein **Aufnahmegespräch** mit Pflegeanamnese durchzuführen. Diese Pflegeanamnese wird auf einem entsprechenden Blatt dokumentiert und dient im Rahmen der Pflegeplanung der Erkennung pflegerelevanter Probleme, die im Pflegeteam besprochen und aus denen Pflegemaßnahmen abgleitet werden. Mit der Pflegeanamnese werden die soziale Situation, die Hilfsmittel (z. B. Hörgeräte, Trachealkanülen), die Hilfsbedürftigkeit vor der stationären Aufnahme, die Wohnverhältnisse, die Besonderheiten der Ernährung und die Aktivitäten des täglichen Lebens erfasst. Ein gut geführtes Gespräch lässt den Patienten spüren, dass er gut betreut ist und dass man sich professionell um ihn kümmert. Das Aufnahmegespräch sollte sich nicht auf das Abfragen von Fakten und das Abarbeiten der Fragen beschränken, sondern unterstützt auch die Kontaktaufnahme. Das Gespräch dient dem Kennenlernen, wobei der Patient Gelegenheit hat, seine Ängste, Bedenken, Wünsche, Erwartungen und Hoffnungen zu äußern.

27.4 Visite

Die ärztliche Visite ist der Krankenbesuch des Arztes. Sie findet täglich in einem zeitlich festgelegten Rahmen statt. Die Visite auf einer HNO-Station unterscheidet sich z. T. von der Visite in anderen Fachgebieten, denn sie gliedert sich in zwei Abschnitte. Neben einem Durchgang durch die Zimmer mit den Kurven ist zusätzlich eine Untersuchung und Therapiemaßnahme durch den Arzt im Behandlungszimmer notwendig. Daher kann eine Visite am Tag mit einem Zimmerrundgang beginnen, während sich die eigentliche Durchführung und Kontrolle der Behandlung am HNO-Arbeitsplatz im Behandlungszimmer als wichtiger Teil der Visite anschließt. Inwieweit vor oder nach der Visite eine „Kurvenvisite" erfolgt, ist von Abteilung zu Abteilung verschieden.

Es ist selbstverständlich, den Patienten die Anzahl der täglichen Visiten, den Zeitpunkt sowie die etwaige Dauer bekannt zu geben. Entsprechende Verordnungen, wie Inhalationen oder Nasenspülungen, können zeitmäßig dann so eingeplant werden, dass sie vor der Visite erfolgen. Am Beginn der Visite sollte ein Informationsaustausch zwischen Arzt und den entsprechenden Pflegepersonen über das Befinden des Patienten sowie eine Planung der Bettenbelegung stattfinden. Dabei können bestimmte patientenbezogene Beobachtungen, wie Dyspnoe in der Nacht, geringe Blutungen o. ä. angesprochen werden. Zu Beginn der Visite ist es die Aufgabe der verantwortlichen Pflegeperson, das Visitenkörbchen (Frenzelbrille, Stimmgabeln, Untersuchungslampe) auf Vollständigkeit zu überprüfen. Zu entlassende und frisch operierte Patienten werden zuerst untersucht.

Die Vorstellung eines Krankenbefunds sollte nicht vor anderen Patienten im Krankenzimmer erfolgen. Die Aufklärung über ein Krankheitsbild oder einen folgeschweren Befund sollte ohnehin im Behandlungszimmer durch den Chef- oder Oberarzt durchgeführt werden.

28   Operationsvorbereitung

28.1   Allgemeine Aspekte

Das Gelingen HNO-ärztlicher Operationen hängt weitgehend von einer sorgfältigen Vorbereitung sowie von einer gewissenhaften Nachsorge ab. Abgesehen von sofort notwendigen Operationen, wie bei Blutungen oder beim laryngealen Stridor, muss der Patient so gründlich wie möglich für die erforderliche OP vorbereitet werden. Die präoperative Phase erfordert nicht nur die allgemeinen Aspekte der Operationsvorbereitung, sondern beinhaltet auch die ärztliche Aufklärung vor der Operation und der Narkose. Vor einer OP wird versucht, die Ängste durch Gespräche abzubauen. Der Kranke wird ggf. über Arbeit und Ziele einer Selbsthilfegruppe informiert.

Entsprechend der Dauer der Narkose, des Schweregrades und der zu erwartenden postoperativen Belastungen kann man HNO-ärztliche Eingriffe in drei Gruppen einteilen:

- **Kleinere operative Eingriffe:** Adenotomie, Parazentese, Tonsillektomie, Polypektomie, MLS, Bronchoskopie, Ösophagoskopie, Lymphknotenexstirpation, Entfernung von Hautneubildungen.
- **Mittelgroße Eingriffe:** Septumplastik, endonasale Siebbein-OP, Septorhinoplastik, Mittelohr-OP.
- **Große HNO-ärztliche Eingriffe:** Laryngektomie, Neck dissection, Akustikusneurinomentfernung.

Die Einnahme von Antikoagulanzien (z. B. ASS, Heparin, Marcumar) und anderen Medikamenten (z. B. Meformin) muss unbedingt vor der Operation bekannt sein und ggf. durch den Arzt ab- oder umgestellt werden. Ebenso muss eine Blutungsneigung vor einer Operation behandelt werden. Bei Risikopatienten ist eine sorgfältige internistische Diagnostik mit EKG, Belastungs-EKG, Spirometrie usw. notwendig, damit eine Operations- und Narkosefähigkeit gegeben ist. Die Kenntnis einer Hypertonie oder eines Diabetes mellitus ist für den intra- und postoperativen Verlauf wichtig. Patienten, die in örtlicher Betäubung operiert werden, müssen ebenfalls sorgfältig vorbereitet werden.

Tab. 24: Notwendige Untersuchungen bzw. Maßnahmen vor HNO-Operationen

Labor:
• Blutbild • Gerinnungswerte • Elektrolyte • Urinkontrolle • Blutgruppenbestimmung • Kreuzblut bzw. Blutbereitstellung in Abhängigkeit vom Eingriff
Allgemeine Untersuchungen:

• Messung von:
  – Körpergewicht
  – Körpergröße
  – Temperatur
  – Blutdruck
• Röntgenaufnahme des Thorax
• EKG, Lungenfunktionsprüfung und
• Blutgasanalyse

Spezielle Untersuchungen:
• Audiometrie • Vestibularisprüfung • Rhinomanometrie • Olfakto- und Gustometrie • Röntgen-NNH • Röntgen-Schüller • CT • MRT • Fotodokumentation
Zusammenstellen der Untersuchungsbefunde:
• altes und neues Krankenblatt • Röntgenbilder • Medikamente für OP (z. B. Asthmaspray)
Rasur nach Anordnung und Abkleben des OP-Gebiets
Low-dose-Heparinisierung nach Anordnung
Prämedikation am Vorabend und eine Stunde vor OP nach Anordnung

Ggf. kann der geplante Eingriff in örtlicher Betäubung vom Anästhesisten überwacht werden (☞ Tab. 24).

Bei **Kindern** müssen die erfolgten Impfungen und Inkubationszeiten bei Kinderkrankheiten in der häuslichen Umgebung oder Tagesstätte beachtet werden.

Eine **Blutgruppenbestimmung** ist bei Endoskopien (MLS, Bronchoskopie, Ösophagoskopie), Exstirpation von kleinen Lymphknoten, Entfernung von kleinen Hautneubildungen, bei Anthelixplastiken und bei Tympanoplastiken nicht zwingend erforderlich. Bei allen anderen Eingriffen muss die Blutgruppe aber in jedem Fall bestimmt und ggf. Kreuzblut bereitgestellt werden.

28.2 Aufklärung vor der Operation

Bei der ärztlichen Aufklärung können drei Stufen unterschieden werden:

1. Aufklärung durch spezielle Informationsblätter,
2. Arzt-Patient-Gespräch und
3. Dokumentation.

Operationen im HNO-Gebiet erfordern, wie in den anderen Fachdisziplinen auch, eine sorgfältige Patientenaufklärung. Die Rechtsprechung erwartet vom Operateur, dass er vor dem Eingriff nicht nur über typische Gefahren mit dem Kranken spricht, sondern auch seltene Komplikationen erwähnt (☞ Tab. 25). Der Operateur gerät dadurch u. U. in ein unzumutbares Dilemma, denn nach aller praktischen Erfahrung führt eine zu weit ausholende Aufklärung zu einer seelischen Belastung des Patienten. Manche Patienten schrecken daher vor einem notwendigen operativen Eingriff zurück. Daher muss der Operateur das Gespräch individuell vorbereiten und durchführen. Die Unterrichtung über in Frage kommende Gefahren und Komplikationen muss schriftlich fixiert und vom Patienten bestätigt werden. Für die Aufklärung über Operationen existieren vorgedruckte Aufklärungsbogen, die für die meisten Standardeingriffe zur Verfügung stehen. Damit kann der Patient umfassend informiert und aufgeklärt werden. Die Merkblätter ersetzen jedoch nicht das Gespräch des Arztes mit dem Patienten, sondern können es nur unterstützen.

28.3 Anästhesievorbereitung

Neben der Aufklärung über die Narkosedurchführung und -form durch den Anästhesisten, die in der Regel am Vortage erfolgt, ist die Vorbereitung vor der Operation mit derjenigen anderer operativer Fachdisziplinen vergleichbar. Hier hat v. a. die Gabe der Medikamente am OP-Tag und die Thromboseprophylaxe eine große Bedeutung. In der HNO-Heilkunde haben Verträglichkeiten früherer Anästhesien, mögliche Intubationsprobleme, Allergien, Infekte, der Zahnstatus, Alkohol- sowie Nikotinabusus eine Bedeutung.

Prämedikation: Die Prämedikation dient der Anxiolyse, also dem Dämpfen von Angst- und Spannungszuständen. Aufregung und Angst können die Nebenwirkung von Anästhetika verstärken. Eine Anxiolyse ist ganz besonders auch für die Patienten wichtig, die in örtlicher Betäubung operiert werden. Die Prämedikation besteht v. a. vor örtlicher Betäubung aus 4 Komponenten:

* Am Abend vor der Operation erhält der Patient ein Benzodiazepin, wie Midazolom (Dormicum®) oder Flunitrazepam (Rohypnol®), oder ein langwirksames Benzodiazepin, wie Nordazepam (Tranxillium®).
* Etwa 60 min vor der OP ist die i.m.-Injektion eines Analgetikums zu empfehlen (z. B. Dolantin).
* Außerdem erhält der Patient als Prämedikation ein Benzodiazepin, wie Midazolom (Dormicum®) oder Flunitrazepam (Rohypnol®), oral.
* Anticholinergika, wie Atropin, werden nur dann verordnet, wenn eine stärkere Speichelsekretion vermieden werden soll.

Tab. 25: Mögliche Komplikationen bei HNO-Operationen

Adenotomie:	Nachblutung Zahnschaden Mundschleimhaut- schaden Näseln Verschlucken in die Nase
Parazentese/ Paukendrainage:	akute Mittelohrentzün- dung Abwandern des Röhr- chens in die Pauke bleibendes Trommelfell- loch Wasserschutz Schwindel Ohrensausen
Tonsillektomie:	Nachblutung Zahnschaden Schmeckstörung Zungengefühlsstörung
Septumplastik/ Muschelplastik/ Rhinoplastik:	Tamponade nach OP Nachblutung Loch in Scheidewand Verwachsungen Sinusitis Sattelnase Resthöcker Hautschäden durch Gips Spanabstoßung Riechstörung Atembehinderung Zahnempfindungsstörung
NNH-OP:	Bewegungseinschrän- kung des Auges mit Doppelbildern Sehverschlechterung bis zur Erblindung Bluterguss des Augenlides Tränenträufeln Liquorfistel Hirnhautentzündung Einblutung in den Hirn- innenraum Riechminderung
Ohrmuschel- und Gehör- gangs-OP:	Knorpelentzündung fortbestehendes Abstehen scharfe Knicke überschießende Narben- bildung; Fadengranu- lom Gefahr der Einblutung überschießende Narben- bildung
Mittelohr-OP:	Trommelfelldefekt Schwerhörigkeit bis zur Ertaubung Ohrgeräusch Gesichtsnervenlähmung Schwindel Hirnhautverletzung Entzündung
Speicheldrüsen- OP:	Gesichtslähmung Gefühlsstörungen der Ohrmuschel und Wange Zungenlähmung Speichelfistel Rezidiv Narbe kosmetische Entstellung
Laryngoskopie/ Bronchoskopie/ Ösophagoskopie:	Zahnschaden Zahnverlust Heiserkeit Gaumenverlust Schwellung bei beidseitiger Stimm- lippenlähmung Tracheotomie Schluckstörung Speiseröhrenverletzung Brustmittelraumentzünd- ung
Tracheotomie:	Hustenreiz Schleimabsonderung Stimmverlust Luftröhrenverengung Kanüle
Laryngektomie:	Stimmverlust Notwendigkeit, eine Ka- nüle zu tragen Wundheilung mit Fistel- bildung Magensonde Luftröhren- und Lungen- entzündung Schluckbeschwerden.
Neck dissection:	Nervenverletzung: – Armhebernerv – Zungenbewegungsnerv – Gesichtsnerv – Zwerchfellnerv – Eingeweidenerv – Schmecknerv – Armnervenbündel Blutstauung Unterbindung der Hals- schlagader verzögerte Wundheilung Lymphfistelbildung

28.4 Patientenvorbereitung

Am Tag vor der Operation sollte der Patient nicht mehr rauchen oder Alkohol trinken. Es ist selbstverständlich, dass der Patient auch am OP-Tag nicht raucht und keine Nahrung zu sich nimmt.
Haut: Am Vorabend sollte eine Körperwäsche durch eine Dusche oder Reinigungsbad mit einer hautschonenden Seife erfolgen. Bestimmte Körperstellen benötigen besondere Aufmerksamkeit, wie Finger- und Fußnägel, Bauchnabel sowie Ohren. Nagellack und Schmuck sind zu entfernen. Fetthaltige Lotionen sollten vermieden werden. V. a. sind die Haare zu waschen, da das nach der Operation für etwa 7–14 Tage nicht empfehlenswert ist.
Haare: Wenn eine präoperative Rasur erforderlich ist, dann sollte sie nicht früher als 2 Stunden vor dem Eingriff erfolgen. Es sollte beachtet werden, dass durch Rasur gesetzte Mikroläsionen mit Eröffnung der Hautbälge deren Keimbesiedlung fördert und die Infektionsrate erhöht. Die Rasur mit atraumatischen Rasierern sollte aber nicht unmittelbar im OP-Saal erfolgen, da die Unterlage nicht vor Verunreinigung und Durchfeuchtung geschützt werden kann. In der HNO-Heilkunde ist v. a. im Ohr- und Kalottenbereich eine Rasur erforderlich. Jede Rasur muss vorher mit dem Patienten besprochen werden. Bei einer Nasenoperation ist beispielsweise die Bartrasur aufgrund der intraoperativen Blutung aus hygienischen Gründen sicher empfehlenswert, aber nicht zwingend erforderlich. Die Augenbrauen dürfen nicht rasiert werden, da die Haare nur sehr langsam nachwachsen. Es zeichnet sich der Trend ab, dass die zu rasierenden Areale zunehmend kleiner werden. Die Empfehlung, Schnittlänge plus 10–20 cm zu rasieren, ist im Kopf-Hals-Bereich ohnehin nicht zu erfüllen. Allerdings sollten sich im mit Pflaster abgeklebten Bereich keine einzelnen Haare mehr befinden. Bei der Rasur wird eine Einmalunterlage unter das zu rasierende Körperteil gelegt, und die Haut gründlich mit Desinfektionsmittel oder Rasierschaum angefeuchtet.

28.5 Spezielle Aspekte

Je komplizierter und länger die geplante Operation, desto differenzierter und länger ist von HNO-ärztlicher Seite die OP-Vorbereitung. Kleinere Operationen, wie Adenotomie oder Tonsillektomie, benötigen meist keine spezielle Vorbereitung.

28.5.1 Ohroperationen

Vor einer Parazentese bzw. Paukendrainage ist bei Kindern eine Reinigung der äußeren Gehörgänge meist nicht möglich. Ggf. ist eine perioperative Antibiose bei Infektionen des Mittelohres erforderlich. Die Ohrmuscheln werden insbesondere vor Anthelixplastiken besonders ausgiebig gereinigt. Auf die Umschlagsfalte ist dabei besonders zu achten. Bei Defekten des Trommelfells darf kein Wasser o. Ä. in den Gehörgang kommen. Bei einer chronischen Otitis media mit starker Sekretion ist 3x pro Tag eine Spülung des äußeren Gehörgangs und des Mittelohres erforderlich, um die lokale Keimkonzentration zu vermindern (physiologische Kochsalzlösung, Rivanollösung 0,02 %ig, Wasserstoffperoxidlösung 0,3 %ig – auf Körpertemperatur bringen!). Eventuell kann kurzzeitig ein Streifen mit einem Antibiotikum für 1–2 Stunden eingelegt werden. Zusätzlich kann eine systemische Antibiose erfolgen. Vor einer Stapes-Operation sollten die Gehörgänge zur thermischen Labyrinthdiagnostik nicht am Vortag der Operation gespült werden, da dadurch die Gehörgangshaut mazeriert werden kann. Der Gehörgang wird sorgfältig mechanisch durch den Arzt gereinigt und ggf. werden die Vibrissen im Gehörgang gekürzt. Bei Patienten mit Herpes labialis oder genitalis sollte wegen einer möglichen Ertaubung die Operation verschoben werden. Das gilt auch für akute Effloreszenzen oder eine Otitis externa. Vor Operationen am Ohr sollten entsprechende Ohrstecker o. Ä. grundsätzlich bereits mehrere Tage vorher herausgenommen werden.

28.5.2 Nasenoperationen

Gelegentlich muss vor der Operation eine Nasenpflege bei entzündlich veränderter Schleimhaut durch eine Salbenstreifeneinlage erfolgen. Ggf. ist eine Soleinhalation oder eine Nasenspülung präoperativ nützlich. Bei Patienten mit einer Follikulitis, einem Furunkel oder einem Herpes labialis muss die Operation bis zur Abheilung verschoben werden. Vor der Operation müssen entsprechende Schmuckteile aus der Nase selbstverständlich entfernt werden. Die Patienten sollten auch mehrfach darauf aufmerksam gemacht werden, dass nach der Operation die Nase auf beiden Seiten mit Tamponaden ausgestopft ist und dass sie keine Luft durch die Nase bekommen. Das ist auch unmittelbar nach der Narkose wichtig, da sich die Patienten z. T. erst auf die Mundatmung umstellen müssen.

28.5.3 Pharynxoperationen

Da bei der Tonsillektomie und Adenotomie durch den Operateur in Narkose Mundsperrer eingesetzt werden, müssen v. a. die vorderen Zähne gesund und fest sein. Sonst kann es ggf. zum Abbrechen während der Operation kommen. Vor der Tonsillektomie ist eine gründliche Zahnreinigung einschließlich der Zwischenräume durch den Patienten nötig, da nach der Operation zunächst keine Pflege mit der Zahnbürste erfolgen sollte. Eine Behandlung und Heilung von entzündlichen Erkrankungen ist vor der geplanten Operation in Mundhöhle und Pharynx anzustreben. Bei Verdacht auf eine Fokuserkrankung, Abszessbildungen oder tonsillogene Streuherde ist eine perioperative Antibiose durchzuführen bzw. präoperativ mit der Antibiose zu beginnen. Es versteht sich von selbst, dass eventueller Zungenschmuck (Piercing) vor der Operation im Hals oder Pharynxbereich herausgenommen werden muss und auch nach der Operation bis zur Abheilung nicht wieder eingesetzt werden darf.

28.5.4 Invasive Endoskopien

Vor einer MLS sollten, v. a. bei schlechtem Zahnstatus Abdruckschienen durch einen Zahnarzt zum Schutz der Frontzähne angefertigt werden. Das hat sich auch bei Patienten bewährt, bei denen in relativ kurzen Abständen eine wiederholte MLS notwendig ist (z. B. Papillome). Ein durchgemachtes HWS-Trauma sollte vor starren endoskopischen Untersuchungen in Narkosen dahingehend abgeklärt werden, ob eine Überstreckung bzw. Bewegung des Kopfes möglich ist.

Zusammenfassung: Das Gelingen HNO-ärztlicher Operationen hängt u. a. von einer sorgfältigen Vorbereitung ab. Neben den allgemeinen Vorbereitungen (Diagnostik, Rasur) spielen HNO-spezifische Aspekte eine Rolle. Daneben ist die Aufklärung vor der OP und die Anästhesievorbereitung wichtig.

29 Pflege und Nachsorge nach einer Operation im HNO-Gebiet

Die Pflege und Nachsorge sind eng miteinander verzahnt und sind für den Erfolg einer Operation sehr wichtig. Von besonderer Bedeutung ist die Pflege und ärztliche Nachsorge der Patienten nach Ohr-, Nasen- bzw. NNH- und Tumor-Operationen. Routine-Operationen, wie Adenotomien oder Tonsillektomien, bedürfen ebenfalls einer kompetenten und differenzierten Pflege.

29.1 Allgemeine Gesichtspunkte

Es gelten die **Prinzipien der allgemeinen postoperativen Pflege** der chirurgischen Fächer. Man muss bei der postoperativen Überwachung beachten, dass es sich bei den chirurgischen Eingriffen im HNO-Fachgebiet überwiegend um blutreiche Operationen im Bereich der oberen Luftwege handelt. Durch die Aspiration von Blut oder Schwellungen der Atemwege kann es zu lebensbedrohlichen Situationen mit der Gefahr des Erstickens kommen.
Bei der Pflege von frisch Operierten ist große Sorgfalt angezeigt. V. a. bei Patienten nach Mittelohr-Operationen ist darauf zu achten, dass beim Rücktransport vom Operationssaal auf die Station das ruckartige Überfahren von Schwellen oder sonstigen Hindernissen sowie andere Erschütterungen unbedingt vermieden werden sollen. Durch Niesreiz, Husten und die damit verbundenen ruckartigen Bewegungen kann es zu einem Verschieben der Mittelohrgehörknöchelchenprothese kommen.
Die postoperativen Pflege umfasst verschiedene Aufgaben bzw. Probleme:
Lagerung: Kinder werden nach Pharynx-Operation auf der Seite gelagert. Erwachsene werden v. a. nach Nasenoperationen, NNH-Operationen, Operationen an der Frontobasis, nach Operationen am Larynx mit erhöhtem Oberkörper gelagert. Das gilt auch bei Patienten, bei denen die Gefahr einer Gesichtsschwellung besteht. Hiervon abgesehen sollte jeder Patient postoperativ so gelagert werden, wie er sich am wohlsten fühlt.
Übelkeit und Erbrechen: Postoperativ treten diese Symptome v. a. nach Nasen- oder NNH-Opera-

tionen (Verschlucken von Blut oder Sekret) sowie nach Ohroperationen (Labyrinthreizung) auf. Sie können auch Zeichen von Blutdruckabfall oder Schmerzen sein. Die Therapie richtet sich entsprechend nach der Ursache (Analgetika, Antiemetika).
Atmung: Eine postoperative Verlegung der Atemwege ist durch das Zurücksinken des Zungengrundes (Esmarcher Handgriff, nasopharyngealer Tubus) oder durch ein Larynxödem (Reintubation, Prednisolon, Tracheotomie) möglich. Aufgrund einer Schonatmung kann es zu einer Hypoventilation kommen. Ursachen können zu fest gewickelte Verbände, Schmerzen, Übergewicht, eine zentrale (Opiate) oder eine periphere Atemdepression (Muskelrelaxantien) sein. Neben der Beseitigung der Ursachen und einer Sauerstoffgabe muss man den Patienten zum Durchatmen und Abhusten auffordern. Eine ständige Überwachung ist notwendig.
Hypertonie: Eine Hypertonie kann postoperativ auf Schmerzen, eine Hypoxämie oder eine Hypervolämie durch Überinfusion zurückzuführen sein. Die Folge ist oft eine Nachblutung aus dem Nasen- bzw. NNH-Bereich oder Wundbetten (TE, AT) im Pharynxbereich. Die Behandlung besteht in der Gabe von Analgetika, Antihypertonika, Diuretika, Cholinergika (z. B. Doryl®) bzw. Katheterisierung bei voller Harnblase sowie eine Reduktion der Infusionsmenge. Engmaschige Blutdruckkontrollen, Verbandswechsel sowie Nachtamponieren sind erforderlich.
Nachblutungen: Nachblutungen können sich durch eine hohe Förderung der Drainagen, Durchbluten von Verbänden und Blutungen aus Mund und Nase bemerkbar machen. Bei einer Blutung nach innen („Tamponade nach innen", Aspiration) kann es auch zu einer Dyspnoe kommen. Es resultiert eine Hypotonie und eine Tachykardie. Neben einer Volumenzufuhr ist der Operateur hinzuziehen, der dann entscheidet, ob eine operative Revision notwendig ist. Zusätzlich müssen die Gerinnungsparameter überprüft und ggf. transfundiert werden. Kleine Blutungen aus der Nase nach Nasen- oder NNH-Operationen sind z. T. noch als „normal" zu betrachten. Sie sistieren in der Regel von selbst. Hand- oder industriell gefertigte Nasenschleudern, die das Blut oder später das blutgetränkte Sekret

auffangen, können bereits im Aufwachraum unmittelbar nach Operationsende das Sekret auffangen. Bei stärkeren Blutungen aus Nase oder Mund muss der Operateur oder diensthabende Arzt verständigt werden, der die Nasenhaupthöhle entweder „nachtamponieren" muss, d. h. weitere Tamponaden in der Nase platziert, oder im Falle einer bedrohlichen arteriellen Blutung eine nochmalige operative Revision mit gezielter Blutstillung in Narkose vornimmt. Erst mit einiger Berufserfahrung kann man als Pflegekraft abschätzen, wann der Arzt gerufen werden muss. V. a. wenn das Blut aus der Nase tropft oder wenn der Patient frisches Blut über den Mund ausspuckt, sollte man nicht zögern, den Arzt zu verständigen. Oftmals ist der Patient durch die Blutung sehr unruhig und das „Nachtamponieren" ist auch sehr schmerzhaft. Das führt wiederum zu einem Anstieg des Blutdrucks, so dass ein entsprechender Kreislauf mit der Verstärkung der Blutung in Gang gesetzt wird.

Schmerztherapie: Der Analgetikabedarf ist bei jedem Patienten verschieden. Das Schmerzmittel ist nach Verlangen zu dosieren und wird so **frühzeitig** wie möglich verabreicht. Bei geringeren Schmerzen ist Paracetamol (z. B. ben-u-ron®, Captin®, Doloreduct®, Enelfa®, Gelonida®, talvosilen®) ausreichend. Bei stärkeren Schmerzen kann nach Rücksprache mit dem Arzt Ibuprofen (z. B. Anco®, Esprenit®, Ibuhexal®, Jenaprofen®) und bei starken Schmerzen kann Piritramid (Dipidolor®) oder Pethidin verabreicht werden.

Temperaturerhöhung: Fieber ist am häufigsten auf Pneumonien, Harnwegsinfekte und Wundinfektionen zurückzuführen. Eine maligne Hyperthermie ist sehr selten, ebenso Fremdkörperreaktionen. Bei großen Operationen ist eine Temperaturerhöhung bis etwa 38,5° C noch physiologisch (Postaggressionskatabolismus). Bei Fieber sollte eine sorgfältige Ursachenforschung erfolgen. Kalte Wadenwickel, Antipyretika, eine Antibiose oder eine Wundrevision können notwendig sein.

Ernährung: Die Ernährung ist eine wichtige Maßnahme der Nachbehandlung bzw. Nachsorge, da sie nicht nur für das allgemeine Wohlbefinden des Patienten, sondern auch für den Heilverlauf von Bedeutung ist. Man unterscheidet folgende Ernährungsformen:

- **Parenterale Ernährung** durch intravenöse Infusionen postoperativ, bei Bewusstlosen, bei Patienten, die anderweitig nicht ernährt werden können.
- **Sondenkost**, die entweder über eine Magensonde oder über eine PEG verabreicht wird. Sie ist bei Wunden in Mund und Pharynx, intermaxillärer Verschnürung, nach Operation am Hypopharynx oder Ösophagus indiziert.
- **Flüssige Kost** in Form von Tee oder später Sondenkost beträgt durchschnittlich 2–3 Liter pro Tag. Diese kann oral oder über Sonde bzw. PEG verabreicht werden. Oral wird flüssige Kost meist beim Übergang einer Sondenernährung zur enteralen Form nach Operationen gegeben. Durch die häufige Zufuhr kleinerer Portionen kann dem Hungergefühl am besten begegnet werden. Wichtige Eigenschaften der flüssigen Kost sind Schmackhaftigkeit, Appetitlichkeit und Abwechslungsreichtum.
- **Breikost** besteht aus zerkleinerter Vollkost und dient dem Kostaufbau nach der anfänglichen Gabe von flüssiger Kost oder nach Operationen im Pharynxbereich (z. B. Tonsillektomie).

Die postoperative Flüssigkeitskarenz beträgt nach einer Allgemeinanästhesie in der Regel 4–6 Stunden, ist jedoch in Abhängigkeit vom operativen Eingriff, besonders v. a. im Mundhöhlen-Rachenbereich, auch länger. Nach einer Operation mit Eröffnung des Pharynxschlauches (Laryngektomie, Divertikel-Operation) ist sicherzustellen, dass die Naht bzw. die Anastomosen nicht gefährdet werden. Das kann am 8. bzw. 10. postoperativen Tag mit einer Röntgenkontrastmittelaufnahme erfolgen. Bis dahin hat eine Ernährung z. B. über Sonde zu erfolgen.

Drainagen: Bei Drainagen sind hygienische Maßnahmen besonders wichtig. Eine längere Liegezeit begünstigt die Entstehung von Infektionen. In der HNO-Heilkunde spielt v. a. die **Redon-Drainage** eine wichtige Rolle. Durch die Redon-Drainage wird überschüssiges Blut oder Sekret aus Wundbereichen durch einen Unterdruck abgeleitet. Es müssen immer die Menge des Inhalts, das Vakuum und die Durchgängigkeit des Schlauches kontrolliert werden. Die Flasche muss grundsätzlich unter Patientenniveau am Bett hängen. Es ist weiterhin regelmäßig darauf zu achten, dass der Schlauch nicht abgeklemmt oder diskonnektiert ist. Die Flasche ist nur auf ärztliche Anordnung zu wechseln oder wenn sie voll ist. Bei der Entfernung des Drainageschlauches aus dem Wundbereich ist die Einwirkzeit der Desinfektionslösung und die Kontrolle des gezogenen Schlauches auf Vollständigkeit zu beachten.

29.2 Ohroperationen

29.2.1 Ohrmuschelkorrektur

Am OP-Tag ist auf einen verrutschten bzw. durchgebluteten Verband zu achten. Die erste Wundkontrolle erfolgt in der Regel am 1. postoperativen

Tag auf Hämatome oder eine Blutung. Die Ohren werden mit einem gut gepolsterten (z. B. ölgetränkte Watte), zirkulären, nicht zu fest gewickelten Kopfverband für 2 Wochen ruhig gestellt. Beim Verbandswechsel werden die Kompressen zunächst mit beiden Händen durch den Patienten festgehalten. Nach der ersten Wickeltour können dann die Hände unter der Binde herausgezogen werden. Für weitere 2–4 Wochen ist nur nachts ein Verband (Mütze) als Schutz nötig. Routinemäßig ist keine Antibiose erforderlich. Die Fäden werden zwischen dem 7. und 10. Tag entfernt. Eine Sonnenexposition der Narben ist für 4–6 Wochen zu vermeiden. Am 14. postoperativen Tag erfolgt die postoperative Fotodokumentation.

29.2.2 Parazentese/Paukendrainage

Eine spezielle Nachbehandlung ist nicht erforderlich. Am 1. oder 2. postoperativen Tag erfolgt eine Audiogrammkontrolle. Ggf. ist die Gabe von abschwellenden Nasentropfen, eine antiödematöse Therapie (Aniflazym®), Kamillendampfbad oder Rotlicht indiziert; auch werden Übungen zur Mittelohrventilation durchgeführt. Das Eindringen von Wasser, v. a. Schmutzwasser, in den äußeren Gehörgang sollte nach einer Paukendrainage vermieden werden. Der Gehörgang kann mit gefetteter Watte oder Ohrstöpseln abgedichtet werden. Es stehen industriell gefertigte Gummistöpsel zur Verfügung (z. B. Firma Bess: weiß: klein, gelb: mittel, blau: groß). Der Patient sollte nicht tauchen. Paukenröhrchen stoßen sich etwa nach einem halben Jahr alleine ab. Nur die T-förmigen Röhrchen (Dauerpaukenröhrchen) müssen mit einem Zängchen entfernt werden.

29.2.3 Operationen am Mittelohr und Mastoid

Die Tympanoplastik ist für den Patienten nicht sehr eingreifend. Die postoperativen Schmerzen sind gering. Die Patienten sollten sich nicht auf das operierte Ohr legen und am OP-Tag Bettruhe einhalten. Kräftiges Naseschneuzen ist in den ersten 14 Tagen zu unterlassen. Die Patienten werden unterwiesen, beim Naseputzen jeweils nur ein Nasenloch zuzuhalten, damit im Ohr kein unkontrollierter Druck erzeugt wird. Täglich werden die kochleären und vestibulären Reaktionen vom Arzt überprüft. Routinemäßig ist keine Antibiose nötig. Am 1.–3. postoperativen Tag kann der Verband durch eine Ohrenklappe ersetzt werden. Komplikationen, wie Perichondritis, Hämatombildung, Abszedierung, können sich in der ersten

Woche entwickeln. Die Hautfäden werden am 7. postoperativen Tag entfernt.

Eine stark erkrankte Mittelohrschleimhaut erfordert eine frühzeitige dosierte Belüftung des Mittelohres, mindestens ab dem 1. bzw. 2. postoperativen Tag. Durch die exakte Gehörgangstamponade und einem wohl dosierten Druck wird ein Abheben des Transplantates verhindert. Das Kauen von Kaugummi und häufiges Schlucken kann zu einer natürlichen Belüftung beitragen. Eventuell können gleichzeitig abschwellende Nasentropfen gegeben werden. Bei guten Schleimhautverhältnissen ist eine Belüftung erst später erforderlich, erst ab dem 7. postoperativen Tag. Nach einer Mastoidektomie wegen einer akuten, eitrigen Mastoiditis kann über das retroaurikulär eingelegte Drain eine Spülbehandlung mit Kochsalz- oder antibiotikahaltiger Lösung erforderlich sein. Das Drain verbleibt so lange, bis der Rückfluss nach mehreren Tagen klar ist.

Das operierte Ohr sollte 3–4 Wochen nicht gewaschen werden, und der Patient sollte in dieser Zeit nicht schwimmen. Baden oder Duschen ist nur mit Stöpseln möglich.

Enttamponierung: Der Zeitpunkt des Erstverbandes bzw. der Enttamponierung richtet sich nach der Art der durchgeführten Ohroperation (zwischen dem 7. und 21. postoperativen Tag). Bei einem Trommelfellverschluss können die Tamponade bzw. die Folien drei Wochen belassen werden, während bei einem primär intakten Trommelfell, wie z. B. nach Tympanotomie bzw. Stapesplastik, die Enttamponierung nach 7–14 Tagen nach der Operation erfolgt. Bei Komplikationen (Schwindel, Ohrensausen, Innenohrhörverlust) oder fötider Otorrhö ist die Tamponade vorzeitig durch den Arzt zu entfernen.

Die bei der OP eingelegten Folien werden bei der Enttamponierung entfernt und müssen auf Vollständigkeit kontrolliert, d. h. gezählt werden. Die Folien werden vom Arzt mit einem Zängchen, Häkchen oder Sauger entfernt. Die Pflegekraft hilft dabei, die Instrumente bzw. die Sauger zu reinigen bzw. die Folien zu zählen.

Notwendige Instrumente und Hilfsmittel für die Enttamponierung: Zellstoff, Zängchen, Doppellöffel, Häkchen, Sonden, Ohrtrichter, Wattedriller, Kniepinzette, Sauger verschiedener Größen sowie Gazestreifen mit antibiotischer Salbe.

Die Enttamponierung sollte am liegenden Patienten erfolgen, da dies für den Patienten und für den Arzt angenehmer ist. Der Patient liegt entspannt in etwas erhöhter Position. Ein frei schwenkbarer bzw. verstellbarer Untersuchungsstuhl oder eine Untersuchungsliege sind Voraussetzung. Es ist selbstverständlich, dass vor jeder Behandlung die Hände desinfiziert werden. Der Gehörgang wird mit einem Sauger oder einem Wattedriller (nur tupfen, nicht wischen) mechanisch gesäubert. Wegen des Lärmschutzes sollten kleinlumige Bohransätze mit Tipsauger verwendet werden.

> **Merke:** Vor der Enttamponierung des Ohres haben die Patienten verständlicherweise Angst, da sie oft nicht wissen, was genau gemacht oder ob es schmerzhaft sein wird. Daher muss dem Patienten genau erklärt werden, wie der Erstverband durchgeführt wird.

Nachsorge: Nach der Enttamponierung wird das Ohr regelmäßig durch den HNO-Arzt gereinigt und mit Salbenstreifen tamponiert. Die Häufigkeit der Behandlungen hängt vom Sekret, Detritus und Zerumen ab. V. a. Radikalhöhlen und Gehörgangserweiterungsplastiken bedürfen einer konsequenten Nachsorge mit Säuberung, Abtragen von Granulationen und Tamponaden. Große Höhlen müssen öfter kontrolliert werden als kleine (natürlicher Selbstreinigungsmechanismus bleibt erhalten). Zelldetritus, der in großen Höhlen liegen bleibt, kann zur Dermatitis mit der Bildung von Granulationen und fötider Sekretion führen. Er wird mit Kürette und Zängchen bzw. Sauger entfernt. Spülungen mit 3 %igem Wasserstoffperoxid, verdünnter Essigsäure oder Hydroxychinolin, Pinselungen mit Farbstofflösungen, Warmlufteinblasungen mit einem Föhn sowie Rotlichtbestrahlungen unterstützen die Austrocknung. Ein Gehörgangsverschluss, beispielsweise durch Watte oder ein Hörgerät sollte zur besseren Belüftungen der Höhle bis zur Ausheilung unterbleiben.
Nach der Abheilung wird eine Kontrolle zunächst in 6wöchigen Abständen, später in Intervallen von 3, 6 oder 12 Monaten empfohlen. Bei einem Cholesteatom sind lebenslange Kontrollen erforderlich.
Nach der Enttamponierung kann in Abhängigkeit des Befundes zunächst eine **orientierende Hörprüfung** (Flüster- und Umgangssprache) erfolgen. Eine **Audiogrammkontrolle** sollte v. a. bei einer noch absondernden Radikalhöhle ein paar Tage bis Wochen später vorgenommen werden, wobei nur noch eine geringe Sekretion bestehen sollte. Bei starker Sekretion ist das Ergebnis noch nicht optimal und kann die Kopfhörer des Audiometers beschmutzen.
Die meisten Patienten erwarten nach einer Tympanoplastik, dass sie unmittelbar nach der Operation besser hören. Das ist schon wegen der Gehörgangstamponade und wegen des Verbands nicht möglich. Außerdem braucht der Heilungsvorgang Zeit. Der Patient sollte bereits vor der Operation, während der Visiten und bei den Behandlungen

darauf hingewiesen werden, dass das Ohr Zeit zur Heilung braucht.

> **Merke:** Auf keinen Fall sollte man den Patienten in dieser Zeit fragen, ob er denn schon besser höre. Das führt zur Verunsicherung. Er glaubt, dass er besser hören müsse und ist deprimiert, da dies nicht der Fall ist.

Besondere Zuwendung brauchen die Patienten, bei denen das nichtoperierte Ohr gut hört, weil es manchmal Monate braucht, bis sich das Hörvermögen des operierten Ohres dem angleicht. Da oft über viele Jahre eine Inaktivität des Hörvorgangs bestand, ist es möglich, dass sich die Schallverarbeitung überhaupt nicht mehr angleichen kann. Hat sich das **Hörvermögen nach der** Operation nicht verbessert, so sollte frühestens 6 Monate nach dem Ersteingriff eine Re-OP erfolgen.
Bei Ohroperationen muss dem Patienten erläutert werden, dass es prinzipiell zwei Wundbereiche gibt. Die „äußere" Hautwunde heilt meist gut. Ob die „innere" Wunde oder die eigentliche Tympanoplastik gut geheilt ist, sieht man erst nach der Enttamponierung. Patienten nach Myringoplastiken oder Tympanoplastiken haben meist keine Beschwerden im Sinne von Schmerzen oder Fieber. Des weiteren muss den Patienten erläutert werden, dass eine Tympanoplastik nichts mit Plastik oder Kunststoff zu tun hat.

29.2.4 Stapes-Operation

Für die ersten 24 Stunden sollte der Patient strikte Bettruhe einhalten. Am ersten postoperativen Tag kann der Patient in Abhängigkeit vom Befinden wieder aufstehen. Bei **Zeichen einer Labyrinthreizung** (Nystagmus infolge Einblutens in das Vestibulum, Manipulationen in der ovalen Nische) sollte die Bettruhe so lange eingehalten werden, bis die Labyrinthzeichen wieder abgeklungen sind. Schneuzen sollte 8 Tage unterlassen werden, auch Niesen. Vorsichtige Tubenbelüftungen können ab dem 8. postoperativen Tag erfolgen. Postoperativ ist die Kontrolle der Knochenleitung mit Stimmgabeln und die Fahndung nach einem Nystagmus besonders wichtig. Bei dem Verdacht auf eine Innenohrreizung ist ein Knochenleitungsaudiogramm indiziert. Ebenso muss die Funktion des Gesichtsnervs kontrolliert werden. Bei anhaltender Labyrinthreizung oder beim Abfallen der Knochenleitung ist eine durchblutungsfördernde Therapie, Kortikoide und Antibiose notwendig. Die Tamponade und die Folien werden am 10. postoperativen Tag entfernt.

Die Patienten müssen darüber informiert werden, dass das Hörvermögen in den ersten Wochen noch schwanken kann. Haare waschen, Schwimmen ist nach 14 Tagen bei normalem Wundverlauf wieder möglich. Nach etwa 4 Wochen kann der Patient wieder ein Flugzeug benutzen. 4 Wochen postoperativ sollte sich die endgültige Hörfunktion bzw. Mittelohrkomponente eingestellt haben. Ein Abfallen in der Knochenleitung ist aber auch später möglich. Die postoperative „Hall-Komponente", die den Patienten anfangs irritiert, verliert sich in der Regel innerhalb der ersten 6–8 Wochen.

29.3 Nasen- und Nasennebenhöhlenoperationen

29.3.1 Tamponade

Eine tamponierte Nase ist sehr unangenehm und mit Schmerzen verbunden. Das Trinken und die Nahrungsaufnahme sind deutlich erschwert. Es kann durch die liegenden Tamponaden zu Kopfschmerzen, Anschwellungen der äußeren Nase und zum Tränen der Augen kommen. Die Gabe von Analgetika ist daher meist erforderlich. Den Patienten beunruhigen diese Beschwerden und er muss aufgeklärt werden, dass dies nach der OP durchaus auftreten kann. Das Augentränen verbunden mit geröteten Augen kann auch ein Zeichen sein, dass beim Abwaschen mit Desinfektionsmittel die Augen nicht ausreichend geschützt waren. Der Arzt kann eine Augensalbe anordnen und in schlimmeren Fällen den Augenarzt konsultieren. Da die Nase ausgestopft ist und die Atmung über den Mund erfolgt, trocknet dieser schnell aus. Daher sollte den Patienten viel Flüssigkeit angeboten werden bzw. sie sollten viel trinken.

Postoperativ kann es zu Blutungen aus der Nase kommen. Im Gegensatz zur Tonsillektomie ist dieses Blut nicht mit zusätzlichem Sekret vermengt. Bei leichten Blutungen kann bei liegender Eiskrawatte und Nasenschleuder meist abgewartet werden.

Merke: Patienten mit Bellocq-Tamponade sind engmaschig zu beobachten, sie dürfen auf keinen Fall ambulant behandelt werden!

29.3.2 Nasenmuscheloperation

Eine Muschelreduktion kann isoliert oder im Rahmen anderer Nasenoperationen erfolgen. Die Nachsorge richtet sich auch nach der Operationstechnik. Wichtig ist, dass nach der Operation keine Verwachsung zwischen Nasenmuschel und Scheidewand entsteht, da dann die Nasenatmung sehr eingeschränkt wird. Borken und Krusten werden durch Inhalationen, Nasenspülungen sowie Absaugen und instrumentelle Reinigung durch den Arzt entfernt. Zur Nasenpflege werden in der Regel Spitztupfer mit einem Medikament (z. B. Imidin® oder Novesine® mit Adrenalin) oder Salbenstreifen für eine halbe bis eine Stunde durch den Arzt eingelegt. Diese können durch den Patienten selber oder durch eine Pflegekraft entfernt werden.

Merke: Wichtig ist, dass auf eine Entfernung des Salbenstreifens geachtet wird, da es sich hier um ungesicherte Tamponaden handelt, die sonst z. B. im Schlaf aspiriert werden könnten.

29.3.3 Septumplastik

Die Tamponade wird zwischen dem 1. und 3. Tag und die Septumschienen bzw. Nasenfolien zwischen dem 3. und 10. Tag entfernt. Davor haben viele Patienten Angst, da sie nicht wissen, wie die Durchführung erfolgt und ob es schmerzhaft ist. In der Regel können die Folien problemlos entfernt werden, vorausgesetzt durch den HNO-Arzt wurden zuerst alle Fixierungsfäden durchtrennt. Wird ein Faden übersehen, kann das für den Patienten sehr schmerzhaft sein. Solange die Sekretion anhält, schützen Nasenschleudern die Kleidung und das Bettzeug vor Verschmutzung. Die Nasenschleuder muss in Abhängigkeit von der Sekretion gewechselt werden. Dies kann ggf. durch den Patienten selbst erfolgen.

Nach der Tamponadenentfernung wird die Nase mindestens 1x täglich durch den Arzt abgesaugt und die Schleimhaut mit vasokonstringierenden Substanzen 2x am Tag abgeschwollen (Salbenstreifen, getränkte Spitztupfer). Der Patient erhält Nasentropfen, -salbe oder Kochsalzlösung zum Einträufeln. Eine zusätzliche Inhalation und Nasenspülung zur Krustenlösung ist zu empfehlen. Die Nachbehandlung richtet sich auch danach, ob an den Muscheln operiert wurde.

Notwendige Instrumente und Hilfsmittel zur Tamponadenentfernung: Nierenschale, Zellstoff, Schere, Nasenpinzette, Nasenspekulum, Absaugung, Tamponadestreifen, Oberflächenanästhetikum, Mittel zum Abschwellen und eine Schürze.

29.3.4 Septorhinoplastik

Der Patient hält 24 Stunden Bettruhe mit leicht erhöhtem Oberkörper (30–45°) ein. Das Kühlen der Augenlider, welches intraoperativ begonnen hat, muss postoperativ fortgesetzt werden. Der angelegte Gips sollte dabei nicht nass werden. Ein evtl. angelegter Augenverband bleibt bis zum 1. postoperativen Tag (oder mindestens 2–3 Stunden). In der Regel ist keine antibiotische Abschirmung notwendig. Sind die Augen trotz Kühlen und Hochlagern stark geschwollen, kann eine antientzündliche Therapie z. B. mit Aniflazym®-Tabletten erfolgen. Die weitere Behandlung bzw. Pflege des Naseninneren entspricht der der Septum-OP.

Der Gips bzw. die äußere Schiene wird mit einem in Benzin getränkten Wattedriller oder einer stumpfen Schere vorsichtig zwischen dem 5. und 7. Tag abgehoben, da sonst das Hautepithel verletzt werden kann. Der Gips sollte nicht länger als 7 Tage belassen werden, da später eine Korrektur des operativen Ergebnis durch einen neuen Gips o. Ä. schwierig wird.

Gibt der Patient Beschwerden (Schmerzen, Jucken) an, ist der Gips zu breit oder ist die Nase sogar schief geschient, muss der Verband abgenommen und ggf. erneuert werden. Ein erneuter Pflasterverband kann die Schwellung der äußeren Nase weiter zurückdrängen. Der Gips sollte etwa noch 4 Wochen besonders nachts getragen werden. Eine Kontrolle des Patienten nach 6 Wochen, 3 Monaten, 6 Monaten und 1 Jahr nach der Operation ist wünschenswert (☞ Tab. 26).

29.3.5 Nasennebenhöhlenoperation

Allgemeines

Patienten nach NNH-Operation sind postoperativ mit erhöhtem Oberkörper zu lagern. Es ist auf Lidhämatome, Exophthalmus, Sehverschlechterungen, Pupillendifferenzen, Dislokationen der eingelegten Tamponaden und Nachblutungen zu achten.

Endonasale Nasennebenhöhlenoperation

V. a. bei endonasalen NNH-Operation muss beachtet werden, dass die **Operation nur die „halbe" Therapie** ist. Die andere Hälfte macht die Nachsorge aus und gewährleistet das Operationsergebnis.

Tab. 26: Verhaltensweisen nach plastischen Nasenoperationen nach E. Tardy (Naumann et al.: Kopf-Hals-Chirurgie, Band 1, 1995)

Naseputzen erst dann, wenn es ausdrücklich erlaubt wird. Bei einem Blut- oder Sekretaustritt ist eine vorsichtige Säuberung mit Zellstoff erlaubt.
Nasenschleudern wechseln, wenn notwendig.
Nicht am Gips herummanipulieren.
Beim Waschen Gips nicht befeuchten.
Speisen vermeiden, die eine längere Kaubewegung erfordern.
Keine extreme physische Aktivität, mehr Ruhe einhalten, keine Anstrengungen oder sportliche Aktivitäten. Einen Monat lang nicht schwimmen, da dadurch Verletzungsgefahr.
Vorsichtig Zähne mit einer weichen Zahnbürste putzen.
Manipulationen an der Oberlippe vermeiden.
Keine exzessiven Bewegungen oder Lachen für eine Woche.
Nach Möglichkeit Vermeiden von Kleidern, die über den Kopf gezogen werden müssen.
Keine Sonnenexposition für 6 Wochen, Hitze kann zur Anschwellung der Nase führen.
Schwellungen oder farbliche Veränderungen verschwinden nach 2–3 Wochen. Bei manchen Patienten kann dies allerdings länger dauern.
4 Wochen keine Brillen oder Sonnenbrillen tragen, die auf der Nase ruhen, Kontaktlinsen können ab dem 2. oder 3. Tag wieder getragen werden.
Pflege der Haut mit einer milden Salbe, sobald der Gips entfernt ist.

Die Nachbehandlung nach NNH-Operation muss endoskopisch bzw. mikroskopisch erfolgen. Es ist eine intensive innere Wundbehandlung unter Sicht erforderlich. Das einfache Einlegen von Streifen, Spülen oder Absaugen genügt nicht. Es ist eine gezielte Beseitigung von Verklebungen bzw. Synechien, die Reposition von Schleimhaut- oder Nasenmuschelanteilen, die vorsichtige Entfernung von Krusten, die Entfernung oder Ätzung von aufschießenden Granulationen und die Bougierung von verengten Ostienbereichen erforderlich. Bei der Nachbehandlung einer chronischen Sinusitis sind außerdem noch die Infektionsbekämpfung durch Antibiose, die Ödembekämpfung mit Inhalationen und Kortikoiden sowie die Ausschaltung von Störfaktoren (Allergie, Immunschwäche, Azetylsäureintoleranz) indiziert.

Nachdem am 2. oder 3. postoperativen Tag die Nasentamponaden entfernt worden sind, werden die Nasenwege meist durch Wundsekretion und Sickerblutungen verlegt. Vorsichtiges Absaugen sorgt für die Beseitigung des Sekrets und eine freie Nasenatmung. Soleinhalationen unterstützen die Verflüssigung von Gerinnseln. Allergikern muss man ggf. Kortikoide systemisch verabreichen. Bei Schwellungszuständen im Bereich des Septums oder der Nasenmuscheln können nichtsteroidale Antirheumatika verabreicht werden. Gelegentlich ist eine systemische Antibiose notwendig. Zusätzlich werden abschwellende Nasentropfen (Streifen, Tropfen) appliziert. Nach wenigen Tagen können die NNH gezielt unter endoskopischer Sicht gereinigt werden, wobei Kochsalzspülungen oder die Instillation von Gelen diese Maßnahme unterstützen. Der Patient kann mit einer Nasendusche dann auch die Nase selber spülen. Ödemkissen und Granulationen werden durch lokale Kortikoidstreifeneinlagen oder mit einer systemischen Kortikoidtherapie (Betamethason: Celestamine®) zurückgedrängt. Sie können auch vorsichtig mit Silbernitratlösung (10 %) touchiert werden. Eingetrocknetes Sekret in Form von Krusten kann mit Salizylsäurevaseline-Streifen gelöst werden. Während in den ersten postoperativen Tagen die Wundsekretion und Ödembildung im Vordergrund steht, ist es nach 3–4 Wochen die Granulationsbildung. Polypen oder Granulationen werden abgetragen oder geätzt, Verwachsungen gelöst und die Ostien bougiert. Durch konservative Maßnahmen, wie Spülungen, Sprays und Nasenemulsionen, wird die Heilung unterstützt.

Kieferhöhlenoperation von außen

Bei einer Schwellung der Wange bekommt der Patient einen Eisbeutel aufgelegt und ggf. antientzünd-liche Medikamente (z. B. Aniflazym®) verabreicht, bis die reaktive Schwellung verschwunden ist. Die in die Nasenhaupthöhle eingelegte Tamponade wird am 1. oder spätestens am 2. postoperativen Tag entfernt. Ohne Tamponade kommt es zu einer weitaus geringeren Weichteilschwellung. Die Nase wird täglich mindestens einmal abgesaugt und mit einer Nasensalbe gepflegt. Der Patient sollte für 8 Tage nicht die Nase schneuzen, keine Zähne putzen und weiche Kost zu sich nehmen. Eine Gebissprothese kann ab dem 8. postoperativen Tag wieder eingesetzt werden.

Nasennebenhöhlenoperation von außen

Das Auge und die Wunde werden postoperativ durch einen leichten Druckverband geschützt. Es ist auf eine Nachblutung, einen Exophthalmus, auf die Sehfunktion, eine Pupillendifferenz und stärkere Schmerzen zu achten. Durch Kühlen mit einem Eisbeutel und eine antientzündliche Therapie z. B. mit Aniflazym® kann eine Augenschwellung zurückgedrängt werden. Die Nasentamponaden werden zwischen dem 1. und 3. Tag entfernt.

Wenn ein Platzhalter aus Kunststoff in die erweiterten Ostien eingelegt wurde, bleibt dieser bei ungestörter Wundheilung bis zu 3 Monaten liegen, um einen möglichst soliden Ausführungsgang zu formen und eine Narbenschrumpfung zu vermeiden. Ein Gummifingerling sollte spätestens nach einer Woche entfernt werden. In den folgenden Tagen und Wochen werden Borken und Krusten durch Inhalationen, Nasenspülungen, Absaugungen und instrumentelle Reinigungen durch den Arzt entfernt. Die Operationshöhle bzw. das Naseninnere wird mit Nasentropfen und Nasenemulsionen gepflegt.

Frontobasisrevision

Bei Patienten mit einer Frontobasisverletzung liegt in der Regel auch ein **Schädelhirntrauma** vor. Daher müssen diese Patienten sehr sorgfältig beobachtet werden (sog. „Schädelkurve"). Weiterhin sind regelmäßige Temperatur- und Visuskontrollen notwendig. Es ist auf eine **Liquorrhö** aus Nase oder Ohren zu achten. Der Oberkörper sollte hoch gelagert werden. Die Patienten dürfen nach der Entfernung der Nasentamponaden v. a. bei einer Frakturierung der Lamina papyracea oder Duraverletzung nicht schneuzen (Gefahr des Gesichtsemphysems und Pneumenzephalons). Es sind regelmäßig Kontrollen durch Konsiliarärzte erforderlich (Chirurg, Neurochirurg, Augenarzt). Die intraoperativ eingelegten Platzhalter sollten etwa 1–3 Monate belassen werden. In dieser Zeit werden endoskopische Kontrollen, Nasenpflege und Nasenspülungen durchgeführt. Wichtig ist, dass Patienten mit einer versorgten Liquorfistel nicht pressen und sich nicht bücken dürfen. Auch ist das Heben von schweren Lasten für ein viertel Jahr nicht zu empfehlen. Bei Patienten unter 55 Jahren oder bei kosmetisch auffälligen Osteosynthesematerials wird dies nach etwa 6 Monaten operativ entfernt.

Mittelgesichtsrevisionen

Die Nachsorge von Patienten mit Verletzungen im Mund-Kiefer-Bereich erstreckt sich auf die Wundbehandlung, die Mundpflege und die Ernährung.
Die Wundbehandlung bei Verletzungen der Gesichtsweichteile erfolgt nach den bekannten Regeln der allgemeinen Chirurgie. Die Hautnähte werden zwischen dem 5. und 7. postoperativen Tag entfernt. Bei einem quer zu den Spaltlinien gerichteten Narbenverlauf empfiehlt es sich, für weitere 8–10 Tage entlastende Pflasterzüge anzulegen. Bei Wunden im Lippenbereich, die dem Speichelfluss ausgesetzt sind, sollte bis zur Epithelisierung eine Abdeckung mit Zinköl durchgeführt werden, so dass keine Mazeration entsteht. Saugdrainagen können bei normaler Sekretionsmenge am dritten postoperativen Tag entfernt werden. Wenn in der Mundhöhle keine resorbierbaren Fäden verwendet wurden, so werden die Fäden am 7. Tag entfernt.
Bei Patienten mit fester intermaxillären Verschnürung muss eine **Ligaturzange** bereitliegen, damit im Falle eines Erbrechens die Verschnürung sofort gelöst werden kann. Dies muss auch bei Patienten, die ambulant operiert werden, berücksichtigt werden.
Die **Mundpflege** ist eine wesentliche Voraussetzung für die Mundhygiene und somit für die Wundheilung im Mund. Da bei einer Schienung und intermaxillären Verschnürung die Selbstreinigung fehlt und zusätzlich die Retention von Speiseresten und die Auflagerung von Schleim und Wundsekret begünstigt wird, ist eine mehrmalige tägliche Wundreinigung unerlässlich. Die mechanische Reinigung steht dabei im Vordergrund. Zwei bis drei Mal täglich muss die Mundhöhle des Patienten gesäubert werden, am besten nach jeder Mahlzeit. Das kann mit einer Spritze mit Kamillosan oder mit Wasserstoffperoxid erfolgen. Der entlassene Patient wird angehalten, mehrfach täglich die Zähne mit der Zahnbürste zu putzen. Zusätzlich kann eine Mundspülung mit Chlorhexidinlösung zur Entfernung der Plaques erfolgen (☞ S. 109).

29.4　Pharynxoperationen

29.4.1 Adenotomie

Postoperativ sind Atmung und Kreislauf sorgfältig zu überwachen. Es ist auf Blutspucken, Nasenbluten, vermehrter Schluckreflex, Hustenreiz, Erbrechen oder Schockzeichen zu achten. Kinder sind auf der Seite zu lagern. Absonderung geringer Mengen blutig-seröser Flüssigkeit aus Mund oder Nase sind möglich. Massive Blutungen treten selten auf, und wenn, dann meist in den ersten 48 Stunden. Es ist eine Nahrungskarenz für etwa 6 Stunden nach dem Eingriff einzuhalten, dann kann zunächst Tee und abends leichte Kost verabreicht werden. Am folgenden Tag kann der Patient wieder Normalkost zu sich nehmen.

29.4.2 Tonsillektomie

Die postoperative Nachsorge von Patienten nach einer Tonsillektomie muss sehr sorgfältig und genau vorgenommen werden. Die Überwachung erfolgt stationär, wobei in Deutschland der Zeitraum etwa eine Woche beträgt.
Die folgenden Gesichtspunkte sind bei der Nachbehandlung zu beachten:

* Direkte Inspektion des Wundbettes durch den Arzt.
* Indirekte Nachblutungszeichen: Blutspucken, vermehrter Schluckreflex, Schockzeichen, Erbrechen.
* Hustenreiz, Stridor, Dyspnoe als Zeichen einer Aspiration.

Lagerung des Patienten: Damit sich eine Blutung nach außen sichtbar über den Mund bemerkbar macht und nicht unbeachtet Blut verschluckt wird, sollten v. a. Kinder immer auf der Seite gelagert werden. Bei Erwachsenen kann der Oberkörper zur Erleichterung der Atmung hochgelagert und zusätzlich eine Eiskrawatte angelegt werden. Unmittelbar postoperativ erhält der Patient eine Nierenschale mit Zellstoff, da es noch zu einer Sekretion und Speichelabsonderung mit Blutbeimengungen kommt.
Kontrollen des Wundgebiets: Es muss eine regelmäßige Inspektion des Rachens durch den Arzt erfolgen. Dazu sind bei der unmittelbaren postoperativen Untersuchung am Bett eine Stirnlampe und ein Mundspatel erforderlich. Wenigstens einmal sollte auch bei unauffälligem Verlauf das Wundgebiet am Operationstag kontrolliert werden. Auf Nachblutungen muss in den ersten 6 Stunden regelmäßig geachtet werden. Die Patienten werden

aufgefordert, das Blut nicht herunterzuschlucken, sondern auszuspucken. Dabei kann es zu Erbrechen kommen, was wiederum zur Nachblutung führen kann. Ab dem ersten postoperativen Tag sollten die Patienten mindestens 2 Mal pro Tag untersucht werden.

Kostaufbau: Am Operationstag sollte nachmittags (etwa 6 Stunden postoperativ) und abends nur kalter Tee (kein Früchtetee) verabreicht werden. Bei Kindern, die keine Flüssigkeit zu sich nehmen, und bei Erwachsenen nach einer Abszesstonsillektomie, sind zusätzliche Infusionen notwendig. Der Kostaufbau mit flüssiger und passierter Kost sollte allmählich erfolgen. Obst und Fruchtsäfte müssen wegen des säurebedingten Brennens vermieden werden, ebenso stark gewürzte sowie heiße Speisen oder Streuselkuchen. Ab der 2. Woche kann der Patient wieder festere Kost zu sich nehmen. Erwachsene sollten nach der Entlassung keine alkoholischen Getränke, scharfen Gewürze, Süßigkeiten, keinen schwarzen Tee oder Kaffee zu sich nehmen und nicht rauchen. Diese Genussmittel sollten erst dann langsam und dosiert wieder zu sich genommen werden, wenn es die Wundverhältnisse erlauben.

Nachblutung: Zeigt sich ein die Tonsillennische ausfüllendes Blutkoagel, so muss dieses abgesaugt werden, damit geklärt werden kann, ob sich darunter ein blutendes Gefäß befindet. Außerdem fördern Blutkoagel wiederum die Blutungsneigung. Größere Koagel könnten u. U. auch vom Patienten aspiriert werden. Nach einer Tonsillektomie können folgende **Nachblutungen** auftreten:

- Meistens kommt es innerhalb der **ersten 24 Stunden** postoperativ zu einer Nachblutung. Diese ist entweder auf eine nicht ausreichende Blutstillung oder auf eine Gerinnungsstörung zurückzuführen.
- Zu dem Zeitpunkt, an dem sich die Fibrinbeläge ablösen, also **zwischen dem 5. bis 7. Tag** kann es gelegentlich zu einer Blutung kommen.
- Nachblutungen können auch selten bis zur endgültigen Wundheilung **nach 2 oder 3 Wochen** auftreten. Diese können erhebliche Ausmaße haben.

Kleinere, unmittelbar postoperative Blutungen können bei kooperativen Patienten ohne Narkose mit einem Lokalanästhetikum mit einem Vasokonstringenz unterspritzt oder mit bipolarer Koagulation gestillt werden. Im Zweifelsfall sollte eine operative Versorgung in Narkose erfolgen. Hierbei kann auch u. U. der Mageninhalt abgesaugt und damit geklärt werden, wie groß der Blutverlust war. Es müssen die Vitalzeichen kontrolliert werden. Neben der Anlage eines venösen Zugangs ist eine Überprüfung des Blutbilds und auch der

Blutgerinnung als selbstverständlich anzusehen.

Notwendige Instrumente und Hilfsmittel bei einer Nachblutung: Kornzange, Kugeltupfer, Saugung, Schürze, Zellstoff, Nierenschale, Xylocitin 1 % mit Adrenalin, Jodoformpuder, Bipolar, Oberflächenanästhetikum.

Postoperatives Erbrechen: Das postoperative Erbrechen stellt ein nicht unerhebliches Problem in der Betreuung von Tonsillektomiepatienten dar. Einerseits fördern Übelkeit und Erbrechen durch die Drucksteigerung die Nachblutungsgefahr. Andererseits kann es v. a. bei Kindern zu einer Störung des Flüssigkeitshaushalts kommen, so dass sie bei gleichzeitiger Nachblutung zusätzlich gefährdet sind. Daher sollten Antiemetika frühzeitig verabreicht werden.

Postoperative Schmerztherapie: Die postoperative Gabe von Schmerzmitteln ist ein wichtiger Punkt in der Nachbetreuung. Es dürfen jedoch keine Salizylsäurederivate verabreicht werden, da dadurch die Nachblutungsgefahr erhöht wird. Unmittelbar postoperativ haben sich Analgetika in Form von Zäpfchen bewährt. Eine Eiskrawatte wird von den Patienten ebenfalls als angenehm empfunden. Schmerzmittel sind bei möglicherweise auftretenden Schluckbeschwerden etwa 20–30 Minuten vor den Mahlzeiten zu verabreichen.

Antibiose: Eine Antibiotikatherapie ist bei Fieber, Wundbettinfektion oder Lymphadenitis erforderlich.

Mundpflege: Für den Fall, dass der Patient Blut ausspucken muss, sind Nierenschale und Zellstoff bereitzustellen. Die Zahnpflege muss am 1. postoperativen Tag nur mit Wasser ohne Zahnbürste erfolgen. Ab dem 2. Tag können je nach Befund die Frontzähne ohne Zahnpasta geputzt werden. Der Patient muss darauf hingewiesen werden, dass er nicht gurgeln und kein Mundwasser nehmen darf.

Schonung/Mobilisation: Bei stabilen Kreislaufverhältnissen kann der Patient nach einer ITN am Abend des Operationstages bzw. 4–6 Stunden postoperativ mit Unterstützung einer Pflegeperson aufstehen bzw. mobilisiert werden. Jegliche körperliche Anstrengung, Sport, Gymnastik etc. sind 4 Wochen zu vermeiden, wobei Kinder eine Sportbefreiung erhalten. Der Patient soll nicht duschen oder heiß baden. Bis etwa 2 Wochen nach der Operation sollten keine Haare gewaschen werden.

29.4.3 Maligne Tumoren der Zunge und des Mundbodens

Bei ausgedehnten Resektionen bleibt der Patient über eine Nacht intubiert oder wird vorübergehend tracheotomiert. Die Ernährung erfolgt zunächst für eine Woche über eine Ernährungssonde, bis der Wundbereich abgeheilt ist. Die Mundpflege ist in den ersten postoperativen Tagen sehr wichtig.

29.5 Speicheldrüsenoperationen

29.5.1 Speicheldrüsenentfernung

Nach einer Parotisoperation ist postoperativ auf den Zustand des Verbandes, auf Blutungen, Hämatome und die Funktion des Gesichtsnervens zu achten. Die Drainage wird je nach Förderung in der Regel am 3. postoperativen Tag entfernt. Kommt es zu einer vollständigen oder partiellen Lähmung des Gesichtsnervs, die in der Regel vorübergehend ist, werden Kortikoide verabreicht. Bei einer Beteiligung des Augenastes sind Augensalbe und das Anbringen eines Uhrglasverbandes indiziert. Postoperativ sollte der Patient keine speichelanregenden Nahrungs- oder Genussmittel zu sich nehmen. Bei Entfernung der Gl. submandibularis ist v. a. auf eine Nachblutung (Verband, Redon-Drain) zu achten. Nach der Entfernung einer Ranula kann es zu einer Schwellung des OP-Gebietes im Mundraum kommen. Außerdem ist auf konsequente Mundpflege zu achten.

29.5.2 Patienten mit Speichelfistel

Eine Speichelfistel tritt vorwiegend nach einer Operation im Bereich der Gl. parotis auf. Oftmals sezerniert das angeschnittene Parotisgewebe Speichel, der über den Wundbereich abläuft und so entweder bei geschlossener Haut zu einer Schwellung führt oder bei Wunddehiszenz eine Fistel hervorruft. Das Ziel aller therapeutischen Maßnahmen ist, dass das sezernierende Speicheldrüsengewebe die Produktion einstellt. Die Fistel kann daher durch einen Druckverband und eine Herabsetzung der allgemeinen Speichelproduktion zunächst behandelt werden. Teilweise wird eine Bestrahlungstherapie empfohlen. Hin und wieder ist auch eine operative Revision notwendig. Daher ist zu beachten, dass der Patient auf keinen Fall speichellockende Getränke oder Speisen zu sich nimmt. Das Anlegen eines suffizienten Druckverbandes im Parotisbereich ist schwierig und der Verband kann schnell verrutschen. Daher sollte er bei Bedarf umgehend erneuert werden.

29.6 Kehlkopfoperationen

Bei der Nachsorge bzw. -betreuung muss unterschieden werden, ob es sich um kleine Operationen im Sinne von Endoskopien oder MLS, ob es sich um Teilresektionen, glottiserweiternde Operationen oder um eine totale Laryngektomie handelt.

29.6.1 Mikrolaryngoskopie

Unmittelbar nach einer MLS ist auf Atemwegsprobleme, Husten oder Blutungen zu achten. Das kann v. a. bei größeren Tumoren im Bereich der Glottis oder bei Lähmungen der Stimmlippen der Fall sein. Ausgedehnte chirurgische Maßnahmen erfordern die Gabe von Antibiotika, Kortikosteroiden und Antitussiva. Da Steroide ihren maximalen Effekt erst nach einigen Stunden erreichen, sollte bei zu erwartenden Atemwegsproblemen ein Kortikosteroid bereits präoperativ oder mindestens intraoperativ gegeben werden. Mukolytika sind bei Krusten und Belägen indiziert. Postoperativ ist mindestens zwei Mal täglich eine Inhalation z. B. mit Kochsalzlösung empfehlenswert. Bis zur abgeschlossenen Epithelisierung, v. a. nach dem Abtragen von Polypen oder Zysten, soll der Patient die Stimme schonen und nicht rauchen. Flüstern belastet die Stimmlippen zu stark.

Nach einer MLS, aber auch nach anderen Endoskopien berichten die Patienten öfters über Halsschmerzen, die nicht nur auf die Intubation, sondern auf Druckstellen – bedingt durch das Endoskoprohr v. a. bei engen Verhältnissen im Hals – zurückzuführen sind. Bei der Inspektion zeigen sich dann einzelne aphthenähnliche Veränderungen, die mit Acriflavin eingepinselt werden können. Eine zusätzliche Mundpflege ist zu empfehlen.

29.6.2 Larynxteilresektion

Der Patient sollte halb sitzend im Bett gelagert werden. Im Zimmer sollte eine gute Luftbefeuchtung gewährleistet sein. Für mindestens 24 Stunden ist eine sorgfältige Überwachung des Patienten bezüglich Atmung und Nachblutung erforderlich. Bildet sich ein Hautemphysem aus, so ist in leichten Fällen ein Druckverband und in schweren Fällen eine operative Revision und Drainierung erforderlich. Der Patient sollte 4–8 Tage nicht sprechen. Die Stimmfunktion kann von Anfang an rau und heiser sein, wobei sich dies im Laufe der Zeit bessern kann. Ist ein Tracheostoma angelegt, so kann nach etwa 7 Tagen die Kanüle entfernt werden. Nach der Einlage eines Belüftungsröhrchens muss eine ungehinderte Bewegung beim Schlucken gewährleistet sein, auch darf das Röhrchen nicht abgedeckt werden.

Eine Ernährungssonde ist meistens bei einer Thyreotomie und einer horizontalen Teilresektion erforderlich. Nach einer horizontalen Teilresektion entsteht eine große Wundfläche, so dass durch hartnäckige Weichteilschwellungen im Kehlkopfinnern Schluckprobleme entstehen können. Erste Schluckversuche werden nach einer Röntgenkontrolle mit Kontrastmittel durchgeführt, indem der Patient Bonbons lutscht. Eine ungehinderte Schluckpassage kann innerhalb von 1–3 Wochen erreicht werden, aber auch Monate dauern. Zeigt sich, dass Speichel ungestört geschluckt werden kann, sollte begonnen werden, den Patienten passierte, nicht zu dünnflüssige Kost in kleinen Portionen schlucken zu lassen. Es folgt eine allmähliche Änderung der Konsistenz der Speisen sowohl mehr flüssig als auch mehr fest. Das Schluckenlernen kann erleichtert werden, wenn der Patient eine bestimmte Kopfhaltung (z. B. Seitwärtsneigung des Kopfes beim Schlucken) einnimmt. Ältere Patienten (über 70 Jahre) erlernen das Schlucken schwerer als jüngere.

29.6.3 Laryngektomie

Nach einer totalen Laryngektomie steht für den Patienten die Umstellung der normalen auf die Tracheostomaatmung im Vordergrund. Daher muss die Atmung durch die Trachealkanüle mindestens halbstündlich kontrolliert werden. Medikamente zur Sekretolyse und ebenso Maßnahmen zur Verhinderung von Borkenbildung sind erforderlich. Die Patienten müssen die Möglichkeiten haben, sich jederzeit melden zu können (Patientenruf). Der 1. Verbandswechsel erfolgt am 1. oder 2. Tag, die Hautfäden oder Klammern werden am 7. postoperativen Tag und die Tracheostomafäden am 10. Tag oder später entfernt. Am 3. postoperativen Tag kann die blockbare Kanüle durch eine normale Trachealkanüle ersetzt werden. Man kann die Kanüle nach einigen Monaten versuchsweise weglassen, wenn das Tracheostoma abgeheilt und die Behandlung beendet ist. Es hängt von der Gestaltung und Formbeständigkeit des Tracheostomas ab, ob die Kanüle auf Dauer weggelassen werden kann (ggf. kann eine so genannte Kurzkanüle verwendet werden).

Den Kanülenwechsel und die Pflege lernen die Patienten rasch selber. In den ersten Tagen erfolgt die Ernährung über Sonde und mitunter auch parenteral. Die Ernährungssonde wird zwischen dem 10. und 14. Tag entfernt. Ein röntgenolo-gischer Kontrastmittelschluck kann zuvor eine fistelfreie Wundheilung nachweisen. Ansonsten bleibt die Sonde bis zum Verschluss der Fistel liegen. Heilungsunterstützende Maßnahmen bei Fisteln sind das Abtragen von Nekrosen, das Anlegen eines Druckverbandes, die Tamponade und das Abstopfen. Die beste Granulationsanregung entwickelt sich bei sauberen, möglichst nicht infizierten Wunden. So genannte feuchte Kammern sind zu vermeiden. Hohlräume können mit 15 %igem Wasserstoffperoxid gespült werden. Die zusätzliche Applikation von Lokaltherapeutika ist möglich (Desitin® Salbe, Fibrolan® Salbe, Lactisol® Unguentum). Hilft dies nicht, ist ein plastischer Verschluss notwendig. Spätfisteln treten in der Regel nach vorausgegangener Strahlentherapie auf. Bei Pharynxfisteln ist eine Aspiration möglich, v. a. wenn die Fistel oberhalb der Tracheostomaöffnung liegt. Das kann durch Abstopfen mit Tamponaden und einem entsprechenden Druckverband erfolgen.

Auf die Stuhl- und Urinausscheidung muss postoperativ ebenfalls geachtet werden. Da die Bauchpresse nur noch in sehr beschränktem Umfang möglich ist, muss die Stuhlausscheidung ggf. durch ein Abführmittel unterstützt werden.

Die Ösophagusersatzsprache kann etwa ab der 3. Woche nach Abschluss der Wundheilung erlernt werden. Bei einer Nachbestrahlung wartet man besser mit dem Sprachtraining bis die Bestrahlung beendet ist und die Strahlenreaktionen abgeklungen sind.

29.7 Neck dissection

Der Verband mit Kugeltupfern und die Saugdrainage verhindert das Abheben des Lappens und gewährleistet dicht aufeinander liegende Wundflächen. Der Verband darf nicht zu fest gewickelt werden. Postoperativ ist auf eine Nachblutung, eine fördernde Redon-Drainage und auf Atemprobleme zu achten. Aufgrund von Einblutungen in das Weichteilgewebe kann es zu Hämatomen und Schwellungen im Hypopharynxbereich kommen, die zu einer Verlegung der Atemwege führen können. Das betrifft nicht nur Patienten nach einer Neck dissection, sondern auch nach anderen Operationen am äußeren Hals (z. B. laterale oder mediane Halszyste). Die Drainage wird erst bei weniger als 10 ml Wundsekret täglich in der Regel am 4.–5. Tag entfernt. Die Fäden werden am 7. Tag gezogen. Postoperativ erfolgen krankengymnastische Übungen, unabhängig vom Funktionsstand des N. accessorius.

29.8 Operationen an der Trachea

29.8.1 Tracheobronchoskopie

Nach einer Bronchoskopie ist auf eine ausreichende Befeuchtung der Atemwege („Schlauch" oder Beatmungshaube) zu achten. Bei Dyspnoe kann eine Mischung aus Adrenalin und Kochsalzlösung (z. B. 0,25 ml Adrenalin in 3 ml 0,9 % NaCl-Lösung) inhaliert werden. Bereits intraoperativ sollten, wenn indiziert, Kortikoide gegeben werden. Das Höherlagern des Kopfes oder eine sitzende Position tragen zur Verbesserung der Atmungsfähigkeit bei.

29.8.2 Tracheostoma

Bei der Versorgung eines Tracheostomas bzw. einer Trachealkanüle muss unterschieden werden, ob es sich um eine konventionelle Tracheotomie oder um Mini- bzw. Punktionstracheotomien handelt. Außerdem muss berücksichtigt werden, ob es sich um ein vorübergehend angelegtes Tracheostoma oder um ein Dauertracheostoma handelt bzw. ob der Kehlkopf noch vorhanden ist. Postoperativ ist auf die folgenden Aspekte zu achten:

- Überwachung von Atmung und Kreislauf,
- Kontrolle auf Blutungen oder Hautemphyseme,
- regelmäßiges Absaugen,
- Befeuchtung der Atemluft (Inhalation, Luftbefeuchtung), Gabe von Mukolytika, dadurch die Verhütung von Borkenbildungen in der Trachea,
- korrekten Sitz der Kanüle (Fehlbelüftung, Druckstellen),
- versehentliches Dekanülieren (v. a. bei Kindern).

Weitere Aspekte, wie den Vorgang des Absaugens und den Kanülenwechsel ☞ S. 137 ff.

29.9 Operationen an Hypopharynx und Ösophagus

29.9.1 Ösophagoskopie

Der Patient bleibt 6 Stunden nach der Endoskopie nüchtern. Er sollte auf klinische Zeichen in Bezug auf eine mögliche Perforation beobachtet werden. Eine beginnende Mediastinitis äußert sich durch Brustschmerzen sowie Temperaturspitzen. Bei einem Perforationsverdacht darf ein Ösophagusröntgen immer nur mit wasserlöslichem Kontrastmittel erfolgen.

29.9.2 Hypopharynxoperationen von außen

Postoperativ ist nach einer OP mit der Eröffnung des Hypopharynx zunächst die Ernährung über eine Sonde erforderlich. Am 10. Tag wird eine Röntgenkontrastaufnahme mit wasserlöslichem Kontrastmittel vorgenommen. Wenn diese keine Fistelbildung zeigt, kann die Ernährungssonde entfernt werden und ein weiterer Kostaufbau mit flüssiger und passierter Kost kann erfolgen. Der Verbandswechsel und die Wundkontrollen müssen sehr sorgfältig vorgenommen werden, damit eine Fistelbildung frühzeitig erkannt werden kann. Das Redon-Drain wird je nach Sekretion am 3. und die Fäden am 7. Tag nach der Operation entfernt. Bei sorgfältig durchgeführter Subkutannaht können die Fäden alle zusammen entfernt werden.

29.10 Laserchirurgie

Aufgrund postoperativer Fibrinausschwitzungen nach Arytaenoidektomien können Kortikosteroide sowie Mukolytika hilfreich sein. Da Schluckstörungen seltener sind, ist eine Ernährungssonde meist nur für wenige Tage nach größeren Laserresektionen erforderlich. Auch nach Resektionen im Bereich der Mundhöhle erhalten die Patienten breiige Kost oder werden über Sonde ernährt. Eine Antibiotikaprophylaxe sowie eine antibiotische Behandlung ist nach Operationen im Bereich des Larynx v. a. bei freiliegendem Knorpel sowie großen Wundflächen indiziert. Es besteht weniger die Gefahr einer Atemnot als vielmehr die einer Nachblutung. Postoperative Ödeme sind selten. Allerdings dauert die Wundheilung z. T. länger als bei der konventionellen Chirurgie, da es sich beim Laser um „Brandwunden" handelt. Wird eine Nachbestrahlung des Restknorpels durchgeführt, so ist auf ein Ödem im Larynx- bzw. Hypopharynxbereich zu achten.

29.11 Plastische Operationen

Postoperativ ist das Operationsgebiet soweit wie möglich ruhigzustellen. Der Patient sollte keine harten Speisen zu sich nehmen, keine Grimassen schneiden, nicht singen, keine Blasinstrumente spielen usw. Die Wundkontrolle erfolgt am 1. postoperativen Tag. Es ist auf eine gute Durchblutung des Lappens und auf Hämatome zu achten. Die Kontrolle der Wunde muss täglich mindestens einmal, bei Wundheilungsstörung öfter erfolgen. Der Verband erfolgt in den ersten Tagen mit Fettgaze, dann werden trockene Kompressen oder im Gesicht meist nur Steristrips verwendet. Die Fäden werden zwischen dem 5. und 7. Tag entfernt. Die Narbe kann durch sanftes Einreiben mit Salbe oder Fettcreme geschmeidig gemacht werden . Eine Sonnenexposition der Narbe sollte mindestens 4 Wochen vermieden werden.

Zusammenfassung: Die Pflege und Nachsorge ist für das Ergebnis bzw. den Erfolg der Operation sehr wichtig. Alle operierten Patienten bedürfen einer differenzierten Pflege. Von besonderer Bedeutung ist die Nachsorge der Patienten nach Ohr-, Nasen- bzw. NNH- und Tumoroperationen. Nach Operationen im HNO-Gebiet ist in Abhängigkeit vom Organsystem auf folgende Symptome zu achten:
- Schwindel,
- Ohrgeräusche,
- Nervenlähmungen,
- Nachblutungen,
- Exophthalmus,
- Pupillendifferenz,
- Sehverlust,
- Atemnot und
- Schwellungen.

30   Notfallsituationen in der HNO-Heilkunde

Notfallsituationen im HNO-Gebiet können sehr dramatisch sein. Dazu zählen **Atemnot**, der **allergische Schock** und **Blutungen**. Bei allen Notfällen muss **Ruhe bewahrt** werden. Auch wenn eine Stresssituation vorliegt, sollte jeder Beteiligte versuchen, ruhig und koordiniert zu arbeiten. Es ist daher notwendig, immer wieder entsprechende Notfälle zu simulieren (**Notfallübungen**), bei denen man sich über den Ablauf, die Medikamente und das Instrumentarium informieren kann. Weiterhin ist es wichtig, dass der **Notfallkoffer** mit entsprechenden Medikamenten und Instrumenten regelmäßig hinsichtlich Vollständigkeit, Verfallsdatum und Verwendbarkeit von einer dafür verantwortlichen Person kontrolliert wird. Zu dieser Prüfung gehören beispielsweise auch die Batterien des Intubationslaryngoskops.

Selbstverständlich muss der Koffer für alle betreffenden Personen gut zugänglich sein. Die Kontrolle sollte am besten auf einem Protokoll, welches auf dem Koffer befestigt ist, dokumentiert werden. Notfallkoffer sollten verplombt werden, damit eine Kontrolle über die Benutzung gewährleistet ist und eine unkontrollierte Entnahme von Medikamenten verhindert wird.

Auch müssen die vorhandenen Sauerstoffflaschen regelmäßig überprüft werden. Bewährt hat sich ein Notfallplan mit dem zu alarmierenden Personal. Die entsprechenden Instrumente, Medikamente und der Notfallkoffer sollten bei drohenden Komplikationen bereitgelegt werden: z. B. bei Patienten mit beginnender Atemnot; besonders wichtig ist hierbei das Notrohr und das Koniotomiebesteck. Bei gefährdeten Patienten muss die laufende Kontrolle von Atmung, Blutdruck und Puls durchgeführt werden. Weiterhin ist eine ständige und umfassende Dokumentation wichtig.

30.1   Blutungen

Betrachtet man die Blutungen aus dem HNO-Bereich nach ihren Ursachen, so kommen außer den traumatisch bedingten insbesondere auch noch Tumoren und Infektionen in Frage. Schließlich dürfen Gefäßfehlbildungen (z. B. M. Rendu-Osler), Gerinnungsstörungen und die kreislaufbedingten Blutungen (z. B. Hypertonus) nicht vergessen werden. Das **Nasenbluten** steht hierbei als Notfallsituation an erster Stelle. Blutungen aus dem Nasenrachenraum begegnen uns am häufigsten nach einer unvollständigen Adenotomie. Sie können aber auch von Geschwülsten (z. B. juveniles Nasenrachenfibrom oder Karzinom) oder Verletzungen (Frakturen der Rhinobasis oder Pfählungen) stammen. Blutungen des Mundrachens kann man ebenfalls bei Geschwülsten oder nach einer Tonsillektomie beobachten. Sehr gefährlich sind die tonsillogenen Arrosionsblutungen, die sich durch eine phlegmonöse oder abszedierende Einschmelzung der Tonsillenumgebung beim Peritonsillarabszess entwickeln. Am äußeren Ohr kann es nach einem Trauma zu einem Othämatom kommen. Blutungen aus dem Gehörgang beruhen entweder auf einer direkten Verletzung oder einer Felsenbeinfraktur. Blutungen im Bereich des Kehlkopfes oder des Hypopharynx sind meist auf ein Tumorleiden oder auf Ösophagusvarizen zurückzuführen. Die Blutungsquelle ist oft nicht sofort bestimmbar.

30.1.1   Pflegerische Maßnahmen bei Blutungen

Blutungen im HNO-Bereich sind Notfallsituationen, die ein schnelles Handeln erfordern. Voraussetzung zur Diagnostik sind **gute Lichtverhältnisse** (Stirnlampe) und eine **suffiziente Absaugung**. Bei der Blutung aus der Nase, aus dem Mund oder anderen Kopf-Hals-Regionen muss v. a. Ruhe bewahrt werden. Diese Blutungen sehen meist dramatischer aus als sie in Wirklichkeit sind. Blutungen im HNO-Bereich können allerdings auch lebensbedrohlich sein, wobei der Arzt manchmal nicht nur vor diagnostischen Problemen steht, sondern auch mit therapeutischen Schwierigkeiten konfrontiert werden kann.

Blutungen aus dem Ohr sind meist nicht so gefährlich und können nur bei Verletzungen des Kopfes mit Zerreißungen großer Blutleiter auftreten. Wichtig ist beim Nasenbluten die Differenzierung in eine vordere oder hintere Blutung. Die Messung des Blutdrucks ist bei einem Nasenbluten besonders wichtig. Blutungen aus dem Ohr sind in der Regel nicht so bedrohlich, jedoch können auch hier starke Blutungen auftreten. Dramatisch können arterielle Blutungen aus dem Mund oder dem Hals aus Tumoren oder nach Verletzungen sein. Bei äußeren Blutungen hilft mitunter die manuelle Kompression von außen.

Notwendige Instrumente und Hilfsmittel beim Nasenbluten:

- Schürze,
- Nierenschale,
- Zellstoff,
- Längstupfer,
- Spitztupfer,
- Tamponaden,
- Nasenspekulum kurz und lang,
- Nasenpinzette,
- Tamponadenzange,
- Oberflächenanästhetikum,
- Pflaster,
- Bipolargerät
  (☞Tab. 27 und Abb. 53 auf S. 229).

30.2 Entzündungen

Entzündungen des Ohres sind v. a. dann als Notfallsituationen zu betrachten, wenn die Ohrgrenzen überschritten werden, wie es bei der Mastoiditis, dem Hirnabszess und der Meningitis der Fall ist. Weiterhin tritt im Ohrbereich dann eine Notfallsituation auf, wenn die Funktion des N. facialis, des Innenohrs oder des Gleichgewichtsorgans durch eine Entzündung beeinträchtigt wird. Das gilt sowohl für akute als auch für chronische Ohrentzündungen. Bei Ohrmuschelentzündungen und -verletzungen kann es zur Knorpelschädigung kommen. Entzündungen der äußeren Nase können nicht nur den Knorpel befallen, sondern erfordern wegen einer Thrombose der V. angularis mit einer Hirnvenenthrombose eine sofortige Therapie. Das nach einem Nasentrauma auftretende Septumhämatom bzw. der Septumabszess erfordern eine frühzeitige operative Entlastung. Auch Entzündungen der NNH können einen umgehenden Handlungsbedarf erfordern, wenn

Tab. 27: Maßnahmen der ersten Hilfe beim Nasenbluten

Den Patienten hinsetzen lassen (im Liegen wird das Blut geschluckt und später erbrochen), möglichst mit tief gelagerten Beinen. Ist das nicht möglich, erfolgt eine seitliche Lagerung.
Dem Patienten wird eine Schale mit ausreichend Zellstoff gegeben, die er sich unter die Nase hält; Kopfhaltung leicht nach vorn.
Den Patienten auffordern, in den Rachen laufendes Blut nicht herunterzuschlucken, sondern auszuspucken.
Kleidung und Bettwäsche werden zum Schutz mit Einmaltüchern bzw. einer Schürze abgedeckt.
Aufgeregte Angehörige müssen beruhigt werden.
Blutgetränkte Tücher usw. dürfen nicht weggeworfen werden, damit die Schwere des Blutverlustes beurteilt werden kann.
Vor der Lokalbehandlung muss die Nase durch Ausschneuzen frei gemacht werden. Zurückbleibende Koagel machen eine Blutstillung unmöglich.
Einbringen von abschwellenden Nasentropfen zur Vasokonstriktion.
Durch Zudrücken der Nasenflügel versucht man die Blutung mechanisch zu stoppen. Dazu beide Nasenflügel fest gegen die Nasenscheidewand drücken. Zusätzlich ist eine Eiskrawatte im Nacken hilfreich, eventuell Gelaspon® einlegen, wenn die Blutung nicht sistiert.
Krankenbeobachtung: Kaltschweißigkeit? Blässe? Ist der Patient ansprechbar?
Die Tamponade oder die bipolare Koagulation erfolgt durch den Arzt. Bei einseitigem Nasenbluten wird immer die Gegenseite mit tamponiert.

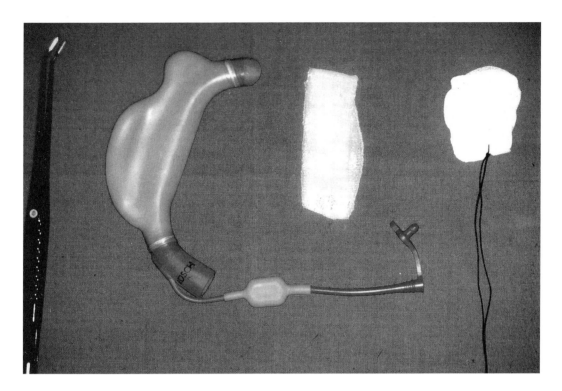

Abb. 53: Hilfsmittel zur Stillung von Nasenbluten: bipolare Pinzette, aufblasbarer Tubus (Masing), Tamponadenstreifen, Bellocq-Tamponade (von li. nach re.)

die Entzündungen die Orbita bzw. das Auge, die Hirnhäute oder das Frontalhirn erreichen.
Die entzündlichen Komplikationen der Tonsillitis in Form von Peri- oder Paratonsillarabszessen sind typische Notfallsituationen, die umgehend behandelt werden müssen. Der Parapharyngealabszess und die Halsphlegmone können zu einer Mediastinitis führen und bedürfen daher schnellstmöglichst einer operativen Behandlung.

30.3 Respiratorische Notfälle

Verlegungen der Atemwege durch eine Schwellung, einen Tumor, Fremdkörper, Sekret oder Blut im Bereich des Larynx, der Trachea oder des Bronchialbaumes sind hochdramatisch und erfordern sofortige Maßnahmen zur Sicherung der Atemwege: Intubation, Koniotomie und Bronchoskopie (Notrohr) mit der Entfernung von Sekret oder Fremdkörpern. Eine Tracheotomie ist im Notfall meist nur in Ausnahmefällen erforderlich.

30.3.1 Pflegerische Maßnahmen bei einer Atemnot

Bei einer Atemnot ist es zunächst wichtig zu unterscheiden, ob es sich um Veränderungen oberhalb bzw. im Bereich des Kehlkopfes oder um Erkrankungen unterhalb der Stimmritze handelt. Neben der atemerleichternden Lagerung und einem intravenösen Zugang ist die Gabe von Sauerstoff besonders wichtig. Bei Laryngektomierten ist die Sauerstoffzufuhr über die Nase oder den Mund nutzlos.

30.3.2 Pflegerische Maßnahmen bei Problemen mit dem Tracheostoma

Bei Patienten mit einem Tracheostoma können verschiedene, z. T. sehr bedrohliche Notfälle auftreten. Akut kann eine plötzliche Luftnot bis zur Erstickung oder eine Blutung aus der Trachealkanüle zu raschem Handeln zwingen. Andere Probleme können durch ein Emphysem im Hals oder Mediastinum, durch eine Hypersekretion und Speichelaspiration sowie durch Stenosen unterhalb der Kanüle entstehen, die dann durch den Arzt behandelt werden müssen.

Was muss man tun, wenn der Patient trotz liegender Kanüle akut zu ersticken droht? Als Ursachen können in Frage kommen:

- Eingetrocknetes Sekret verlegt das Innere der Kanüle.
- Eingetrocknetes Sekret hat sich unterhalb der Kanüle angesammelt und kann nicht ausgehustet werden.
- Das innere Kanülenlumen wird durch eine Cuffhernie (Ballon-Vorwölbung) verlegt.
- Die Kanüle liegt mit ihrer inneren Öffnung an der Kanalwand des Tracheostomas oder in einem falschen Kanal (via falsa).

Zunächst sollte man versuchen, die Kanüle bzw. Luftröhre **abzusaugen** (auch ohne sterile Handschuhe). Hilft das nicht sofort, so muss die Kanüle aus dem Tracheostoma entfernt werden, damit das blockierende Hindernis mit der Kanüle oder durch anschließendes Aushusten beseitigt werden kann (☞ Tab. 28). Dann wird die stets bereitliegende neue Kanüle eingeführt, wobei immer ein langblättriges Nasenspekulum nach Killian zur Hand sein sollte, mit dem der Stomakanal geöffnet werden kann.

Tab. 28: Borkige Tracheitis

Ursache:	• trockene Luft • Exsikkose
Pathogenese:	• verminderte Schleimsekretion • Eindicken des Tracheal-sekretes
Befunde:	• zähes Sekret • Blutkrusten • gerötete Schleimhaut • Verlegung der Trachea mit Atemnot möglich
Therapie:	• Lösen der Borken mit Tacholiquin bzw. Kochsalzlösung • Inhalation • schleimverflüssigende Medikamente • Antibiose • Prednisolongabe • vermehrte Flüssigkeitszufuhr

Merke: Da jedes Tracheostoma eine gewisse Schrumpfungstendenz hat, sollte so bald wie möglich wieder eine Trachealkanüle eingesetzt werden.

Was muss man tun, wenn es aus dem Tracheostoma blutet? Als Ursachen kommen in Frage:

- Granulationen im Tracheostomakanal,
- blutende Schilddrüsengefäße,
- blutende Granulationen und Ulzera in der Luftröhre (Absaugeffekt; Infektionsfolge; eine Kanüle, die nicht zug- und druckfrei im Tracheostoma sitzt),
- Blutungen aus der Lunge,
- Gerinnungsstörungen.

Man beginnt mit dem intratrachealen Absaugen, um einen Überblick über die Stärke der Blutung zu erhalten. Liegt eine Kanüle ohne Möglichkeit zur Blockung, so ist rasch eine blockbare Kanüle einzuführen. Steht die Blutung nach der Blockung des Cuffs, so muss die Blutung oberhalb des Cuffs liegen. Kurzfristig kann das Ausstopfen des Tracheostomas mit einer schmalen Mullbinde oder Jodoformtamponade um die geblockte Kanüle herum ein Weiterbluten stoppen. Der herbeigerufene Arzt wird dann die weiteren Maßnahmen je nach Sitz und Ursache der Blutung ergreifen. Steht die Blutung trotz der Blockung nicht, so ist die Blutungsquelle unterhalb der Kanüle zu suchen. Im Notfall wird dann ein blockbarer Intubationstubus bis zur Bifurkation vorgeschoben und geblockt.

Die häufigsten Ursachen einer Blutung kurz nach einer Tracheotomie sind in eröffneten Gefäßen der Schilddrüse zu suchen, besonders bei einem nicht epithelisierten Tracheostoma. Spätere Blutungen nach einer Tracheotomie werden am häufigsten durch Granulationen unterhalb der Kanüle hervorgerufen, die durch eine schlecht passende Kanüle (früher häufig bei Silberkanülen) oder durch unsachgemäßes Absaugen entstehen. Deshalb sollte beim wiederholten Absaugen von blutig gefärbtem Trachealsekret eine fiberoptische Kontrolle des Stomas und der unteren Luftwege erfolgen, um solche Komplikationen frühzeitig behandeln zu können.

30.4 Fremdkörper

Fremdkörper können in allen Bereichen des HNO-Gebietes auftreten, sind jedoch dort, wo sie die

Atmung oder die Nahrungsaufnahme behindern, besonders ernst und dramatisch. Fremdkörper im Ohr oder der Nase werden z. T. nicht sofort bemerkt und können je nach Ort zu Funktionseinschränkungen, Schleimhautläsionen, Schwellungen oder Entzündungen führen.

30.4.1 Pflegerische Maßnahmen bei einer Fremdkörperaspiration

Der Patient muss unbedingt beruhigt werden, da Aufregung den Zustand verschlimmern kann. Auch hier ist die Gabe von Sauerstoff indiziert. Wichtig ist die Kontrolle der Atmung und die regelmäßige Messung von Blutdruck und Puls (mindestens alle 10 min.). Der Patient darf keinen Moment alleine gelassen werden. Intubationsbestecke bzw. Notfallkoffer und das Notrohr sind bereitzulegen.

30.5 Allergischer Schock

Zeigt ein Patient beispielsweise nach einer Immunisierung die folgenden Symptome, muss an eine Schocksymptomatik gedacht werden:

*   Innere und motorische Unruhe,
*   Übelkeit,
*   Schweißausbruch,
*   Dyspnoe mit Zyanose,
*   Tachykardie und Hypotonie,
*   Angstzustände und
*   Bewusstseinstrübungen bis zum Koma.

Die Überempfindlichkeitsreaktionen werden in vier Schweregrade eingeteilt, nach denen sich auch die Therapie richtet.
Bei einem allergischen Schock muss die Zufuhr des entsprechenden Medikaments bzw. Allergens (Infusion) sofort gestoppt werden. Erfolgte eine subkutane Injektion in den Arm oder Oberschenkel, muss versucht werden, die Gliedmaße oberhalb der Einstichstelle abzubinden. Eine neutrale Infusion (NaCl 0,9 % oder Ringer) sollte (am nicht abgebundenen Arm) angehängt werden. Wird eine sog. Rush-Hyposensibilisierung durchgeführt, so muss bereits vorher die Infusion am Gegenarm der Injektion angelegt werden.
Der Arzt muss über eine dritte Person informiert und es muss die Notfallkette ausgelöst werden. Der Patient darf nicht alleine bleiben und sollte hinsichtlich seiner Ansprechbarkeit überprüft werden. Man sollte mit ihm sprechen und Kontakt mit ihm halten.
Die Vitalfunktionen, wie Blutdruck, Puls und Atmung, müssen registriert werden. Die Applikation von Sauerstoff (etwa 2–3 l/min) und die Anlage des Pulsoxymeters bzw. ein Monitoring ist erforderlich. Falls die Zeit dazu besteht, sollte eine Intubation oder Reanimation vorbereitet werden. Manche Kliniken oder Rettungsstellen haben hauseigene Vorgaben, die berücksichtigt werden müssen.
Patienten, die eine Hyposensibilisierung erhalten, müssen nach der Medikamentenapplikation engmaschig beobachtet werden (Sicht- bzw. Rufkontakt, Videoüberwachung). Als zusätzliche „Sicherung" sollten die Patienten bei einer stationären Therapie nicht in einem Einzelzimmer untergebracht werden, sondern mit anderen Patienten zusammen, die bei Bedarf alarmieren können.

30.6 Traumatologische Ereignisse

Im Bereich des Ohres sind v. a. die Ohrmuschelverletzungen bzw. -abrisse, Gehörgangsverletzungen, Trommelfellperforationen und die Otobasisfrakturen zu nennen. Verletzungen der Rhinobasis und des Mittelgesichts können häufig mit anderen Verletzungen kombiniert sein, aber auch isoliert auftreten. Rhinobasisfrakturen sind aufgrund der Komplikationen bzw. Folgen als besonders ernst zu bezeichnen. Kompressionen im Bereich des N. opticus mit einem Sehverlust müssen hierbei innerhalb der ersten 24 Stunden operativ entlastet werden. Nasengerüstfrakturen können aufgrund der exponierten Lage der Nase bei Traumen relativ häufig auftreten.

30.7 Weitere Notfall-situationen

Die periphere Fazialisparese ist immer als eine Notfall- bzw. Eilsituation aufzufassen und muss immer einer fachärztlichen Diagnostik und Therapie zugeführt werden. Beim Hörsturz, dem akuten Tinnitus, dem Menière-Anfall und dem akuten Vestibularisausfall handelt es sich ebenfalls um Eilfälle, die eine sofortige Therapie erfordern.

Zusammenfassung: Notfälle im Kopf-Hals-Bereich sind wegen der komplexen anatomischen Verhältnisse und den sehr unterschiedlichen Krankheitsarten relativ häufig und können sich als lebensbedrohliche Zustände äußern. Neben den vital bedrohlichen Zuständen, wie Atemnot, Blutung oder Entzündungen können Erkrankungen bzw. Funktionsstörungen, wie ein akuter Hörverlust, ein akuter Tinnitus oder ein akuter Vestibularisausfall, ein schnelles Handeln erfordern.

Verzeichniss der Fachbegriffe

Fettgedruckte Fachbegriffe kennzeichnen diagnostische Tests.

A

Abstrich	**Entnahme von Zellen oder Mikroorganismen von Haut, Schleimhaut oder Wundbereichen zur Untersuchung**
Abszess	Eiteransammlung in einer durch die Eiterung abgekapselten Höhle
ad concham	an der Ohrmuschel (bei orientierender Hörprüfung)
Adenoide Vegetation	Rachenmandelvergrößerung
Adenokarzinom	von zylinderhaltiger Schleimhaut ausgehendes Karzinom
Adenom	gutartige Drüsengeschwulst
Adenotomie	operative Abtragung der Rachenmandel
adhärent	angewachsen
Adhäsivprozess	narbige Verwachsungen zwischen Trommelfell und Mittelohrstrukturen
Adstringenzien	Medikamente zum Verfestigen der Schleimhaut (Gerbwirkung)
Aerial-Prothese	lange Gehörknöchelchenprothese aus Gold oder Titan
Ageusie	Geschmacksverlust
Akustikusneurinom	vom N. vestibulocochlearis ausgehende Geschwulst
akustisch	auf das Gehör bezogen
Allergie	Überempfindlichkeit, abnorme Reaktion gegen Medikamente u. a.
Analgetikum	Schmerzmittel
Anaphylaxie	Überempfindlichkeitsreaktion
Angina	Enge, durch Rachen und Mandelentzündung
Anosmie	Geruchsverlust
Anthelix	Windung der äußeren Ohrmuschel, die der Helix gegenüber liegt
Antivertiginosum	Medikament gegen Schwindel
Antrotomie	operative Eröffnung des Antrums, einem Teil des Warzenfortsatzes
Antrum mastoideum	mit Schleimhaut ausgekleideter Hohlraum, der die Paukenhöhle mit dem Warzenfortsatz verbindet
Anulus fibrocartilagineus	Ring aus Faserknorpel (Trommelfellrahmen)
Aphonie	Stimmlosigkeit
Aphthen	Erosionen in der Mundschleimhaut, die von einem entzündlichen Randsaum umgeben sind
Apnoe	Atemstillstand (z. B. beim Schnarchen)
Artikulation	Sprechlautbildung
Aryknorpel	Gießbeckenknorpel, Stellknorpel
Aspiration	Absaugen; Eindringen von Fremdstoffen in Luftröhre und Bronchien
Atresie	angeborener oder erworbener Verschluss eines Körperrohres (z. B. Gehörgang, Nase, Speiseröhre)
Atrophie	Rückbildung eines Organs oder eines Gewebes
Audiogramm	Kurve (Formular), welches das Ergebnis der Hörprüfung darstellt
Audiometer	Apparat zur Messung des Hörvermögens mit reinen Tönen, Geräuschen und Sprache (Tonaudiometrie, Sprachaudiometrie)

Audiometrie	**Hörprüfung mit Hilfe eines Audiometers**
Auditus	Gehör

B

Balbuties	Stottern
Basilarmembran	Teil des Innenohrs (Schnecke)
Bellocq-Tamponade	Abstopfen des Nasenrachens bei Blutung
Bell-Prothese	kurze Gehörknöchelchenprothese aus Gold oder Titan
benigne	gutartig
BERA	**Hirnstammaudiometrie**
Bifurkation	Teilungsstelle (Gabelung) der Luftröhre in die beiden Hauptbronchien
Bougie	Instrument zum Aufdehnen von Verengungen
Bougierung	Aufdehnung eines Hohlorgans
Bronchoskopie	**endoskopische Untersuchung des Bronchialsystems**
Bronchus	Hauptast der Luftröhre

C

Canales semicirculares	Bogengänge (im Felsenbein)
Canalis opticus	Knochenkanal durch den der Sehnerv verläuft
Carcinoma in situ	Vorstufe einer Krebserkrankung
Cartilago	Knorpel
Cavum	Hohlraum
Cavum tympani	Paukenhöhle
Charrière	Charr., Außenumfangmaß (1 Charr. entspricht 1/3 mm)
Chemotherapie	Behandlung mit Medikamenten, in deren Verlauf Tumorzellen abgetötet oder am Wachstum gehindert werden
Choane	Trichter, hinterer Nasenausgang
Cholesteatom	Form der chronischen Mittelohrentzündung mit Bildung eines mit Hornlamellen gefüllten Sackes und Knochenzerstörung (Perlgeschwulst)
Chorda	Schnur, Nerv (Chorda, lat. = Darmsaite, Chorda tympani)
Chordektomie	Abtragen einer Stimmlippe (beim Kehlkopfkrebs)
chronisch	langsam sich entwickelnd
Computerelektro-nystagmografie	**CNG, Registrierung der Augenbewegungen (Nystagmus) bei einer krankhaften Veränderung und Reizung des Gleichgewichtssystems mit Hilfe der modernen Computertechnologie**
Computertomografie	**Spezialröntgenuntersuchung (schichtweises Röntgen mit Computersteuerung)**
Concha nasalis inferior (media, superior)	untere (mittlere, obere) Nasenmuschel
Corti-Organ	Hörorgan (in der Cochlea)
Crista galli	kammartige Leiste (Hahnenkamm) des Siebbeins in der vorderen Schädelgrube
Crus helicis	Schenkel des äußeren Ohrmuschelrandes
Cymba conchae	oberer Teil der Ohrmuschel
Cyste	flüssigkeitsgefüllter Hohlraum (kystis, griech. = Blase)

D

Dakryoadenitis	Tränendrüsenentzündung
Dakryzystitis	Entzündung des Tränensacks
Dekanülement	(dauerhaftes) Entfernen einer Trachealkanüle
Dezibel (dB)	Einheit des Schalldruckpegels
Diaphanoskopie	**Beurteilung des Luftgehalts der NNH durch Licht**
Dilatation	Aufweitung
Diplakusis	Veränderung der Tonhöhen- und -qualitätswahrnehmung
Diskriminationsfähigkeit	Unterscheidung für einzelnen Sprachlaute (Sprachverständnis)

Dislokation	Verrutschen von z. B. Knochenfragmenten
Divertikel	Aussackung im Bereich des Rachens oder Speiseröhre
Ductus	Gang
Dysphagie	Schluckstörung
Dysphonie	gestörte Tongebung, Heiserkeit
Dysplasie	fehlerhafte Bildung (plasso, griech. = bilden)

E

Ektopie	verlagertes Organ
Elektrische Reaktionsaudiometrie	**ERA; Ableitung von bioelektrischen Aktivitäten nach akustischer Reizung (objektive Hörprüfung)**
Elektronystagmografie	**ENG; Registrierung der Augenbewegungen (Nystagmus) bei einer krankhaften Veränderung und Reizung des Gleichgewichtssystems**
Emphysem	Luftansammlung im Gewebe
Endolymphe	Labyrinthwasser (Flüssigkeit im häutigen Ohrlabyrinth)
Endoskopie	**Oberbegriff für alle Betrachtungen der Körperhöhlen von innen mit verschiedenen Instrumenten**
Enttamponierung	Entfernen von Tamponaden (Gehörgang, Nase)
Epiglottis	Kehldeckel
Epistaxis	Nasenbluten
Erosion	umschriebener, oberflächlicher Gewebeverlust in der Haut oder Schleimhaut
Erythem	entzündliche Rötung der Haut
Eustachische Röhre	Ohrtrompete, Tube
exophytisch	herauswachsend
Exstirpation	Ausschneidung, Ausrottung
Exzision	Ausschneidung (operative Entfernung)

F

Faszie	Muskelhaut
fazialis	zum Gesicht gehörend (N. facialis)
Fazialisparese	Bewegungsstörung der Gesichtsmuskulatur bei Gesichtsnervenschädigung
Feinnadelbiopsie	**Verfahren, mit dem Gewebe zur zytologischen Untersuchung entnommen wird**
Fernmetastasen	Tumorzellen, die auf dem Blut- oder Lymphweg in andere Organe gestreut werden und sich dort angesiedelt haben
Fibrose	bindegewebiger Umbau
Fistel	nicht natürliche Verbindung zwischen zwei Hohlräumen (fistula, lat. = Röhre)
Flap	Lappenplastik
Foetor ex ore	Mundgeruch
Fokus	Eiterherd (chronische Tonsillitis oder Sinusitis)
Foramen	Loch
Frequenz	Zahl der Schwingungen pro Sekunde
Frontobasisfraktur	Knochenbruch der vorderen Schädelbasis mit Beteiligung der NNH (Rhinobasisfraktur)
Funktion	Verrichtung
Furunkel	Entzündung eines Haarbalges

G

Globusgefühl	Kloßgefühl im Hals
Glossitis	Entzündung der Zunge
Glottis	Spalt zwischen den Stimmlippen
Grading	Bösartigkeitsgrad
Graft	Transplantat

Gram-Präparat	spezielles Färbepräparat in der Mikrobiologie
Gray (Gy)	Maßeinheit für die Bestrahlungsdosis
Gustometrie	Geschmacksprüfung

H

hämatogen	auf dem Blutweg
Hämatom	Bluterguss
Hämatotympanon	Blutansammlung in der Paukenhöhle
Hämoptoe	Blutbeimengung im Sputum
hämorrhagisch	blutig
Helix	Windung, Schnecke, äußerer Rand der Ohrmuschel
Hertz (Hz)	Anzahl der Doppelschwingungen pro Sekunde
Histologie	Gewebelehre
Hodgkin-Krankheit	Lymphogranulomatose; Krebserkrankung, die primär das Lymphgewebe angreift
Horner-Syndrom	Erkrankung mit drei Symptomen: Enophthalmus, Ptosis (Herabhängen des Oberlids) und Miosis (Pupillenverengung)
Hypakusis	Schwerhörigkeit
Hyperämie	vermehrte Durchblutung
Hyperämisierung	Herbeiführung vermehrter Durchblutung
Hyperakusis	Überempfindlichkeit gegen normale Geräusche
Hyperkeratose	Verhornung der Schleimhautoberfläche
Hyperplasie	Vergrößerung eines Organs durch Zellvermehrung
Hypertrophie	Vergrößerung eines Organs durch Vergrößerung der Einzelzellen
Hypogeusie	Verminderung der Geschmacksempfindung
Hypoglossus	unter der Zunge liegend (N. hypoglossus)
Hypopharynx	Kehlkopfrachen
Hyposmie	Verminderung der Riechfähigkeit

I

iatrogen	durch ärztliche Einwirkung entstanden
idiopathisch	ohne erkennbare Ursache hervorgerufene Krankheit oder Funktionsstörung
Impedanzmessung	**Bestimmung des Trommelfellwiderstandes (bei Tympanometrie durch Druckänderung)**
Incus	Amboss
infiltratives Wachstum	Einwachsen in benachbarte Strukturen
Infundibulotomie	operatives Eröffnen von Eingängen der NNH
Innervation	willkürliche, für Bewegung zuständige Nervenversorgung
in situ	in natürlicher Lage, im Körper
Instillation	Einfüllen oder Einbringen von Mitteln in Hohlräume
Insuffizienz	ungenügende Leistung
Interposition	Zwischenschaltung von Implantaten oder Transplantaten
interstitiell	im Zwischengewebe liegend
Inzision	Einschnitt
Irrigation	Spülen (z. B. postoperativ nach NNH-OP)
Isthmus	enge Stelle (isthmos, griech. = schmaler Zugang)

K

Kachexie	Abmagerung, Auszehrung
Kakosmie	üble Geruchsempfindung
kalorische Prüfung	**Reizung des Gleichgewichtsorgans durch Spülung des Gehörgangs mit warmem oder kaltem Wasser**
Kanüle	Röhre für die Luftröhre (Trachealkanüle)
Katarrh	Schleimhautentzündung
Kaustik	Zerstörung (Verschorfung) des Gewebes durch elektrischen Strom

Keloid	bindegewebige Wucherung bei Vernarbung
Kernspintomografie	**(Magnetresonanztomografie – MRT, NMR) bildgebendes Untersuchungsverfahren ohne Strahlenbelastung wobei durch ein starkes Magnetfeld die körpereigenen Wasserstoffatome veranlasst werden, Signale auszusenden**
Kieferklemme	erschwerte Mundöffnung
Kiefersperre	Auseinandersperren der Zahnreihen
Kinetose	See- bzw. Reisekrankheit
Knochenleitung	Übertragung der hörbaren Schwingungen über den Schädelknochen zum Innenohr
Kochlea	Schnecke
Konchotom	durchschneidendes Instrument zum Abtragen von Gewebe
kongenital	angeboren
Koniotomie	notfallmäßige Eröffnung des Kehlkopfes bei Luftnot
koronar	Röntgenschnittbilder senkrecht zur Sagitalebene (parallel zur Frontalebene) (Corona = Kranz)
kraniojugulär	obere Abschnitt der V. jugularis
Kraniokorporografie	**Untersuchungsmethode bei der die Bewegungen des Patienten in Form einer Leuchtspur (Glühlampen) fotografisch aufgezeichnet werden**
Kryotherapie	Behandlung mit Kälte von außen
Krypten	verborgene Höhlen
kurative Therapie	Therapie, die die Heilung des Patienten zum Ziel hat

L

Labyrinth	Innenohr
Läsion	Verletzung (laedere, lat. = verletzen)
Lamina cribriformis	siebförmige Platte (an der Schädelbasis)
Laryngektomie	operative Entfernung des Kehlkopfes
laryngektomiert	kehlkopflos
Laryngeus	zum Kehlkopf gehörend
Laryngitis	Kehlkopfentzündung
Laryngoskopie	**Spiegelung des Kehlkopfinneren**
Larynx	Kehlkopf
Laser	Lichtstrahl mit hoher Energie
lateral	seitlich
Letalität	Sterblichkeit (bezogen auf die Erkrankungsfälle (letum, lat. = Tod)
Leukoplakie	krankhafte weißliche Verdickung der Schleimhaut
Liquorrhö	Hirnwasserabfluss (aus Nase oder Ohr)
Lithotripsie	Speichelsteinzertrümmerung
Lobulus auriculae	Ohrläppchen
Lokalanästhesie	örtliche Betäubung
Lokus Kieselbachii	Schleimhautareal (Blutadergeflecht) der vorderen Nasenseptumschleimhaut, häufige Blutungsquelle beim Nasenbluten
Lumen	lichte Weite, Innere eines Hohlraumes
Luxierbarkeit	Beweglichkeit (Möglichkeit, etwas aus der normalen Lage heraus zu bewegen)
Lymphadenitis	Lymphknotenentzündung
lymphatisches Gewebe	aus Lymphfollikeln zusammengesetztes Gewebe
Lymphdrainage	spezielle Therapie des Lymphödems, wobei die angestaute Lymphe durch vorsichtiges Ausstreichen zum Abfluss gebracht wird
Lymphe	trübe, hellgelbe Flüssigkeit, die aus weißen Blutkörperchen und Antikörpern besteht und im gesamten Körper zirkuliert
Lymphödem	Anschwellen eines Körperteils durch einen Abflussstau der Lymphe
lymphogen	über den Lymphweg

Lymphom	Geschwulst des Lymphgewebes

M

Malignität	Bösartigkeit
Malleus	Hammer
Mandrin	Draht zum Ausfüllen von Hohlinstrumenten oder Schläuchen
Manschette	unterer Trachealabschnitt
Mastoid	Warzenfortsatz
Mastoidektomie	operative Eröffnung und Ausräumen des Warzenfortsatzes
Mastoiditis	Entzündung des Warzenfortsatzes
maxillaris	zum Oberkiefer gehörend
median	in der Mitte liegend
Mesopharynx	Mundrachen
mesotympanal	den mittleren Bereich der Paukenhöhle betreffend
Metastase	Absiedlung, Tochtergeschwulst eines bösartigen Tumors (metastasis, griech. = Veränderung, Versetzen)
Mikrochirurgie	chirurgische Eingriffe unter dem Mikroskop
Morbus (M.)	Krankheit
Morbus Menière	anfallsartige, mit Schwindel, Hörstörung und Ohrgeräuschen einhergehende Innenohrerkrankung
Morgagni-Ventrikel	Tasche zwischen Stimm- und Taschenbändern
morphologisch	Aufbau und Gestalt eines Organs
multi	viel, viele (multus, lat. = viel)
multipel	vielfach
Mukozele	mit Schleim bzw. Sekret gefüllte und erweiterte Nebenhöhle ohne Abfluss
Mutation	Stimmwechsel in der Pubertät
Myom	Muskelgeschwulst (mys, griech. = Muskel)

N

Nausea	Übelkeit
Nasenspekulum	Nasenspreizer
Neck dissection	umfassende operative Entfernung aller Lymphknoten einer Halsseite mit dem umliegenden Gewebe unter Schonung wichtiger funktioneller Strukturen
Nekrose	Gewebstod
Neoplasma	Geschwulst (neos, griech. = neu, jung; plassein, griech. = bilden)
Nervus vestibulocochlearis	VIII. Hirnnerv
Neuralgie	Nervenreizung, -entzündung
Neurootologie	HNO-Teilgebiet, beschäftigt sich mit den Erkrankungen des Innenohres und der angrenzenden Organe
Notrohr	bronchoskopähnliches Rohr mit Batteriegriff zu Sicherung der Atemwege im Notfall
Noxe	Gift
Nystagmus	gleichsinniges, ungewolltes Augenzittern

O

Objektiv	die einem Gegenstand zugewandte Linse
obturierend	verlegt (Hohlraum)
odontogen	von den Zähnen ausgehend
Ödem	Ansammlung wässriger Flüssigkeit im Zwischenzellgewebe
Okklusion	Verschluss
Oktave	der 8 Stufen umfassende Tonraum zwischen 2 gleichnamigen Tönen
Olfaktometrie	**Geruchsprüfung**
Onkologie	Fachrichtung der Medizin, die sich mit der Behandlung und Erforschung von Tumorerkrankungen beschäftigt

oral	in der Mundhöhle
orifiziell	Luftröhrenabschnitt zwischen Subglottis und Manschette
Ösophagoskop	Gerät zum direkten Betrachten der Speiseröhre von innen
ösophagotracheal	zwischen Speiseröhre und Luftröhre
Ösophagus	Speiseröhre
Ösophagussprache	so genannte Rülpssprache, wobei die Speiseröhre als Windkessel benutzt wird (nach Laryngektomie)
Os nasale	Nasenbein
Os hyoideum	Zungenbein
Os lacrimale	Tränenbein
Osteom	Knochentumor
Osteotom	meißelähnliches Instrument zur Knochendurchtrennung
Ostium	Öffnung, Mündung
Otalgie	Schmerzen im Bereich des Ohres
Othämatom	unfallbedingter Bluterguss im Bereich der Ohrmuschel
Otitis	Ohrentzündung
Otitis externa	Gehörgangsentzündung
Otitis media	Mittelohrentzündung
otoakustisch evozierte Emissionen	**OAE; akustische Schwingungen, die spontan oder nach einer akustischen Reizung in der Kochlea entstehen und als Schallwellen in den äußeren Gehörgang abgegeben werden**
Otobasisfraktur	Fraktur im Bereich des Felsenbeins
Otodynie	Schmerzen im Bereich des Ohres
Otolithen	„Gleichgewichtssteinchen" im Gleichgewichtsorgan, die durch Bewegungen die Sinneszellen reizen
Otomykose	Pilzinfektion im äußeren Gehörgang
Otorrhö	Absonderung von Flüssigkeit aus dem Gehörgang
Otosklerose	erblich bedingte Verknöcherung der Innenohrkapsel und des Steigbügels
Otoskopie	**Spiegelung des Gehörgangs, Inspektion des Trommelfells mit optischem Hilfsmittel**
Ototoxizität	z. T. bleibende Schädigung des Gehörs, Vestibularapparates und des VIII. Hirnnervs durch verschiedene Substanzen
Ozäna	Stinknase

P

Pachydermie	Verdickung der Schleimhautoberfläche
palliative Therapie	„lindernde" Tumortherapie, die auf Erhaltung oder Verbesserung der Lebensqualität abzielt
Palpation	**Tastuntersuchung**
pantonal	alle Frequenzen betreffend (beim Audiogramm)
Papillom	gutartiger warzenartiger Tumor, der im Bereich der NNH den Knochen zerstören kann
parapharyngicum	neben dem Schlund gelegen
Parazentese	Trommelfellschnitt
parenteral	Ernährung unter Umgehung des Magen-Darm-Traktes
Parotidektomie	operative Entfernung der Ohrspeicheldrüse
Parotis	Ohrspeicheldrüse (eigentlich Gl. parotis)
Parotitis	Entzündung der Ohrspeicheldrüse
Parotitisprophylaxe	pflegerische Maßnahmen zur Vorbeugung einer Ohrspeicheldrüsenentzündung
Pars flaccida	schlaffer Teil (des Trommelfells)
Pars tensa	straffer Teil (des Trommelfells)
Pauke	Mittelohr
Paukendrainage	Einsetzen eines Röhrchens in das Trommelfell zur Belüftung des Mittelohres

Perforation	Verletzung, Durchstoßung (perforare, lat. = durchstoßen, durchbohren, durchlöchern) von Organgrenzen
Perichondritis	Knorpelhautentzündung
Perilymphe	Flüssigkeit zwischen häutigem und knöchernem Labyrinth
Perilymphfistel	Austritt von Perilymphe über die Mittelohrfenster
perineal	ganzjährig
perioperativ	vor, während und nach einer Operation
perioral	um den Mund
Periostitis	Knochenhautentzündung
peripher	am Rande, vom Mittelpunkt entfernt
Pharyngitis	Rachenentzündung
Pharynx	Rachen
Plastik	Wiederherstellung von Strukturen nach Entfernung eines erkrankten Gewebes oder Fehlen von normalem Gewebe
Pneumatisation	Lufthaltigkeit bzw. lufthaltiges Zellsystem
Pneumenzephalon	traumatisch bedingte Luftansammlung im Kopf
Politzern	Ausführen von Ohrtrompetenduschen
Polyp	gestielte Geschwulst, Schleimhautvorwölbung in einem Hohlorgan (polypous, griech. = vielfüßig)
PORP	partial ossicular replacement prosthesis (nur der Überbau des Steigbügels wird mikrochirurgisch ersetzt – ☞ TORP)
Porus acusticus externus	äußerer Gehörgang
Porus acusticus internus	innerer Gehörgang
Postrhinoskopie	**Spiegelung der Nase vom Nasenrachen aus**
Posturografie	**Analyse von Körperschwankungen während des Stehens oder bei Bewegungen**
Prädisposition	eine Erkrankung begünstigender Zustand
Präkanzerose	Gewebsveränderungen aus denen Krebs hervorgehen kann
Presbyakusis	Schwerhörigkeit im Alter (eigentlich Altershörigkeit)
Privinismus	chronische Rhinitis durch übermäßigen Gebrauch von abschwellenden Nasentropfen
Prolaps	Vorfall (prolabi, lat. = herabfallen)
Promontorium	Vorsprung an der Hinterwand der Paukenhöhle
Protrusio bulbi	Hervortreten des Augapfels
Pseudokrupp	entzündliche Verengung der Luftröhre mit Atemnot und bellendem Husten, beim Kind
Pyomukozele	mit Eiter und Schleim gefüllte bzw. erweiterte Nebenhöhle ohne Abfluss
Pyozele	mit Eiter gefüllte und erweiterte Nebenhöhle ohne Abfluss

R

Radiatio	Strahlentherapie
Radikalhöhle	Ohr mit entfernter hinterer Gehörgangswand und Mastoid (kein äußerer Gehörgang, sondern eine „Höhle")
Radikaloperation	erweiterte Mastoidektomie mit Entfernung der hinteren Gehörgangswand
Ranula	Speichelzyste am Mundboden
Recessus	Ausbuchtung, Vertiefung
recurrens	zurücklaufend (N. recurrens)
Regurgitation	Zurückströmen von Speisen oder Luft in die Mundhöhle (gurges, lat. = Schlund)
Reinke-Ödem	Verdickung der Stimmlippen durch Wassereinlagerung
Rekruitment	Lautheitsausgleich
Rekurrensparese	Stimmlippenlähmung durch Schädigung des N. recurrens
Resonanz	Mitschwingen der Luft in benachbarten Hohlräumen
retronasal	hinter der Nase, im Rachen
Rezidiv	Rückfall, erneutes Auftreten eines Tumors

rezidivierend	zeitweise wiederkehrend
Rhinitis	Schnupfen (Nasenentzündung)
Rhinobasisfraktur	Knochenbruch der vorderen Schädelbasis mit Beteiligung der NNH (Frontobasisfraktur)
Rhinolalia aperta	offenes Näseln
Rhinolalia clausa	geschlossenes Näseln
Rhinolalia mixta	gemischtes Näseln
Rhinolith	Nasenstein
Rhinomanometrie	**quantitatives Verfahren zur Messung der Nasenatmung**
Rhinophonie	Näseln
Rhinophym	knollige Verdickung der Nasenhaut
Rhinoplastik	Nasenplastik
Rhinorrhö	Absonderung von Sekret aus der Nase
Rhinoskopie	**Spiegelung (Inspektion) der Nase**
Rhonchopathie	krankhaftes Schnarchen
Romberg-Test	**vestibulospinaler Test**
Ructusstimme	Form der Stimmerzeugung nach Laryngektomie durch Herunterschlucken und Wiederentweichen von Luft

S

Sacculus	kleines Vorhofsäckchen
Sarkom	bösartige, vom Bindegewebe ausgehende Geschwulst
Scapha	Rinne hinter dem Ohrmuschelrand
Schallintensität	Schallstärke
Schallleitung	Übertragung der hörbaren Schwingungen über Gehörgang, Trommelfell, Mittelohr (Luftleitung) zum Innenohr
Schalldruckpegel	logarithmisierte Angabe der Schallintensität
Schirmer-Test	**Prüfung der Tränensekretion**
Schüller-Röntgenaufnahme	**Röntgenaufnahme zur Beurteilung der Größe des Warzenfortsatzes (Pneumatisation)**
Sekret	Absonderung, Ausscheidungen
Septum	Scheidewand, Trennwand (Nasenscheidewand)
Septumplastik	Nasenscheidewand-Operation
Sialadenitis	Speicheldrüsenentzündung
Sialadenose	nichtentzündliche Speicheldrüsenerkrankung
Sialografie	röntgenologische Darstellung des Speicheldrüsengangsystems
Sialogramm	Röntgenaufnahme nach Sialografie
Sialolithiasis	Speichelsteinerkrankung
Sialorrhö	Speichelfluss
Sinus	Höhle, Bucht, Vertiefung
Sinus ethmoidalis	Siebbein
Sinus frontalis	Stirnhöhle
Sinus Morgagni	Tasche zwischen dem Stimm- und Taschenband
Sinus sphenoidalis	Keilbeinhöhle
Sinusitis	Entzündung einer Nebenhöhle
SISI-Test	**Short Increment Sensitivity Index – überschwelliger Hörtest**
Sniffing-Test	**Riechtest**
Spekulum	Instrument zur Untersuchung von Körperhöhlen über vorgegebene Öffnungen
Sprachaudiometrie	**Bestimmung der Hörschwelle für Zahlen und Töne**
Staging	Stadium einer Tumorerkrankung (engl.), Stadieneinteilung
Stapes	Steigbügel
Stapesplastik	operativer Ersatz der fixierten Steigbügelfußplatte durch eine Prothese
Stapedotomie	operatives Eröffnen der Steigbügelfußplatte und Einsetzen einer Prothese
Stenose	Enge, Verengung (stenos, griechisch = eng)

Stenvers-Röntgenaufnahme	Röntgenaufnahme zur Beurteilung des Innenohres und der Pyramidenkante
Stimmgabeltests	**audiologische Basisuntersuchung**
Stomatitis	Mundschleimhautentzündung
Stridor	pfeifendes Atemgeräusch bei Verengung oder Verlegung der Atemwege
Stroboskopie	**Untersuchung zur Beurteilung der Stimmlippenschwingungen**
subglottisch	unterhalb der Stimmritze
submukös	unter der Schleimhaut
Surditas	Taubheit
Syndrom	Symptomenkomplex
Synechie	narbige Verwachsung (im Bereich von Kehlkopf oder Nase)

T

Tamponade	Ausstopfen einer Körper- oder Wundhöhle durch Einlage von Streifen oder anderen Materialien
Tegmen tympani	Dach der Paukenhöhle
Tinnitus	Ohrgeräusch
Tonaudiometrie	**Bestimmung der Hörschwelle für Töne**
Tonsilla palatina	Gaumenmandel
Tonsilla pharyngica	Rachenmandel
Tonsille	Mandel (lymphoretikuläres Gewebe im Rachen)
Tonsillektomie	operative Entfernung der Gaumenmandel
Tonsillitis	Mandelentzündung
topisch	örtlich (wirkend)
TORP	total ossicular replacement prosthesis (Stapes und Überbau werden mikrochirurgisch ersetzt)
touchieren	Auftragen von Ätzmittel auf Schleimhaut
Toynbee-Manöver	**Tubenfunktionstest, Patient erzeugt durch Schlucken einen Unterdruck im Nasenrachen, was zu einer Druckänderung im Mittelohr führt**
Trachea	Luftröhre
Trachealkanüle	Kanüle für die Luftröhre
Trachealstenose	Einengung der Luftröhre
Tracheitis	Entzündung der Luftröhre
Tracheopexie	Fixieren der Luftröhre
Tracheoskopie	**Inspektion der Luftröhre**
Tracheostoma	operativ angelegte Öffnung in der Luftröhre
Tracheotomie	operative Eröffnung der Luftröhre (Luftröhrenschnitt)
Tragus	knorpelige Erhebung vor dem Gehörgang
Trokar	scharfe, starke Hohlnadel zum Einstechen in ein Hohlorgan
Tuba auditiva	Ohrtrompete
Tuba Eustachii	Ohrtrompete
Tumor	Schwellung, Geschwulst (tumere, lat. = angeschwollen sein)
Tympanogramm	**Druckkurve des Trommelfells**
Tympanometrie	**Messung der Trommelfellbeweglichkeit durch Druckänderung im äußeren Gehörgang**
Tympanoplastik	Operation zur Korrektur von Schäden an Trommelfell und Gehörknöchelchen
Tympanotomie	operative Eröffnung der Paukenhöhle zur Abklärung der pathologischen Prozesse (auch Probetympanotomie)

U

Ulcus rodens	Krebsgeschwür der Haut
Ulkus	Geschwür (infizierter und infiltrierter Substanzverlust)
Unterberger-Test	**vestibulospinaler Test**

Utriculus	großes Vorhofsäckchen
Uvula	Gaumenzäpfchen

V

Valsalva-Manöver	**Tubenfunktionsprüfung, Patient erzeugt einen Überdruck im Nasenrachen, was zu einer Druckänderung im Mittelohr führt**
Vasodilatation	Gefäßerweiterung
Vasospasmus	Gefäßkrampf
Velotraktio	Hervorziehen des weichen Gaumens zur Beurteilung des Rachens
Vertigo	Schwindel
Vestibularapparat	Gleichgewichtsapparat in den Hohlräumen des Labyrinths
Vestibulogramm	**Untersuchung der Vestibularisfunktion (allgemein)**
Vestibulospinale Tests	**Untersuchungen der Körperkoordination**
Vestibulum	Vorhof
Vestibulum nasi	Naseneingang
Vibrissae	Haare am Naseneingang
Vomer	Pflugscharbein

W

Waldeyer-Rachenring	lymphatisches Gewebe des Rachens
Wegenersche Erkrankung	immunologisch bedingtes Krankheitsbild mit nekrotisierender Vaskulitis (Schleimhäute der Luft- und Speisewege, Mittelohr, Nieren)

X

Xerostomie	Mundtrockenheit

Z

Zele	Erweiterung einer Höhle
Zenker-Divertikel	Aussackung im Bereich Hypopharynx (Übergang Ösophagus)
Zerumen	Ohrschmalz
Zervikalsyndrom	Störungen durch Veränderungen der Halswirbelkörper
Zyste	sackartiger Tumor mit flüssigem Inhalt
Zytologie	Lehre vom Bau und Funktion der Zellen. Untersuchung der Beschaffenheit der Zellen
Zytostatika	Medikamente zur Hemmung des Zellwachstums (Chemotherapie bösartiger Geschwulste)

Abkürzungsverzeichnis

Klinische bzw. „HNO-spezifische" Abkürzungen

In der klinischen Tätigkeit haben sich oftmals Abkürzungen eingebürgert, die für einen Neuling oder den Außenstehenden nicht sofort verständlich sind. Daher sind hier die „HNO-spezifischen" Abkürzungen zusammengestellt, die aber nicht allgemein standardisiert sind. Die fettgedruckten Abkürzungen werden im Text verwendet.

A.	Arteria
AN	Akustikusneurinom (auch ACN)
AT	Adenotomie (Audiometer)
ATE	Adenotonsillektomie
BERA	**Brain stem evoked audiometry (Hirnstammaudiometrie)**
BPN	**benigner paroxysmaler Lagerungsnystagmus**
CCG	**Kraniokorporografie**
CI	**Cochlear Implant**
CNG	**Computernystagmografie**
dB	**Dezibel**
DMSO	Dimethylsulfoxid (Mittel zur Trommelfellanästhesie)
DPOAE	Distorsionsprodukte otoakustischer Emissionen
ENG	**Elektronystagmografie**
ERA	elektrische Reaktionsaudiometrie (electric response audiometry)
FK	Fremdkörper
GG	Gehörgang
HBO	**hyperbarer Sauerstoff**
HdO-Gerät	Hinter-dem-Ohr-Gerät (Hörgerät)
HE	Hinteres (Nasenmuschel)Ende
HF-Chirurgie	Hochfrequenzchirurgie
HG	Hörgerät
HIV	**Human Immunodeficiency Virus**
HK	Hörkurve
HV	Hörverlust
IO-Gerät	**Im-Ohr-Hörgerät**
IOS	Innenohrschwerhörigkeit
ITN	**Intubationsnarkose**
KH	Kieferhöhle
kHz	**Kilohertz**
KK	Kehlkopf

KL	Knochenleitung
KSH	kombinierte Schwerhörigkeit
KW	Kieferwinkel
KW-LK	Kieferwinkel-Lymphknoten
KWD	Kieferwinkeldrüse
LE	Laryngektomie
LK	Lymphknoten, Lokus Kiesselbachii
LKGS	Lippen-Kiefer-Gaumenspalte
LKS	Lymphknotenschwellung
LL	Luftleitung
MHP	Muschelhyperplasie (Nase)
MLS	**Mikrolaryngoskopie**
MR	Mundraum, Mundrachen
MRSA	**methicillinresistenter Staphylococcus aureus**
MTR	Muschelteilresektion
N.	**Nervus**
NAB	Nasenatmungsbehinderung
NAP	Nervenaustrittspunkte
ND	Neck dissection
NE	Naseneinlage
NHH	Nasenhaupthöhle
Nn.	**Nervi**
NNH	**Nasennebenhöhlen**
NR	Nasenrachen
NT	Nasentropfen
OAE	**otoakustische Emissionen**
OK	Oberkiefer
OM	Ohrmuschel
OP	**Operation(en)**
OT	Ohrentropfen
PC	Parazentese
PD	Paukendrainage
PE	Probeexzision
PEG	**perkutane endoskopisch kontrollierte Gastrostomie**
PF	Perforation
PN	Pneumatisation
PTA	Paratonsillarabszess
PORP	**partial ossicular replacement prosthesis**
RF	Raumforderung
RHW	Rachenhinterwand
SD	Septumdeviation
SL	Stimmlippe (auch Stili)
SLS	Schallleitungsschwerhörigkeit
SPN	Spontannystagmus

Sth	Stirnhöhle
TA	Tonaudiogramm
TB	Taschenband
TE	Tonsillektomie
TMK	Tubenmittelohrkatarrh
TOAE	**transitorische otoakustische Emissionen**
TORP	**total ossicular replacement prosthesis**
TP	Teilzahnprothese
TRF	Trommelfell
UK	Unterkiefer
VNG	Videonystagmografie
VP	Vollzahnprothese
WF	Warzenfortsatz

Sonstige Abkürzungen

d. h.	das heißt
ggf.	gegebenenfalls
o. ä.	oder ähnliches

u. a.	und andere
u. U.	unter Umständen
v. a.	vor allem
z. B.	zum Beispiel
z. T.	zum Teil

Verzeichnis der Hirnnerven

I	N. olfactorius
II	N. opticus
III	N. oculomotorius
IV	N. trochlearis
V	N. trigeminus
VI	N. abducens
VII	N. facialis
VIII	N. vestibulocochlearis
IX	N. glossopharyngeus
X	N. vagus
XI	N. accessorius
XII	N. hypoglossus

Instrumententafel

HNO-Untersuchungsinstrumente:

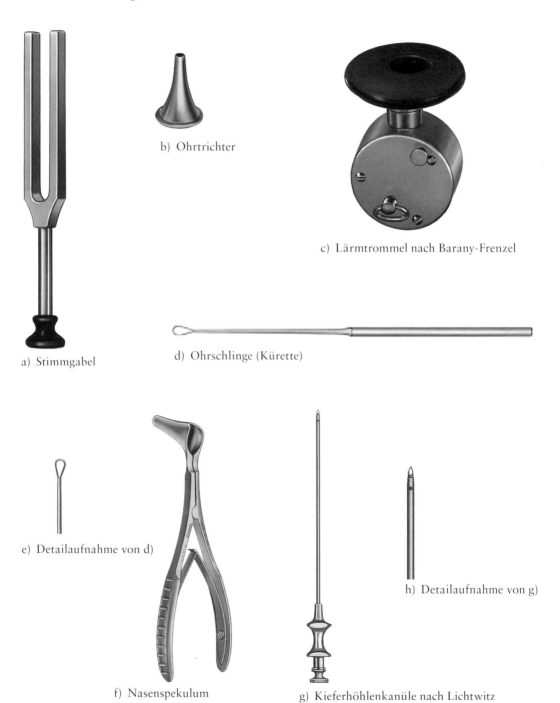

a) Stimmgabel

b) Ohrtrichter

c) Lärmtrommel nach Barany-Frenzel

d) Ohrschlinge (Kürette)

e) Detailaufnahme von d)

f) Nasenspekulum

g) Kieferhöhlenkanüle nach Lichtwitz

h) Detailaufnahme von g)

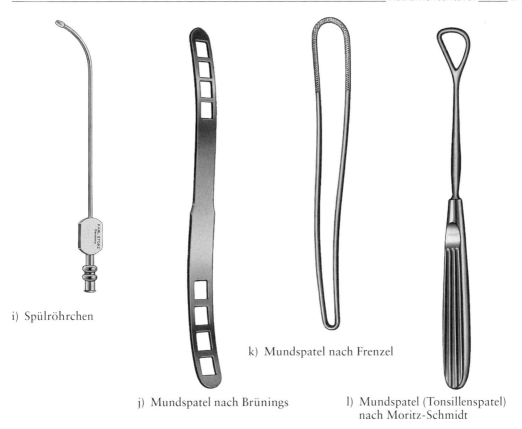

i) Spülröhrchen

j) Mundspatel nach Brünings

k) Mundspatel nach Frenzel

l) Mundspatel (Tonsillenspatel)
nach Moritz-Schmidt

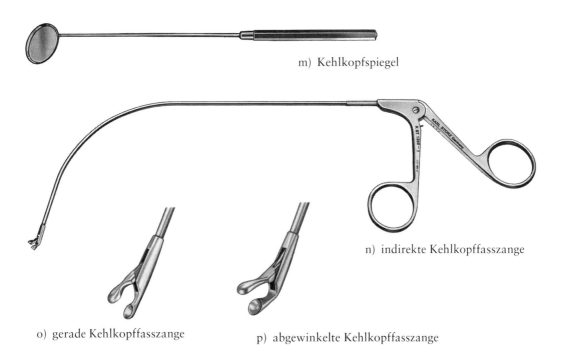

m) Kehlkopfspiegel

n) indirekte Kehlkopffasszange

o) gerade Kehlkopffasszange

p) abgewinkelte Kehlkopffasszange

Abbildungsquellen

1 BECK, C. (1989): Hals-, Nasen-, Ohrenkrankheiten. Stuttgart – Berlin – Köln – Mainz, Kohlhammer. ISBN 3-17-0104470-5

2 Atmos Katalog HNO-Arbeitsplätze und Diagnosegeräte. Lenzkirch, ATMOS Medizintechnik, Ludwig-Kegel-Straße 16, 79853 Lenzkirch, E-Mail: atmos@atmosmed.de, Tel: 07653/6890, Fax: 07653/68988

3 KNÖR, E. (1999): Hörstörungen. Behandlung und Pflege. Stuttgart – Berlin – Köln, Kohlhammer. ISBN 3-17-015821-X

5 SCHWAB, W. (1995): Atlas der Kopf-Hals-Chirurgie. Stuttgart – Berlin – Köln, Kohlhammer. ISBN 3-17-011325-9

7 Kleinsasser-Archiv – CD-ROM Firma Storz

8 PLESTER, D./H. HILDMANN u.a. (1989): Atlas der Ohr-Chirurgie. Stuttgart – Berlin – Köln, Kohlhammer. ISBN 3-17-008488-7

9 FAHL, A. (2000): Hilfen zur Rehabilitation. Hilfsmittelkatalog. Köln, Andreas, Fahl Medizintechnik-Vertrieb GmbH, Rösrather Str. 702, 51107 Köln (Rath), Tel.: 0221/87067-0, Fax 0221/87067-70, Postfachadresse: Postfach 95 02 67 51087 Köln

Stichwortverzeichnis

A

Absaugen 63, 112, 118, 136–139, 141, 218, 220, 225, 230
Absaugung 142, 207, 218, 227
– Behandlungseinheit 203
Abszess 60, 88, 99, 121, 150
– Mundboden 99
– Tonsille 104
Abszesstonsillektomie 105
Adenoide 19, 95, 233
Adenotomie 95, 103, 156, 209 f., 211 f., 221
Adhäsivprozess 59
Adstringenzien 99
Aerosol 156, 173 f.
Ageusie 86, 100
AIDS 196
Aktinomykose 146
Akustikusneurinom 30, 48, 72
Allergiediagnostik 46f., 49, 83
Allgemeinanästhesie 211
Altersschwerhörigkeit (Schwerhörigkeit im Alter) 67, 199
Amboss 15
Angina 99, 103 f., 110, 112
– Pflege 110, 112
Anosmie 86
Anotie 51
Anthelix 14, 51
Antiallergika 83, 87, 163 ff.
Antibiotika 64, 66, 158, 166
Antibiotikaprophylaxe, perioperative 213
Antitussiva 169
Antivertiginosa 71, 169
Antrotomie 60
Aphasie 129, 196
Aphonie 32, 130
Aphthen 98 f., 110
Aspiration 27, 109, 113, 133, 154, 156, 185, 214, 221
Ätzmittel 161
Audiogramm 38 ff.
Audiometer 38 ff.
Audiometrie 38, 200, 207, 209
– objektive 40
Aufklärung 198, 209 ff.
– präoperative 209 ff.
Autophonie 24

B

Balbuties 129
Barotrauma 57, 61
Basaliom 55, 80
Behandlungsplatz 34, 201–204
BERA 40 f.
Besuchskoffer 205
Bifurkation 16, 22
bipolar 222
Blutung 53, 56, 61, 79, 81 f., 89, 183 f., 212, 214, 221 f., 227 f., 230
– Gehörgang 53, 61, 183, 186, 216, 227
– Nase 79, 81 f., 89, 183 f., 186, 212, 218 ff., 228
– Notfall 205, 227 f., 230
– Ohr 61, 183, 186, 216 f. 227 f.
– postoperative 183 f., 186, 214 f., 218–222
Bogengang 15, 24, 42
Bohrer 44
Bougierung 154 f.
Bronchien 22, 28
– Fremdkörper 133
Bronchoskopie 133, 211, 225, 229

C

Charrière 155
Choanalatresie 81
Choane 17, 81
Cholesteatom 42, 58 ff., 217
Chromsäure 161
Computertomografie 48

D

Dampfbett 156
Dekanülement 142
Dequaliniumchlorid 159
Desinfektion 137, 140, 196, 202, 204
– Endoskope 203 f.
– Geräte 175, 200, 204
– Hände 175, 196, 216
Dezibel 38
Diagnostik 32–50
Dilatationstracheotomie 135 f.
Divertikel 107
Dokumentation 201, 210
– Arzt 201, 208 ff., 227
– OP 209 ff.

Drehschwindel 30, 33, 70 ff., 74 f.
Drehstuhlprüfung 42
Dyslalie 128
Dysphonie 32, 130

E

Eisbergtumor 116
Ekzem 53 f., 94
Elektrogustometrie 46
Elektronystagmografie 41
Emphysem 229
Endolymphe 15, 70 f.
Endoskop 43 ff., 203
Endoskopie 43 ff., 142, 203, 211, 213, 225
Enttamponierung 216 f.
Entzündung 31, 112, 228
Epiglottis 21, 27
Epiglottitis 120 f.
Epistaxis. ☞ Nasenbluten 81 f., 227 f.
Epitympanon 15, 58
Erkrankungen, neurootologische
– Definition 65
Erfrierung
– äußeres Ohr 52
Erkältung 82
Ernährung 94, 112, 153, 191 f., 215, 222
– Tumorpatienten 191 f., 198
Ernährungssonde 153, 191
– Legen 153
Erysipel 54, 77
Exophthalmus
– Ursachen 31
Exostosen 51 f.
Expektoranzien 169

F

Fazialisparese 25, 43, 73 f., 76, 178, 180,
    187, 211
– Physiotherapie 178, 180
Felsenbein 14 ff.
Felsenbeinfrakturen 61
Fenster
– ovales 15
– rundes 15, 24
Fibrinkleber 151
Fistel
– Hals 131, 146 f., 224
– Liquor 61, 89, 210, 220
– Nase 89, 210
– Ohr 51
– Perilymphe 61
– Speichel 223
Fistelsymptom 42, 59
Fraktur
– Blow-out 91
– Frontobasis 89 f., 220
– Mittelgesicht 79, 90 f., 221

– Nase 79, 84
– Ohr 72 f.
Fremdkörper
– Gehörgang 53, 62, 231
– Hypopharynx 107
– Kehlkopf 32, 119, 229
– Mesopharynx 102
– Nase 82, 231
– Ösophagus 151, 154
– Trachea 133 f., 229, 231

G

Gaumenmandel
– Abszess 104 f.
– Anatomie 19 f.
– Ausschälung ☞ Tonsillektomie 103 ff.,
    210–212, 221 f.
– Funktion 27
– Untersuchung 35
– Vergrößerung 95, 103
Gaumenspalte 95, 97, 128
Gehörgang
– äußerer 14, 24, 34, 42
– Entzündung 24, 51, 55, 166, 168, 216
– Fremdkörper 53
– innerer 16, 72
– Operation 212, 216 f.
– Spülung 42, 62 f. 212
– Tamponade 183 f., 216 f.
– Verletzung 53, 56
Gehörknöchelchen 15, 24
gehörlos 194
Gesichtsnerv 15, 25, 43, 211
Gleichgewichtsfunktion
– Training 178, 180
– Untersuchung 33, 70 ff., 212
Globusgefühl 31, 100, 102, 108
Glottis 26
Grippeotitis 58
Gustometrie 46, 209

H

Haarzellen 24
Hals
– Anatomie 23
– Lymphknoten 23, 29, 36, 144 ff., 149, 188
– Zyste 106, 146 f.
Halslymphknoten
– Aktinomykose 146
– Entfernung 145, 209
– Lymphome 145, 149, 188
– Metastasen 106, 117, 126, 149 f., 188, 198
– Sarkoidose 145 f.
– Toxoplasmose 146
– Tuberkulose 145
– Vergrößerung 144 ff.
Hämangiom 148

Hämatotympanon 61
Hammer 15
Händedesinfektion 175, 196, 216
Helix 14
Herpangina 98 f.
Heuschnupfen 83
Hirnabszess 60, 88, 228
Hörgerät 67 ff., 75 f.
– Umgang 75 f.
Hörgeräteversorgung 51, 67 ff., 75 f.
Hörnerv 15, 24
Hörprüfung 37–40, 68, 217
– orientierende 37
– Sprachaudiogramm 40
– Tonaudiogramm 38 f.
Hörschwelle 37–40
Hörstörung 30, 65 ff., 70, 127, 194 f.
– periphere 30
– zentrale 72
Hörsturz 30, 65, 74
Hörvorgang 24
Hummerschwanzkanüle 137
Hydroxychinolin 161
Hyperplasie 78, 103
– Nasenmuscheln 82 f., 85
– Rachenmandel 19, 95, 103, 112
– Talgdrüsen 78
Hypogeusie 86, 100
Hypopharynx 20, 27, 34, 107 f.
Hypopharynxdivertikel 107
Hyposmie 86
Hypotympanon 15

I

Impedanzaudiometrie 40
Infektionskrankheiten
– Patient mit 196
Inhalationstherapie 173 ff.
– Aerosole 174
– Dampf 156, 173 f.
Inhalationstrauma 120
Innenohr
– Physiologie 15 f., 24
Innenohrschwerhörigkeit 30, 37, 39, 65 ff.
   70, 72
– angeborene 66 f.
– toxische 66
Intubation 184, 211, 223
Intubationstrauma 119 f., 184

K

Kakosmie 86
Kaliumpermanganat 162
Kamille 161
Kanülenwechsel (Trachealkanüle) 138–141
Kardia 23, 29
Karzinom 188, 198

– Larynx 125 f., 197
– Mesopharynx 101 f., 106
– Nasennebenhöhlen 91 f.
– Nasenrachen 96
– Speicheldrüse 117
Kehlkopf 21 ff., 28, 34 f., 127
– Anatomie 21 f.
– Karzinom 125 f.
– Lähmung 123 ff.
– Leukoplakie 125
– Ödem 120, 125
– Physiologie 28
– Pseudotumor 125
– Teilresektion 126, 223 f.
Kehlkopfdeckel 21, 27
Kehlkopfperichondritis 122
Kehlkopfrachenraum ☞ Hypopharynx 20
Kehlkopfsarkoidose 123
Kehlkopfspiegel 35
Kehlkopftrauma 119 f.
Kehlkopftuberkulose 123
Keilbeinhöhle 17 f.
Keratoakanthom 80
Kernspintomografie 48
Kieferhöhle 17 f., 44, 87, 89
– Punktion 44
– Tumor 91 f.
Kieferhöhlenoperation 220
Knochenleitung 37 ff., 217 f.
Kochlea 15 f., 24
Komplikationen
– HNO-Operationen 210 f.
– Nasennebenhöhlenentzündungen 87 f.
– Ohrentzündungen 59 f.
– Tamponaden 185
– tonsillogene Entzündungen 104 f.
Koniotomie 135
Kopfspeicheldrüsen 20 f., 27 f.
Kruppsyndrome 121
Kunststoffkanüle 136
Kurzwelle 176

L

Labyrinth 15 f., 25
Labyrinthfistel 42, 59 f.
Labyrinthitis 60
Lagenystagmus 42
Lageprüfung 42
Lagerungsnystagmus 30, 42, 71 f.
Lagerungsprüfung 42, 71
Lärmschwerhörigkeit 65 f.
– akute 65
– chronische 65 f.
Laryngektomie 126, 131, 211, 224
– Stimmrehabilitation 131
Laryngitis 120–123, 142
– akute 120 f., 133, 142

– chronische 122 f., 133
Laryngoskop 43
Laryngoskopie 35, 204
Larynxödem 120, 214
Larynxteilresektion 126
– postoperative Nachsorge 223
Laser
– postoperative Nachsorge 225
Legasthenie 128
Liquordiagnostik 49
Liquorrhö
– Ohr 61, 64
– Nase 89 f., 94, 210
Lispeln 128
Luftleitung 37 ff.
Luftröhre 22, 28
Lutschtabletten 169 ff.
Lymphadenitis 144 f.
Lymphangiom 148
Lymphknotenmetastasen 149 f., 188
Lymphogranulomatose 149

M

Magensonde ☞ Ernährungssonde
Mandelentzündung. ☞ Tonsillitis 103 ff.
Manualtherapie 178, 181
Mastoid 15
Mastoidektomie 60, 216
Mastoiditis 59 f., 216
Medikamentenapplikation
– Kehlkopf 169, 174 f.
– Mund 109 ff., 169
– Nase 93, 162–165, 173 ff.
– Ohr 64, 166–169, 183
– Rachen 112, 169, 173 f.
– Tamponaden 165, 183 ff.
Melanom 55, 81, 92
Meningitis
– bakterielle 60, 88
– Missbildungen 81
Mesotympanon 15
Methylrosanilin 159, 161
Mikrochirurgie 207, 217
Mikrolaryngoskopie 223
Mikrotie 51, 56
Mischtumor 116
Missbildung
– Mittelohr 56
– Mundhöhle 97
– Nase 81
Mittelohr
– Anatomie 14 f.
– Funktionen 24
– Knocheneiterung 58
– Operationen 59, 210 f., 216 f.
– Schleimhauteiterung 58
Monokelhämatom 91

Mononukleose 104, 112
Monozytenangina 104, 112
Morbus
– Behçet 99
– Boeck 123, 145
– Bowen 55, 80
– Menière 70, 74, 195
– Rendu-Osler 81
– Wegener 85
Mukolytika 174
Mukozele 88 f.
Mundhöhle 18 f., 27
Mundpflege 109 ff., 190, 222 f.
– Medikamente 110 f., 169, 172
Mundschleimhautentzündung 97 f., 109, 112
Mundspatel ☞ auch Zungenspatel 35, 202
Mundtrockenheit 99 f. ☞ auch Xerostomie

N

Nachblutung 210, 214, 220–225
– Tonsillektomie 210 ff.
Nahrungsaufnahme 192, 221 f.
Nase
– Atmungsfunktion 25 f., 197
– Präkanzerose 80
Näseln 128, 210
Nasenatmung 25 f., 84, 218, 220
Nasenbeinfraktur. ☞ Nasengerüstfraktur
Nasenbluten 81 f.
– Therapie 183, 228
– Ursachen 81, 227
Nasenfurunkel 77 f.
Nasengerüstfraktur 79, 186
Nasennebenhöhlen 17 f.
– Funktion 26 f.
Nasennebenhöhlenoperation 210, 219 f.
Nasenoperation 210, 218 f.
– Vorbereitung 212
Nasenpflege 92 f., 184 f., 212, 218 ff.
Nasenrachenfibrom
– juveniles 95 f.
Nasenrachenraum 19
Nasenscheidewand 17
– Deviation 84
– Hämatom 84 f.
– Loch 85
Nasenschleuder 186, 218
Nasenspekulum 35
Nasenspülung 175 f.
Nasentamponade 93, 184
Nasentropfen 162–165
– Verabreichung 93
Notfall 205, 227–232
– Atmung 214, 229 f.
– Blutungen 221 f., 227 f., 230
– Entzündung 228 f.
– Fremdkörper 231

– Tracheostoma 197, 225, 230
Notfallkarte
– Tracheotomierte 197
Notrohr 227, 229
Nystagmus 41 f.

O
Ohrentropfen 166 ff., 194, 203, 244
– Nebenwirkungen 166
– Verabreichung 64
Ohrgeräusche. ☞ auch Tinnitus 69 f., 195, 199, 210, 216
Ohrmuschel 14
– Knorpelentzündung 54
Ohroperation 210, 212, 215–218
– mögliche Komplikationen 211
– Tympanoplastik 58, 216 f.
Ohrspeicheldrüse 20
Ohrspülung 62 f.
Ohrtrichter 34
Ohrtrompete 15, 24, 177
Olfaktometrie 45 f.
Operationsvorbereitung 209–213
– Blutgruppe 210
– Narkose 211
Orbita 91
– Tumoren 31
Ösophagoskopie 211, 225
Ösophagus 23, 28
Ösophagussprache 131
Ösophagusvarizen 227
Osteomyelitis
– Schädelknochen 88
Otalgie 30
Othämatom 52
Otolithen 71
Otorrhö 30
Otosklerose 60 f.
Otoskopie 34
Ozäna 82 f.

P
Pachydermie 122
Palpation 35 f., 90
Papillom 91, 125
Parazentese 57 f., 211, 216
Parotidektomie 116 f., 223
Parotis 20
Parotitis 117 f.
– Prophylaxe 117
Paukendrainage 54 f., 211, 216
Paukenhöhle 14 f.
Paukenröhrchen 216
PEG 153 f., 191 f.
Perichondritis 54, 122 f.
Perilymphe 15, 70, 73
Peritonsillarabszess 104 f.

Pflege
– Instrumente 203 f.
– Kinder 156 f., 193 f.
– Nasenerkrankungen 92 ff.
– Ösophagusfremdkörper 154
– Schluckstörungen 113
– Schwindel 74 f., 178, 195
– Trachealerkrankungen 142
Pflege nach OP 214–226
– Halsweichteile 223 f.
– Laserchirurgie 225
– Mittelohr und Mastoid 216 ff.
– Ohrmuschelkorrektur 215 f.
– Rhinoplastik 219
– Septumplastik 218
– Tracheotomie 137–140, 225
Pharyngitis 102, 112
Pneumenzephalon 89 f.
Polyp 125
– Nebenhöhle 83, 87
Postrhinoskopie 35
Prämedikation 210
Presbyakusis 62, 199
Privinismus 84, 93
Pseudokrupp 121
Pyozele 88 f.

R
Rachenmandel 95
– Abtragung (Adenotomie) 95, 221
Rachenring 19, 27
Ranula 112
Redeflussstörungen
– Einteilung 128 f.
Rekurrensparese 124 f.
Reposition 79
Rhinitis 82 ff.
– allergische 83
– sicca 83
– spezifische 84
Rhinologika 93, 162–166
– systemische 165
Rhinomanometrie 44 f.
Rhinophym 78
Röntgenbildbetrachter 201
Rotlicht 176 f.
Ructusstimme 131

S
Sattelnase 79
Schallleitungsschwerhörigkeit 39, 59, 61
Schallwellen 24, 38
Schmerzen 57, 103, 158 f., 191, 215, 222
– Behandlung 158 f., 215, 222
Schnarchen 105, 113
Schnecke 15 f., 24
Schnupfen 82 ff., 93

– akuter 82
– chronischer 82 ff.
Schock, allergischer 231
Schwerhörigkeit 30, 33, 39
– beidseitige 65 ff.
– einseitige 65, 70, 72
– im Alter. ☞ Altersschwerhörigkeit
– Kind 66 f., 69
– kombinierte 30, 39
– Rehabilitation 67 ff., 74 f., 194 f.
Schwindel 30, 33, 70 f., 195
– Perilymphfistel 73
Selbsthilfegruppen
– Krebs 197
– laryngektomierter Patient 197
Septorhinoplastik 79, 210, 219
Septum 16, 84 f.
– Perforation 85
Sialadenitis 114 f., 118
Sialadenose 115 f.
Sialolithiasis 115
Singultus 32
Sinus
– ethmoidalis 18
– frontalis 18
– maxillaris 18
– sphenoidalis 18
Sinusitis 86 ff.
Sonde. ☞ Ernährungssonde
Sondennahrung 191 f.
Speichelfistel 223
Speiseröhre 23, 28
– Einengung 151 f.
– Fehlfunktion 152
– Fremdkörper 151
– Funktion 28, 152
Sprachaudiometrie 40
Sprachentwicklung
– normale 127
– verzögerte 67, 127
Stapes 15
Stapesplastik 61, 217
Steigbügel 15
– Fixation 60 f.
– Plastik 61, 217 f.
Stellknorpel 21
Stenose 81, 134, 152 f., 154, 184
– Ösophagus 151, 155
– Trachea 134
Sterilisation 175, 200
Stimmlippen 21 f., 28
– Wachstum 127
Stimmritze 21
Stinknase 82 f.
Stirnhöhle 18
Stomatitis 97 ff., 109–112
– Bestrahlung 189 f.

Stottern 129, 196
Strahlentherapie 188 f.
Stroboskopie 35
Syphilis 84, 196

T
Tamponade
– Ballon 183, 229
– Gummifingerling 183
– Komplikationen 185
– Material 182
– Nase 218 ff., 228 f.
– Nasennebenhöhlenchirurgie 184
– Platzhalter 183 f.
– Schaumstoff 183
Tinnitus 69 f., 195 ☞ auch Ohrgeräusche
Tonsillektomie 104 f., 209–212, 221 f.
Tonsillenspatel 35
Tonsillitis 103 ff., 112
Trachealkanülen 135 ff.
– Reinigung 140
– Wechsel 138 f.
Trachealstenose 134
Tracheostoma 134–142
– Nachsorge 137–142, 197, 225
Tragus 14, 55
Trauma 52, 56, 61, 65, 72 f., 79, 89 ff., 108, 119, 123, 133, 153, 220 f.
Trommelfell 14 f., 24
Tube 24
– Funktionsprüfung 36
– Funktionsstörung 57
Tupfer 183, 185
Tympanometrie 40

U
Uhrglasverband 187
Untersuchungseinheit 201–204
Untersuchungsinstrumente 34 f., 202, 206, 246 f.

V
Verband 185 ff., 202, 215 f., 219, 223 f., 226
– Auge 187, 219 f.
– Hals 187, 223 f.
– Ohr 186, 215 f.
– Speicheldrüsen 187, 223
Vestibularisausfall 71, 75
Vestibularisprüfung 41 f.
Vorhof 15

W
Warzenfortsatz 15, 59
Wasserstoffperoxid 217
Watteträger 63, 169, 202

X
Xerostomie 99 f. ☞ auch Mundtrockenheit

Z
Zerumen 24, 53
Zunge 18 f., 27
Zungenbein 146 f.
Zungenspatel 35, 206
Zytostatika 190 f.